U0216090

乳腺组织病理学图谱

Atlas of Breast Histopathology

（上册）

主编　丁华野　审订　丁彦青

北京科学技术出版社

图书在版编目（CIP）数据

乳腺组织病理学图谱：上下册 / 丁华野主编 . -- 北京 : 北京科学技术出版社，2023.5（2023.8 重印）

ISBN 978-7-5714-2915-7

Ⅰ . ①乳… Ⅱ . ①丁… Ⅲ . ①乳房疾病—病理学—图谱 Ⅳ . ① R655.802-64

中国国家版本馆 CIP 数据核字（2023）第 034441 号

责任编辑：杨　帆
责任校对：贾　荣
图文制作：北京永诚天地艺术设计有限公司
责任印制：吕　越
出 版 人：曾庆宇
出版发行：北京科学技术出版社
社　　址：北京西直门南大街16号
邮政编码：100035
电　　话：0086-10-66135495（总编室）　　0086-10-66113227（发行部）
网　　址：www.bkydw.cn
印　　刷：北京捷迅佳彩印刷有限公司
开　　本：889 mm×1194 mm　1/16
字　　数：1000 千字
印　　张：58.25
版　　次：2023年5月第1版
印　　次：2023年8月第2次印刷
ISBN　978-7-5714-2915-7

定　　价：798.00元（上下册）

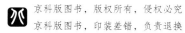
京科版图书，版权所有，侵权必究
京科版图书，印装差错，负责退换

编委名单

主　　编　丁华野
审　　订　丁彦青
副主编　张祥盛　杨文涛

编　　委　（按姓氏笔画排序）

丁华野　中国人民解放军总医院第七医学中心
石慧娟　中山大学附属第一医院
师　杰　北京协和医院
朱西庚　北京朝阳中西医结合急诊抢救医院
刘　梅　中国人民解放军总医院第六医学中心
李新功　东营市人民医院
李慧翔　郑州大学第一附属医院
杨文涛　复旦大学附属肿瘤医院
步　宏　四川大学华西医院
张红凯　首都医科大学附属北京中医医院
张祥盛　滨州医学院
张智弘　南京医科大学第一附属医院 / 江苏省人民医院
陈定宝　北京大学人民医院
周　萍　四川大学华西第四医院
赵丽华　民航总医院
胡艳萍　首都医科大学附属北京潞河医院
柳剑英　北京大学第三医院
袁静萍　武汉大学人民医院
聂　秀　华中科技大学同济医学院附属协和医院
皋岚湘　中国人民解放军总医院第七医学中心
高　雪　大连医科大学附属第一医院
郭双平　空军军医大学西京医院
梅　放　北京大学第三医院
程　涓　北京中医药大学东直门医院
魏　兵　四川大学华西医院

序 一

医学作为自然科学的一个分支，始终同人类命运紧密联系在一起，在医学领域众多的二级学科中，病理学作为连接基础医学与临床医学的桥梁发挥着重要作用。

如今，随着科技发展的日新月异，我们已经走进分子病理学的时代，很多疑难病例可以通过多学科信息整合做出精准的病理诊断，与此同时，分子检测、组学分析及智能病理诊断的快速发展也在推动和影响着新一代病理医师的专业实践。但到目前为止，显微镜下形态学的判别仍然是认识所有疾病的基础和诊断病理学专业的基石。

我们作为承上启下的中国第三代病理人，见证了中国病理学事业发展和成长、从幕后走到台前的历程。20世纪70年代初，我们选择了病理医师这个神圣的职业。当时，有关病理诊断的图书十分匮乏，一本由内蒙古医学院病理解剖教研组编著的《彩色病理组织学图谱》（中国第一部彩色病理组织学图谱）在我们的病理学启蒙教育中起到了重要作用。从业近50年，我们越发感悟到，一名合格的病理医师应该集知识、理论、实践、思考、升华之大成，在关注显微镜下斑斓世界的同时，应该履行传道、授业、解惑的职责，把我们有限的知识、多年的经验、长期积累的乳腺病理资料奉献给病理事业和志同道合的广大病理同仁，供大家分享、参考和学习，这也是编写本书的初衷。

书久未付梓，缘于希望不留纰漏、不留遗憾、去芜存菁，我们将无限之热情、工匠之精神倾注在整本书中，希冀能完美呈现一部精品，最终造福患者。然而，在编纂过程中总会有一些不完美，诚请同仁们不吝赐教。在不完美中追求完美，才能让我们永不止步。

丁华野 丁彦青

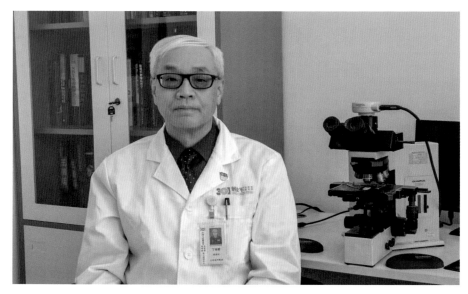

主编：丁华野，中国人民解放军总医院第七医学中心主任医师，教授，博士研究生导师，享受国务院政府特殊津贴专家

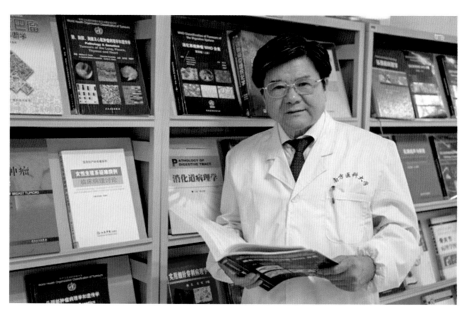

审订：丁彦青，南方医科大学南方医院主任医师，教授，博士研究生导师，国家级教学名师、优秀博士生论文指导教师，享受国务院政府特殊津贴专家

序 二

病理学诊断被誉为疾病诊断的"金标准",其中,组织病理学诊断的质量尤为关键。诊断病理学已经进入分子病理学时代,人工智能(artificial intelligence, AI)辅助的智慧病理诊断技术不断被研发,并且被越来越广泛地应用于临床诊断,但是组织病理学依旧是最重要的诊断基础,也仍然是高难度的临床病理学实践内容。

分子病理学的技术和诊断需要与组织病理学结合。病灶与正常组织的关系,病变组成与异质性区域,蛋白性标志物表达与遗传(或表观遗传学)变异,多组学结果与形态结构整合,都应该基于组织病理学诊断。新近发展起来的多种先进技术有望在病理学研究和诊断上发挥重要作用,例如,原位多色免疫(荧光)标记的结果判定,单细胞测序对细胞类型的精确分析,空间转录组学(spatial transcriptomics)对原位细胞功能状态的精准解读,而这些技术应用更依赖组织病理学基础。AI辅助的智慧病理诊断技术也更需要组织病理学诊断功力和研究设计,以提升病理医师工作效率和诊断能力。我们应该努力让这些多元化、跨尺度的新技术通过病理诊断应用于精准医疗,以病理表型组(pathophenomics)呈现新的诊断内涵,以计算病理、AI为病理新技术构建"下一代诊断病理学"技术体系。

乳腺病理是诊断病理学中最具挑战的专科病理之一。我国乳腺病理之所以有很高的诊断水准,就是得益于这一领域知名专家的传、帮、带。丁华野教授就是这样一位执着而认真的领军人物。他从事病理工作近五十载,不仅拥有丰富的诊断经验,而且积累了大量珍贵的组织病理学资料。他进课堂、下基层,日复一日举办讲座,受众不计其数。我很高兴能够看到,由丁华野教授主编、丁彦青教授审订的这部《乳腺组织病理学图谱》即将出版,这是中国病理人的又一重要贡献,更是我们年青一代病理人的幸事,也为乳腺分子病理和智慧病理诊断技术提供了基础性和文献性资料。

丁华野和丁彦青两位教授是我国著名的病理学家,被誉为病理界的"南北二丁"。他们在病理学事业上执着追求,治学严谨,精益求精,甘为人梯,奖掖后学,值得我好好学习。谨以此序,领悟"南北二丁"的病理学人生。

中国科学院院士
中国医师协会病理专科分会主任委员

序 三

由丁华野教授主编、丁彦青教授审订的《乳腺组织病理学图谱》即将出版，这是一部我们期盼已久的乳腺组织病理学的精品图谱。丁华野教授和丁彦青教授是我非常敬仰的两位病理界前辈，更是享誉国内外的著名病理学家，被中国病理界尊称为"南北二丁"。几十年来，他们为推动中国病理学科发展和培养青年病理人才做出了卓越的贡献。

丁华野教授多年来一直致力乳腺组织病理学的推广工作，更是凭借自身的学识和人格魅力影响了一大批病理工作者的专业选择，我本人也是受丁教授的影响而将乳腺病理作为自己亚专科方向，并且在他的指导下不断提升自己的专业水平。同时，丁教授也非常关心青年病理医师的成长，由他牵头组织创建的中华医学会病理学分会乳腺病理学组及中国抗癌协会肿瘤病理专业委员会乳腺病理学组已成为乳腺病理学人才成长的摇篮。近年来，丁教授借助微信公众号等新媒体平台开设乳腺病理学专科基础培训课程，使更多的青年病理医师能够及时系统地学习乳腺基础病理学知识，更好地掌握乳腺病理学诊断技能。这本精心编撰的图谱更是他几十年心血的结晶，非常值得广大病理学工作者研读。

尽管目前病理学发展已进入到分子病理学时代，且"智慧病理"离我们也越来越近，但形态学仍然是诊断病理学专业的基础。分子改变和人工智能必须结合病理图像才能完成对疾病的识别，并做出正确的诊断。因此，这本图谱的出版对于广大病理学工作者学习乳腺组织病理学具有重要的参考价值和指导意义。丁教授及其带领的团队总结了自己多年的实践经验，经过反复筛选，从长期积累的大量病例中精选出近 5 000 幅乳腺组织病理学图片呈现给大家，编写了这本《乳腺组织病理学图谱》。本书以病理形态学为基础，结合了乳腺病理学发展的最新进展，全面系统地介绍了乳腺疾病的病理变化规律及特点，凝聚了编写团队多年的宝贵经验。精美的图片配以精炼的文字，适合各类读者作为案头必备参考书籍。对于初学者，这是一部很好的教科书，能够由浅入深地引领和指导学习乳腺病理学知识，从而逐步提高自己的能力；对于乳腺病理专科医师则能起到开拓诊断思路、了解新进展、完善乳腺病理学知识储备的目的。

值此《乳腺组织病理学图谱》出版之际，衷心感谢丁华野教授及其团队带给大家的精彩内容，也祝愿中国乳腺病理学事业薪火相传、蓬勃发展！

梁智勇

中华医学会病理学分会主任委员

前 言

经过几代人的努力，中国诊断病理学有了长足进步。多年来，我们致力在国内推动乳腺专科病理的发展，通过学术会议、学习班、网络教育等进行强化学习和交流，使更多同仁和学者对病理学知之更深、用之更纯、行之更稳，从而达到知行合一、学以致用的效果。在网络快速发展与普及的今天，信息快速迭代，知识呈爆炸式增长，在海量信息通过移动终端呈现在我们面前时，人们越来越习惯于"读屏"，以随时搜索碎片化知识和信息。针对病理知识的学习，我们主张回归病理学的原点——形态学。随着专科病理学的高水平发展，我们需要有更多的经过实践凝练的专科性及实用性强的适用于病理学初学者及乳腺专科病理医师的乳腺组织病理学图谱式书籍。

基于此，笔者从多年积累存档的15 000多个病例中甄选出1 400多个典型病例，并采纳了其中的4 800多幅图片资料，同时结合国内外最新的理念和研究成果，重点分析其病理形态学变化，并编写成书。本书旨在由浅入深、由易到难，全面系统地介绍乳腺组织病理学的变化规律及特点。为了更全面深入地了解乳腺疾病的组织病理学特征，本书以病例为单元，将低、高倍镜下改变与免疫组化染色图片相结合，部分病例还附有简单病史。为了更好地建立诊断思路，重点章节采用总论和分论相结合的方式，进行有层次的陈述。为了引发更深入的思考，本书选用了某些可能会引起争议的病例，并专门设立了讨论的章节。总之，《乳腺组织病理学图谱》可以帮助大家更好地理解和有效分析乳腺疾病病理诊断和鉴别诊断的难点，更简便直观地帮助病理工作者和临床一线的专家充分认识疾病诊断中潜在的"陷阱"和误区。全书图文并茂、简明实用，便于理解和识别；独具务实风格的视角，凝聚着编写团队对乳腺组织病理学精髓的理解和丰富的实践经验的沉淀。本书适用于学习病理诊断的初、中级医师及从事乳腺专科病理诊断的各级医师，同时也适合相关临床医师及研究生做为参考书。

时光荏苒，岁月生香。笔者由衷希望《乳腺组织病理学图谱》能够惠及广大热爱病理事业的同道，也衷心希望本书能够成为乳腺疾病诊断中有价值和实用意义的参考书，更希望能够成为各位读者书桌案头的必备书籍。

致 谢

《乳腺组织病理学图谱》一书得以顺利出版得到了多方的支持，非常感谢大家和我一起来讲好乳腺组织病理学这些事儿。

本书酝酿多年，经反复斟酌，精心打造，全部图片均源于中国国内的真实病例，并给予了与时俱进的阐述，旨在引发病理工作者的思考和启迪未来的实践及研究。

首先要感谢引领、培养我成长的病理前辈们，同时感谢支持、帮助我进步的战友们。特别要感谢卞修武院士、梁智勇主任委员在百忙之中给予的帮助并拨冗书写序言。感谢丁彦青教授凝心聚力的审订。感谢张祥盛教授不辞辛劳进行的前期组织工作、图片汇集及文字整理。感谢杨文涛教授对书中细节的把控和指导。感谢各位编委及参编者的鼎力付出，以及疑难、罕见病例的无私奉献。感谢宋沙沙和韦明宋医生（进修医生）认真的校对。感谢各位病理同道的鼓励和认可，信任和支持。

衷心感谢北京科学技术出版社编辑们严谨、认真的工作。最后，还要特别感谢我的夫人刘巍教授的全程参与，以及给予的理解、支持和付出。

本书仅代表此时期作者对相关乳腺疾病的病理诊断和鉴别诊断的观点和看法，因此会有时间、背景、认识的局限性，也衷心希望读者理性阅读，弃之不足，取其所需及精华。凡是作品都会有不完美，希望后来者会不断更新和完善。

谨以此书献给我所热爱并为之耕耘不辍的病理事业，感谢所有病理工作者！

丁华野

总目录

上　册

下　册

乳腺正常组织学

丁华野　李新功

▎章目录

乳腺由数个乳腺叶 / 区段构成，乳腺叶由终末导管小叶单位（terminal duct-lobular unit）和大导管（large ducts）系统组成。乳腺腺管的上皮细胞由干细胞（CK5/6 阳性）、中间腺上皮细胞（CK5/6、CK8/18 阳性）、中间肌上皮细胞（CK5/6 阳性及 p63 等肌上皮细胞标记物阳性）、终端腺上皮细胞（CK8/18 等低分子量阳性）及终端肌上皮细胞（p63 等肌上皮细胞标记物阳性）5 种细胞构成，其中掺杂极少数神经内分泌细胞。乳腺腺管系统上皮 ER 和 PR 呈非克隆性阳性。乳腺组织学的表现受多种因素的影响，其中受性别、年龄、是否绝经、妊娠及哺乳的影响最大，掌握乳腺正常组织学变化特征，是正确分析诊断乳腺疾病的基础。

第一节　育龄期女性乳腺

一、终末导管小叶单位

乳腺终末导管小叶单位由小叶和终末小导管组成，是乳腺的主要结构和功能单位。小叶内有数十个腺泡小管，腺泡小管缺少弹力纤维，小管周围有对激素起反应的特化性间质。一般认为，乳腺的多数疾病（病理改变）均发生在终末导管小叶单位，如乳腺增生症、乳腺导管原位癌、小叶原位癌及浸润性癌等。外周型导管内乳头状瘤发生在小导管及终末导管小叶单位。纤维上皮性肿瘤亦发生于小叶内的特化性间质。

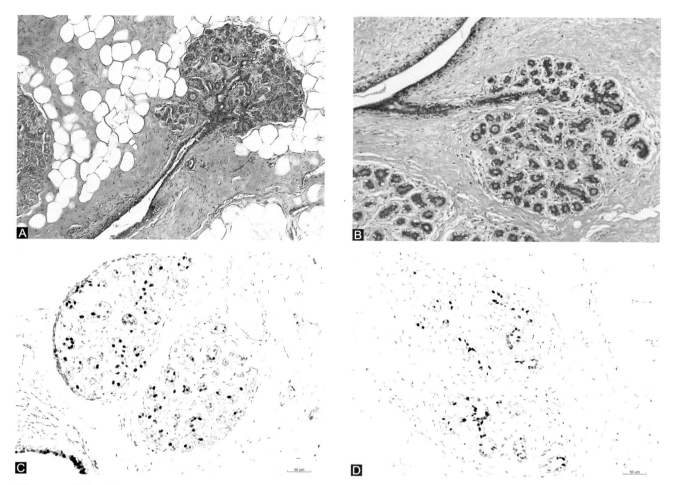

图 1-1-1　终末导管小叶单位。终末小导管与小叶构成终末导管小叶单位，小叶内可见数十个腺泡小管（A、B）。免疫组化染色显示：ER（C）及 PR（D）腺泡部分腺上皮细胞呈强弱不等的阳性，ER 和 PR 在正常终末导管小叶单位的表达变化较大

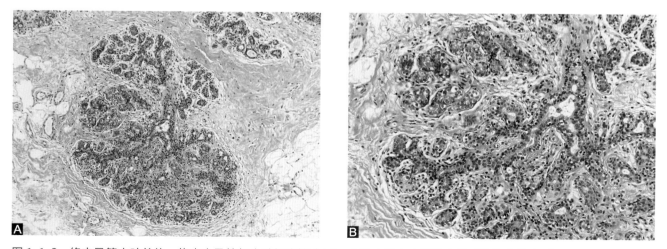

图 1-1-2　终末导管小叶单位。终末小导管与小叶相连接（A）；小叶内终末小管分支形成腺泡小管（B）

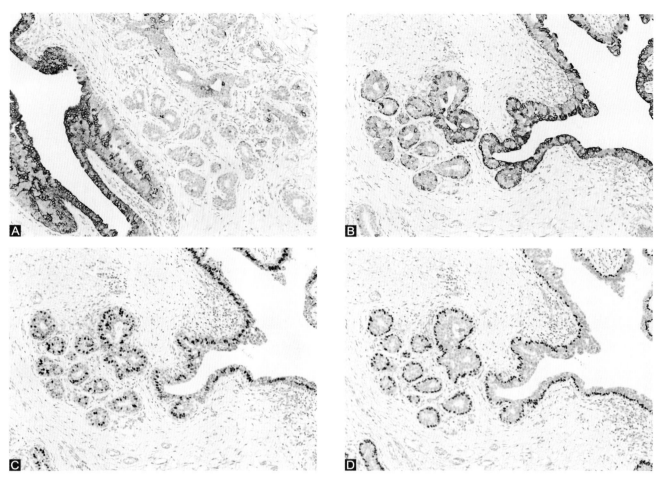

图 1-1-3　终末导管小叶单位。终末导管小叶单位免疫组化染色显示：CK5/6 多数腺泡小管的腺上皮细胞呈阴性，少数腺泡小管的肌上皮及腺上皮细胞呈阳性，终末小导管的腺上皮及肌上皮有更多的细胞呈阳性（A、B），ER 部分腺上皮细胞呈阳性（C），p63 肌上皮细胞呈阳性（D）。CK5/6 在正常终末导管小叶单位的表达变化较大

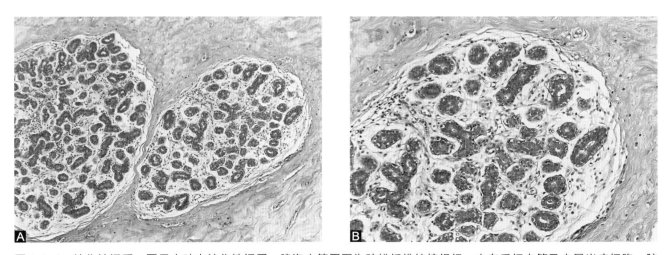

图 1-1-4　特化性间质。图示小叶内特化性间质，腺泡小管周围为疏松纤维结缔组织，内有毛细血管及少量炎症细胞，胶原纤维少且纤细，与外周玻璃样变性的非特化性间质有清楚的界限（A、B）

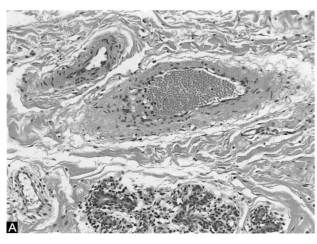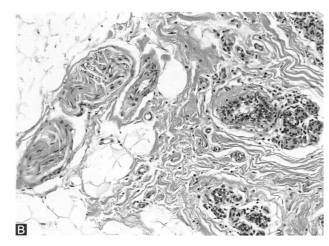

图 1-1-5　非特化性间质。小叶之间的间质为非特化性间质，其中有丰富的胶原纤维、血管、脂肪组织及外周神经（A、B）

二、大导管系统

乳腺小叶外的终末小导管，通过小叶间导管与亚区段导管相连接，亚区段导管汇入区段导管（输乳管），输乳管于近乳头表面扩张膨大形成输乳管窦，途经集合管（接近皮肤表面的输乳管，部分衬覆鳞状上皮细胞）开口于乳头表面皮肤（乳头孔）。一般认为，从亚区段导管到集合管构成乳腺的大导管系统。大导管有弹力纤维层包绕，周围仅有少量特化性间质。中央型导管内乳头状瘤、导管扩张症、Zuska 病及一些罕见的导管癌等病变发生于大导管系统的某个部位。

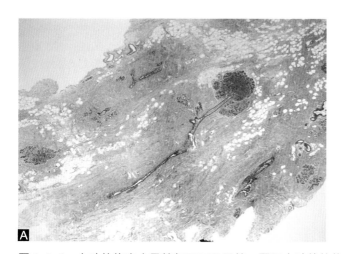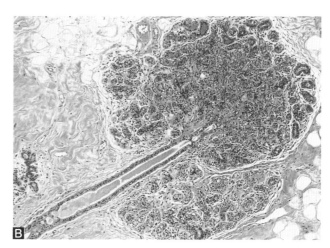

图 1-1-6　小叶外终末小导管与亚区段导管。图示小叶外的终末小导管通过小叶间导管与亚区段导管相连接（A）；小叶外的终末小导管及亚区段导管衬覆腺上皮及肌上皮双层细胞，腺上皮细胞呈立方 - 低柱状，核染色质细腻，部分细胞有顶浆分泌型胞突，外层肌上皮细胞核不规则，细胞质红染或淡染（B~D）

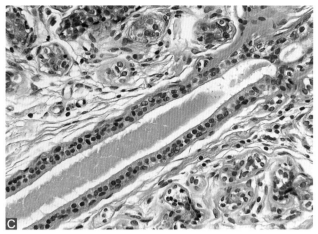

图1-1-6 小叶外终末小导管与亚区段导管（续图）

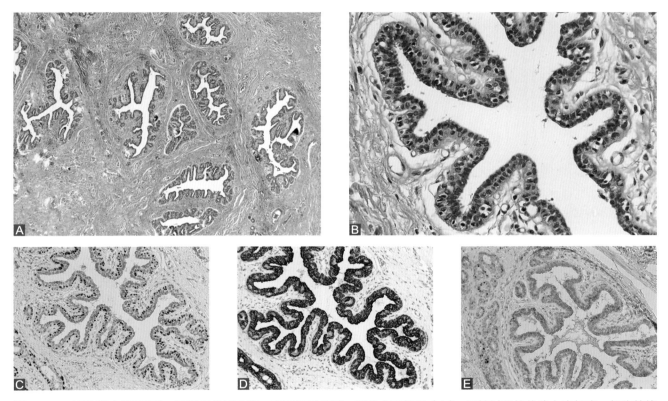

图1-1-7 输乳管（横切面）。图示多条输乳管，有不规则褶皱，形状亦不规则（A）；导管衬覆柱状腺上皮细胞，细胞核染色深，部分有顶浆分泌型胞突、外侧为胞质红染或淡染的肌上皮细胞，周围可见少量疏松特化性间质（B）。免疫组化染色显示：p63外层肌上皮细胞呈阳性（C），CK5/6大部分腺上皮及肌上皮细胞呈阳性，间隔少数上皮细胞呈阴性（D），ER输乳管上皮细胞呈阴性，周边小腺管可见阳性细胞（E）

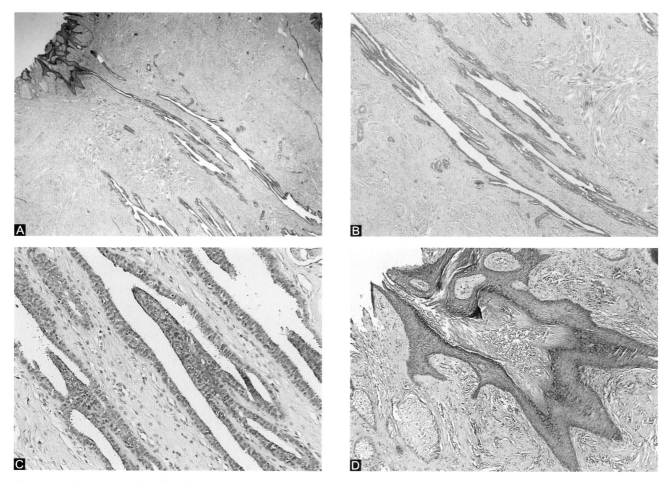

图 1-1-8　输乳管窦。图示输乳管于近乳头表面处扩张膨大形成输乳管窦（A）；输乳管窦衬覆复层柱状细胞（B、C）；乳头孔处被覆鳞状上皮细胞，并可见角质栓形成（A、D）

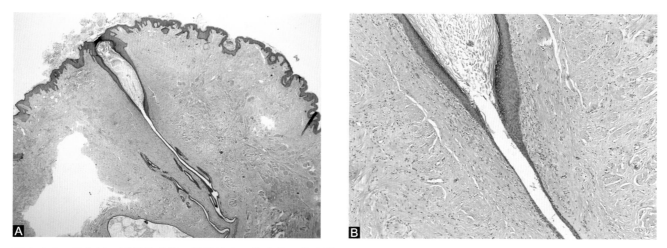

图 1-1-9　集合管。图示输乳管、输乳管窦及集合管，集合管开口于乳头表面皮肤（乳头孔），衬覆的鳞状上皮细胞与皮肤下延的鳞状上皮相连接（A）；集合管向输乳管过渡，衬覆鳞状上皮移行为柱状上皮（B）

三、腺管的双层细胞结构

乳腺的整个腺管系统，从大导管到腺泡小管均由两种细胞衬覆，即内层腺上皮细胞与外层肌上皮细胞。腺上皮细胞具有分泌和吸收功能，不同时期，腺上皮细胞及细胞核的大小、形状会有所变化，细胞质可呈嗜酸性、空淡或有分泌空泡。HE 切片上，腺管外层可以见到肌上皮细胞，细胞核不规则，细胞质可空淡，亦可呈明显嗜酸性（肌细胞样），有时肌上皮细胞不明显，不容易被观察到。整个腺管系统肌上皮细胞外围有连续的基膜。在乳腺疾病的诊断中，常需要进行良性病变与浸润性癌的鉴别，其主要区别点为肌上皮细胞是否存在，通常需要行肌上皮细胞标记物（例如，p63、calponin、SMMHC 等）免疫组化染色辅助诊断。

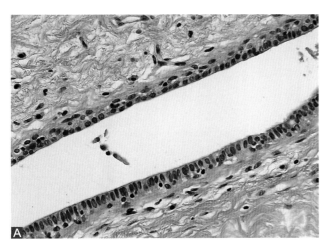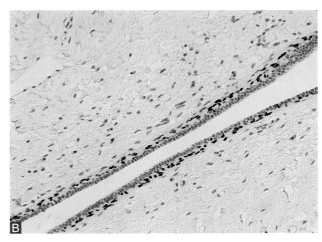

图 1-1-10　亚区段大导管。导管衬覆腺上皮细胞（内层）和肌上皮细胞（外层）双层细胞，腔面腺上皮细胞呈柱状极向排列，外层肌上皮细胞核不规则，部分胞质空淡（A）。免疫组化染色显示：p63 外层肌上皮细胞呈阳性（B）

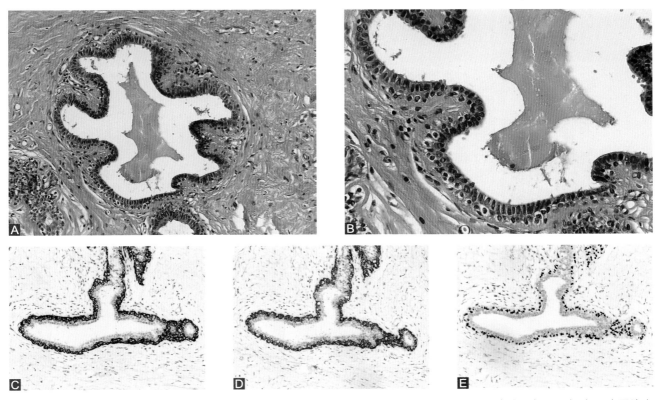

图 1-1-11　终末小导管。小叶外终末小导管扩大，衬覆腺上皮细胞（内层）和肌上皮细胞（外层）双层细胞，腔面腺上皮细胞呈柱状，少数见顶浆分泌型胞突，外层肌上皮细胞核不规则，部分胞质空淡（A、B）。免疫组化染色显示：SMMHC（C）及 calponin（D）小导管外层肌上皮细胞呈阳性，管腔侧呈锯齿状，p63 肌上皮细胞核呈阳性（E）

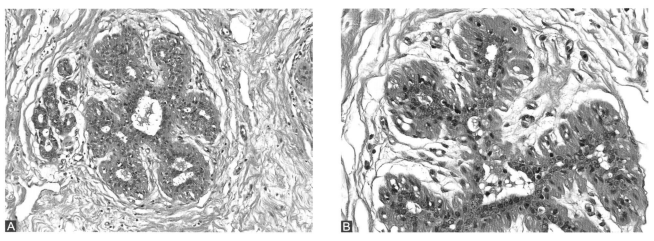

图 1-1-12　终末小导管。小叶外终末小导管衬覆腺上皮细胞（内层）和肌上皮细胞（外层）双层细胞，肌上皮细胞的胞质丰富，呈明显嗜酸性，细胞核小、深染，形状不规则，细胞呈肌细胞样改变（A、B）

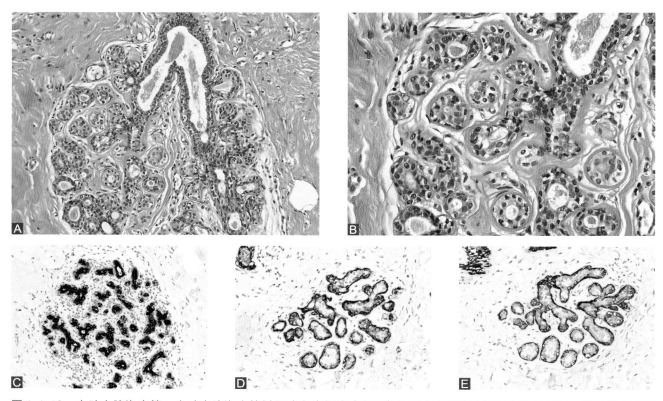

图 1-1-13　小叶内腺泡小管。小叶内腺泡小管衬覆腺上皮细胞（内层）和肌上皮细胞（外层）双层细胞，腔面腺上皮细胞呈立方状，细胞核呈圆形－卵圆形，肌上皮细胞胞质空淡，小管外围可见均质嗜酸性基膜（A、B）。免疫组化染色显示：CK8/18 小管内层腺上皮细胞呈阳性（C），SMMHC（D）及 calponin（E）小管外层肌上皮细胞呈阳性，管腔侧呈锯齿状

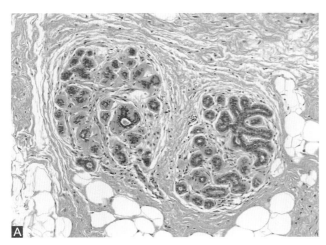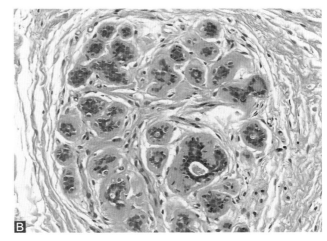

图 1-1-14 小叶内腺泡小管。小叶内腺泡小管衬覆腺上皮细胞（内层）和肌上皮细胞（外层）双层细胞，腔面腺上皮细胞呈立方状，细胞核呈圆形 – 卵圆形，染色质细腻，肌上皮细胞胞质呈明显嗜酸性（A、B）

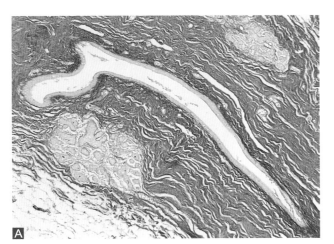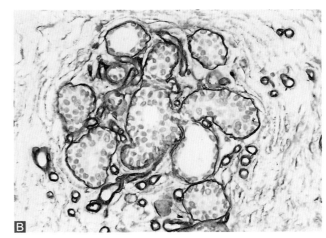

图 1-1-15 弹力纤维及基膜。组织化学维多利亚蓝染色显示：导管周围弹力纤维呈阳性（蓝色），小叶内腺泡小管呈阴性（A）。免疫组化染色显示：Ⅳ 型胶原腺泡小管外围基膜呈阳性，小血管亦呈阳性（B）

四、乳头 – 乳晕复合体

乳头 - 乳晕复合体是乳房皮肤区的一个色素较多的环形区域，中央为突起的乳头，周围为乳晕。这个区域的表皮内可见少数形态呈良性的透明细胞（Toker 细胞），这类透明细胞与透明角质细胞不同，是一种腺上皮细胞。真皮内缺乏毛囊皮脂腺单位和毛发，大导管周围可有多少不等的小腺管，间质内富含环形和纵形平滑肌束及神经纤维。乳头顶端有 15~20 个大导管开口，在非泌乳期，这些开口处通常会有角质栓。乳晕区表面有数个被称为乳晕结节（Montgomery 结节）的小圆形突起，乳晕结节是由乳晕腺（Montgomery 腺，一种特殊的皮脂腺）及其伴随的输乳管组成的结构单位，乳晕腺引流入输乳管，与输乳管有共同的开口。乳晕区真皮内亦可见乳腺大导管。乳头 - 乳晕复合体区域是乳头腺瘤、汗管瘤样腺瘤、佩吉特病（paget disease，也称派杰病）及乳晕区硬化性乳头状增生等疾病的好发部位。Toker 细胞可以出现非典型性形态，需与派杰细胞、黑色素瘤细胞及透明鳞状细胞做鉴别。Toker 细胞亦可能与某些乳头派杰病的发生有关。另外，这个区域也可能发生需与乳头 - 乳晕区病变相区别的皮肤疾病。

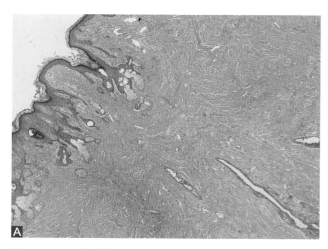
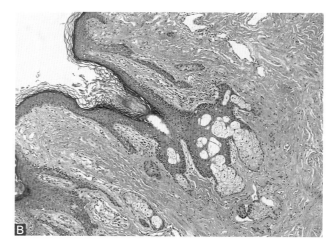

图 1-1-16 乳晕结节。乳晕结节由乳晕腺及伴行的输乳管构成（A）；图示乳晕腺和集合管于表皮处的开口（B）

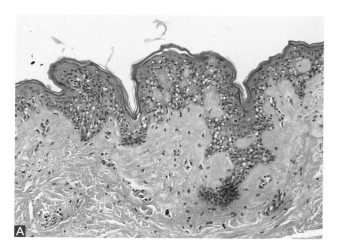
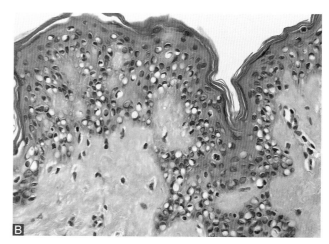

图 1-1-17 角质细胞。乳晕区表皮内可见较多透明角质细胞，细胞核偏位、深染，细胞质空亮，呈印戒细胞样（A、B）

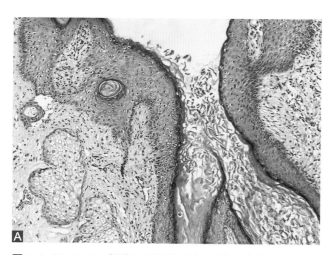
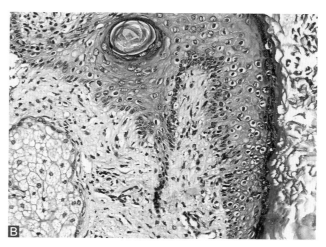

图 1-1-18 Toker 细胞。图示集合管于乳头表皮开口处的 Toker 细胞，鳞状细胞内可见呈单个或小簇状分布、体积较大的细胞，细胞界限清楚，细胞质空亮，细胞核呈圆形－卵圆形，多位于中央，有些可见小核仁（A、B）

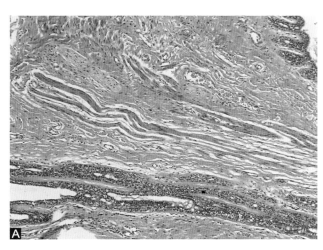
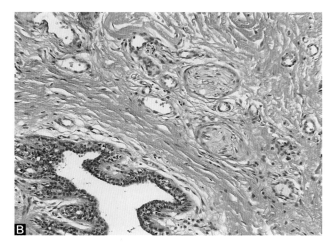

图 1-1-19　平滑肌及外周神经。乳头输乳管周围间质内含有丰富的平滑肌（A）、血管及神经纤维（B）

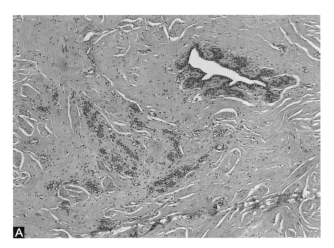
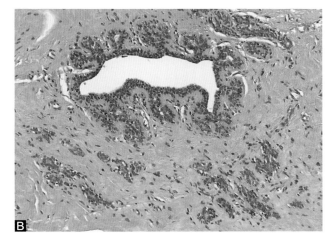

图 1-1-20　输乳管周围的小管。乳头输乳管周围可见小腺管聚集，有形成小叶样结构的倾向（A、B）

第二节　幼儿期和儿童期乳腺

幼儿期乳腺仅由简单的小导管组成，分支少，缺乏小叶结构，间质内可出现髓外造血细胞。

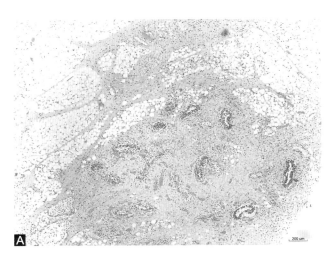
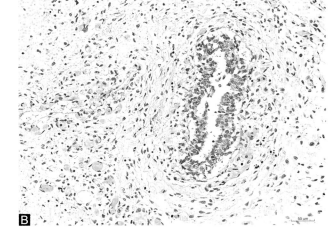

图 1-2-1　幼儿期乳腺组织。乳腺缺乏小叶结构，仅有导管，尚无腺泡分化，导管分布于疏松结缔组织性间质中，导管上皮显示两层细胞，间质富于充血的小血管及间质细胞（A、B）

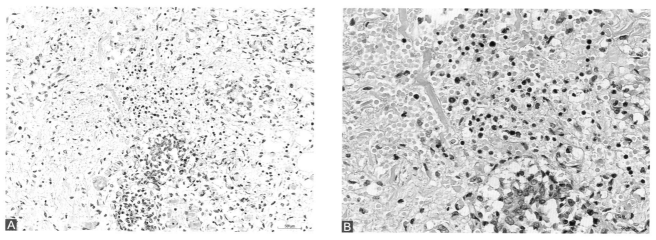

图1-2-2　幼儿期乳腺组织。导管周围间质内可见单个核造血细胞聚集，提示存在髓外造血（A、B）

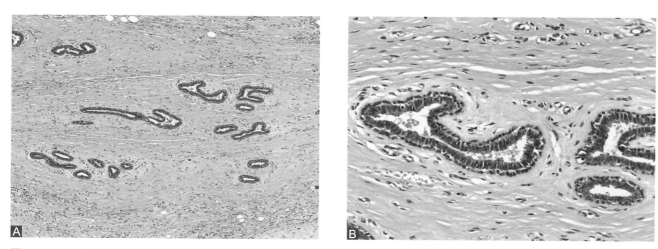

图1-2-3　儿童期乳腺组织。女性，8岁。小导管增生，形成原始小叶结构（A）；小导管衬覆腺上皮及肌上皮双层细胞（A、B）

第三节　青春期乳腺

　　某些类固醇和肽类激素对青春期乳腺的正常发育十分重要，在雌激素作用下，导管系统伸长、反复分支，逐渐形成复杂的导管系统及小叶结构，腺泡也随之逐步发育成熟。

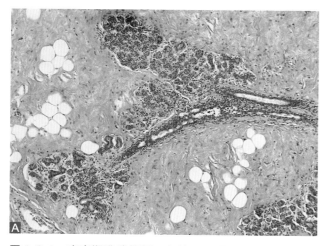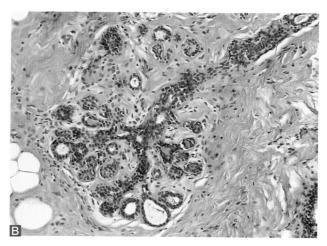

图1-3-1　青春期乳腺组织。女性，18岁。小叶内终末小导管发育形成腺泡小管，小管由腺上皮和肌上皮细胞构成，其周围的间质向特化性间质转化，形成小叶结构，小叶外非特化性间质由纤维结缔组织及脂肪组织构成（A、B）

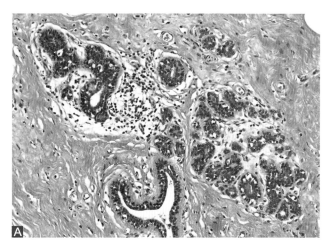
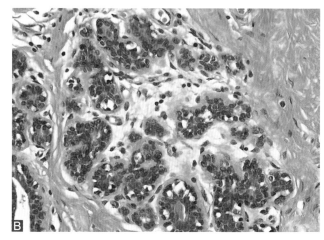

图 1-3-2　青春期乳腺组织。女性，16 岁。发育中的终末导管小叶单位，终末小导管形成腺泡小管，腺泡小管由腺上皮和肌上皮细胞构成，腺腔不太明显，外侧可见基膜，小管外围出现淡染疏松特化性间质，内有少量淋巴细胞（A、B）

第四节　月经周期乳腺

育龄期乳腺为发育乳腺，小叶的上皮和间质随月经周期发生形态学改变，这些改变在不同小叶（甚至相邻小叶）有所不同，尽管变化并不完全一致，但每一时段会以某一形态学改变为主。

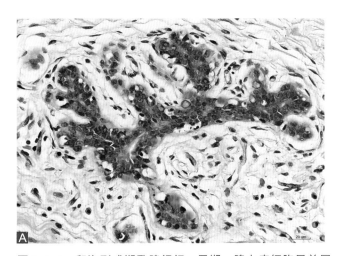
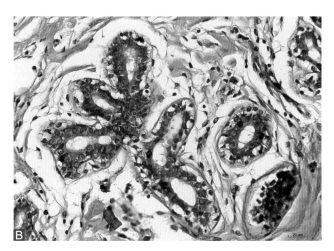

图 1-4-1　卵泡形成期乳腺组织。早期：腺上皮细胞呈单层，极向不明显，细胞质淡染、呈嗜酸性，肌上皮细胞不明显，腺腔狭小，腔内缺少分泌物，间质可见肥大的成纤维细胞（A）；晚期：腺泡小管腺腔逐渐开放，腔内少有分泌物，腺上皮围绕腺腔呈放射状排列，细胞质稍呈嗜碱性，肌上皮细胞胞质透亮，与早期相比间质细胞较少，胶原增多（B）

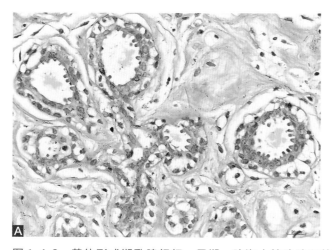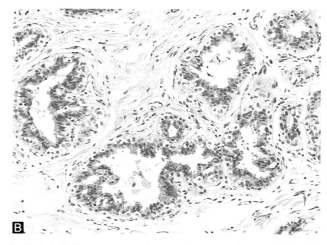

图 1-4-2　黄体形成期乳腺组织。早期：腺泡小管腺腔开放，部分腺上皮细胞见顶浆分泌型胞突，腺腔内可见少量分泌物，肌上皮细胞气球样变，间质较为疏松（A）；晚期：腺泡小管腺腔开放，腺腔内可见分泌物，腺上皮细胞胞质呈嗜酸性，有较明显顶浆分泌型胞突，肌上皮细胞胞质空亮，间质疏松，小血管充血（B）

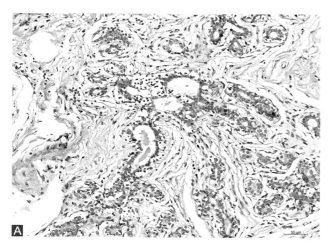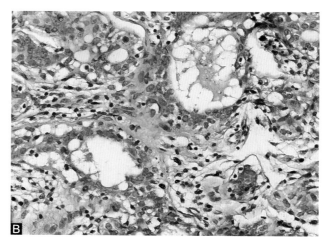

图 1-4-3　月经期乳腺组织。腺泡小管腺腔开放，腺腔内可见分泌物重吸收现象，腺上皮细胞胞质少，顶浆分泌型胞突不明显，肌上皮细胞胞质空泡化，间质较致密，细胞成分较多，可见淋巴细胞浸润（A、B）

第五节　妊娠期及哺乳期乳腺

　　女性妊娠期，由于腺细胞分泌功能逐渐活跃，小叶增大，小叶内腺泡数量明显增加，腺泡扩张密集，腺泡小管似乎由单层腺上皮构成，细胞体积增大，细胞质丰富淡染、出现胞质空泡，腔内充满分泌物，肌上皮不明显。产后哺乳期，腺细胞分泌更加旺盛，腺泡明显胀大，由于腺泡处于不同分泌状态，腺上皮细胞形态变化多样，腺上皮细胞胞质显著空泡化，尤其在腔面更明显，许多腺上皮细胞呈球状或钉状伸入腺泡腔或游离在腔内，肌上皮细胞不明显，间质稀少。复旧过程常不同步，小叶外形不规则，仍可见到分泌改变，常有多少不等的淋巴、浆细胞浸润。妊娠期及哺乳期呈泌乳改变的腺体需要和假泌乳性增生及具有分泌样表现的癌进行鉴别，特别是在术中冷冻切片，容易出现诊断错误。妊娠期及哺乳期分泌增生的腺体可形成腺瘤样结节（泌乳性腺瘤），输乳管扩张和充满分泌物，形态可与乳腺导管扩张症有相似之处。哺乳期可以发生急性乳腺炎，亦可以慢性转化。不正常的复旧过程，可形成积乳囊肿、复旧性瘤样结节等病变。

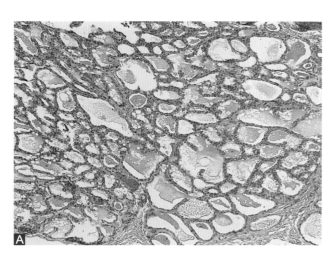
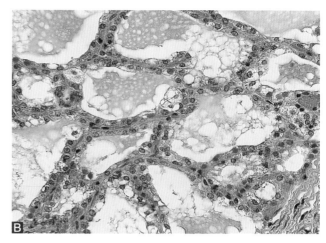

图 1-5-1 妊娠期乳腺组织。小叶增大融合，腺泡扩张密集，衬覆单层腺上皮细胞，细胞核呈圆形－卵圆形，可见小核仁，细胞质空淡或可见嗜酸性细颗粒，肌上皮细胞不明显，腺泡间毛细血管充血，腔内充满分泌物（A、B）

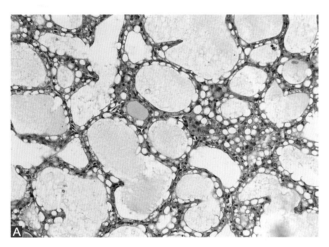
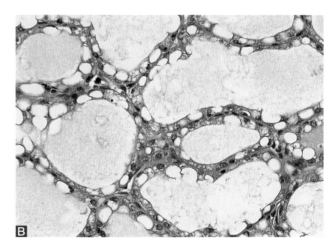

图 1-5-2 妊娠期乳腺组织。小叶增大融合，腺泡扩张密集，衬覆单层腺上皮细胞，胞质内可见大小不等的空泡，部分细胞呈"印戒"样，肌上皮细胞不明显，腔内充满分泌物（A、B）

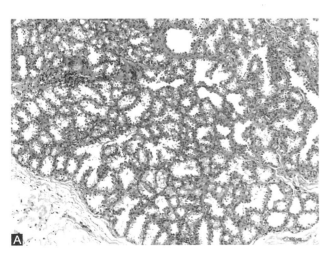
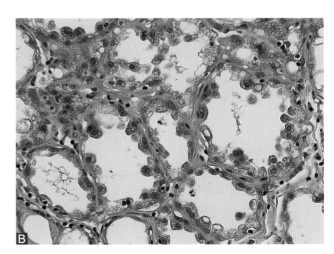

图 1-5-3 哺乳期乳腺组织。小叶增大融合，腺泡增多、密集，间质稀少，腺泡小管衬覆的腺上皮细胞呈球状伸入腺泡腔，胞质内可见大小不等空泡，肌上皮细胞不明显（A、B）

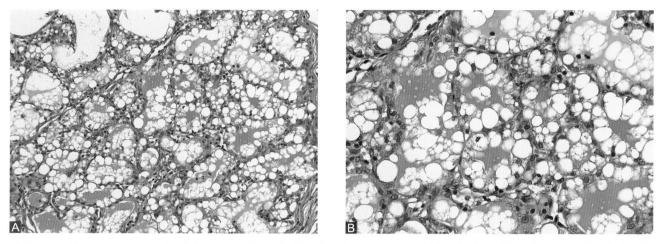

图 1-5-4　哺乳期乳腺组织。腺泡小管密集分布，大小不等，腺上皮细胞胞质显著空泡化，尤其在腔面更明显，腔内充满分泌物（A、B）

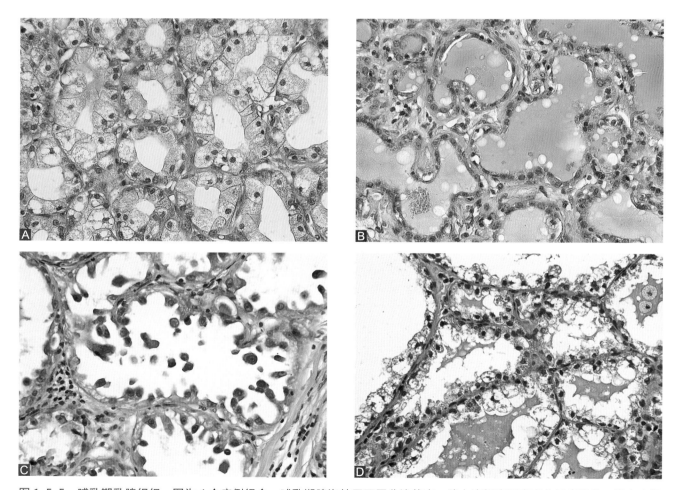

图 1-5-5　哺乳期乳腺组织。图为 4 个病例组合。哺乳期腺泡处于不同分泌状态，腺上皮细胞形态变化呈多样化，腺上皮细胞体积大，细胞质丰富，染色浅淡，可见嗜酸性细小颗粒（A）；腺上皮细胞略显扁平，细胞质呈嗜酸性颗粒状，腺腔内充满伊红色分泌物（B）；腺上皮细胞呈"鞋钉"状伸入腺泡腔或游离在腔内（C）；腺上皮细胞胞质内有粗大嗜酸性颗粒及大小不等的空泡，部分破入腺腔（D）

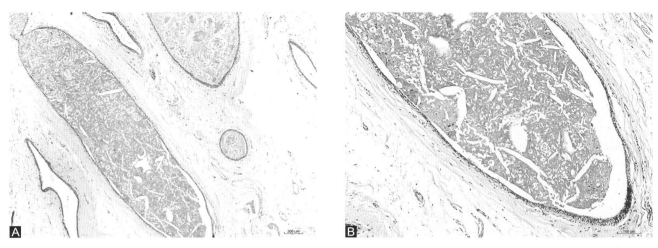

图 1-5-6　哺乳期的输乳管。输乳管扩张，皱襞消失，衬覆上皮细胞低矮，管腔内可见红染乳汁分泌物，可见脂质裂隙（A、B）

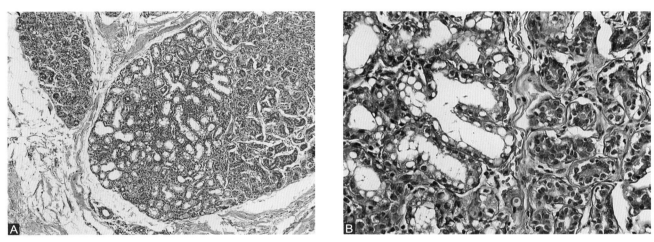

图 1-5-7　复旧期乳腺组织。不同区域小叶形态不同，部分仍具有分泌期特点，部分已恢复小腺泡样结构（A、B）

第六节　绝经期乳腺

　　女性绝经期乳腺，小叶萎缩，腺体及胶原组织减少，脂肪组织增加，玻璃样变性的结缔组织及脂肪组织中可见残存的小腺管，小叶的退化也可呈微囊性改变，间质及腺管周围可见弹力纤维变性。萎缩及微囊扩张的小腺管需要与浸润性癌、纤维囊性乳腺病等疾病区别。

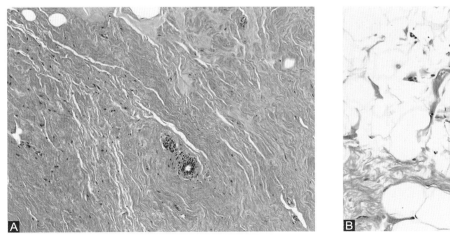
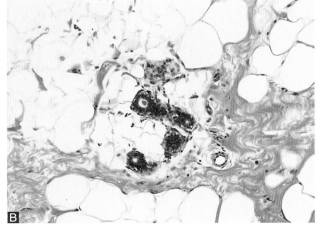

图 1-6-1　绝经期乳腺组织。80 岁老年女性乳腺组织，胶原化玻璃样变性的间质中可见少量残留萎缩的小叶（A）；间质的纤维结缔组织被脂肪组织取代，脂肪组织中可见少量萎缩的腺管（B）

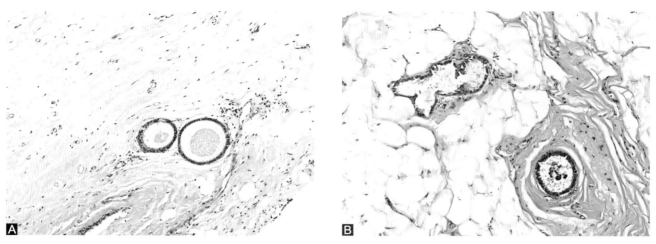

图 1-6-2　绝经期乳腺组织。79 岁老年女性乳腺组织，间质纤维化，脂肪组织增多，小叶囊性退化，残留腺管呈微囊性改变（A、B）

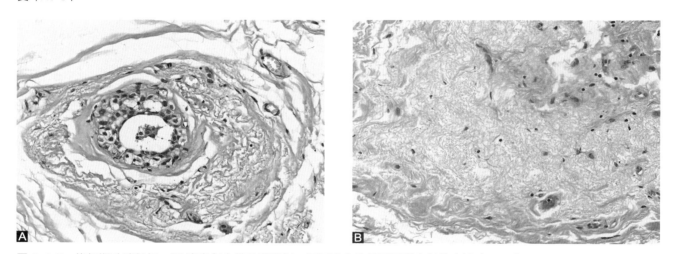

图 1-6-3　绝经期乳腺组织。85 岁老年女性乳腺组织，图示残存腺管周围弹力纤维变性（A、B）

第七节　乳腺内淋巴结

　　乳腺组织内偶尔会见到淋巴结，影像学检查中可出现致密影。乳腺内淋巴结的转移癌有时类似于富于淋巴细胞的浸润性癌及具有髓样癌特征的浸润性癌，需要进行鉴别。

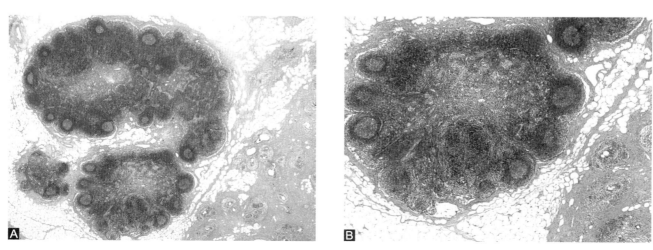

图 1-7-1　乳腺内淋巴结。乳腺组织内有结构完整的淋巴结，皮质、髓质清晰可见（A、B）

第二章
乳腺上皮化生性病变

丁华野　郭双平

章目录

乳腺病变中常见化生性改变，主要包括上皮化生及间叶化生两大类，本章主要讨论上皮化生。大汗腺细胞及柱状细胞化生将单独进行论述。

第一节　鳞状细胞化生

乳腺鳞状细胞化生（squamous cell metaplasia）常为其他病变的伴随改变，通常为局灶性，少数病变比较广泛。

一、腺病伴鳞状细胞化生

病例 1

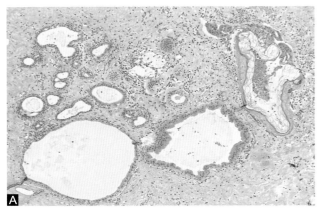
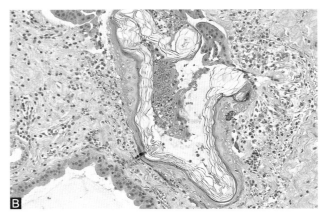

图 2-1-1　鳞状细胞化生。乳腺腺病，部分腺体扩大，伴大汗腺及鳞状细胞化生，鳞状细胞化生的腺管内可见角化物，管周可见散在炎症细胞浸润（A、B）

二、普通型导管增生伴鳞状细胞化生

病例 2

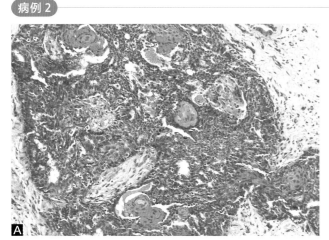
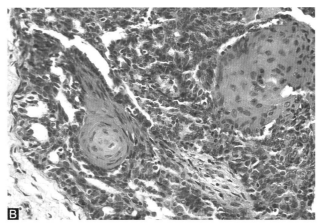

图 2-1-2　鳞状细胞化生。普通型导管增生，其中可见多灶性鳞状细胞化生，细胞核形状不规则，细胞质丰富，呈嗜酸性（A、B）

三、导管内乳头状瘤伴鳞状细胞化生

病例 3

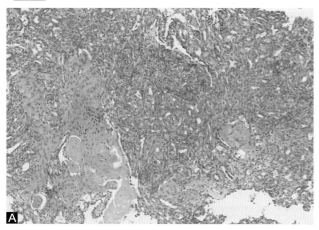
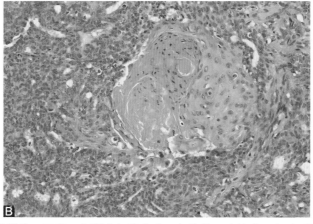

图 2-1-3　鳞状细胞化生。复杂型导管内乳头状瘤伴旺炽性导管增生，局部可见鳞状细胞化生，细胞核呈空泡状，细胞质丰富，呈嗜酸性，伴角化或角化不全（A、B）

病例 4

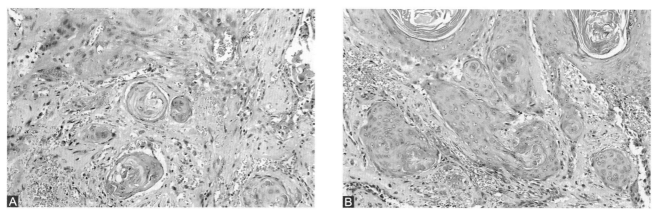

图 2-1-4 鳞状细胞化生。导管内乳头状瘤伴梗死，局部可见巢状 – 片状鳞状细胞化生，细胞核大，呈空泡状，细胞质丰富，呈嗜酸性，间质内可见出血及纤维组织反应性增生，类似浸润性鳞状细胞癌（A、B）

四、腺肌上皮瘤伴鳞状细胞化生

病例 5

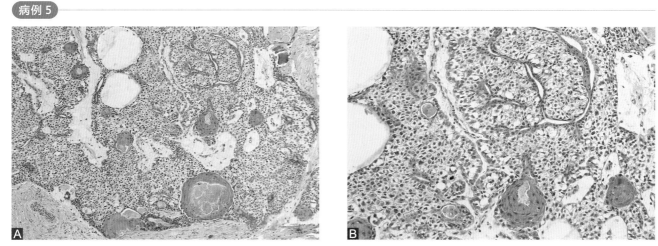

图 2-1-5 鳞状细胞化生。结节性腺肌上皮瘤，组织中可见鳞状细胞化生，呈大小不等的巢状，且分化成熟，细胞质丰富，呈嗜酸性，亦可见角化（A、B）

五、叶状肿瘤伴鳞状细胞化生

病例 6

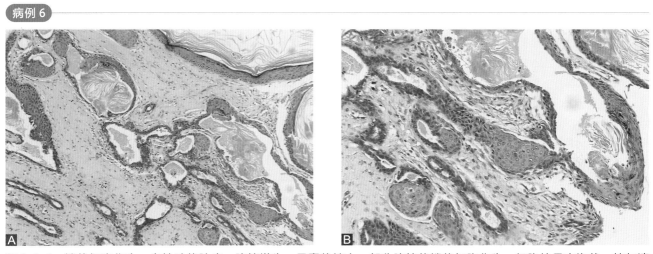

图 2-1-6 鳞状细胞化生。良性叶状肿瘤，腺管增生、呈囊状扩大，部分腺管伴鳞状细胞化生，细胞核呈空泡状，核仁清楚，细胞质丰富，呈嗜酸性，囊腔内可见角化物，间质纤维组织增生（A、B）

六、术后伴鳞状细胞化生

病例 7

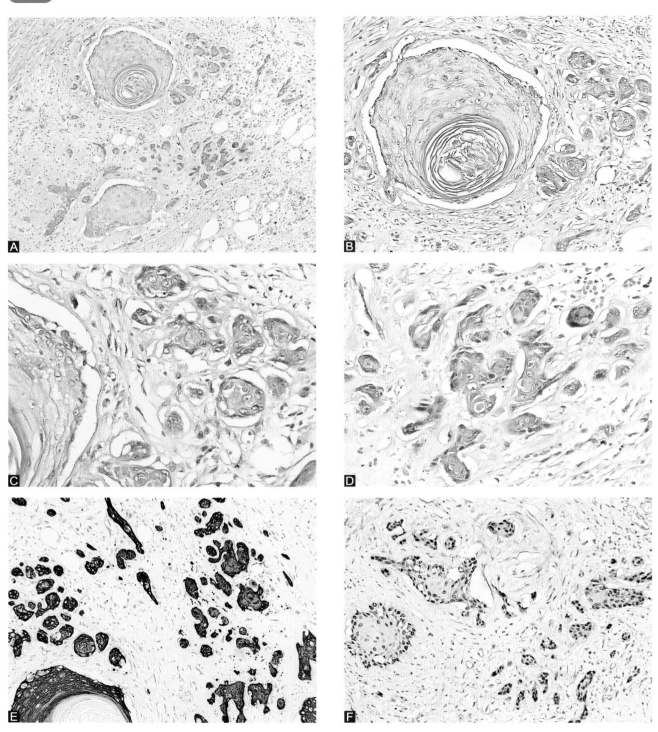

图 2-1-7　鳞状细胞化生。乳腺癌术后 3 年，手术部位出现肿物，临床考虑乳腺癌复发。纤维脂肪组织内可见大小不等的鳞状细胞巢，大的细胞巢分化成熟，并可见角质囊肿形成，小的细胞巢散布在大的细胞巢周围（A、B）；间质内可见小的鳞状细胞巢及细胞簇，细胞核大小、形状不一，部分呈空泡状，可见核仁，细胞质红染，形态容易与浸润性鳞状细胞癌混淆（C、D）。免疫组化染色显示：CK5/6（E）及 p63（F）鳞状细胞呈阳性

第二节 腺鳞状细胞增生

乳腺腺鳞状细胞增生（adenosquamous cell proliferation）是腺上皮的一种不完全、不成熟鳞状上皮化生增生，细胞具有腺鳞状细胞形态及免疫组化表型的特征。常见于导管内乳头状瘤、复杂硬化性病变及梗死机化等。通常在瘢痕区、旺炽性增生导管的周围及反应区内可见呈小巢状、条索状、簇状和（或）单个分布的细胞，细胞界限不清，细胞质红染，细胞核呈空泡状或较深染，细胞具有腺鳞状细胞的特征，周围常伴有纤维组织增生。免疫组化染色显示 CK5/6、CK8/18 及 p63 呈阳性。腺鳞状细胞增生常需要和浸润性癌鉴别。

一、导管内乳头状瘤伴腺鳞状细胞增生

病例 1

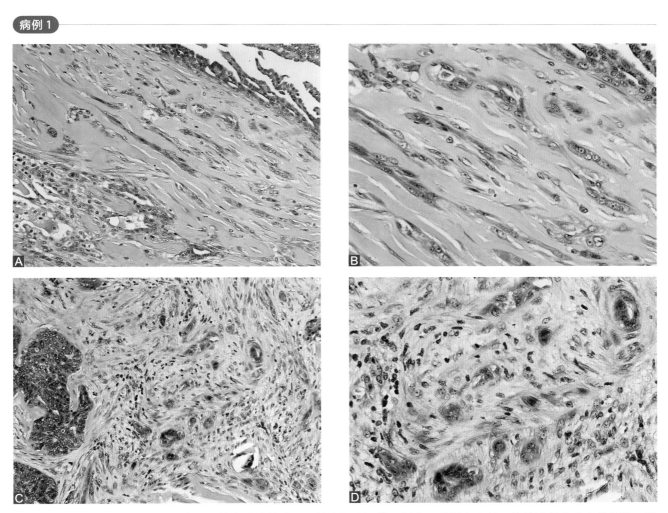

图 2-2-1 腺鳞状细胞增生。复杂型导管内乳头状瘤，导管旁间质硬化，其内可见呈条索状、簇状及单个分布的细胞，沿胶原纤维平行排列，细胞界限不清，细胞质红染，细胞核呈空泡状，可见小核仁，细胞具有腺鳞状细胞的特征（A、B）；局部上皮细胞呈小腺管状、簇状及单个细胞分布，细胞质呈嗜酸性，细胞核拥挤、深染，周围间质增生，可见散在炎症细胞（C、D）

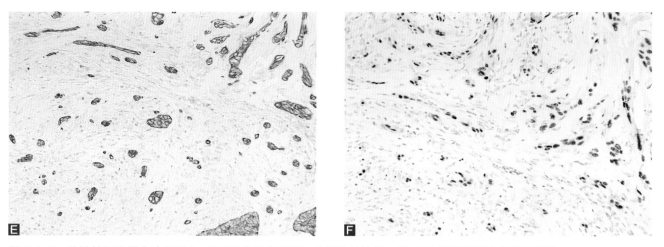

图 2-2-1　腺鳞状细胞增生（续图）。免疫组化染色显示：CK5/6（E）及 p63（F）腺鳞状增生细胞呈阳性

二、复杂硬化性病变伴腺鳞状细胞增生

病例 2

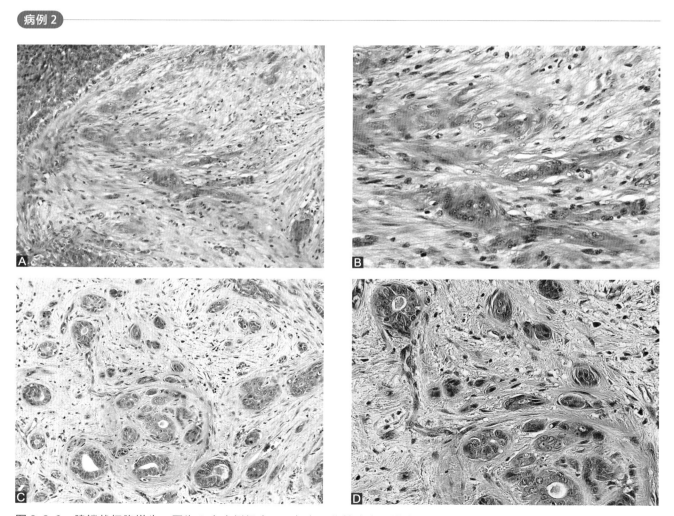

图 2-2-2　腺鳞状细胞增生。图为 2 个病例组合。示复杂硬化性病变，增生的间质内可见不规则的上皮细胞条索，细胞界限不清，细胞质红染，细胞核呈泡状，可见小核仁，细胞具有腺鳞状细胞的特点（A、B）；示腺病粗针穿刺后，增生的腺管周围可见呈小巢状分布的上皮细胞，细胞具有腺鳞状细胞的特点，周围的间质呈反应性改变（C、D）

第三节　泌乳细胞化生及囊性高分泌增生

乳腺泌乳细胞化生（lactational cell metaplasia）又称妊娠样增生和假泌乳性增生，主要发生于绝经前后的非妊娠女性。其原因尚不清楚，可能与内源性和（或）外源性激素作用有一定关系。特别是在冷冻切片，需提高警惕与癌区别。

一、泌乳细胞化生

病例 1

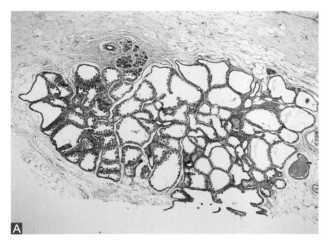
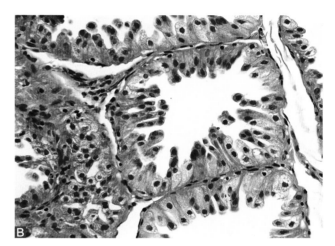

图 2-3-1　泌乳细胞化生。乳腺组织，局部小叶增大，腺泡呈不同程度扩张，扩张的腺泡内衬"鞋钉"状细胞，细胞核向腺腔侧移位，形成复层突向腺腔内，呈微乳头状，细胞核为圆形至卵圆形，深染，细胞质丰富，淡染透明，呈细颗粒状，亦可见细胞质空泡化，细胞呈分泌性改变（A、B）

病例 2

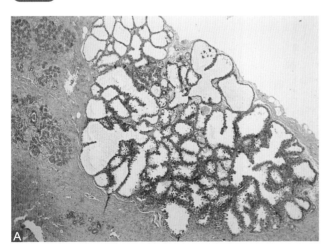
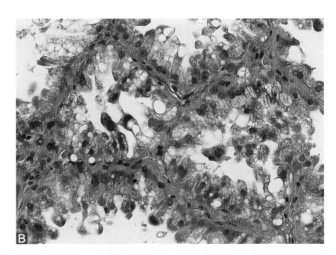

图 2-3-2　泌乳细胞化生。乳腺腺病，部分小叶增大，腺泡呈不同程度扩张，有的呈微囊状，扩大的腺腔内细胞核形状不规则，染色深，细胞质丰富而淡染，呈细颗粒状，亦可见细胞质空泡化，挤压细胞核偏位，细胞呈"印戒"样（A、B）

病例 3

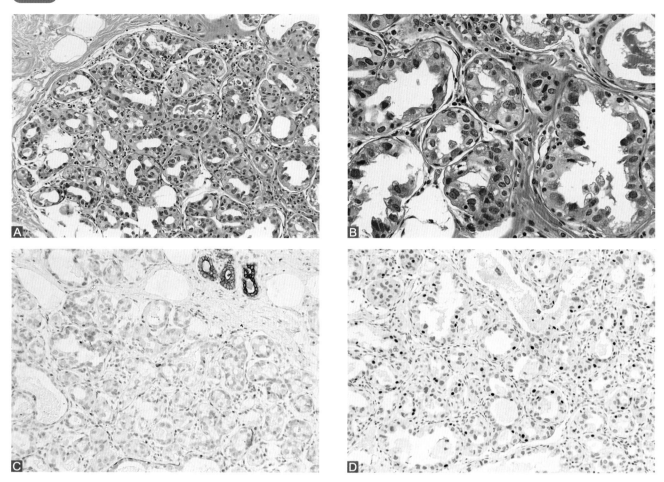

图 2-3-3　泌乳细胞化生。乳腺腺病，局部小叶增大，腺泡呈不同程度扩张，衬覆立方状至低柱状细胞，有些细胞游离在腺腔内，细胞核大小、形状不规则，有的深染，有的可见小核仁，细胞质丰富，呈嗜酸性或淡染，可见分泌空泡，细胞呈分泌性改变（A、B）。免疫组化染色显示：CK5/6 化生细胞呈阴性（C），ER 呈散在阳性（D）

二、泌乳细胞化生伴囊性高分泌增生

病例 4

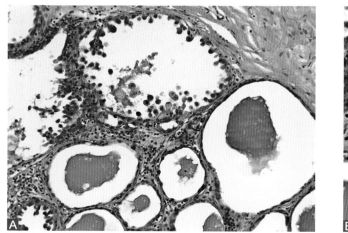
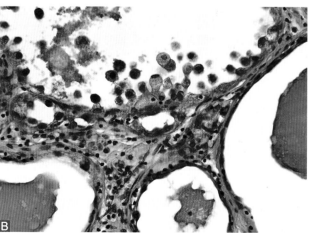

图 2-3-4　泌乳细胞化生伴囊性高分泌增生。乳腺小叶增大，腺泡明显扩张，呈囊肿样，部分衬覆扁平上皮细胞，囊内有甲状腺胶质样分泌物，部分被覆 "鞋钉" 状细胞，有的游离于腺腔内，细胞核深染，细胞呈分泌性改变（A、B）

第四节 黏液细胞化生

乳腺黏液细胞化生（mucous cell metaplasia）是一种少见的化生性改变，可见于乳腺腺病、导管内乳头状瘤、纤维囊性乳腺病等，表现为乳腺导管和腺泡上皮细胞被柱状黏液上皮细胞取代。

一、腺病伴黏液细胞化生

病例 1

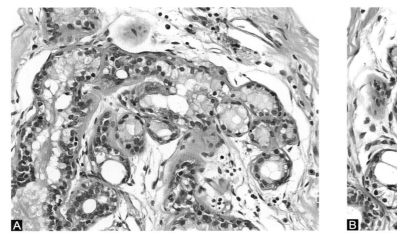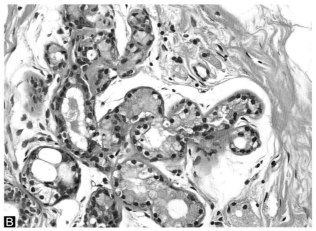

图 2-4-1　黏液细胞化生。乳腺腺病，局部小叶增生，腺泡小管腺上皮细胞被黏液细胞取代，黏液细胞核小且呈圆形，位于基底部，细胞质内富含淡蓝色的黏液，部分腺腔内可见分泌物（A、B）

二、导管内乳头状瘤伴黏液细胞化生

病例 2

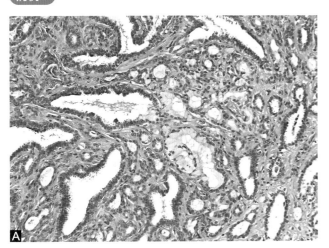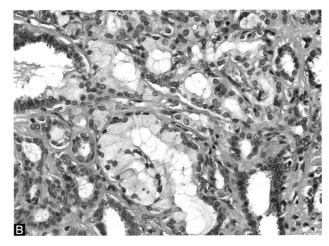

图 2-4-2　黏液细胞化生。导管内乳头状瘤，局部腺上皮细胞被黏液细胞取代，细胞质内富含淡蓝色的黏液，细胞核位于基底部，核小且呈圆形，深染（A、B）

病例 3

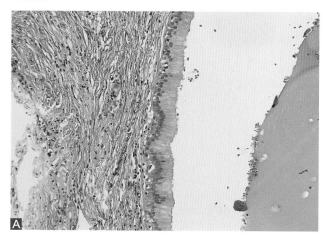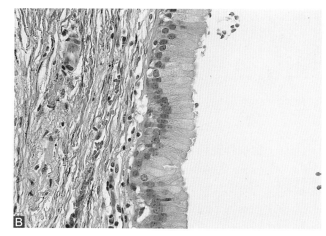

图 2-4-3　黏液细胞化生。导管内乳头状瘤管壁，扩张的导管壁内衬单层高柱状黏液细胞，细胞核位于细胞基底部，呈圆形至卵圆形，染色质呈细颗粒状，可见小核仁，细胞质淡染且富含黏液（A、B）

三、乳头腺瘤伴黏液细胞化生

病例 4

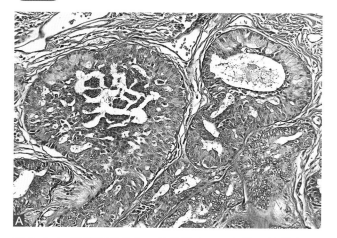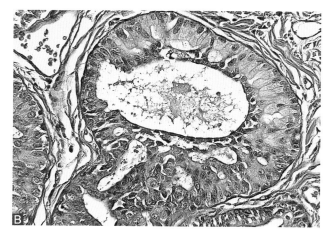

图 2-4-4　黏液细胞化生。乳头腺瘤，旺炽性导管增生，局部可见分化成熟的高柱状黏液细胞，细胞核位于基底部，呈圆形至卵圆形，可见小核仁，细胞质富含淡蓝色的黏液（A、B）

四、叶状肿瘤伴黏液细胞化生

病例 5

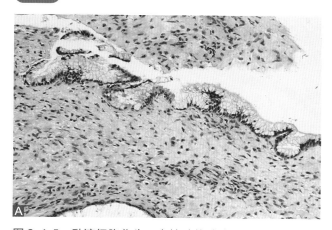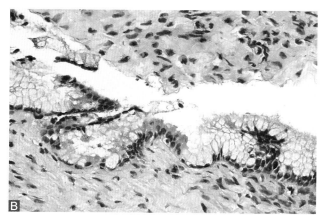

图 2-4-5　黏液细胞化生。良性叶状肿瘤，导管扩张，衬覆柱状黏液细胞，细胞核小，位于基底部，细胞质淡染，富含黏液，其间有细胞质红染的大汗腺细胞，间质增生，细胞丰富（A、B）

第五节　皮脂腺细胞化生

乳腺皮脂腺细胞化生（sebaceous cell metaplasia）是一种罕见的形态学改变，细胞形态类似于皮肤皮脂腺细胞，细胞体积较大，细胞质富含脂质，呈泡沫状。此形态学改变可见于良性或恶性肿瘤（如导管内乳头状瘤、导管内乳头状癌等），可独立发生，也可与其他化生性改变（如鳞状细胞化生）合并发生。

一、导管内乳头状瘤伴皮脂腺细胞化生

病例 1

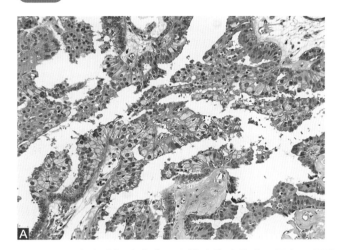 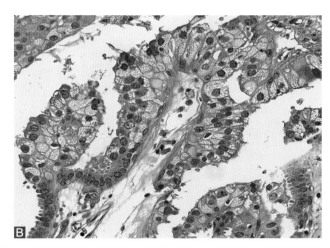

图 2-5-1　皮脂腺细胞化生。导管内乳头状瘤，局部可见乳头表面被覆细胞界限清楚，细胞质丰富而淡染，呈颗粒泡沫状，细胞核呈圆形至卵圆形，核膜厚，染色质呈颗粒状，可见有 1~2 个核仁，细胞呈皮脂腺细胞样，可见柱状细胞向皮脂腺样细胞移行过渡（A、B）

二、腺肌上皮瘤伴皮脂腺细胞化生

病例 2

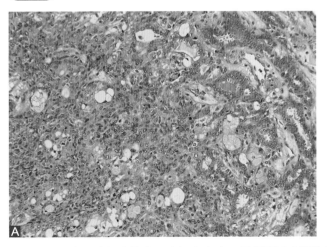 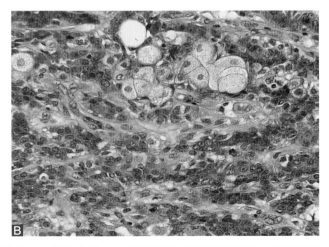

图 2-5-2　皮脂腺细胞化生。腺肌上皮瘤，局部可见皮脂腺细胞化生，细胞体积大，界限清楚，细胞核呈圆形，位于细胞中央，细胞质丰富，淡染，呈颗粒泡沫状（A、B）

第六节 透明细胞化生

　　乳腺透明细胞化生（clear cell metaplasia）又称透明细胞变，通常发生于终末导管小叶单位，以小叶腺上皮细胞肿大、界限清楚、细胞质丰富且透明、细胞核小而圆且通常位于细胞中央为特征。原因不明。

病例 1

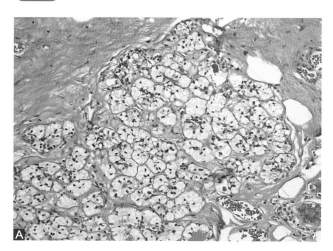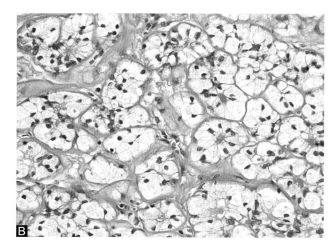

图 2-6-1　透明细胞化生。病变局限，沿乳腺小叶分布，腺泡膨胀拥挤，腺上皮细胞肿大，细胞质丰富且透明，细胞核小、深染，向腺腔侧移位，多数腺腔狭小，内有嗜酸性分泌物，肌上皮细胞不明显（A、B）

病例 2

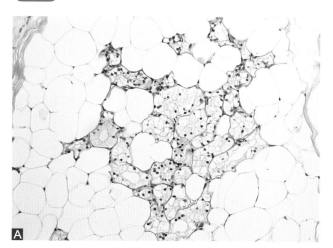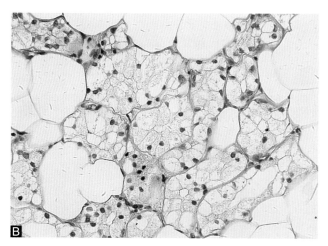

图 2-6-2　透明细胞化生。病变位于脂肪组织中，沿乳腺小叶分布，腺上皮细胞肿胀，界限清楚，细胞质丰富而透明，呈细颗粒状，细胞核小而圆、深染，向腺腔侧移位，腺腔狭小，肌上皮细胞不明显（A、B）

病例 3

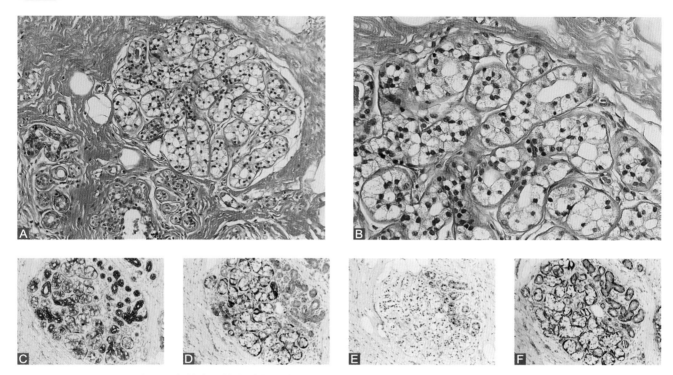

图 2-6-3　透明细胞化生。局部终末导管小叶单位增大，染色较周围乳腺小叶淡染，腺泡扩大密集，界限不清，腺上皮细胞肿胀，细胞质丰富而透明，细胞核向腺腔侧移位，较小、呈圆形，有的可见小核仁，周围肌上皮细胞不明显（A、B）。免疫组化染色显示：CK7 透明细胞呈阳性（C），CK5/6 呈阴性，肌上皮细胞及少数腺上皮细胞呈阳性（D），ER 部分腺上皮细胞呈阳性（E），calponin 肌上皮细胞呈阳性（F）

第七节　诊断及鉴别诊断

1. **鳞状细胞化生**　鳞状细胞化生主要需和鳞状细胞癌进行鉴别，其诊断思路是乳腺鳞状细胞癌很少见，且只有极少数鳞状细胞化生可发生癌变。因此，在有明显反应性改变的背景内出现鳞状上皮时，即便是有某些"不典型性"，当没有确切的证据时也不要轻易诊断为鳞状细胞癌；当病变太广泛时，一定要首先排除鳞状细胞癌。鳞状细胞化生是其他病变的伴随病变，通常呈局限性，且伴有反应性改变背景，细胞分化成熟，无异型性。乳腺鳞状细胞癌通常为囊性，囊壁内衬不同分化程度的鳞状细胞，癌细胞有异型性和多形性，而且鳞状细胞在囊壁间质中呈浸润性生长，有促纤维组织增生反应。

2. **腺鳞状细胞增生**　主要需和低级别腺鳞癌进行鉴别，其诊断思路是低级别腺鳞癌非常少见，虽然腺鳞状细胞增生与低级别腺鳞癌在形态上可能会有某些相似之处，但两者是不同性质的病变。当没有充分的依据时，不要轻易诊断为低级别腺鳞癌。腺鳞状细胞增生常伴随于复杂硬化性病变、导管内乳头状瘤、损伤修复等，一般局限在特定的范围，呈多发小灶性；通常上皮细胞的排列呈小巢状、条索状、簇状或呈单个细胞分布，有时也可呈小腺管状；细胞界限不清，细胞质红染，细胞核呈空泡状，具有腺鳞状细胞特点；其周围常有纤维组织增生及间质玻璃样变性，少有明显炎症细胞浸润。低级别腺鳞癌通常为主体病变，一般较大，呈结节状浸润性生长；上皮细胞常呈汗管样小管状或实性小管状分布，可有同巢腺鳞转化或角质囊肿形成，小管周围常有纤维瘤病样间质增生及局部炎症细胞浸润。

3. **泌乳细胞化生**　泌乳细胞化生有 2 个显著特点：一是临床常见于非妊娠期、非哺乳期的女性；二是病变呈局灶性累及小叶。在泌乳细胞化生的基础上可有泌乳细胞的增生，甚至出现细胞的不典型性，但罕见有发生癌的报道。主要需和以下情况进行鉴别：①妊娠期和哺乳期乳腺：有妊娠和哺乳史，呈弥漫性分泌性增生改变。②分泌性癌：分泌性癌的所谓分泌现象与泌乳性化生的泌乳改变是两个不同的概念，前者的典型特点是形成细胞内外含有分泌物的微囊，且呈浸润性生长，非典型的改变可能会与泌乳性化生有某些形态学上的重叠。③导管原位癌：泌乳性化生可出现腺管明显胀大，以及细胞核增大、形状不规则、深染的表现，也可有细胞的非典型改变，但通常缺乏核分裂活性，需要与中核级导管原位癌鉴别。中核级导管原位癌细胞有更明显的异型性，核质比失调，核仁清楚，可见核分裂，细胞质缺乏分泌性改变。特别是对高催乳素血症的患者，诊断导管原位癌需要更加慎重。

4. **黏液细胞化生** 黏液细胞化生相对较罕见，如果增生细胞中发现有黏液细胞，特别是细胞质出现黏液空泡时，应首先排除肿瘤性增生。

5. **透明细胞化生** 透明细胞化生的形态学特点是病变呈局灶性，累及乳腺小叶，腺泡均质增大，但不膨大，常有腺腔，细胞质透明，核小内移，细胞无异型性。需和透明细胞型小叶原位癌进行鉴别，小叶原位癌腺泡明显膨大，呈实性增生，缺乏腺腔，细胞一致，有异型性，呈典型 A 或 B 型细胞学改变。

章目录

第一节　炎症细胞

　　乳腺炎性病变中存在各种炎症细胞（inflammatory cell）的浸润和聚集，其中组织细胞（histocyte）与浆细胞（plasma cell）的诊断问题特别值得关注。因为病变中组织细胞的胞质状况不同，形态改变也会不同，特别是在冷冻切片诊断时，这些形态特殊的组织细胞容易与癌细胞混淆，从而出现诊断问题。浆细胞可呈上皮样聚集成堆，也可呈单列状排列，亦可类似于癌细胞浸润。肥大细胞（mast cell）需要与乳腺浸润性小叶癌进行鉴别。

一、组织细胞

（一）典型组织细胞

病例 1

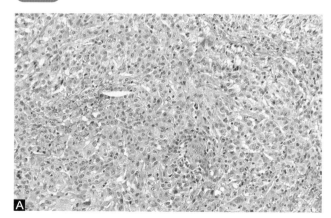
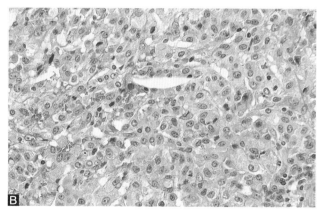

图 3-1-1　组织细胞。组织细胞聚集，呈弥漫性分布，细胞质丰富，细胞核较大且不规则，染色质呈颗粒状，可见小核仁，细胞形态呈上皮样细胞改变（A、B）

病例 2

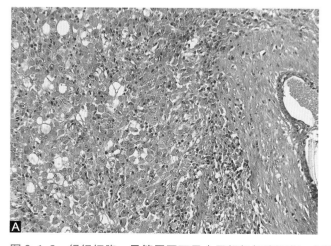
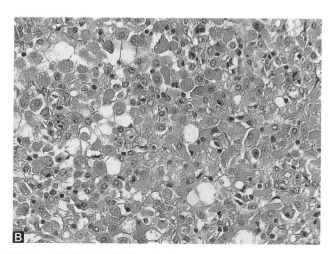

图 3-1-2　组织细胞。导管周围可见大量组织细胞聚集，细胞质丰富，呈嗜酸性颗粒状，细胞核呈圆形，有的偏位，可见小核仁，细胞形态类似于肌样细胞（A、B）

（二）泡沫状组织细胞

病例 3

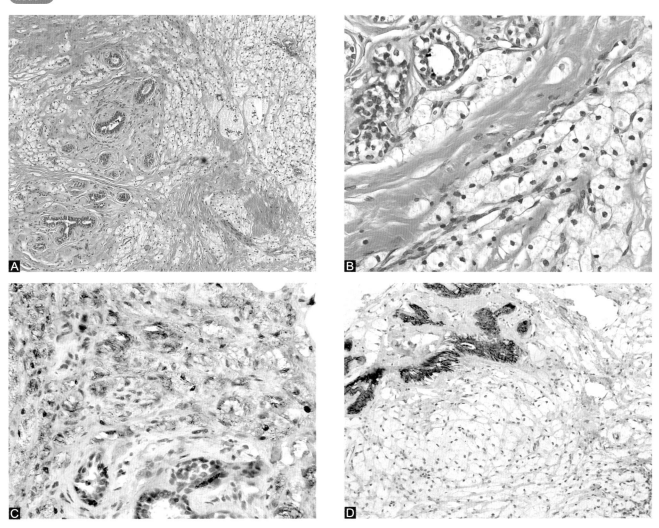

图 3-1-3 泡沫状组织细胞。乳腺小叶内外可见泡沫状组织细胞聚集，呈片状分布，细胞质空亮，呈网格泡沫状，细胞核小且不规则，深染，类似于细胞质透明的浸润性癌（A、B）。免疫组化染色显示：CD68 组织细胞呈阳性（C），CK 呈阴性（D）

病例 4

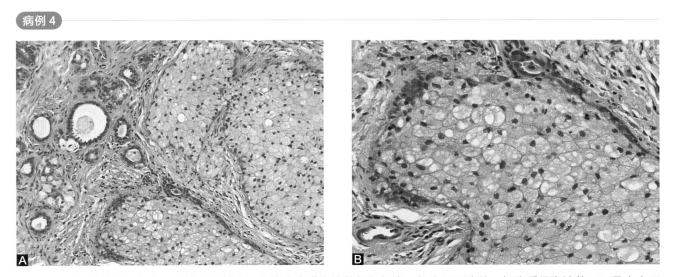

图 3-1-4 泡沫状组织细胞。腺管明显扩大，腺腔内充满泡沫状组织细胞，细胞界限清楚，细胞质呈泡沫状，可见大小不等的空泡，细胞核小，深染，形状不规则，类似于大汗腺型导管原位癌（A、B）

（三）"印戒"样组织细胞

病例 5

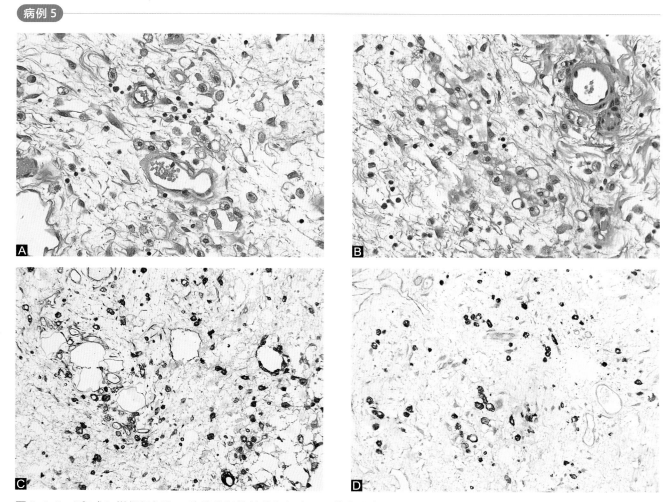

图 3-1-5　"印戒"样组织细胞。疏松的纤维结缔组织内可见散在分布的泡沫状组织细胞，部分细胞的胞质内可见大空泡，核偏位，细胞呈"印戒"样，类似于印戒细胞癌（A、B）。免疫组化染色显示：CD68 组织细胞呈阳性（C），AE1/AE3 亦呈阳性（D）。此例为乳腺炎症性病变，没有任何肿瘤的证据，全身各脏器亦未发现肿瘤，经多年随访没有异常

（四）噬脂褐素组织细胞

病例 6

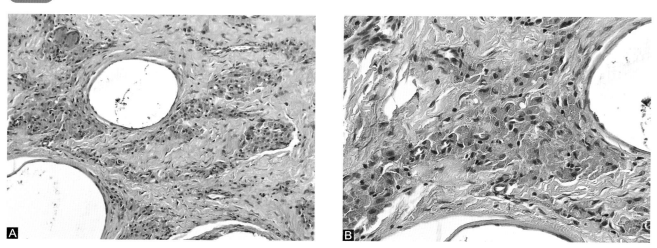

图 3-1-6　噬脂褐素组织细胞。小囊肿旁的间质内可见呈巢状至片状分布的组织细胞，细胞质内吞噬有脂褐素，小血管周围亦可见噬脂褐素组织细胞聚集，细胞核深染偏位，类似于颗粒细胞瘤（A、B）

（五）噬黑色素组织细胞

病例 7

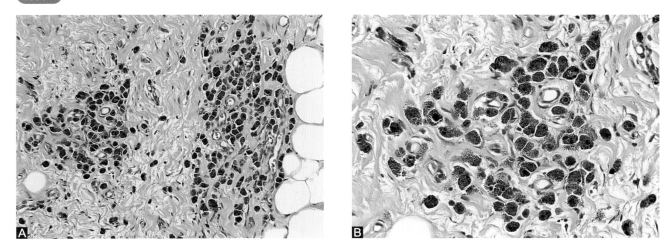

图 3-1-7　噬黑色素组织细胞。病变纤维组织内可见组织细胞聚集，细胞质内充满黑色素颗粒（A、B）

（六）噬黏液组织细胞

病例 8

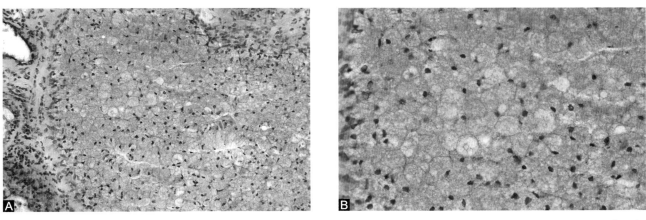

图 3-1-8　噬黏液组织细胞。导管明显扩大，其内充满组织细胞，细胞质呈淡蓝色黏液样，细胞核小，深染，形状不规则，类似于导管原位癌（A、B）

病例 9

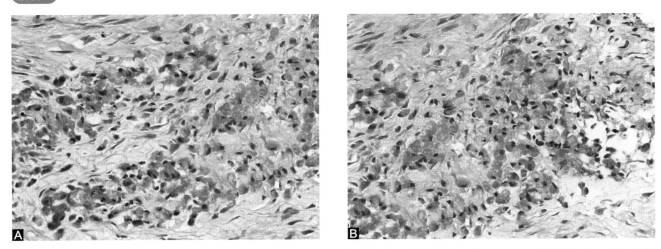

图 3-1-9　噬黏液组织细胞。间质内可见呈巢状至片状分布的组织细胞，细胞质内吞噬有淡蓝色黏液样物质，细胞核深染，形状不规则，部分偏位，细胞呈"印戒"样，类似于印戒细胞癌（A、B）

二、肥大细胞

病例 10

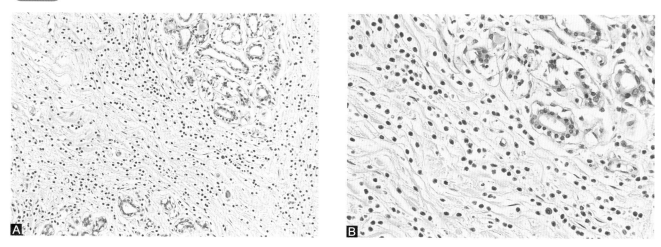

图 3-1-10　肥大细胞。乳腺小叶间的纤维组织中散在分布肥大细胞，部分细胞呈"列兵"样排列，类似于浸润性小叶癌（A、B）

病例 11

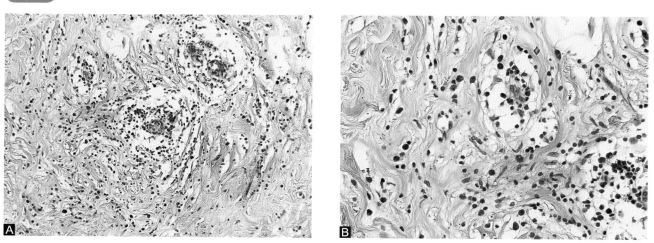

图 3-1-11　肥大细胞。萎缩的乳腺小叶内及周围硬化的间质内可见大量肥大细胞，类似于浸润性癌（A、B）

三、浆细胞

病例 12

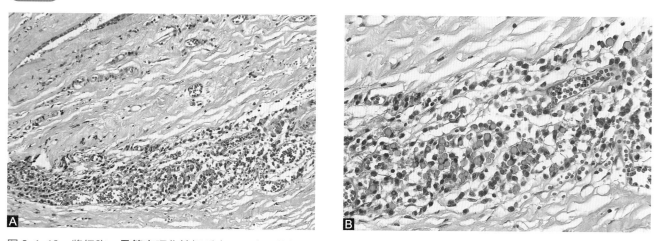

图 3-1-12　浆细胞。导管旁硬化性间质内可见大量浆细胞聚集，浆细胞的胞质内可见大量拉塞尔小体（A、B）

病例 13

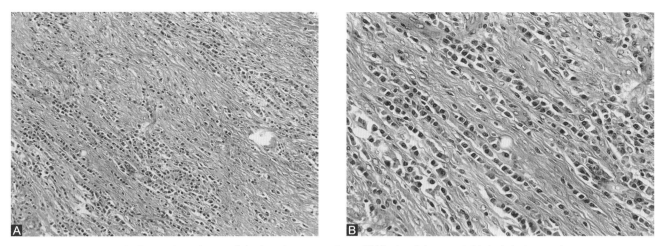

图 3-1-13　浆细胞。纤维硬化间质内可见浆细胞浸润，呈"列兵"样排列，类似于浸润性小叶癌（A、B）

病例 14

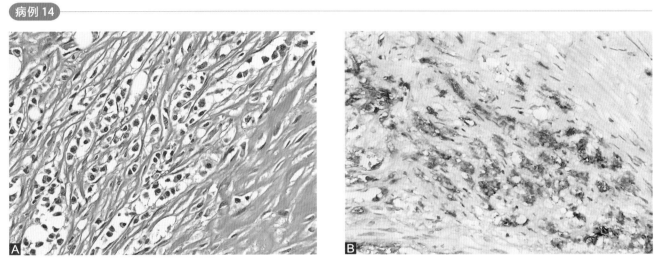

图 3-1-14　浆细胞。纤维脂肪组织中可见浆细胞浸润，部分浆细胞呈巢状分布（A）。免疫组化染色显示：EMA 浆细胞呈阳性（B），需与浸润性癌进行鉴别

第二节　吮吸性化脓性乳腺炎

超过 90% 的吮吸性化脓性乳腺炎（sucking suppurative mastitis）发生于产后哺乳期女性，其中初产妇更为多见。少数发生在非哺乳期，主要是男女亲昵或同性恋者吮吸乳头，造成感染所致。

一、哺乳期化脓性炎

（一）急性化脓性炎

病例 1

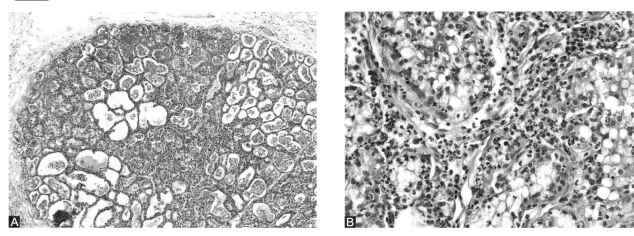

图 3-2-1　哺乳期急性化脓性炎。腺泡密集，部分扩大，腺腔内可见分泌物及细胞成分，腺泡被覆上皮呈分泌性改变，细胞质空淡，腺泡内外可见大量中性粒细胞浸润（A、B）

（二）慢性化脓性炎

病例 2

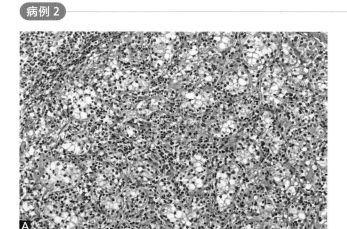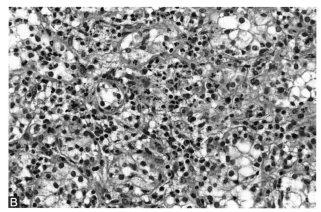

图 3-2-2　哺乳期慢性化脓性炎。腺泡密集，呈分泌性改变，其间可见混合性炎症细胞（中性粒细胞间夹杂浆细胞及小淋巴细胞）浸润，局部间质内慢性炎症细胞浸润较多见（A、B）

病例 3

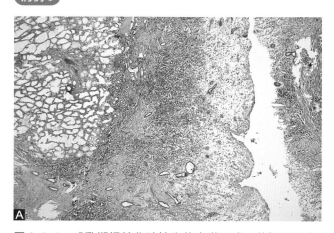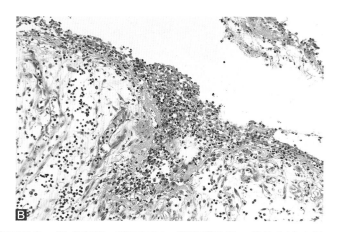

图 3-2-3　哺乳期慢性化脓性炎伴窦道形成。曾切开引流，伤口不愈，形成窦道。镜下可见：隧道样腔隙，旁边有炎症细胞浸润，远处乳腺组织呈分泌性改变，腔隙表面可见炎性渗出及坏死（A、B）

（三）慢性炎

病例 4

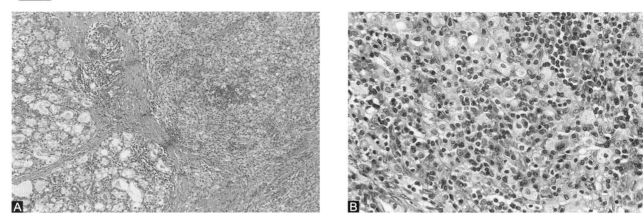

图 3-2-4 哺乳期慢性炎。呈分泌性改变的乳腺组织中可见结节状炎性病灶，其内可见大量浆细胞及小淋巴细胞浸润，且混有较多泡沫状组织细胞（A、B）

二、非哺乳期化脓性炎

（一）急性化脓性炎

病例 5

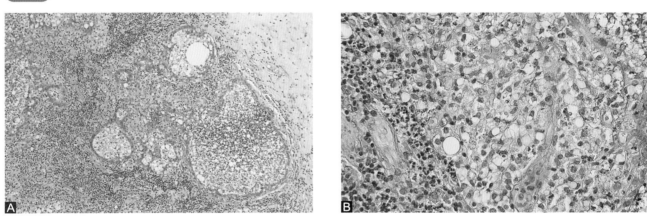

图 3-2-5 非哺乳期急性化脓性炎。年轻女性，亲昵时常被吮吸乳头，导致乳晕区红、肿、热、痛。镜下可见：乳腺组织中有炎性病灶，部分腺泡扩张，腺腔内可见分泌物，间质内有大量中性粒细胞及泡沫状组织细胞浸润（A、B）

（二）慢性化脓性炎

病例 6

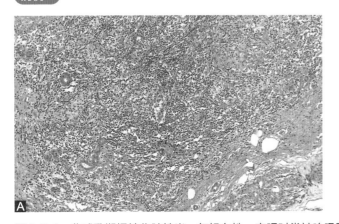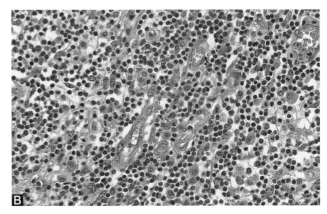

图 3-2-6 非哺乳期慢性化脓性炎。年轻女性，亲昵时常被吮吸乳头，导致急性乳腺炎，治疗半年多，乳腺局部形成肿物。镜下可见：乳腺组织中有急、慢性炎症细胞浸润，浸润的炎症细胞以小淋巴细胞及浆细胞为主，其间有少量中性粒细胞（A、B）

第三节　肉芽肿性小叶性乳腺炎

　　肉芽肿性小叶性乳腺炎（granulomatous lobular mastitis）通常被认为是一种病因不明的非感染性慢性肉芽肿性炎，因肉芽肿性病变沿乳腺小叶分布而命名，又被称为特发性肉芽肿性乳腺炎（idiopathic granulomatous mastitis）。国内发病率有上升趋势。近年有研究发现，肉芽肿性小叶性乳腺炎脓肿的囊泡中存在革兰阳性棒状杆菌，有人将此类肉芽肿性小叶性乳腺炎称为囊性嗜中性粒细胞性肉芽肿性乳腺炎（cystic neutrophilic granulomatous mastitis）。

一、肉芽肿性小叶炎
（一）病变以小叶为中心

病例 1

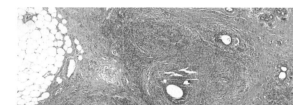
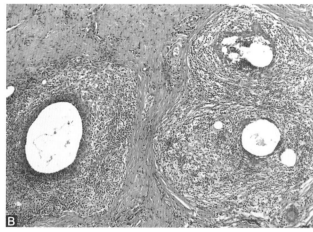
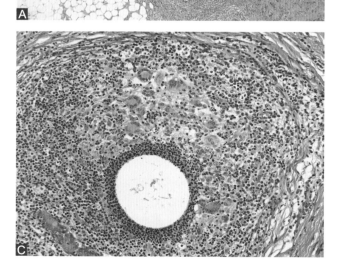
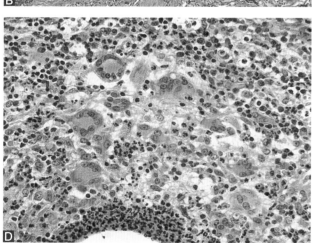

图 3-3-1　肉芽肿性小叶炎。可见以小叶为中心分布的结节状病灶，其中央可见大小不等的圆形微囊泡（A、B）；病灶中的腺泡萎缩消失，微囊泡周围有大量中性粒细胞聚集，外围形成肉芽肿，可见上皮样细胞及类朗汉斯巨细胞，周边可见淋巴细胞及浆细胞（C、D）

病例 2

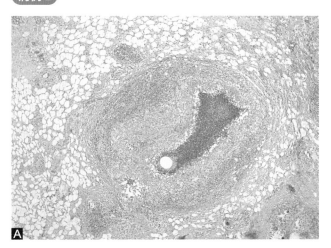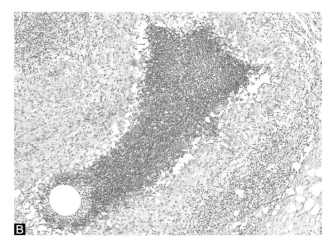

图 3-3-2　肉芽肿性小叶炎。1 个以小叶为中心的结节状病灶，呈分区改变，中央可见中性粒细胞聚集形成小脓肿，一侧可见圆形微囊泡，周边淡染区为肉芽肿，外围有淋巴细胞及浆细胞浸润，腺体基本消失（A、B）

（二）融合性病变

病例 3

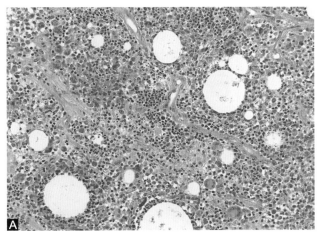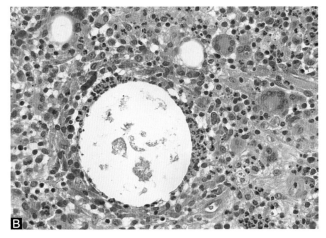

图 3-3-3　肉芽肿性小叶炎。融合性病变内可见混合性炎症细胞浸润及肉芽肿形成，其中有大小不等的圆形微囊泡，周围有较多中性粒细胞聚集，亦可见上皮样细胞、朗汉斯巨细胞、淋巴细胞及浆细胞（A、B）

病例 4

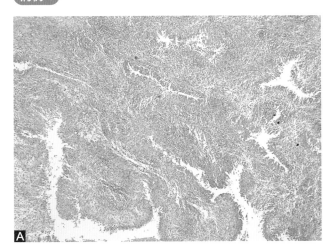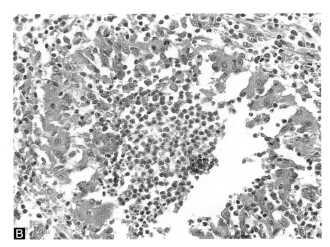

图 3-3-4　肉芽肿性小叶炎。融合性病变内可见隧道样腔隙，腔隙表面为上皮样细胞构成的肉芽肿，其内有大量单核细胞及中性粒细胞（A、B）

（三）终末小导管扩张

病例 5

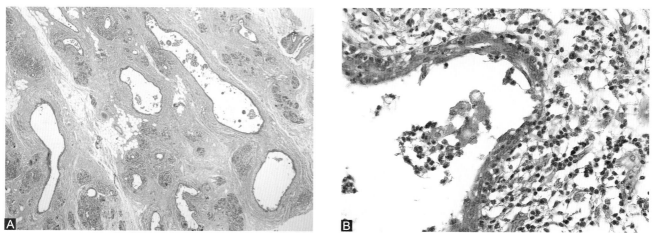

图 3-3-5　肉芽肿性小叶炎。小叶内、外终末小导管扩张，扩张的小导管内外可见急、慢性炎症细胞浸润（A、B）

（四）病变累及皮肤、窦道形成

病例 6

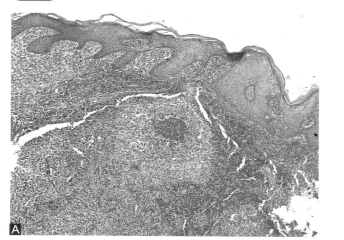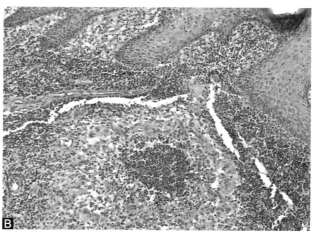

图 3-3-6　肉芽肿性小叶炎。病变累及皮肤，真皮层内可见肉芽肿、中央小脓肿形成，周围可见明显淋巴细胞浸润（A、B）

病例 7

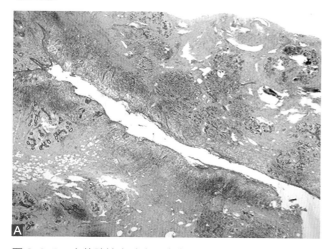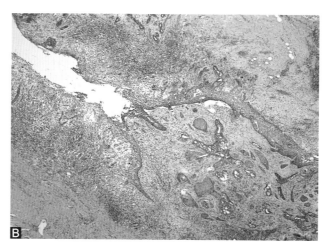

图 3-3-7　肉芽肿性小叶炎。病变导致皮肤破溃，形成窦道，周围有急、慢性炎症细胞浸润，窦道深部伴鳞状上皮化生（A、B）

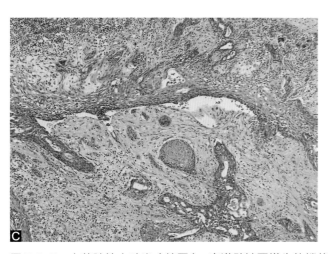
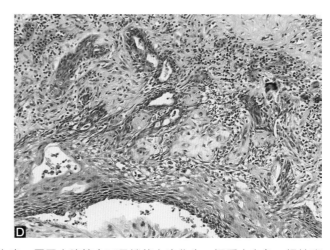

图 3-3-7　肉芽肿性小叶炎（续图）。窦道壁被覆增生的鳞状上皮，周围小腺管亦可见鳞状上皮化生，间质内有急、慢性炎症细胞浸润（C、D）

二、棒状杆菌阳性的肉芽肿性小叶炎（囊性嗜中性粒细胞性肉芽肿性乳腺炎）

病例 8

图 3-3-8　棒状杆菌阳性的肉芽肿性小叶炎。融合性病变，可见多个肉芽肿结节，周围有带状慢性炎症细胞浸润，肉芽肿中央可见微囊泡，周边有中性粒细胞聚集，形成微脓肿（A、B）；高倍镜下，微囊泡内隐约可见棒状微生物（C）；革兰染色显示：微囊泡内有革兰阳性的棒状杆菌（蓝色）（D）

病例 9

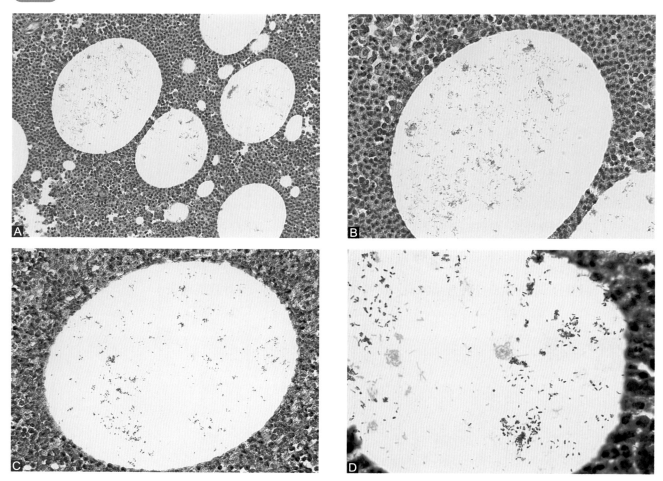

图 3-3-9　棒状杆菌阳性的肉芽肿性小叶炎。融合性病变，脓肿内有大小不等的类圆形微囊泡，高倍镜下，囊泡内的分泌物中间隐约可见棒状微生物（A、B）。革兰染色显示：微囊泡内存在革兰阳性棒状杆菌（C），油浸物镜下可见革兰阳性棒状杆菌呈"V"字形、栅栏状或小簇状分布，亦可见少数革兰阴性棒状杆菌（D）

三、肉芽肿性小叶炎伴血管炎

病例 10

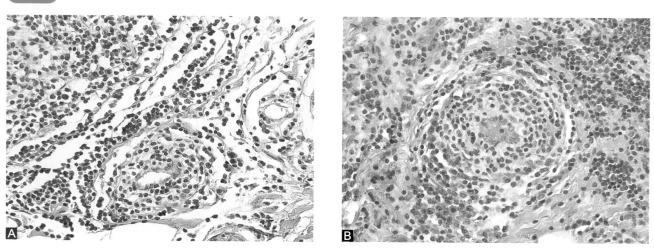

图 3-3-10　肉芽肿性小叶炎伴血管炎。图为 4 个病例组合。小血管周围可见淋巴细胞、浆细胞呈袖套状浸润（A、B）

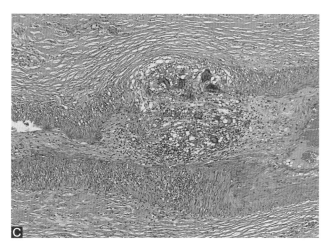
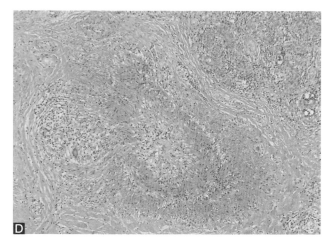

图 3-3-10　肉芽肿性小叶炎伴血管炎（续图）。肌性血管闭塞，可见肉芽肿及慢性炎症细胞浸润（C、D）

四、肉芽肿性小叶炎伴皮肤结节性红斑

病例 11

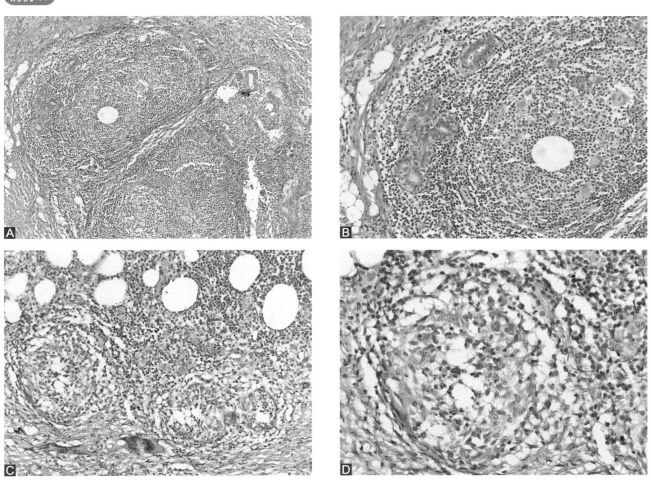

图 3-3-11　肉芽肿性小叶炎伴下肢结节性红斑。患者，女，33 岁，右乳房疼痛，触之有肿物，双下肢红斑。镜下可见：乳腺组织内有肉芽肿性小叶炎的典型改变（A、B）；下肢结节性红斑，纤维脂肪组织中可见慢性化脓性炎伴肉芽肿形成，肉芽肿内可见中性粒细胞（C、D）

五、长期服用精神类药物伴发肉芽肿性小叶炎

病例 12

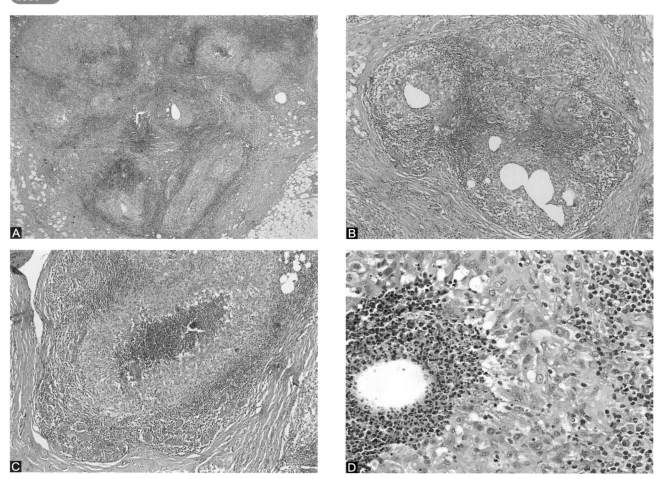

图 3-3-12　长期服用精神类药物伴发肉芽肿性小叶炎。患者，女，21 岁，未婚，长期服用精神类药物，右乳腺出现疼痛性肿物。镜下可见：病变以乳腺小叶为中心，部分融合，可见肉芽肿及化脓性炎，其中有微囊泡形成（A、B）；肉芽肿中央可见微脓肿，其中，有微囊泡形成，周边有大量中性粒细胞，外围可见上皮样细胞聚集，形成肉芽肿（C、D）

六、哺乳期和妊娠期肉芽肿性小叶炎

病例 13

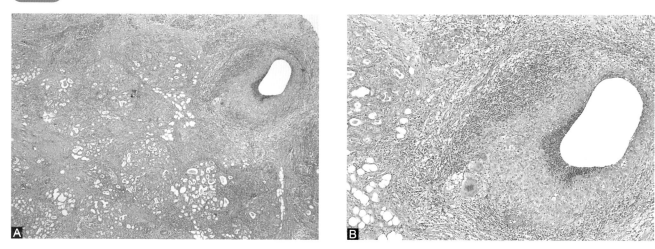

图 3-3-13　哺乳期肉芽肿性小叶炎。患者，女，31 岁，婴儿 4 个月，哺乳中。镜下可见：乳腺小叶呈分泌性改变，其中可见结节状病灶，肉芽肿内可见微囊泡形成，囊泡腔一侧有大量中性粒细胞聚集（A、B）

病例 14

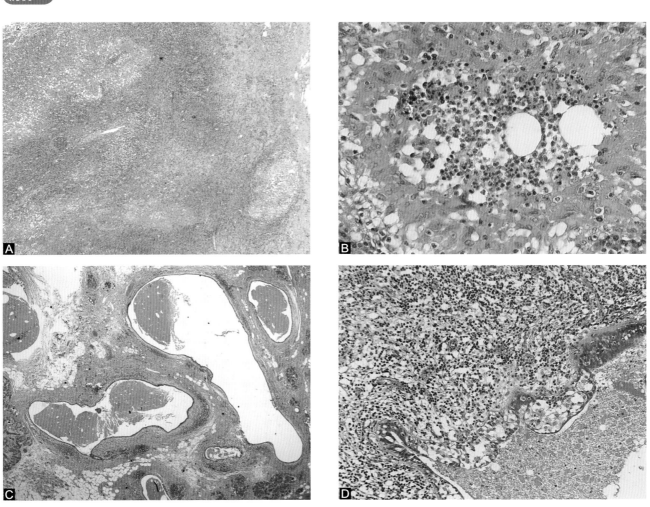

图 3-3-14　妊娠期肉芽肿性小叶炎。患者，女，28 岁，妊娠 6 个月。镜下可见：病变沿乳腺小叶分布，有大小不等的圆形微囊泡形成，微囊泡周围有大量中性粒细胞浸润（A、B）

七、肉芽肿性小叶炎伴导管扩张症

病例 15

图 3-3-15　肉芽肿性小叶炎伴导管扩张症。病变部分为融合性肉芽肿性化脓性炎，肉芽肿中央可见微小脓肿及空泡（A、B）；部分为导管扩张症，导管呈囊性扩张，衬覆腺上皮细胞间可见泡沫状组织细胞，腔内可见浓缩分泌物，导管周边可见小淋巴细胞及浆细胞浸润（C、D）

第四节　导管扩张症

乳腺导管扩张症（duct ectasia）通常发生在大导管，又被称为导管周围性乳腺炎、浆细胞性乳腺炎（plasma cell mastitis）等。临床上将包括导管扩张症在内的一组原因不明的慢性乳腺炎称为非哺乳期乳腺炎，而且常会使用浆细胞性乳腺炎作为这类慢性乳腺炎的代名词。导管扩张症与浆细胞性乳腺炎是一种疾病的不同阶段，导管扩张为基础病变，浆细胞的出现只是病变发展过程中的一种表现形式。

一、导管扩张、浓稠分泌物、管周淋巴细胞带

病例1

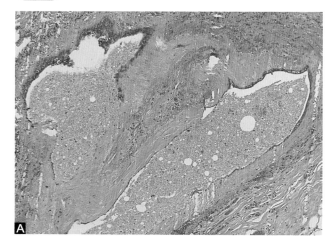
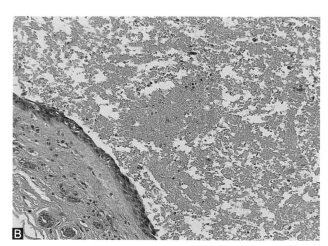

图 3-4-1　导管扩张症。乳腺大导管显著扩张，导管周围纤维化，腔内可见红染的无结构分泌物，导管衬覆扁平上皮细胞（A、B）

病例2

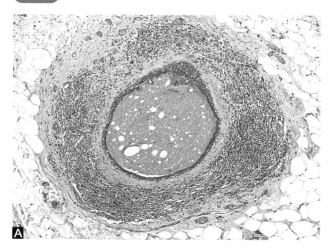
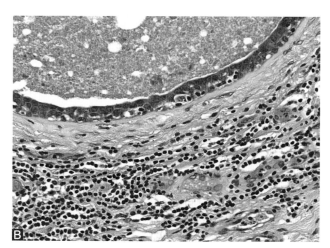

图 3-4-2　导管扩张症。乳腺大导管呈囊状扩张，导管周围纤维化且有带状淋巴细胞浸润，扩张的导管内可见浓稠分泌物，管周可见以小淋巴细胞为主的慢性炎症细胞浸润，被覆上皮内可见炎症细胞（A、B）

二、导管内外泡沫状组织细胞聚集

病例 3

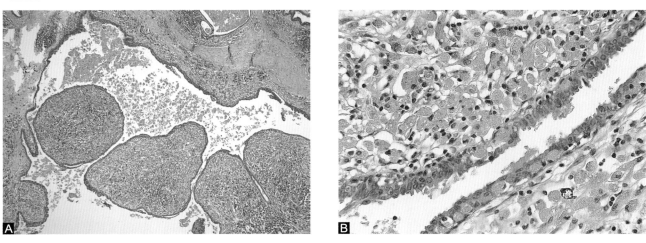

图 3-4-3　导管扩张症。乳腺大导管呈囊状扩张，腔内有分泌物，亦可见"叶片"状结构，导管周围纤维化且有炎症细胞浸润（A）；导管内衬上皮细胞间及周围可见褐色泡沫状组织细胞聚集（B）

病例 4

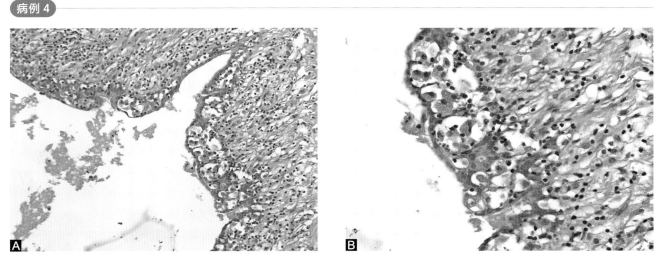

图 3-4-4　导管扩张症。乳腺大导管呈囊状扩张，内衬上皮细胞间可见呈小团状分布的泡沫状组织细胞及散在淋巴细胞浸润，导管周围纤维化且有慢性炎症细胞浸润（A、B）

三、导管周围浆细胞浸润

病例 5

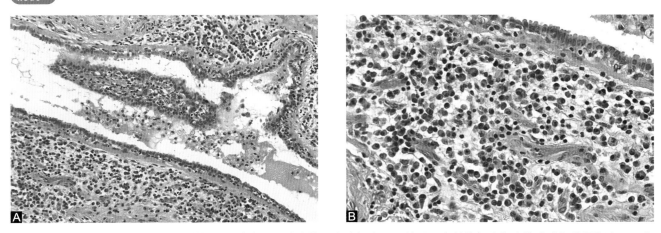

图 3-4-5　导管扩张症。乳腺大导管扩张，腔内可见分泌物及炎症细胞，导管周围有以浆细胞为主的炎症细胞浸润（A、B）

病例 6

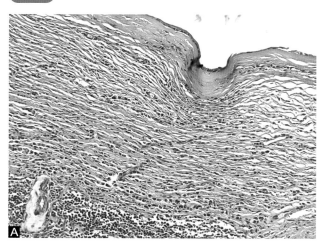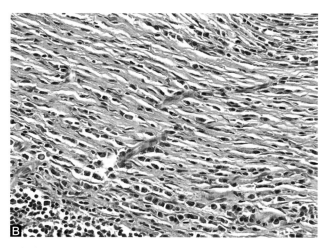

图 3-4-6　导管扩张症。呈囊状扩张的乳腺大导管周围显著纤维化，其内可见浆细胞呈线状浸润，类似乳腺浸润性小叶癌（A、B）

四、导管壁纤维化玻璃样变性

病例 7

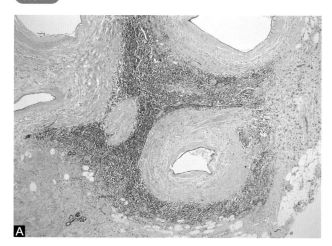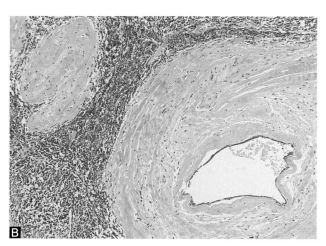

图 3-4-7　导管扩张症。乳腺导管扩张，管壁可见明显的纤维化玻璃样变性，形成宽大的硬化带，周围有大量慢性炎症细胞浸润（A、B）

五、窦道形成及鳞状化生

病例 8

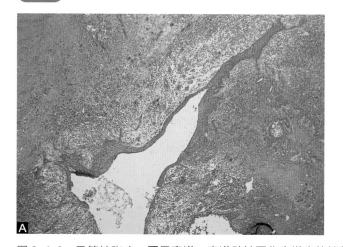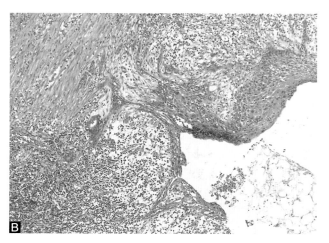

图 3-4-8　导管扩张症。图示窦道，窦道壁被覆化生增生的鳞状上皮，周围可见炎性肉芽组织及纤维化（A、B）

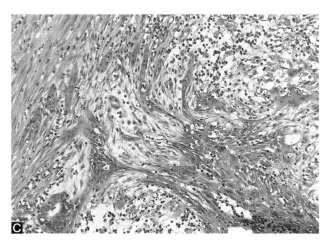
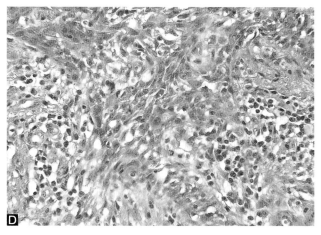

图 3-4-8　导管扩张症（续图）。化生增生的鳞状上皮呈分枝状，类似浸润性生长且具有不典型性（C、D）

第五节　Zuska 病

乳腺 Zuska 病（Zuska disease），又被称为乳晕下脓肿、输乳管鳞化脓肿、输乳管鳞化病和输乳管瘘等，比较少见。

病例 1

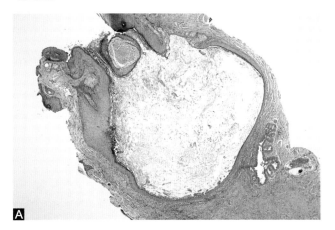
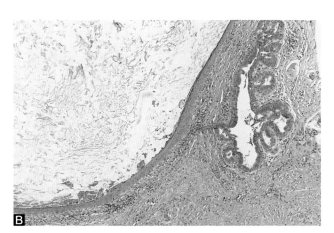

图 3-5-1　Zuska 病。输乳管开口于表皮，呈囊状扩张，鳞状上皮化生增生，并可见角化物充塞管腔，导管周围纤维化且有慢性炎症细胞浸润（A、B）

病例 2

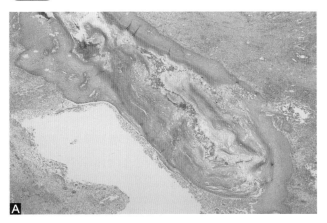
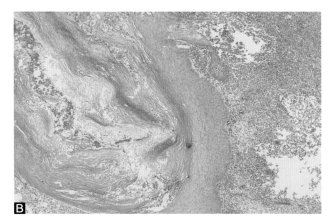

图 3-5-2　Zuska 病。乳腺大导管鳞状上皮化生增生，管腔明显扩大，导管周围广泛的炎症细胞浸润，腔内可见大量急、慢性炎症细胞及角化物（A、B）

第六节　硬化性淋巴细胞性小叶炎 / 糖尿病性乳腺病

乳腺硬化性淋巴细胞性小叶炎（sclerosing lymphocytic lobulitis）是一种以终末导管小叶单位内大量淋巴细胞浸润、间质纤维化硬化伴有小血管炎为特征的乳腺慢性炎性病变。常发生于糖尿病患者，因此又被称为糖尿病性乳腺病（diabetic mastopathy）。其还可发生于其他自身免疫性疾病（如桥本甲状腺炎、系统性红斑狼疮等）患者，但也可见于无糖尿病或无自身免疫性疾病患者。

一、硬化性淋巴细胞性小叶炎

病例 1

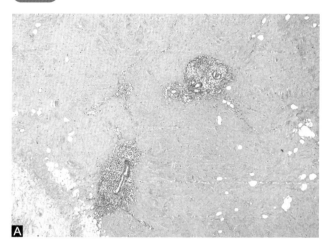
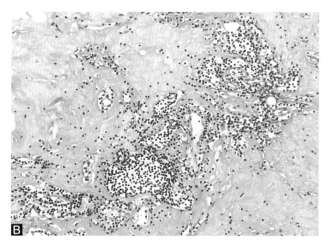

图 3-6-1　硬化性淋巴细胞性小叶炎。乳腺小叶稀少，间质内广泛纤维组织增生，呈玻璃样变性（硬化），小叶内有淋巴细胞浸润，腺泡萎缩消失（A）；硬化间质内的小血管周围亦可见淋巴细胞包绕（B）

病例 2

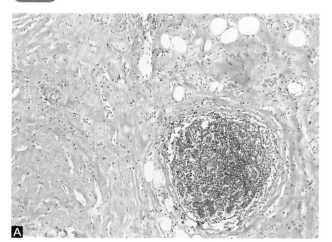
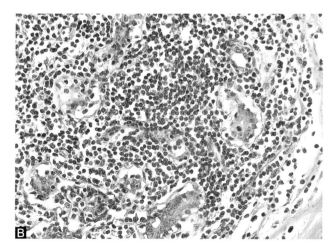

图 3-6-2　硬化性淋巴细胞性小叶炎。间质广泛硬化，乳腺小叶稀少，小叶内腺泡萎缩，有大量淋巴细胞浸润，其中混有少量浆细胞，腺泡上皮内亦可见淋巴细胞（A、B）

二、糖尿病性乳腺病

病例 3

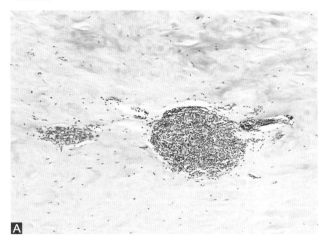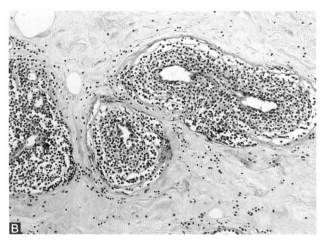

图 3-6-3 糖尿病性乳腺病。患者，女，52 岁，有多年糖尿病病史，于左乳腺发现肿物。镜下可见：硬化性间质内有大小不等的分散的乳腺小叶，小叶内有大量淋巴细胞浸润，腺泡明显萎缩（A）；硬化间质内的小血管周围淋巴细胞呈袖套状浸润（B）

病例 4

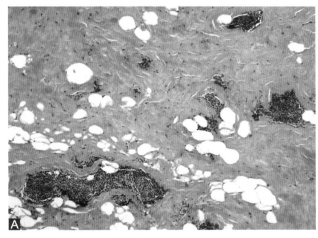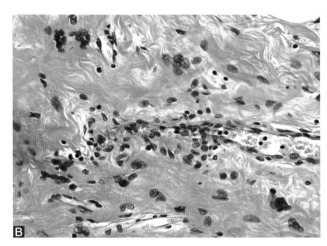

图 3-6-4 糖尿病性乳腺病。患者，女，48 岁，患有糖尿病多年，右乳腺可触及硬块。镜下可见：间质硬化（呈玻璃样变性），存在灶状淋巴细胞浸润，其内无腺管（为萎缩的乳腺小叶）（A）；硬化玻璃样变性的间质内可见单核或多核巨细胞，细胞核重叠，结构不清晰，缺少细胞质，细胞无异型性（B）

第七节 IgG4 相关性硬化性乳腺炎

IgG4 相关硬化性疾病（IgG4-related sclerosing disease）是一种与 IgG4 相关的，累及多器官的慢性进行性自身免疫性疾病。IgG4 相关性硬化性乳腺炎（IgG4-related sclerosing mastitis）比较罕见。临床表现为乳腺组织内散在无痛性肿块，可在单侧或双侧发生；组织学特征为弥漫性或结节性淋巴细胞浸润，淋巴滤泡形成，亦可见大量浆细胞，间质硬化，乳腺小叶萎缩甚至消失。免疫组化染色显示，浸润的淋巴细胞以 T 细胞为主，可见大量 IgG4 阳性浆细胞（IgG4 阳性浆细胞 >50 个 /HPF，IgG4 阳性细胞和 IgG 阳性细胞的比值 >40%）。

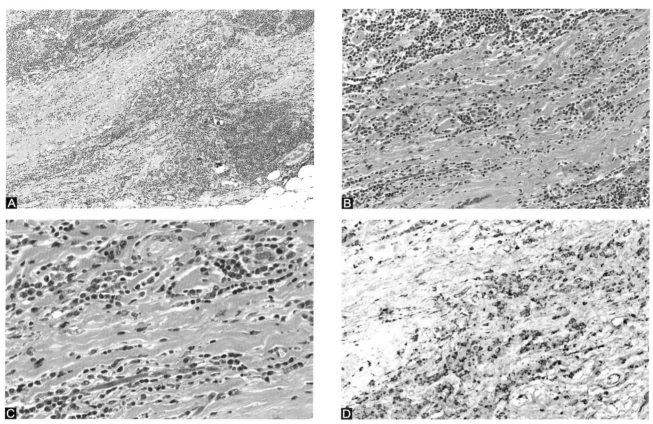

图 3-7-1 IgG4 相关性硬化性乳腺炎。乳腺组织间质硬化，其内有密集慢性炎症细胞浸润聚集（A）；腺管周围硬化性间质内及小血管周围可见大量浆细胞浸润，浆细胞形态成熟（B、C）。免疫组化染色显示：IgG4 阳性浆细胞 >50 个 /HPF（D）

第八节　嗜酸性粒细胞性乳腺炎

嗜酸性粒细胞性乳腺炎（eosinophilic mastitis）临床表现为可触及的乳腺肿块。据文献报道，该病与外周血嗜酸性粒细胞增多、高嗜酸性粒细胞综合征、变应性肉芽肿性血管炎（Churg-Strauss 综合征）以及过敏性疾病有关。组织学上表现为乳腺导管及小叶周边有较多嗜酸性粒细胞浸润，可混杂淋巴细胞及浆细胞浸润，导管及腺泡可表现为反应性改变。

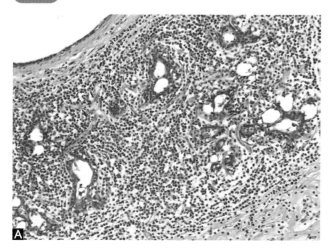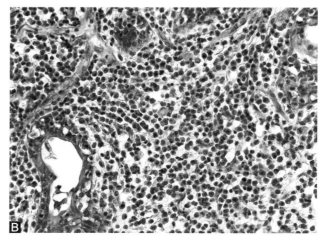

图 3-8-1 嗜酸性粒细胞性乳腺炎。乳腺小叶内、外的间质内可见大量嗜酸性粒细胞浸润，呈嗜酸性脓肿样改变（A、B）

第九节 结核性乳腺炎

原发性乳腺结核（tuberculous mastitis）十分罕见，一般是全身性结核病的局部表现。病变类似于其他部位的结核样肉芽肿，常伴有肉芽肿的融合及干酪样坏死，病变中可查见抗酸杆菌。

病例 1

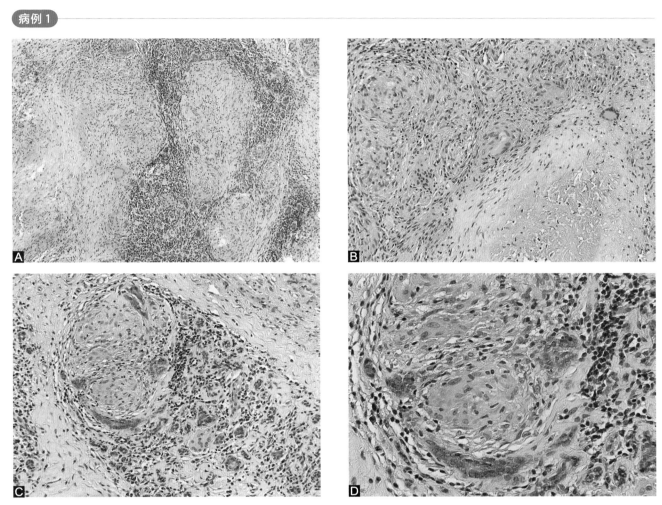

图 3-9-1 结核性乳腺炎。患者，女，32 岁，肺及腹膜有结核，右乳可触及肿物。镜下可见：乳腺组织内有融合性肉芽肿性炎，部分肉芽肿内可见干酪样坏死（A、B）；局部小叶内亦可见肉芽肿（C、D）。抗酸染色显示：干酪样坏死中有阳性抗酸杆菌

第十节 结节病

乳腺结节病（sarcoidosis of the breast）非常罕见，通常是全身性疾病的局部表现。与其他器官一样，组织学上由非坏死性肉芽肿组成，小叶内和小叶外间质可有不同数量的巨细胞。结节病是排除性诊断，必须在排除其他原因（如结核病及霉菌感染等）引起的肉芽肿后，方可考虑。

病例 1

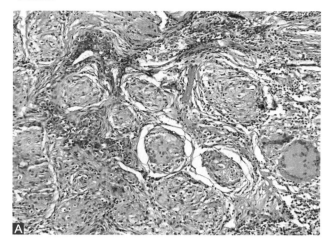
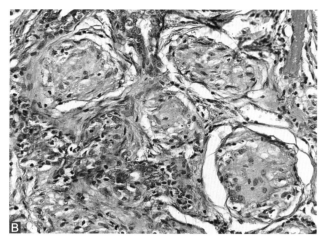

图 3-10-1　结节病。患者，女，48 岁，有肺部结节病病史。镜下可见：乳腺组织中有非坏死性肉芽肿性炎，肉芽肿较小，由上皮样细胞及多核巨细胞组成，不形成融合性肉芽肿，局部有淋巴细胞浸润（A、B）

第十一节　炎性假瘤

乳腺炎性假瘤（inflammatory pseudotumor）是一种炎症反应性病变，由于炎症细胞浸润和纤维 - 肌成纤维细胞增生，局部形成比较大的结节或肿块。

病例 1

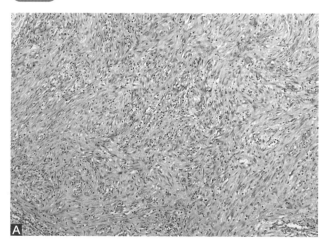
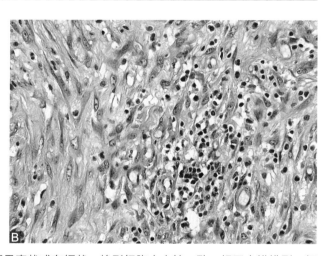

图 3-11-1　炎性假瘤。结节性病变内可见梭形细胞增生，局部呈束状或车辐状，梭形细胞大小较一致，相互交错排列，细胞核较大，有小核仁，缺乏异型性，其间有较多淋巴细胞、浆细胞及嗜酸性粒细胞浸润（A、B）。此例 ALK 及 CK 呈阴性，SMA 部分呈阳性

病例 2

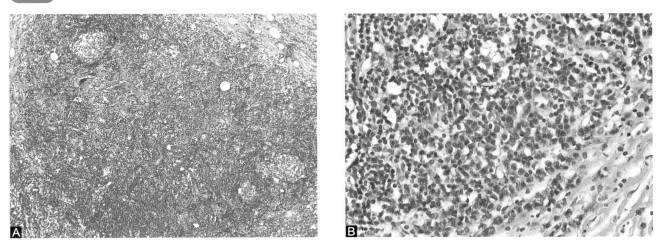

图 3-11-2　炎性假瘤。病变呈结节状，界限比较清楚，其内可见淋巴组织显著增生，形成淋巴滤泡，可见生发中心，局部可见较多浆细胞浸润（A、B）

第十二节　肉芽肿性血管脂膜炎

　　乳腺肉芽肿性血管脂膜炎（granulomatous angiopanniculitis）是一种发生于乳房及皮下脂肪组织内的良性病变，以非坏死性肉芽肿和小血管炎为特点，乳腺小叶和乳腺导管通常不受累。本病原因不明，患者无自身免疫性疾病病史，不经过治疗也可以自行消退。

病例 1

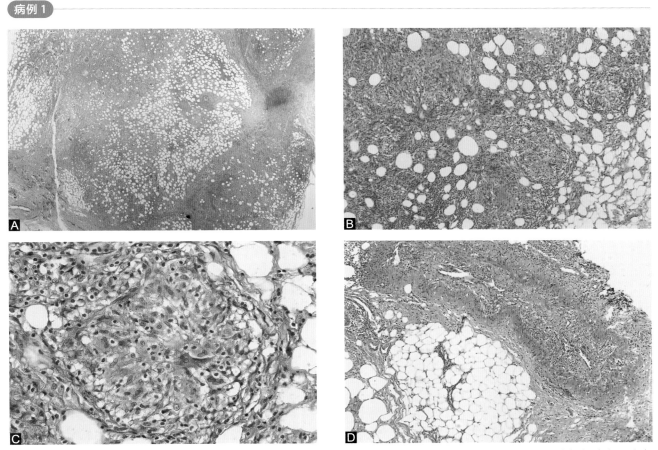

图 3-12-1　肉芽肿性血管脂膜炎。病变呈结节状，脂肪组织坏死，有大量炎症细胞浸润，局部可见乳腺组织（左下方）（A）；皮下脂肪组织内可见较多小肉芽肿，其中可见多核巨细胞，缺少坏死（B、C）；局部可见肌性血管，其管腔闭塞，平滑肌变性坏死，局部有淋巴细胞浸润（D）

第十三节　脂肪坏死

偶然性乳腺外伤（主要是钝挫伤）、各种乳腺炎以及肿瘤性疾病均可导致乳腺脂肪坏死（fat necrosis）。影像学上常常表现为毛刺状肿块，内有斑点状或大的不规则钙化灶，容易被误诊为乳腺癌。

一、脂肪坏死

病例 1

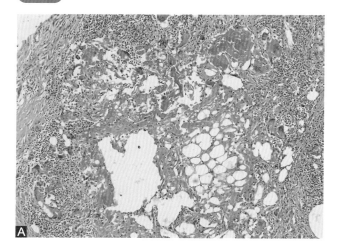
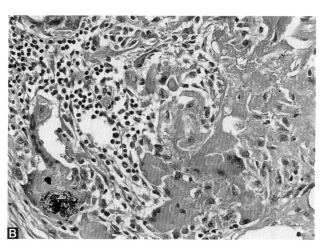

图 3-13-1　脂肪坏死。脂肪坏死区，可见片状红染的无结构坏死组织，其中有残留的脂肪空泡，周围有反应性炎症，可见异物巨细胞及淋巴细胞浸润（A、B）

二、膜状脂肪坏死

膜状脂肪坏死（membrane fat necrosis）是一种特殊类型的脂肪坏死，主要需和寄生虫（如猪囊虫）病进行鉴别。

病例 2

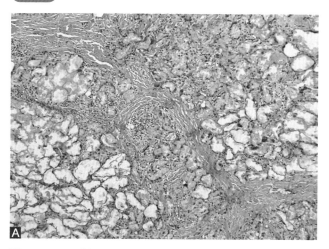
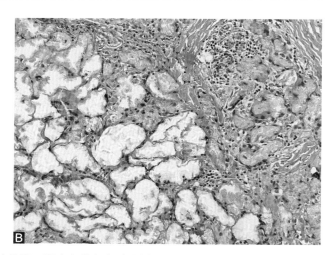

图 3-13-2　膜状脂肪坏死。脂肪坏死后形成大小、形状不一的微囊，囊内有黄红色油脂样坏死物，部分微囊表面衬覆膜状物，伴反应性炎症及纤维组织增生，可见吞噬油脂样物的异物巨细胞及泡沫状组织细胞浸润（A、B）

病例 3

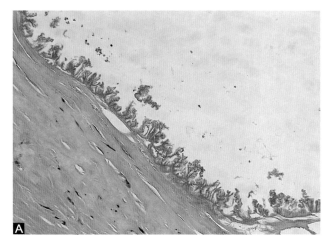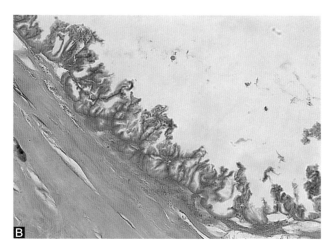

图 3-13-3 膜状脂肪坏死。脂肪坏死后形成囊腔，囊壁纤维化，囊腔面被覆一层嗜酸性均质膜状物，形成假乳头状结构（A、B）

病例 4

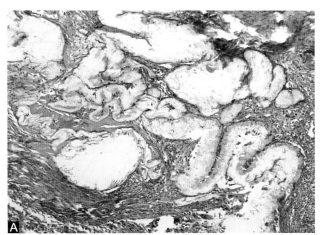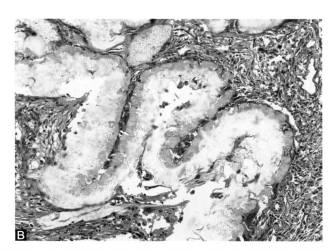

图 3-13-4 膜状脂肪坏死。脂肪坏死后形成多个囊腔，囊腔面被覆一层嗜酸性均质膜状物，局部有多核巨细胞浸润，周边可见纤维组织增生及炎症细胞浸润（A、B）

第十四节 妊娠期乳腺肥大

妊娠期乳腺肥大（macromastia in pregnancy），一般于妊娠 2~3 个月时，乳腺开始快速增大，可形成乳房过大，可伴有胀痛、皮肤红斑、发热等。镜下可见高度增生、分泌旺盛的腺体，同时伴有纤维化及脂肪组织增生。

病例1

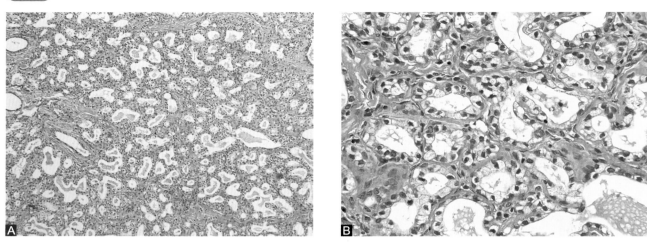

图 3-14-1　妊娠期乳腺肥大。患者，女，28 岁。妊娠后双侧乳腺快速增大，伴有疼痛，形成巨乳。镜下可见：乳腺小叶融合，腺泡密集，腺管扩张，腺腔内有絮状分泌物，内衬腺上皮呈分泌性改变，细胞质透明，有分泌空泡，核深染，部分细胞呈"印戒"样（A、B）

第十五节　哺乳期乳腺梗死

乳腺梗死（breast infarction）不常见，其中大多数发生在妊娠期和哺乳期女性。如果发生于妊娠期，可出现疼痛性肿块，梗死范围会比较大，可能导致活检做出假阴性诊断。

病例1

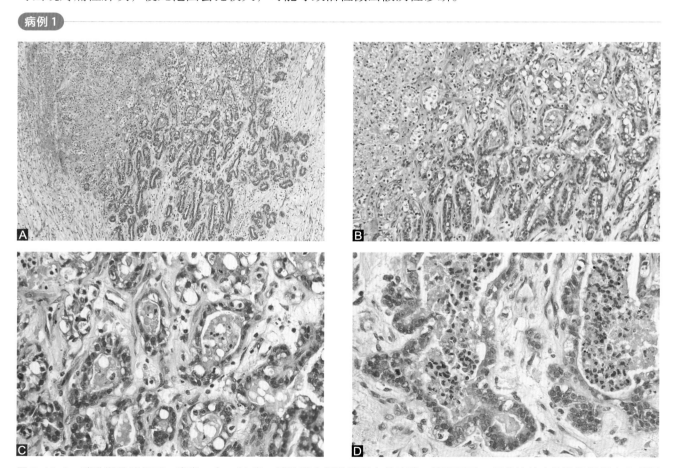

图 3-15-1　哺乳期乳腺梗死。患者，女，31 岁，哺乳期左侧乳腺胀大伴疼痛。镜下可见：呈分泌状态的乳腺组织中出现梗死样出血坏死，周边可见导管上皮密集增生（A、B）；残存腺泡上皮排列紊乱，细胞核大小、形状不一，可见核分裂，腺腔内有分泌物及坏死细胞碎片（C、D）

第十六节 乳腺复旧不全

正常情况下，哺乳期结束后或中断哺乳数天后，由于催乳素水平下降，泌乳期乳腺迅速发生退化性变化，历时数月，直至恢复到静止期乳腺状态，这一过程被称为乳腺复旧。如果停止哺乳后数月乃至数年，局部乳腺组织仍保持泌乳期乳腺状态，则称为乳腺复旧不全（incomplete involution）。乳腺复旧不全可导致乳腺局部形成肿块及导管持续扩张等病变。

病例 1

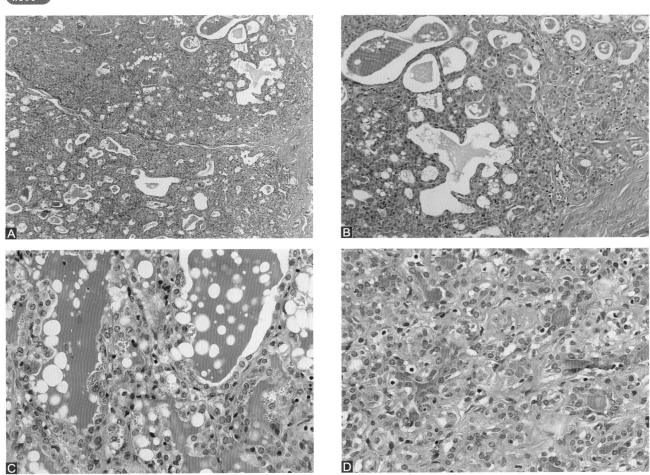

图 3-16-1 复旧不全。患者，女，29 岁，小孩 3 岁，曾母乳喂养 1 年，2 年后发现右乳肿物。镜下可见：病变呈结节状，腺泡呈分泌状态，改变不同步，部分腺体呈囊状扩张、形状不规则，腺腔内可见红染的无结构分泌物（A、B）；部分腺上皮具有分泌反应，细胞内外可见嗜酸性球状小体，腺腔内红染的无结构分泌物内可见分泌空泡，而部分腺腔不明显，无明显分泌性改变（C、D）

第十七节 埃德海姆－切斯特病

埃德海姆-切斯特病（Erdheim-Chester disease）是一种非朗格汉斯组织细胞增多症，非常少见，常发生于中老年人。通常为多系统性病变，最常见的受累部位是长骨，约 50% 的患者有其他部位组织浸润，累及乳腺的病例非常罕见。组织学上表现为较多泡沫状组织细胞、淋巴细胞、浆细胞和 Duton 型多核巨细胞浸润，伴有致密纤维组织增生。病变组织基因测序，可检测到 *BRAF* V600E 点突变。

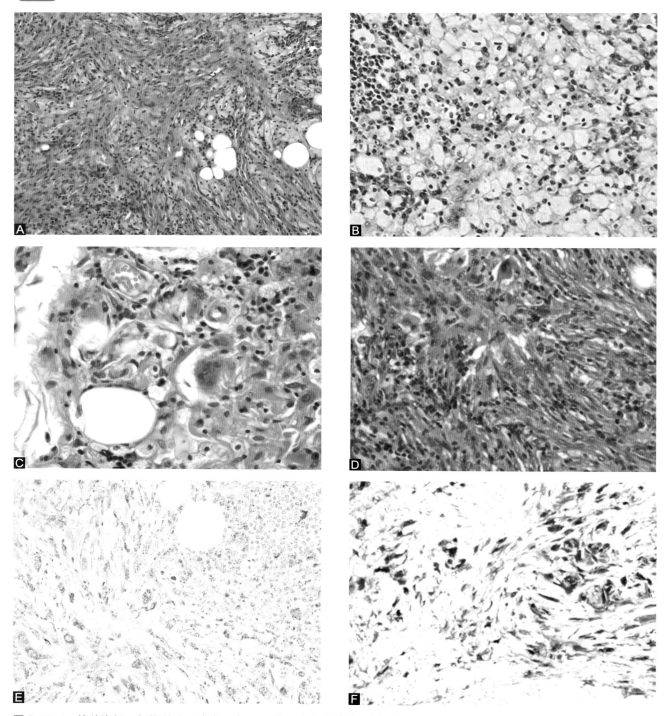

图 3-17-1 埃德海姆 - 切斯特病。患者，女，61 岁，全身多处（双侧乳房、左锁骨上、剑突下等）可触及皮下结节。镜下可见：病变界限不清，纤维组织增生侵入脂肪组织（A）；病变内可见较多泡沫状组织细胞、淋巴细胞及浆细胞浸润（B）；局部见多核巨细胞（C）；纤维组织增生，纤维细胞、成纤维细胞增生伴浆细胞浸润（D）。免疫组化染色显示：CD68 泡沫状组织细胞呈阳性（E），p16 呈弥漫强阳性（F）。病变组织基因测序检测：*BRAF* V600E 点突变

第十八节　罗萨伊 – 多尔夫曼病

罗萨伊 - 多尔夫曼病（Rosai-Dorfman disease）又被称为窦组织细胞增生伴有巨大淋巴结病，是一种少见的良性组织细胞增生性疾病。发生于乳腺者非常罕见。主要组织学特征是 S-100 蛋白阳性的组织细胞增生，细胞质内吞噬数量不等的形态完整的淋巴细胞和少量浆细胞。

病例 1

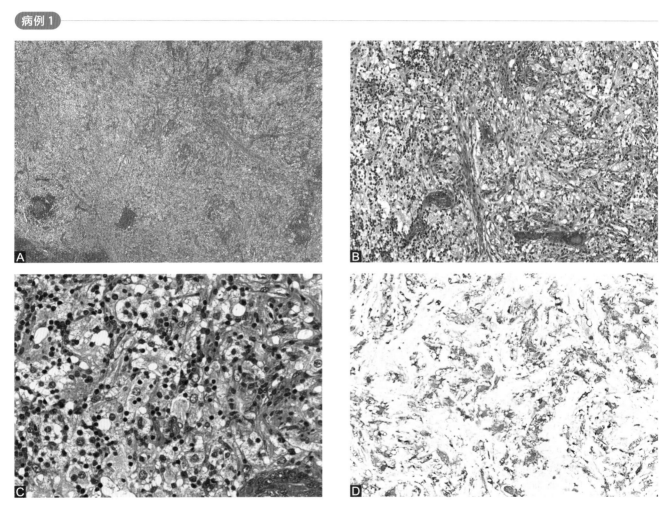

图 3-18-1　罗萨伊 – 多尔夫曼病。乳腺组织内可见广泛炎性病变（A）；腺管周围可见大量泡沫状组织细胞聚集及淋巴细胞浸润（B）；组织细胞体积较大，部分细胞胞质内可见多少不等的完整淋巴细胞（C）。免疫组化染色显示：S-100 蛋白组织细胞阳性（D）

第十九节　诊断及鉴别诊断

近年来，乳腺慢性炎症性疾病，如肉芽肿性小叶性乳腺炎、导管扩张症、硬化性淋巴细胞性小叶炎及Zuska 病等的发病率有上升趋势。现针对这 4 种乳腺慢性炎症性疾病的诊断及鉴别诊断要点进行简述。

1. 乳腺各种慢性炎的临床特点　患者的临床表现、影像学特征及临床医师的判断对病理诊断的提示至关重要。

（1）好发年龄　肉芽肿性小叶性乳腺炎多发生于年轻经产妇，大多数与近期妊娠有关；导管扩张症多见于更年期和绝经后的中、老年女性；Zuska 病常发生于非哺乳期女性；硬化性淋巴细胞性小叶炎多见于绝经前女性。

（2）病变部位　肉芽肿性小叶性乳腺炎常累及单侧乳腺，也可双侧发生，以左乳多见，一般始于乳腺的外周部，然后逐渐向乳头乳晕区发展；导管扩张症常累及单侧乳腺，病变常位于乳头乳晕区周围；Zuska病可累及单侧或双侧乳腺，病变多位于乳头乳晕区下方；硬化性淋巴细胞性小叶炎多数累及双侧乳腺，也可单侧发生，病变多位于乳腺外周部。

（3）临床表现　乳头溢液最常见于导管扩张症，亦可见于肉芽肿性小叶性乳腺炎及Zuska病，硬化性淋巴细胞性小叶炎则少见；乳头凹陷多见于Zuska病，亦可见于肉芽肿性小叶性乳腺炎及导管扩张症，硬化性淋巴细胞性小叶炎则少见；皮肤破溃常见于导管扩张症、肉芽肿性小叶性乳腺炎及Zuska病，硬化性淋巴细胞性小叶炎则无；腋窝淋巴结肿大，可见于肉芽肿性小叶性乳腺炎，其他少见。

（4）既往病史　肉芽肿性小叶性乳腺炎可伴发下肢和（或）上肢结节性红斑及膝、踝、肘、腕等多关节肿痛；导管扩张症等缺乏此类病史；Zuska病可能与吸烟有关；硬化性淋巴细胞性小叶炎常伴发Ⅰ型糖尿病。

2. 乳腺各种慢性炎的病理特征　乳腺各种慢性炎的病理特征可见以下几点。

（1）病变部位　肉芽肿性小叶性乳腺炎及硬化性淋巴细胞性小叶炎的典型病变部位为终末导管小叶单位，导管扩张症位于乳腺大-中导管及周围，Zuska病位于输乳管-乳腺大导管及周围。

（2）病变特征　肉芽肿性小叶性乳腺炎是以小叶为病变中心的肉芽肿，导管扩张症为大导管扩大潴留及导管周围反应性炎，硬化性淋巴细胞性小叶炎是以小叶为病变中心的淋巴细胞浸润及间质硬化，Zuska病为乳腺输乳管-大导管鳞化、角栓形成及化脓性炎。

（3）肉芽肿　肉芽肿性小叶性乳腺炎为肉芽肿伴微脓肿形成；导管扩张症的多核巨细胞位于乳腺大导管腔内和（或）乳腺导管周围；Zuska病于乳头乳晕下的脓肿内可见异物性肉芽肿；硬化性淋巴细胞性小叶炎则缺乏肉芽肿，但可见到间质巨细胞。

（4）小血管周围炎　常见于硬化性淋巴细胞性小叶炎，也可见于肉芽肿性小叶性乳腺炎，导管扩张症及Zuska病则不伴有小血管周围炎。

（5）炎症细胞　肉芽肿性小叶性乳腺炎以中性粒细胞浸润为主，形成脓肿，混有淋巴、浆细胞及嗜酸性粒细胞；导管扩张症常以泡沫状组织细胞更为显著，混有中性粒细胞及淋巴、浆细胞；硬化性淋巴细胞性小叶炎则是以淋巴细胞浸润为主，伴有多少不等的浆细胞；Zuska病为慢性化脓性炎，常见急、慢性炎症细胞浸润。

（6）间质纤维化及硬化　肉芽肿性小叶性乳腺炎可见不规则间质纤维化及硬化；导管扩张症可见导管周围纤维化及硬化；硬化性淋巴细胞性小叶炎可见间质广泛硬化玻璃样变性，乳腺小叶萎缩或消失；Zuska病间质纤维化及硬化不明显。

（7）窦道形成及鳞化　肉芽肿性小叶性乳腺炎和导管扩张症均可有皮肤破溃与窦道形成，导致表皮在真皮和（或）更深部的组织内埋陷形成角囊肿，以及窦道壁的鳞化及增生，需要与Zuska病及鳞状细胞癌做鉴别，冷冻切片诊断容易误诊。

3. 各种炎症细胞的诊断及鉴别诊断　乳腺炎症性疾病和许多增生以及肿瘤性病变都会有不同程度的炎症细胞浸润及组织细胞聚集。冷冻切片诊断特别容易误诊，原因有两个：一是炎症细胞的形态及浸润方式类似于浸润性癌；二是冷冻会掩盖原发病变的特征。淋巴细胞、肥大细胞及浆细胞排列可呈"列兵"状、旋涡状，类似于小叶癌的浸润方式。浆细胞亦可呈簇状分布，加上细胞质丰富红染，细胞核偏位，需要与浸润性癌进行鉴别。另外，组织细胞胞质内的溶酶体越多，细胞质嗜酸性越强。因细胞质内的物质不同，组织细胞会有不同的形态特征。例如，吞噬大量脂质，细胞质呈淡染泡沫状；吞噬脂褐素或黑色素，细胞质呈褐色泡沫状或黑色颗粒状；吞噬黏液，细胞质则呈蓝色丝网状，有的呈"印戒"样。泡沫状组织细胞可以位于乳腺导管外间质中，也可以位于乳腺导管被覆上皮及腺腔内。在间质中常呈片状或巢状分布，也可聚集呈片状，需要与细胞质空淡的浸润性癌（如富含脂质的癌和富于糖原的透明细胞癌等）进行鉴别。乳腺导管内的泡沫状组织细胞，类似于大汗腺型导管原位癌。褐色泡沫状组织细胞则需要和颗粒肌母细胞瘤及组织细胞样癌进行鉴别。细胞质呈嗜酸性颗粒状的泡沫状组织细胞也可呈上皮样，亦需要与浸润性癌进行鉴别。另外，噬黏液性组织细胞及"印戒"样组织细胞需与印戒细胞癌区别。在应用 CK 及 CD68 免疫组化染色区别两者时，对 CK 及 CD68 的反常表达（某些组织细胞可呈 CK 阳性，某些癌细胞可呈 CD68 阳性）应有合理解释。

4. 脂肪坏死的诊断及鉴别诊断　脂肪坏死的冷冻切片诊断是乳腺病理诊断中的一个难点，常成为诊断的"陷阱"。脂肪坏死的临床表现及影像学变化与乳腺癌非常相似，外科医师常会根据术中冷冻切片诊断来决定术式。送检标本肉眼观常见收缩状条纹，手感可质硬，类似于癌性标本。脂肪丰富的标本不容易冷冻且常无法切出满意的冷冻切片，坏死组织中的泡沫状组织细胞（细胞质可淡染，亦可呈红颗粒状）可呈空泡状 – "印戒"样；反应性多核巨细胞，增生的纤维 - 肌成纤维细胞及血管内皮细胞，化生的鳞状上皮细胞，甚至浸润的浆细胞都有可能在分布及形态上类似癌细胞。在临床、影像学及标本肉眼观都类似于癌的情况下，如果观察切片前先入为主认为有可能是癌，再加上镜下可见不典型细胞，就容易发生误诊。冷冻切片质量欠佳是普遍存在的问题（特别是富含脂肪时），此时，采取保守的诊断方式，可能是一种明智的选择。

5. 肉芽肿性疾病的诊断及鉴别诊断　乳腺的肉芽肿性炎包括感染性（细菌、霉菌、寄生虫等）、异物性（隆乳、手术充填物等）、原因不明性（肉芽肿性小叶性乳腺炎、结节病等）、肿瘤相关性、免疫性及代谢性肉芽肿病等。对待肉芽肿性病变必须认真地观察镜下改变，仔细地在病变中寻找可疑病原体，除了进行特殊染色和免疫组化染色，还应积极与临床沟通，有针对性地选择血清、免疫及分子检测，努力做出病因学诊断。肉芽肿性小叶性乳腺炎是乳腺肉芽肿性病变中最常见的一种，长期以来，因其原因不明，又被称为特发性肉芽肿性乳腺炎。近年来，有文献报道，在肉芽肿性小叶性乳腺炎病变中检出了革兰染色阳性的棒状杆菌，因此又将其称为囊性中性粒细胞性肉芽肿性乳腺炎。我们也观察到，革兰阳性棒状杆菌主要位于脓肿的囊泡中，部分病例亦同时见有少量革兰阴性棒状杆菌。经革兰染色后，棒状杆菌阳性和阴性病例的病理改变基本相似，但阳性病例似乎有更广泛的脓肿及更多的囊泡。棒状杆菌的存在与是否哺乳、切开引流及破溃等没有明显关系。棒状杆菌是否为肉芽肿性小叶性乳腺炎的原始致病菌还没有形成统一的意见，仍需进行深入的研究。

（华中科技大学同济医学院附属协和医院许霞参加了本章编写）

第四章

乳腺增生性病变

丁华野　李新功

章目录

乳腺良性增生性疾病是指发生在终末导管小叶单位的良性增生性病变，主要表现为腺管、上皮和间质的增生，同时可伴有化生性改变。由于这类病变的组织学变化非常多样，故诊断名称繁多，目前尚未完全统一。

第一节　乳腺腺病

乳腺腺病（adenosis）主要发生于乳腺实质的终末导管小叶单位，是一种以乳腺腺体（小叶内的小腺管）数量增加，伴不同程度的间质增生及纤维化为共同特征的良性病变。除盲管型腺病外，各型腺病的主要成分是增生的小腺管。腺病中小腺管的变化主要表现为以下几点。①小腺管的数量增多，主要是小叶内的终末导管出芽形成众多小管状结构，除微腺体腺病外，其他类型腺病中的小腺管均保持有腺上皮细胞和肌上皮细胞双层结构。②小腺管的形态异常，表现为小腺管拉长变细、管腔狭小或闭塞，也可表现为管腔扩大，微囊形成，甚至萎缩消失。③小腺管肌上皮细胞的变化：小腺管外周的肌上皮细胞常发生增生，形状呈梭形或多边形，细胞质透明或呈嗜酸性；亦可产生基膜样物质，挤压小腺管使其变形、管腔缩小。④小腺管分布紊乱：病变早期或病变较轻的腺病，小腺管的排列分布维持小叶的基本轮廓；但更常见的是小腺管排列呈圆形至卵圆形的结节状；典型病变的小腺管排列是由中心区和周边区构成的小叶中心性或旋涡状小叶中心性分布模式，但此种模式主要见于硬化性腺病和旺炽性腺病，而盲管型腺病、微腺体腺病、小管型腺病及腺肌上皮型腺病缺乏此类特征性构型，其小腺管常呈片状且弥漫无规律地分布于纤维脂肪组织中。乳腺腺病主要根据病变中小腺体的形态、分布及功能状态，以及间质增生的情况，分为不同的亚型。盲管型腺病、大汗腺腺病及腺肌上皮型腺病将在其他章节讨论。

一、单纯性腺病

乳腺单纯性腺病（simple adenosis）又被称为小叶增生，其特点是小叶数量增加（每低倍视野大于 5 个小叶），其内腺泡数量增多（小叶内腺管数量大于 30 个），导致小叶体积增大，而小叶结构无扭曲变形。

病例 1

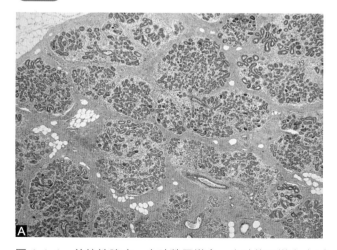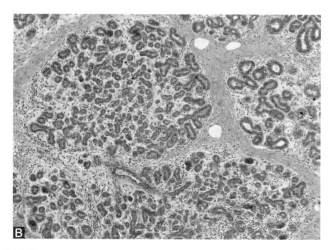

图 4-1-1　单纯性腺病。小叶数量增多，小叶体积增大（A）；小叶内腺泡数量增多，形态没有明显变化（B）

病例 2

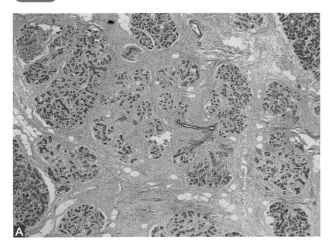
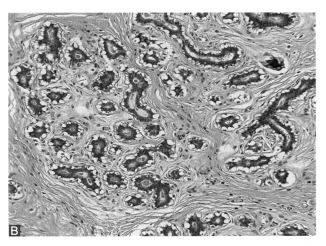

图 4-1-2　单纯性腺病。小叶体积增大，腺泡数量增多，小叶结构无扭曲（A）；腺泡形态无明显改变，有的腺腔狭小，腺泡外围的肌上皮细胞增生，细胞质透明，可见薄层基膜围绕（B）

病例 3

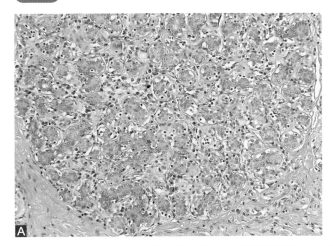
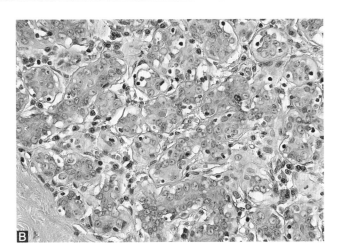

图 4-1-3　单纯性腺病。小叶体积增大、腺泡数量增多（A）；腺上皮细胞核大、呈空泡状，可见核仁，肌上皮细胞不明显，腺泡外周有薄层基膜，间质内可见散在浆细胞（B）

病例 4

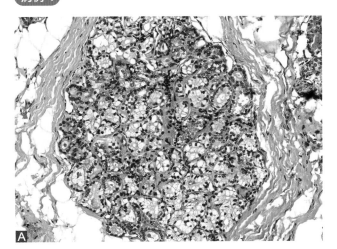
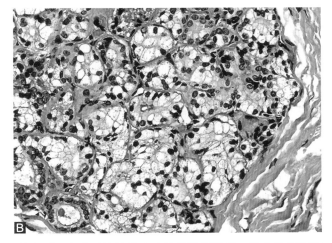

图 4-1-4　单纯性腺病。小叶体积增大，腺泡数量增多，排列拥挤（A）；部分腺泡的腺上皮细胞胞质透明，肌上皮细胞不明显（B）

病例 5

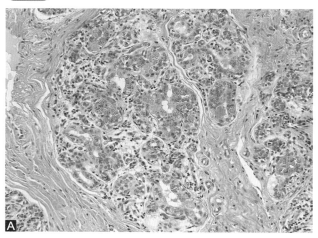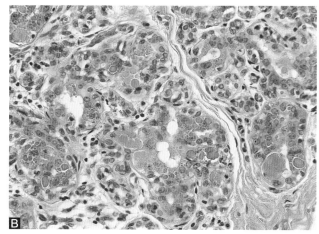

图 4-1-5　单纯性腺病。小叶体积增大，腺泡数量增多（A）；部分腺上皮细胞胞质内可见粗大嗜酸性颗粒或球状小体，间质内可见少量淋巴细胞浸润（B）。细胞质内嗜酸性粗大颗粒及小球免疫组化染色溶菌酶和 α-1 抗胰糜蛋白酶呈阳性

病例 6

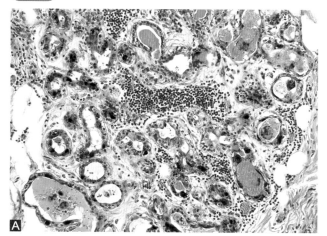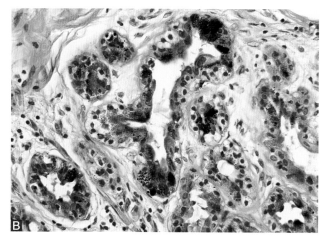

图 4-1-6　单纯性腺病。小叶体积增大，腺泡数量增多，间质内可见较多淋巴细胞浸润（A）；腺上皮细胞胞质内可见大量黑色素颗粒，外周肌上皮细胞质空淡（B）

二、分泌性腺病

乳腺分泌性腺病（secretory adenosis）的特征是腺腔内含有分泌物，可具有与微腺体腺病类似的小管和浸润性分布的组织学形态，但小管外围有肌上皮细胞。

病例 7

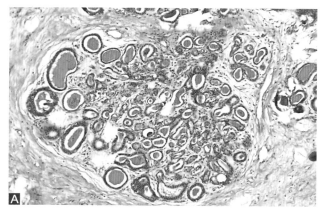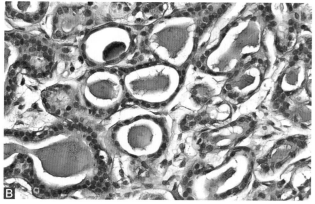

图 4-1-7　分泌性腺病。小叶体积增大，腺泡数量增多，边缘的腺泡稍有扩张，腺腔内可见红染分泌物，部分腺上皮细胞呈扁平状（A、B）

病例 8

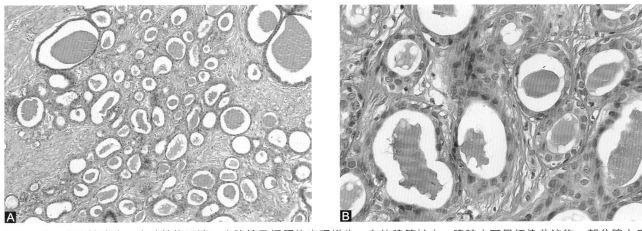

图 4-1-8　分泌性腺病。小叶结构不清，小腺管及间质均出现增生，有的腺管扩大，腺腔内可见红染分泌物，部分腺上皮细胞呈扁平状，可见肌上皮细胞（A、B）

病例 9

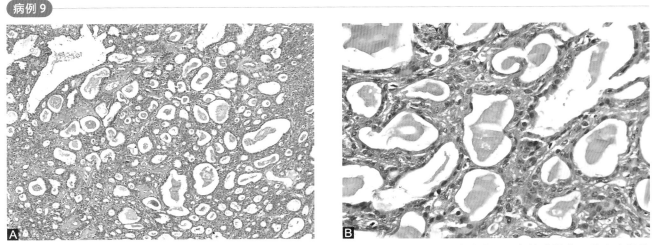

图 4-1-9　分泌性腺病。腺体弥漫性增生，无小叶结构，腺管大小不一，有的扩张，腺腔内可见红染分泌物，腺上皮细胞呈扁平状，可见肌上皮细胞，腺体周围间质增生（A、B）

三、旺炽性腺病

　　乳腺旺炽性腺病（florid adenosis）是一种小腺管显著增生、排列拥挤，细胞十分丰富的腺病类型。其小叶可变形融合，亦可呈结节状。腺上皮细胞核常有增大、淡染、核仁明显，亦可出现核分裂增多，特别是在冷冻切片诊断时，需与浸润性癌进行鉴别。

病例 10

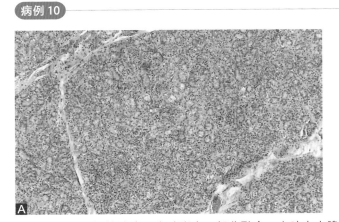
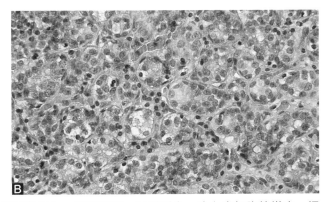

图 4-1-10　旺炽性腺病。小叶膨大，部分融合，小叶内小腺管显著增生、排列拥挤，间质稀少，腺上皮细胞核增大、拥挤，有的可见核仁，肌上皮细胞不明显（A、B）

病例 11

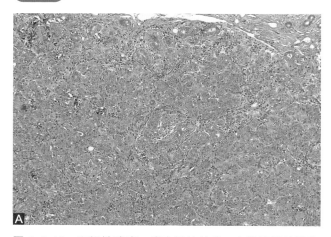
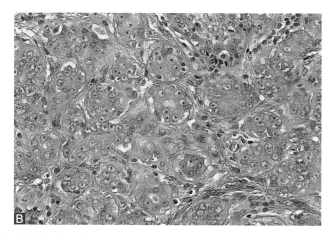

图 4-1-11　旺炽性腺病。病变呈结节状，小腺管显著增生、排列密集拥挤，部分小管腺腔狭小或闭塞，间质稀少，腺上皮细胞核增大呈空泡状，可见明显核仁（A、B）

四、小管型腺病

　　乳腺小管型腺病（tubular adenosis）的特点是增生的小腺管（常有拉长的小管）呈弥散杂乱分布，缺乏小叶中心性分布的模式，以在间质和脂肪组织内无序生长为特点，易被误诊为浸润性癌。

病例 12

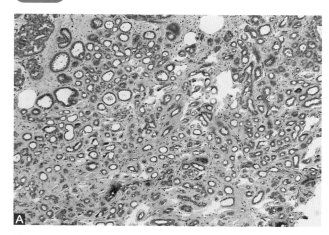
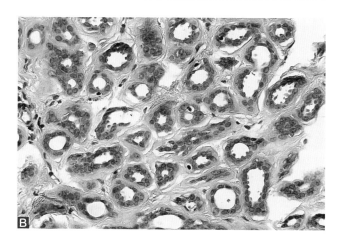

图 4-1-12　小管型腺病。小腺管弥漫性增生，无小叶结构，多数腺体呈圆形至卵圆形，部分呈尖角状，腺腔内缺乏分泌物，腺上皮细胞呈立方状，核拥挤，可见小核仁，亦可见短小胞突，肌上皮细胞不明显，基膜增厚，间质硬化（A、B）

病例 13

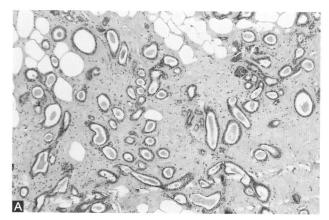
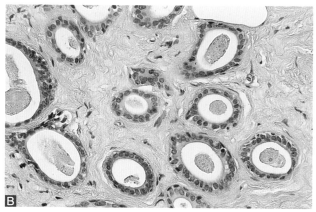

图 4-1-13　小管型腺病。增生的小腺体部分呈圆形至卵圆形，部分小腺管拉长，有的形成尖角，杂乱无序地散布在脂肪及硬化的纤维间质中，腺上皮细胞呈立方状，形态温和，腺腔内可见红染分泌物，部分小管可见肌上皮细胞（A、B）

病例 14

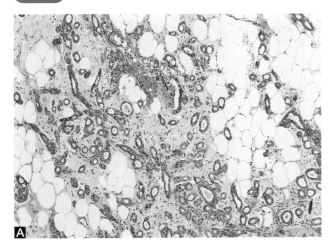
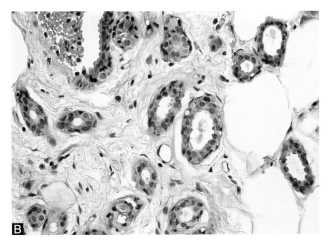

图 4-1-14　小管型腺病。病变中的小腺管无序地散布于纤维脂肪间质中，呈浸润样生长，增生的小腺管拉长、分支，腺腔稍有扩张或狭窄，小管内有稀薄分泌物，部分小管呈尖角状，腺上皮呈立方状，核中等大小，染色质细，可见小核仁，亦可见短小的胞突，腺管周围可见肌上皮（A、B）

五、硬化性腺病

乳腺硬化性腺病（sclerosing adenosis）表现为腺体和间质的增生，且常有肌上皮细胞的增生，多呈小叶中心性分布模式，存有小叶结构，但也有部分病例间质明显硬化，呈融合弥漫性病变，缺乏小叶结构。

（一）存有小叶结构

病例 15

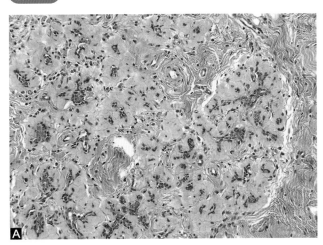
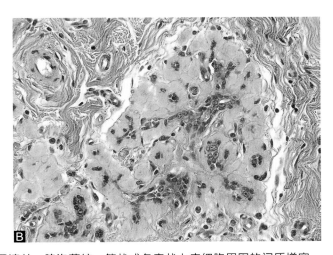

图 4-1-15　硬化性腺病。小叶体积增大融合，与周围间质分界清楚，腺泡萎缩，簇状或条索状上皮细胞周围的间质增宽，可见均质基膜样物质沉积（A、B）

病例 16

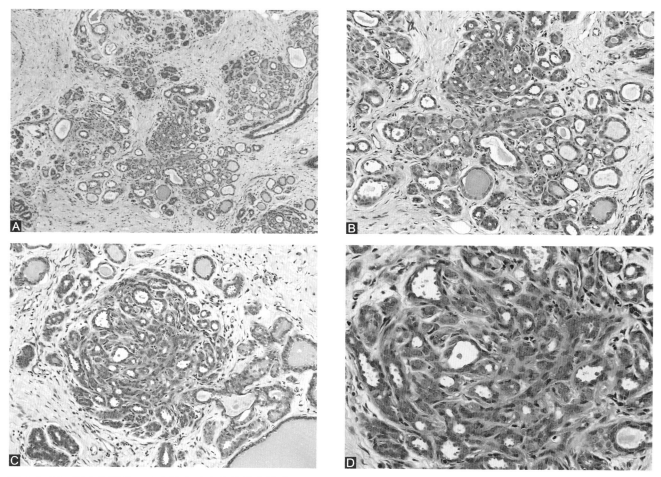

图 4-1-16　硬化性腺病。病变呈小叶中心性分布模式，与周围间质的界限相对清楚（A）；小叶中央的小腺体较为密集且受到挤压，形状、大小不一，小叶外围腺体出现不同程度扩张，腺腔内可见分泌物，外观呈花束状（B、C）；受增生的纤维组织挤压，小腺管闭塞或伸长，管周有基膜，腺上皮细胞形态温和，部分有胞突，肌上皮细胞呈梭形（D）

病例 17

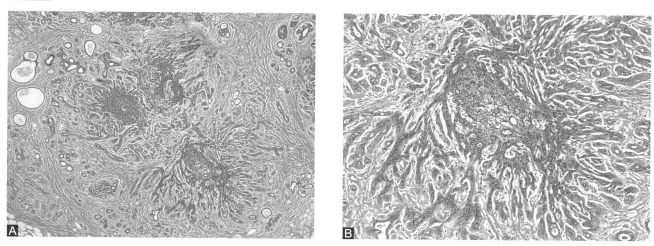

图 4-1-17　硬化性腺病。病变处仍可分辨小叶结构，小叶中心细胞密集，周围的小腺体比较松散，呈星芒状向外延伸，其界限相对清楚（A、B）

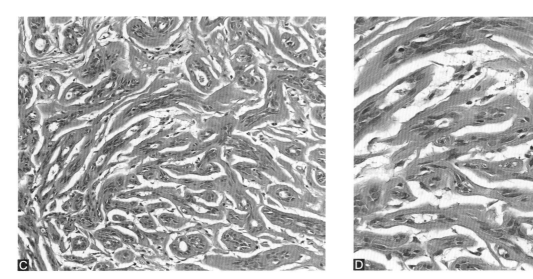

图 4-1-17　硬化性腺病（续图）。周边纤维组织增生挤压小腺管，导致腺管管腔狭小或闭塞，小腺管周围有厚层基膜样物沉积（C、D）

病例 18

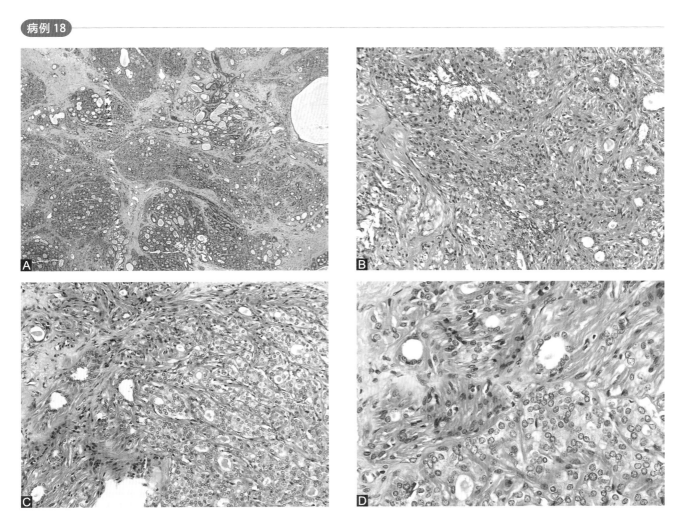

图 4-1-18　硬化性腺病。病变可见小叶轮廓，小叶外纤维组织明显增生，穿插在增生的小腺管之间，形成小结节状病灶（A）；部分区域肌上皮细胞明显增生，呈梭形或上皮样，细胞质红染，小腺管形态扭曲变形，腺上皮细胞不清楚（B）；部分区域的小腺管密集，腺上皮细胞核呈圆形至卵圆形，染色质呈颗粒状，核仁不明显，细胞质淡染（C、D）

病例 19

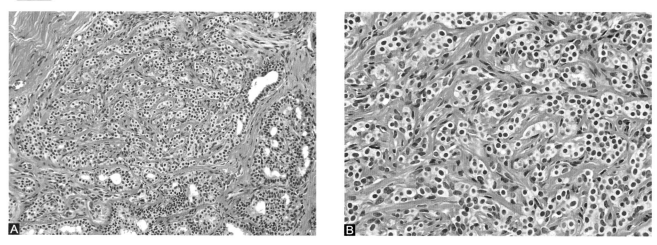

图 4-1-19　硬化性腺病。病变可见不规整的小叶轮廓，腺上皮及肌上皮细胞均增生，管腔消失，间质纤维组织增生及玻璃样变性，腺上皮细胞核染色质细，可见核仁，肌上皮细胞的细胞质空淡，两种细胞相互混杂（A、B）

（二）缺乏小叶结构

病例 20

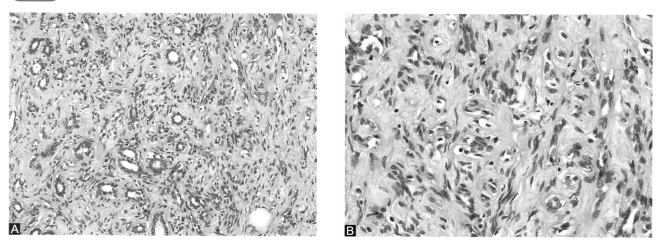

图 4-1-20　硬化性腺病。病变呈弥漫性分布，难以分辨小叶结构（A）；腺体和间质均增生，腺体分散于纤维组织中，局部区域增生的腺体管腔开放，呈圆形或成角，部分区域肌上皮细胞显著增生，腺体萎缩、消失，间质玻璃样变性（A、B）

病例 21

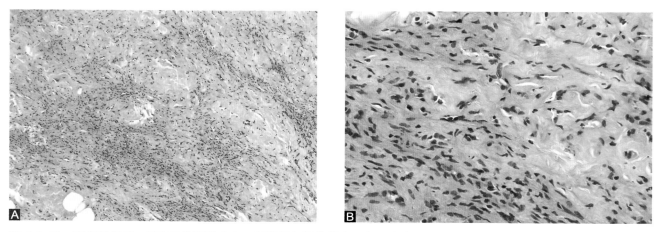

图 4-1-21　硬化性腺病。病变呈弥漫性分布，纤维组织显著增生且出现玻璃样变性，腺体受压后萎缩变形，腺上皮细胞拉长呈扁平状，与间质梭形成纤维细胞、肌上皮细胞混杂存在（A、B）

病例 22

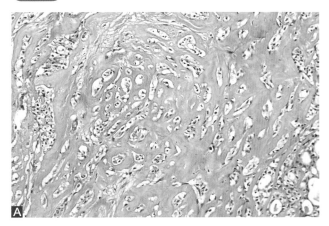
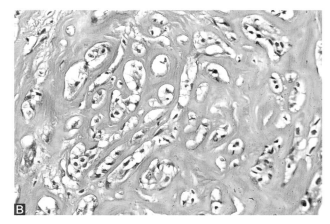

图 4-1-22　硬化性腺病。病变呈弥漫性分布，间质纤维组织显著增生且出现玻璃样变性，肌上皮细胞增生呈条索状，细胞核小、深染，细胞质透明，腺上皮细胞不明显（A、B）

六、结节性腺病

乳腺结节性腺病（nodular adenosis）通常是指硬化性腺病或旺炽性腺病增生过程中形成的界限清楚的结节状病变，乳腺腺病瘤（adenosis tumor）则是形成更大的结节状病变，肉眼观察或影像学检查均可见结节。

病例 23

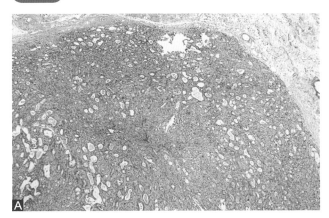
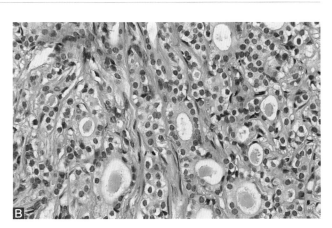

图 4-1-23　结节性腺病。病变呈较大结节状，界限清楚，结节内小腺体密集增生，呈旺炽性腺病样改变，某些增生的小腺体开放，腺腔内有红染分泌物，腺上皮细胞核呈圆形，染色质细，有小核仁，细胞质淡染，肌上皮细胞不明显，腺管周围可见少量玻璃样变性的间质（A、B）

病例 24

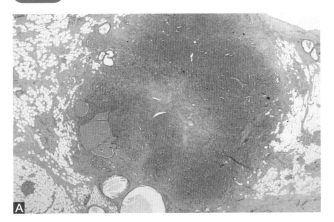
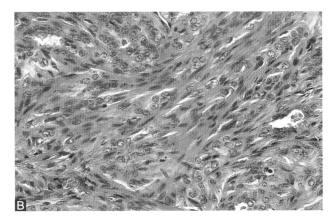

图 4-1-24　结节性腺病。病变呈融合结节状，界限较清楚，结节内呈硬化性腺病样改变，小腺管受到挤压，管腔狭小或消失，腺上皮细胞增大，可见核仁，周围肌上皮细胞增生，细胞核呈梭形，细胞质红染（A、B）

七、腺病伴纤维腺瘤形成

乳腺腺病伴纤维腺瘤形成（adenosis with fibroadenoma formation）是指在腺病基础上形成纤维腺瘤的过程。腺病中出现了某些纤维腺瘤样结构，如局部小叶内的特化性间质增生包绕或挤压增生的腺管等，但没有形成清楚的边界或有包膜的结节状病变。

病例 25

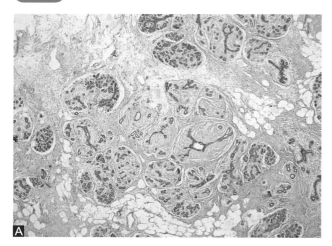
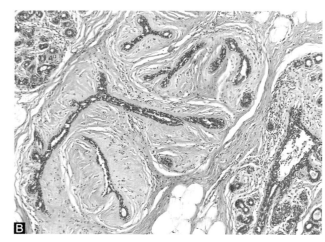

图 4-1-25 腺病伴纤维腺瘤形成。腺病的背景中，局部小叶呈结节状增生，特化性间质呈均质胶原化，围绕、挤压腺管或突向管腔，形成管内型纤维腺瘤样的串珠样结构（A、B）

病例 26

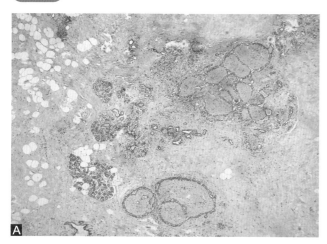
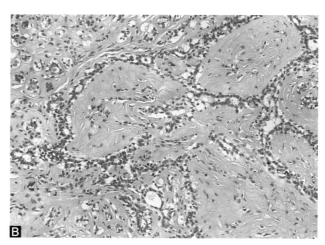

图 4-1-26 腺病伴纤维腺瘤形成。腺病组织中出现多个结节状病灶，腺管与间质均增生，拉长的腺管围绕间质呈环抱状，形成纤维腺瘤样结构，串珠样腺管的衬覆腺上皮细胞排列拥挤，形态温和，腺管外围可见肌上皮细胞，周围可见腺病增生的小管（A、B）

八、腺病伴砂砾体样钙化

乳腺腺病常可出现钙化，但砂砾体（psammoma body）样钙化少见。砂砾体样钙化更多见于癌组织内。

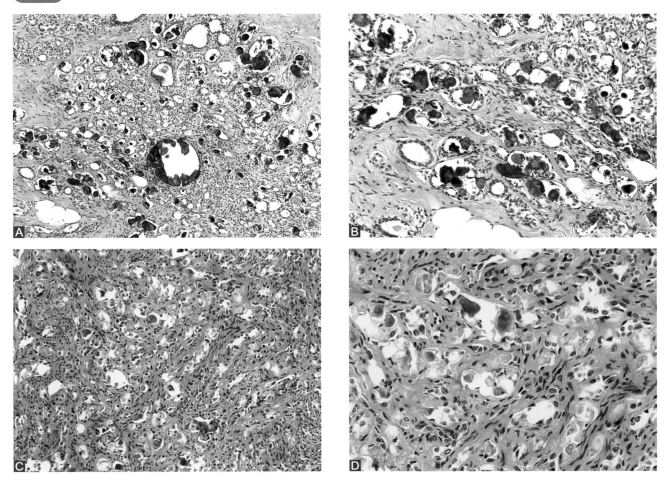

图 4-1-27　腺病伴砂砾体样钙化。图为 2 个病例组合。硬化性腺病中可见明显钙化，部分呈砂砾体样钙化（A~D）

九、腺病伴外周神经浸润

部分腺病（特别是硬化性腺病）可累及外周神经，在神经束膜外压迫神经纤维或浸润到神经束膜内，与癌浸润外周神经不同，腺病累及外周神经（adenosis involving peripheral nerves）的小腺管具有良性形态，外周有肌上皮细胞。

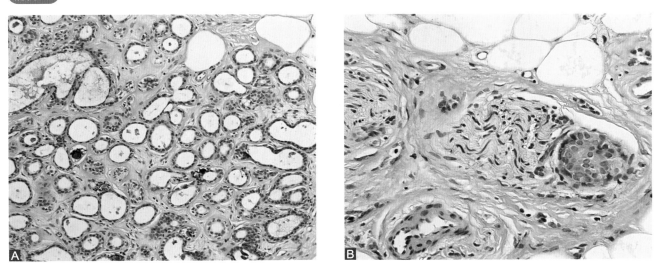

图 4-1-28　腺病伴外周神经浸润。小管型腺病，外周神经束膜内可见实性小腺管，其外周有肌上皮细胞（A、B）

病例 29

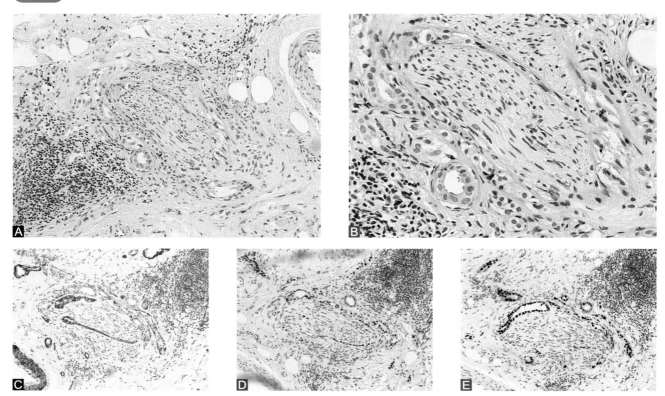

图 4-1-29　腺病伴外周神经浸润。硬化性腺病，局灶淋巴细胞浸润，外周神经束膜内、外可见小腺管，有的小腺管闭塞，外周肌上皮细胞不明显（A、B）。免疫组化染色显示：calponin（C）及 p63（D）外周神经内、外的小腺管肌上皮细胞呈阳性，ER 腺上皮细胞呈阳性（E）

十、腺病伴导管内生长

乳腺腺病伴导管内生长（adenosis with intraductal growth）通常是硬化性腺病的一种表现，需和导管内乳头状瘤进行鉴别。

病例 30

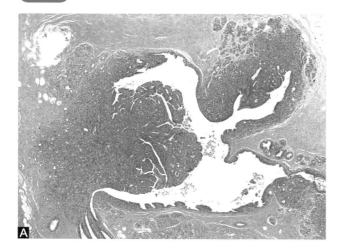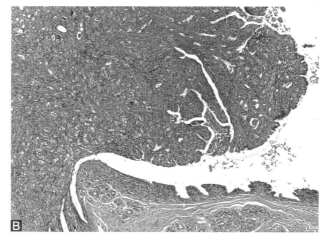

图 4-1-30　腺病伴导管内生长。硬化性腺病，围绕导管生长，挤压并突入导管腔（A、B）

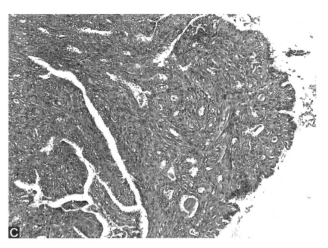
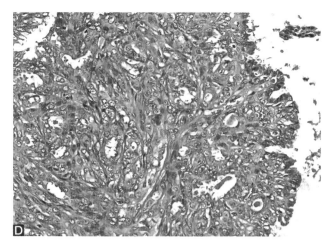

图 4-1-30　腺病伴导管内生长（续图）。腺管及肌上皮细胞增生，类似于导管内乳头状瘤，腺腔面可见柱状上皮（C、D）

十一、纤维硬化性腺病

乳腺纤维硬化性腺病（fibrous sclerosing adenosis）是各种腺病的晚期改变，以纤维组织增生并硬化为特点，腺体稀少。

病例 31

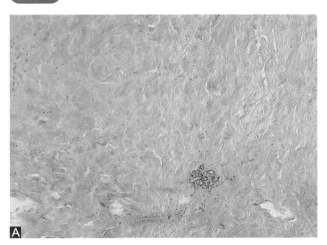
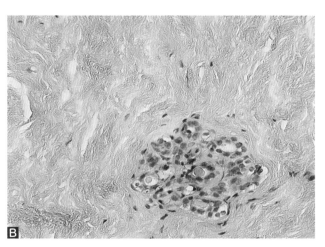

图 4-1-31　纤维硬化性腺病。病变区域纤维组织呈弥漫性增生，明显玻璃样变性，其中可见萎缩的小叶样结构，呈孤岛样散布，腺体呈良性形态，腺腔内可见分泌物，腺体外周可见细胞质透明的肌上皮细胞（A、B）

病例 32

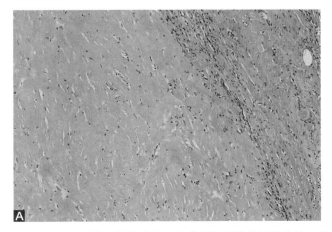
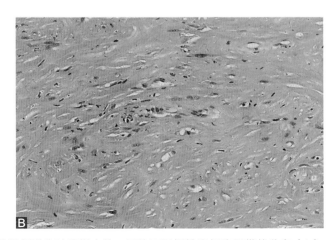

图 4-1-32　纤维硬化性腺病。病变呈界限清楚的结节状，纤维组织增生玻璃样变性，周边可见慢性炎细胞呈带状分布（A）；其中有裂隙样腔隙，腔隙内可见梭形-胖梭形细胞（肌上皮细胞）（B）

十二、腺病内癌

乳腺腺病内癌（carcinoma in adenosis）是指在腺病的基础上发生的导管原位癌或小叶原位癌，癌细胞可沿腺病的腺管进行播散，但仍局限于腺管内（类似于小叶癌化过程）。与腺病及浸润性癌进行鉴别时，常会遇到困难，需要常规辅以免疫组化染色。

（一）腺病内导管原位癌

病例 33

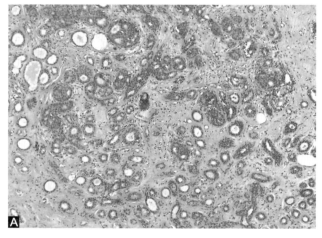
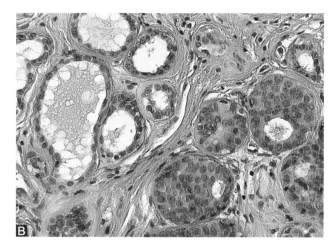

图 4-1-33 腺病内导管原位癌。病灶内可见 2 种腺管状结构：一种为增生开放的小腺管，内衬单层扁平状至立方状腺上皮细胞，形态温和，腺腔内有稀薄分泌物，呈腺病样改变，另一种为实性至筛孔状增生的腺管，腺上皮细胞形态一致，有一定的异型性，呈中级别导管原位癌的形态特征，腺体外围均可见肌上皮细胞（A、B）

病例 34

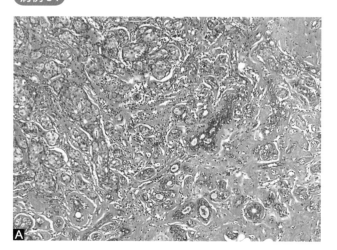
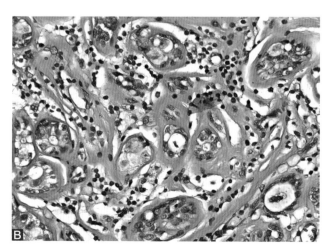

图 4-1-34 腺病内导管原位癌。增生的腺管围绕终末小导管无序分布，部分腺管开放或拉长，腺腔内可见分泌物，部分实性增生的腺管呈圆形至条索状，增生细胞呈中级别导管原位癌的细胞学特征，其周边可见具有腺病形态的小腺管，腺体周围均可见肌上皮细胞及基膜样物质（A、B）

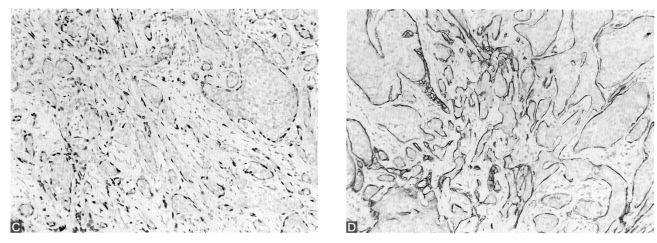

图 4-1-34 腺病内导管原位癌（续图）。免疫组化染色显示：p63 腺管周围肌上皮细胞呈阳性（C），CK5/6 腺管内癌细胞呈阴性，周围肌上皮细胞呈阳性（D）

病例 35

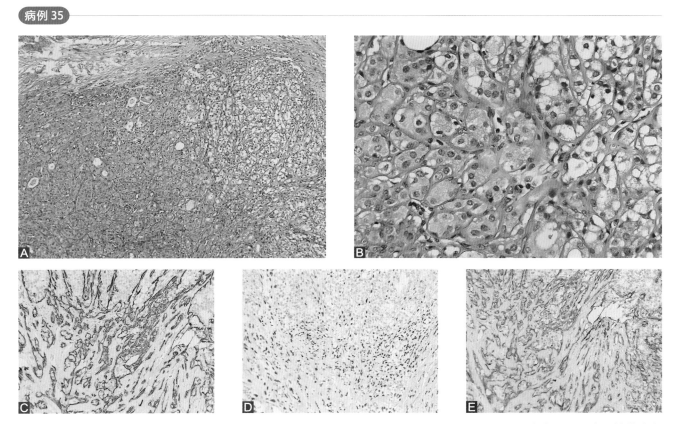

图 4-1-35 腺病内导管原位癌。病变区域内增生的小腺管密集排列，缺乏腺腔，可见深染区和淡染区，深染区域的腺上皮细胞核大、可见核仁，细胞质呈伊红色细颗粒状，具有异型性，显示导管原位癌的细胞特征（左侧），淡染区域的细胞胞质透明，形态温和，具有腺病的特点（右侧），腺管周围有肌上皮细胞及基膜样物质围绕（A、B）。免疫组化染色显示：CK5/6 癌细胞呈阴性，肌上皮细胞呈阳性（C），p63（D）及 SMMHC（E）腺管外围肌上皮细胞呈阳性

（二）腺病内小叶原位癌

病例 36

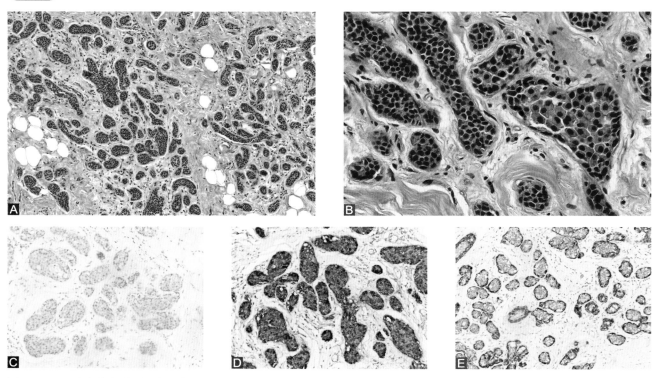

图 4-1-36　腺病内小叶原位癌。病变具有硬化性腺病的背景，纤维脂肪组织中可见浸润性生长的实性小腺体，形态不规则，大小不一致，腺上皮细胞增生，黏附性差，互相离散，细胞核深染，细胞质多少不等，具有小叶原位癌细胞特征（A、B）。免疫组化染色显示：E-cadherin 癌细胞呈阴性（C），p120 细胞质呈弥漫阳性（D），SMMHC 腺体外围肌上皮细胞呈阳性（E）

病例 37

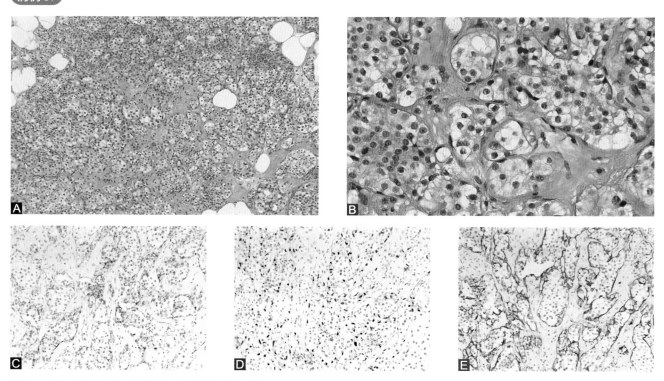

图 4-1-37　腺病内小叶原位癌。纤维脂肪间质中可见密集分布的腺体，增生腺体呈腺泡状，腺上皮细胞核增大呈圆形，较为一致，染色质呈颗粒状，可见核仁，细胞质淡染至透明，细胞具有小叶癌细胞特征（A、B）。免疫组化染色显示：E-cadherin 癌细胞呈阴性（C），p63 腺管外周及癌细胞内可见阳性细胞（D），CK5/6 癌细胞呈阴性，肌上皮细胞呈阳性（E）

（三）腺病内导管－小叶原位癌

病例 38

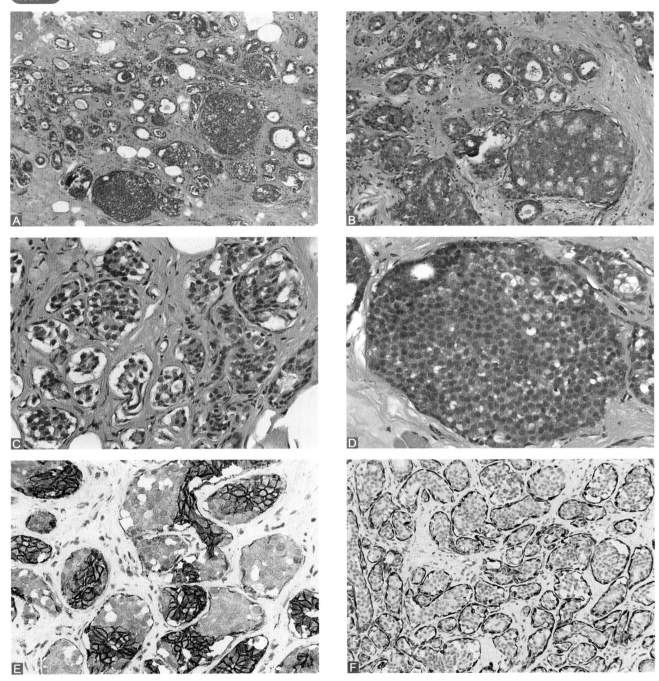

图 4-1-38　腺病内导管－小叶原位癌。纤维脂肪组织中散布增生的腺体，具有硬化性腺病的背景，可见小叶原位癌伴腺病腺管内播散（A）；部分区域为导管原位癌伴腺病腺管内播散，大部分腺管被癌细胞取代，少数小管呈腺病特征（B、C）；图示一腺管的大部分被小叶癌细胞占据，局部可见筛孔状结构（D）。免疫组化染色显示：E-cadherin 小叶癌细胞膜呈间断弱着色，导管癌细胞膜呈连续强阳性（E），calponin 腺体外周肌上皮细胞呈阳性（F）

十三、诊断及鉴别诊断

腺病是一种表现为小腺管和间质增生的良性病变，其组织学改变呈多样性，在实际工作中需要和癌（包括原位癌和浸润性癌）进行鉴别。诊断中可能会遇到问题，常需要辅以免疫组化染色、紧密结合临床病史及影像学改变，才能做出正确的病理诊断。

1. 单纯性腺病与正常乳腺　腺病发生在终末导管小叶单位，主要改变是腺体数量的增加，但这样简单的诊断指标实际上并不容易掌握，因为乳腺形态结构存在显著的个体化差异。乳腺小叶腺泡的数量、间质纤维组织和脂肪组织的比例在不同年龄、不同个体均有所不同。因此，实际上很难设定所谓的"正常值"，更无法简单地依据计量来判断是正常乳腺还是腺病。了解乳腺结构的正常变异范围，需要通过长期观察积累经验。一般说来，乳腺腺病患者常有临床症状，如可触及的界限模糊的结节，伴有与月经周期相关的疼痛、触痛，乳头溢液等；形态学上主要表现为小叶中腺泡数量的普遍增多，小叶密集。

2. 分泌性腺病与囊性高分泌性增生　分泌性腺病与囊性高分泌性增生的形态学均表现为腺腔内含有较浓稠的红染分泌物。分泌性腺病是在小腺体增生的基础上，腺管有不同程度扩大，呈小叶分布或无序散在，缺乏上皮细胞的增生；囊性高分泌性增生主要表现在上皮细胞的增生，腺体呈囊状扩张，囊内含甲状腺类胶质样分泌物。

3. 腺病伴纤维腺瘤与伴纤维腺瘤形成　腺病伴纤维腺瘤是指同时存在腺病和纤维腺瘤，而腺病伴纤维腺瘤形成是指在腺病基础上出现纤维腺瘤样结构，病变局部可见特化性间质增生包绕或挤压增生的腺管，没有形成具有清楚的边界或包膜的结节状病变。

4. 纤维硬化性腺病与乳腺萎缩　纤维硬化性腺病一般是腺病的晚期改变，纤维组织显著增生，腺体很少或消失，类似于萎缩的乳腺组织。乳腺萎缩时可以是主质及间质同时发生萎缩，也可以是主质萎缩，而间质，特别是脂肪组织，并无显著减少。纤维硬化性腺病呈弥漫性改变，纤维组织显著增生并发生硬化，腺体陷于纤维组织中，腺体萎缩变小，可有或无小叶结构。二者在组织形态学上很难鉴别。但乳腺萎缩多发生在绝经期女性，而纤维硬化性腺病多发生在育龄女性，这一点具有鉴别价值。

5. 腺病伴非典型增生与原位癌　在乳腺腺病中，有盲管型腺病伴平坦型上皮非典型增生、非典型微腺体腺病和非典型大汗腺腺病等诊断名称，意指增生小腺管衬覆的腺上皮出现了细胞学的非典型性，然而，如何判断腺病的非典型性通常十分困难。在其他类型的腺病（如硬化性腺病、小管型腺病等）中，几乎没有提及非典型增生的问题，但这些类型的腺病有无非典型增生是值得我们研究的课题。腺病中的另一种非典型增生是非典型导管增生，是指在腺病的基础上，出现腺管衬覆腺上皮的增生而且伴有非典型性，其判断标准参照非典型导管增生。人们更关注的是腺病内癌（导管原位癌或小叶原位癌）和伴腺病腺管内播散的诊断及鉴别诊断问题，这也是乳腺病理诊断中的难点和"陷阱"，判断腺病内有无原位癌以及和浸润性癌做鉴别在实际工作中都会遇到困难，需要常规行 CK5/6、ER、PR 及肌上皮细胞标记物（如 p63、SMMHC 等）的免疫组化染色，以辅助诊断。

6. 旺炽性腺病与导管原位癌　旺炽性腺病的小腺管密集增生，腺管相对一致，也可出现扭曲变形；腺上皮细胞排列拥挤，生长活跃，细胞核增大，呈空泡状，可见明显核仁，核分裂可以增多，需要与非典型导管增生、导管原位癌（特别是中级别导管原位癌）鉴别。导管原位癌是腺上皮细胞的肿瘤性增生，导致腺管明显膨大，大小不等，而且有细胞与结构的异型性。

7. 真浸润与假浸润　腺病中增生的小腺管，常无序弥漫性地分布在纤维组织中，也可以出现在脂肪组织中，甚至累及外周神经，类似于癌细胞的浸润方式（真浸润），一般将良性病变的这种生长模式称为假浸润。区分假浸润和真浸润是鉴别良性增生和浸润性癌的重要指标，需要仔细观察病变的结构、小腺管分布方式、腺管的形状大小、管腔的内容物、腺上皮的形态、周围间质状态，以及腺管有无肌上皮细胞、有无导管或小叶内的肿瘤性增生等，综合所有的信息慎重判断。浸润性癌主要有以下几点表现：①腺管呈多样性，常有角状腺体；②细胞具有不同程度的异型性；③通常缺乏肌上皮细胞（微腺体腺病除外）；④浸润远处组织（如脂肪组织）；⑤切割破坏间质胶原纤维，常有反应性间质。但是，需要注意的是某些浸润性小管癌的病变相对局限，细胞异型性可不显著，亦可无明显间质反应。

8. **小管型腺病与浸润性癌**　小管型腺病缺乏小叶结构，可见增生腺管开放、圆形、成角、拉长，上皮细胞出现胞突等乳腺小管癌的形态学特征，再加上腺体在硬化间质和脂肪组织中无序散布，可能与浸润性癌相混淆，这种风险在手术中快速冷冻切片诊断时更为突出，需要特别警惕。小管型腺病增生的腺体存在肌上皮细胞，可用免疫组化标记证实。无序分散的浸润样生长的小管及特殊形态的小管并不能作为乳腺小管癌绝对的诊断依据，因为其他类型腺病也可能因为间质增生导致腺管扭曲变形为蝌蚪样、条索样，甚至出现开放、成角、拉长的腺管。

9. **硬化性腺病与浸润性小叶癌**　两者的临床、影像学及大体检查都比较相似，某些病例其组织学改变也极为相近，特别是在术中冷冻及粗针穿刺切片中，鉴别两者比较困难。硬化性腺病常有小叶轮廓，或呈结节状，在纤维硬化性间质内，腺体呈裂隙样、小条索状，上皮呈单列线状排列，细胞无异型性，细胞质一般不清楚，亦可见梭形细胞。典型的浸润性小叶癌，细胞散布、呈"列兵"样排列，且呈破坏性生长，常浸润周围乳腺组织或脂肪组织，常有间质反应，细胞有一定的异型性，细胞质内通常可见空泡，缺乏梭形细胞，可有原位癌。免疫组化染色显示：浸润性小叶癌 E-cadherin 和 p63 呈阴性，ER 和 PR 克隆性表达；硬化性腺病 E-cadherin、p63 呈阳性，ER 和 PR 非克隆性表达。

10. **腺病内癌与浸润性癌**　腺病内癌常有腺病的背景轮廓，局限在腺病范围内，缺乏周围腺体或脂肪浸润，不破坏纤维结缔组织，腺管相对整齐、光滑，具有良、恶性两种细胞，p63 等染色显示肌上皮细胞阳性。浸润性癌通常无腺病的背景轮廓，破坏纤维结缔组织，常有周围腺体或脂肪浸润及间质反应性改变，细胞巢形态各异，细胞具有不同程度异型性，p63 等肌上皮细胞标记物染色呈阴性。

11. **其他病变**

（1）细胞质内嗜酸性小球。多种乳腺疾病中均可以看到部分上皮细胞的胞质内存在红染颗粒，这些红染颗粒大小不一，呈圆球样，可折光。这些颗粒究竟属于分泌颗粒还是细胞器的某种变化目前尚无定论。这类细胞与大汗腺细胞不同，也不具有大汗腺细胞的细胞核的特征（核较大、核膜厚、染色质块状、大核仁等）。笔者观察到，这类细胞质内的嗜酸性粗颗粒和小球常出现在导管内乳头状肿瘤周边相对正常的小叶或腺病内，免疫组化染色，溶菌酶、α-1 抗胰蛋白酶、α-1 抗胰糜蛋白酶可有程度不同的阳性，其意义尚不清楚，有学者认为是细胞异型性的一种表现。

（2）钙化。一般认为，病变导管内出现钙化，特别是出现砂砾体样钙化，常为导管原位癌的特点。但事实上，许多乳腺腺病中也可看到小腺管内出现钙化，甚至出现砂砾体样钙化。虽然不能根据出现钙化判定癌，但是病变组织内出现明显的钙化，特别是在导管上皮有增生时，应排除癌的可能。另外，如果影像学有钙化灶，病理学检查一定要找到钙化，因为往往有钙化灶的部位就是病变所在的部位。

（3）外周神经"浸润"。在多种乳腺腺病中，偶尔可以看到腺体成分出现在神经束膜外和神经束膜内，此时需要全面观察整个病变，不能盲目判断为恶性肿瘤侵犯神经。应仔细观察病变中有无可疑恶性的成分。据文献报道，出现神经"浸润"的乳腺腺病患者的预后与其他病例并无不同，不能证明这种改变具有恶性性质。这种现象与浸润性癌不同，通过肌上皮细胞标记物（如 p63、calponin 等）的免疫组化染色，可以看到位于神经中的腺体有肌上皮细胞存在。一般来说，这些出现在神经中的腺体分化良好，形态温和，细胞没有异型性。

（4）肌上皮细胞的变化。病变中是否存在肌上皮细胞，是区分腺病和浸润性癌的重要指标。腺病的小腺管通常有肌上皮细胞，而且常存在不同程度的增生，增生肌上皮细胞的形态可有多种变化，正确识别各种形态的肌上皮细胞，可以减少诊断中的困惑。增生的肌上皮细胞可有以下几种形态：①短梭形；②肌样，细胞质丰富，红染；③上皮样，细胞质丰富，淡染；④浆细胞样，卵圆形，细胞质丰富，核偏位；⑤透明细胞样，细胞质空亮，胞体较大，核较小而深染。当腺体变形不显著时，肌上皮细胞呈单层分布于腺体外周，围绕腺体，识别较为容易。当腺体变形扭曲，肌上皮细胞可能不连续，呈单层或簇状分布。当肌上皮细胞显著增生时，可能呈片状至巢状分布，比腺上皮细胞更醒目。间质胶原化显著时，肌上皮细胞可能呈孤立的细胞簇或细胞巢分布，陷于其中，此时识别较为困难。而增生的肌上皮细胞呈巢状分布，可能造成腺病组织结构的复杂化，导致诊断困难。另外，在某些病例中，常规 HE 染色法无法辨认肌上皮细胞。因此，在需要判断是否存在或是否为肌上皮细胞时，免疫组化染色是必要的选择。

第二节　微腺体腺病及相关癌

一、微腺体腺病

　　乳腺微腺体腺病（microglandular adenosis）是一种恶性潜能未定的小腺体增生性病变，其组织学特点是，增生的小腺管呈圆形、相对一致、管腔开放，管腔内常有伊红色分泌物，管周仍可见基膜，但缺乏肌上皮细胞，在纤维、脂肪组织中无序分布、浸润性生长，类似浸润性癌。微腺体腺病或非典型微腺体腺病与腺泡细胞癌在形态学上有重叠，均可呈微腺体生长方式、免疫组化呈三阴性表型及 S-100 阳性，最近文献有报道，两者有相似的分子学特征。

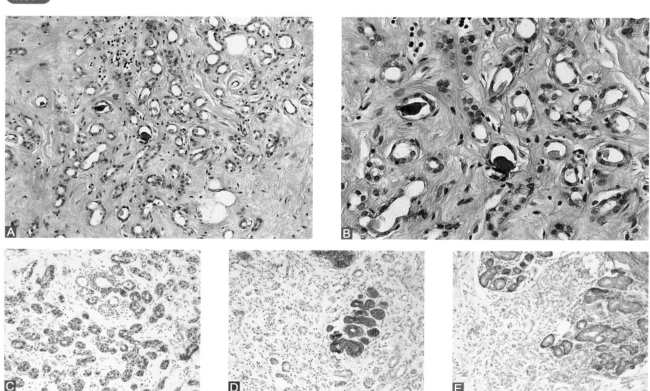

图 4-2-1　微腺体腺病。病变中小腺体杂乱无章地散布于小叶旁的硬化间质中，小腺体呈圆形至卵圆形，管腔开放，衬覆立方状上皮，细胞质淡染，细胞核深染，管腔内有浓缩分泌物，周围无肌上皮细胞围绕（A、B）。免疫组化染色显示：S-100 蛋白小腺体呈弥漫阳性（C），EMA 呈阴性（D），calponin 呈阴性（E）

病例 2

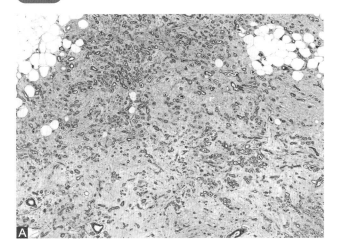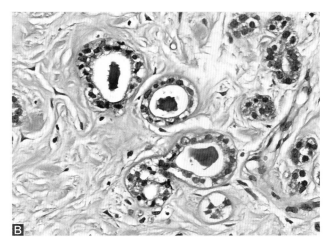

图 4-2-2 微腺体腺病。病变区域小腺体显著增生，弥漫无序地分布于硬化的间质中，并浸润周围脂肪组织，部分小腺体呈圆形，管腔开放，衬覆立方状上皮，细胞核深染，管腔内可见紫红色的浓缩分泌物，部分小腺管的管腔不明显，小管上皮细胞胞质淡染或透明，外周无肌上皮细胞围绕，有的可见薄层基膜（A、B）

病例 3

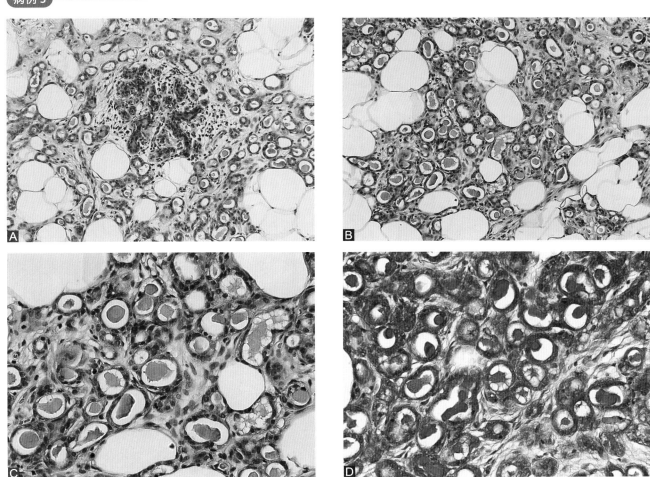

图 4-2-3 微腺体腺病。病变区域可见小腺体显著增生，弥漫分布于小叶周围的纤维脂肪组织中，小腺管较密集，小腺体呈圆形至卵圆形，大小形态较一致，管腔开放，衬覆立方状上皮或低矮的扁平状上皮，无异型性，管腔内有浓缩分泌物，管周缺少肌上皮细胞（A~C）。PAS 染色显示：小腺体管腔内分泌物及腺上皮细胞质呈阳性（D）

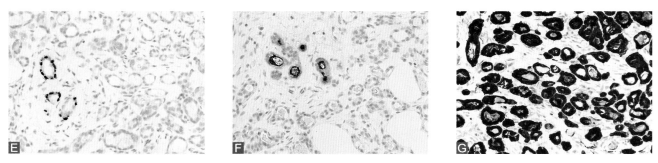

图 4-2-3　微腺体腺病（续图）。免疫组化染色显示：p63 小腺体呈阴性（E），EMA 呈阴性（F），S-100 蛋白呈强阳性（G）

病例 4

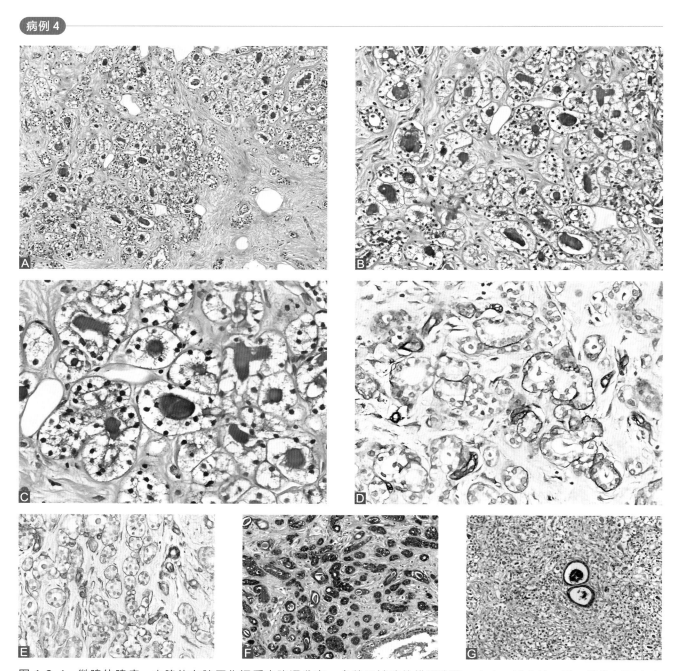

图 4-2-4　微腺体腺病。小腺体在胶原化间质中弥漫分布，多数区域腺体排列密集，大小、形态较一致，腺体衬覆立方状上皮，细胞质宽且透明，细胞核小、深染，位于细胞基底或中央，管腔内有浓缩分泌物，基膜清楚，缺少肌上皮细胞（A~C）。免疫组化染色显示：LM（D）及Ⅳ型胶原（E）小腺管基膜呈阳性，S-100 蛋白小腺管上皮细胞呈弥漫强阳性（F），EMA 呈阴性（G）

病例 5

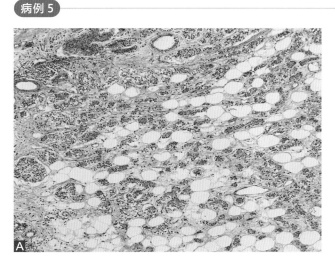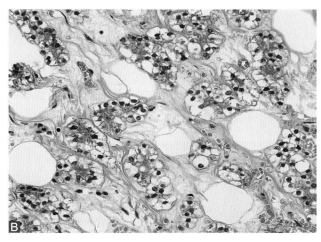

图 4-2-5　微腺体腺病。增生的小腺体广泛分布于纤维脂肪组织中，且穿插在乳腺小叶之间，小腺体的腺腔不明显，腺上皮细胞核呈圆形，深染，细胞质空亮，部分细胞的胞质呈红染粗颗粒状，小腺管周围缺少肌上皮细胞（A、B）

病例 6

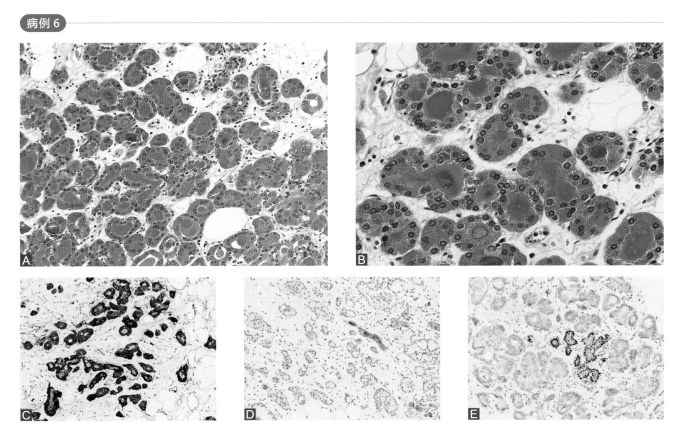

图 4-2-6　微腺体腺病。纤维脂肪组织中可见大量增生的小腺体，弥漫无序散布，小腺体密集，大小、形态较一致，衬覆上皮细胞呈立方状，细胞核呈圆形，无异型性，细胞质呈弥漫红染粗颗粒状，腺腔内有深红色的浓缩分泌物，小腺管周围未见肌上皮细胞（A、B）。免疫组化染色显示：S-100 蛋白小腺体呈弥漫强阳性（C），EMA 呈阴性（D），p63 呈阴性（E）。此例诊断为微腺体腺病可能会有争议。尽管病变存在某些不符合典型微腺体腺病的特征，如上皮细胞的胞质内有弥漫分布的嗜酸性粗颗粒。但是，此例病变中腺管的大小、形状及分布模式，以及管腔内可见浓缩红染分泌物，细胞缺乏异型性，免疫组化染色 S-100 蛋白呈弥漫阳性，EMA 和 P63 等肌上皮细胞标记物均呈阴性，IV 型胶原腺管周围有完整基膜存在等大部分特征均符合微腺体腺病，而且其周边可以见到典型的微腺体腺病结构，两者之间存在移行过渡的形态特点，因此笔者考虑此例应是一种形态特殊、少见的微腺体腺病。此外需要注意的是，腺泡细胞癌等浸润性癌也可以出现类似的形态改变，二者之间的关系有待深入的探索。

二、非典型微腺体腺病

乳腺非典型微腺体腺病（atypical microglandular adenosis）是在微腺体腺病的基础上，细胞与结构出现一定程度的异型性，如腺体不规则、管腔内细胞增大、核仁明显、结构复杂等，但达不到诊断为癌的全部标准。

病例 7

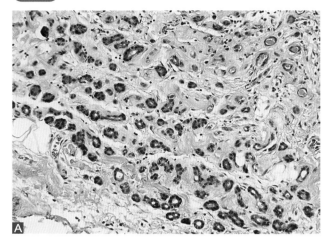
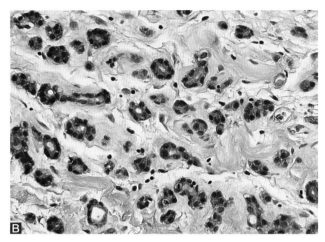

图 4-2-7 非典型微腺体腺病。小腺体弥漫性地散布于纤维硬化性间质中，局部可见典型微腺体腺病的小腺体（A 右上方），部分腺体大小、形状不一，腺腔狭窄，腔内无分泌物，腺上皮细胞核增大、深染，排列拥挤，管周缺少肌上皮细胞，细胞及结构具有异型性（A、B）

病例 8

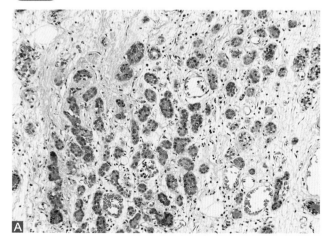
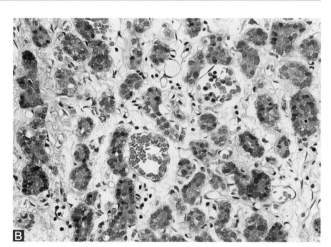

图 4-2-8 非典型微腺体腺病。纤维组织中可见无序散布的小腺体，部分为典型微腺体腺病的小腺体（A 右侧），部分小腺体较密集，着色较深，小腺腔闭塞或拉长，衬覆的立方状上皮细胞核较大，呈圆形、深染，排列稍紊乱，可见 1 个或 2 个小核仁，部分细胞胞质内含有粗大嗜伊红色颗粒，管周缺少肌上皮细胞，细胞及结构具有异型性（A、B）

病例 9

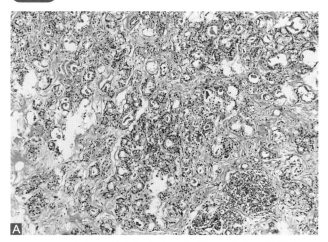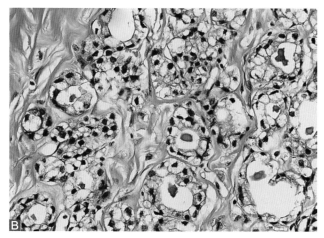

图 4-2-9 **非典型微腺体腺病。**小叶间小腺体显著增生，大小、形状不一，部分腺腔开放，腔内可见红染浓缩分泌物，具有微腺体腺病的常见形态特征，部分腺体增大，排列更紧密，衬覆的腺上皮细胞呈立方状，细胞核增大深染，大小、形状不一，有些核染色质粗、核膜厚，可见核仁，细胞质空亮透明，腺腔内分泌物量少、浓缩，部分腺体腔内缺乏分泌物，管周缺少肌上皮细胞，细胞及结构具有异型性（A、B）

病例 10

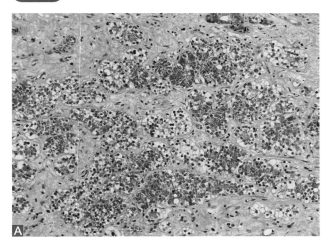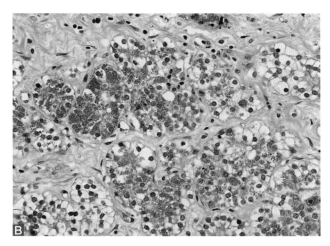

图 4-2-10 **非典型微腺体腺病。**腺体密集排列，少有腺腔，显示多种形态，有的腺上皮细胞质呈粗大嗜酸性颗粒状，有的腺上皮细胞质透明，细胞核增大，极性紊乱，染色质粗、核膜厚，细胞及结构具有异型性（A、B）

三、微腺体腺病相关癌

乳腺微腺体腺病相关癌（microglandular adenosis with associated cacinoma）是指微腺体腺病或非典型微腺体腺病与原位癌和（或）浸润性癌共存，常可见微腺体腺病与癌移行过渡的病变。据报道，近 30% 的微腺体腺病伴发癌，如导管原位癌、小叶原位癌、浸润性导管癌、浸润性小叶癌、基底样癌、大汗腺癌、化生性癌、腺肌上皮癌和腺样囊性癌等。二代测序等遗传学分析表明：和三阴性癌相关的微腺体腺病以及非典型微腺体腺病与浸润性癌有相同的克隆遗传学改变，如 *TP53* 突变。因此，目前认为微腺体腺病和非典型微腺体腺病可能是一种克隆性肿瘤性病变。本节展示的病例，肿瘤组织内均可见到微腺体腺病和（或）非典型微腺体腺病样改变。

（一）微腺体腺病伴实性结节状浸润性癌

病例 11

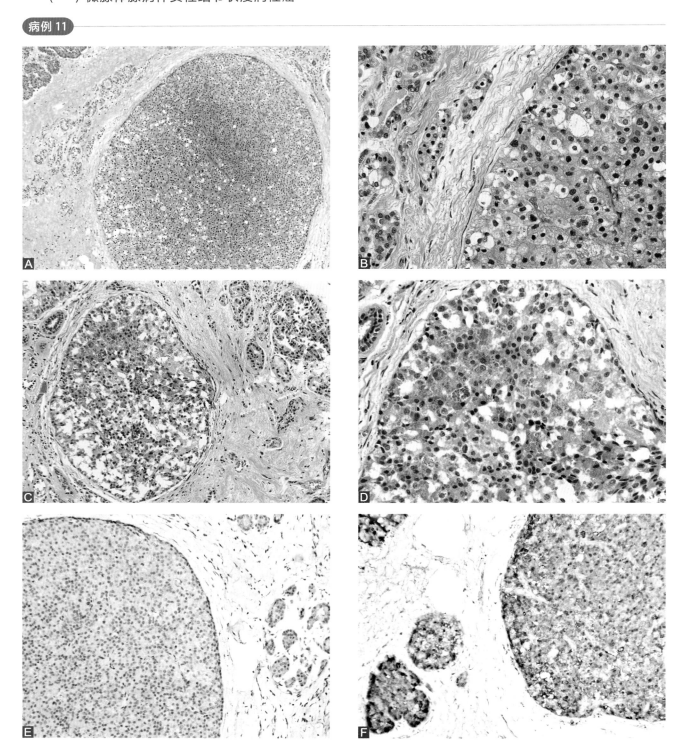

图 4-2-11　微腺体腺病相关癌。微腺体腺病的背景内可见实性癌细胞团，形状为圆形至卵圆形，其边界清楚，类似于导管原位癌，其内增生的癌细胞体积较大，细胞核不规则、深染，有异型性，细胞质透明或呈红染颗粒状（A~D）。免疫组化染色显示：p63 导管原位癌样结构呈阴性（E），S-100 蛋白呈阳性（F）

病例 12

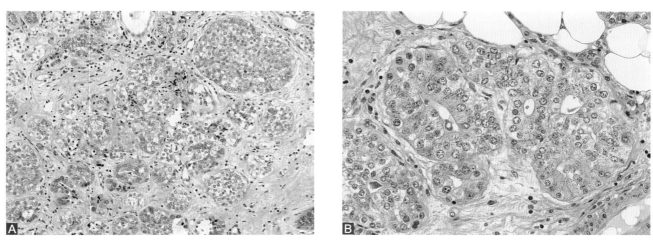

图 4-2-12　微腺体腺病相关癌。肿瘤细胞呈浸润性生长，排列呈腺管状及巢状，形状呈圆形至卵圆形，其边界清楚，类似于导管原位癌，细胞核增大呈圆形，核膜厚，染色质呈颗粒状，核仁清楚，细胞质可见粗大的红染颗粒，细胞具有较明显的异型性（A、B）

病例 13

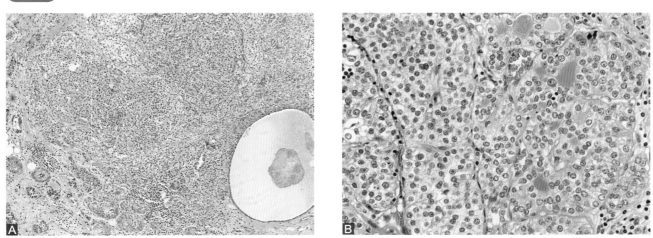

图 4-2-13　微腺体腺病相关癌。病变由排列密集的腺体构成，含有薄壁小血管的间质将其分割，呈较大的巢状、结节状，边界清楚，呈导管原位癌样，腺上皮细胞分布较均匀一致，界限清楚，细胞质淡染，核膜厚，核仁清楚，细胞有异型性（A、B）

（二）微腺体腺病伴腺管状浸润性癌

病例 14

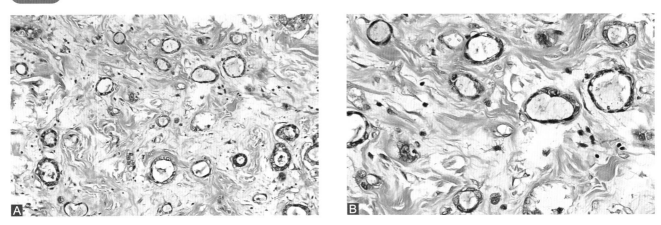

图 4-2-14　微腺体腺病相关癌。病变区域的小腺体在纤维性间质中弥漫散布、呈圆形、大小不一，腺腔开放，腔内可见少量絮状物，腺上皮细胞低矮扁平，细胞核呈圆形至卵圆形或不规则，深染或呈空泡状，可见较大的核仁，异型性明显，管周缺乏肌上皮细胞，小腺管之间的硬化间质内可见散在的单个或小簇状异型上皮细胞（A、B）

病例 15

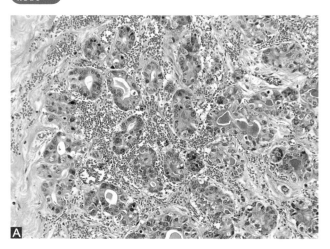
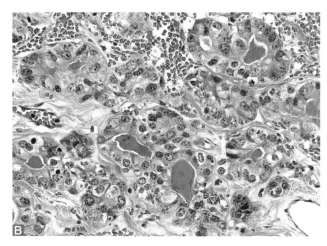

图 4-2-15　微腺体腺病相关癌。癌性腺管形态、大小差异大，部分管腔内可见嗜酸性分泌物，腺上皮细胞较大，排列紊乱，核质比增大，细胞核大小、形态不一，核仁明显、核分裂多见，细胞有明显异型性（A、B）

病例 16

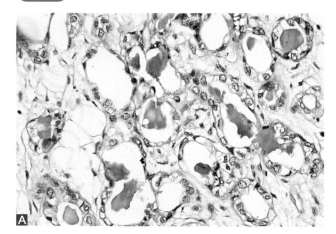
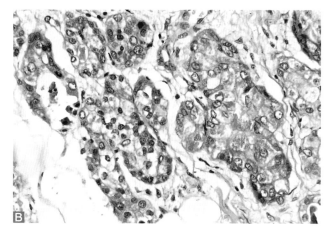

图 4-2-16　微腺体腺病相关癌。增生的腺体排列较紧密，腺腔开放，腔内有或无红染分泌物（A）；部分增生的腺体不规则，增生的腺上皮细胞拥挤，部分细胞胞质内可见粗大红染颗粒，细胞有较明显的异型性（B）

病例 17

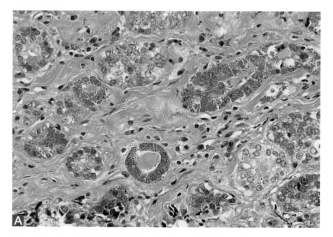
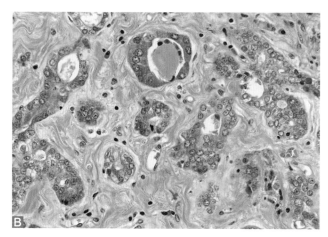

图 4-2-17　微腺体腺病相关癌。癌性腺管在硬化性间质中散在分布，呈多样性改变，部分腺体开放，呈圆形或拉长，部分管腔狭小或闭塞，内衬腺上皮细胞呈立方状至柱状，极性排列或分布紊乱，细胞核呈圆形至卵圆形，核膜厚，可见小核仁，有的细胞胞质呈明显红染粗颗粒状，有的细胞胞质空亮，呈透明细胞样，细胞有较明显的异型性（A~D）

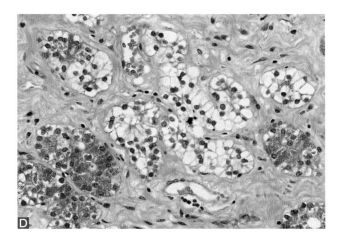

图 4-2-17 微腺体腺病相关癌（续图）

病例 18

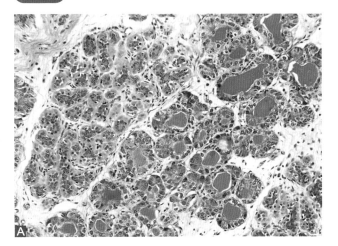
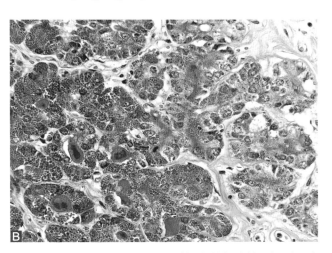

图 4-2-18 微腺体腺病相关癌。增生的腺管在小叶间呈浸润性生长，腺管大小、形状不一，内衬细胞的细胞核不规则、大小不等，排列紊乱，可见 1 个或多个小核仁，可见核分裂象，细胞质内可见弥漫分布的粗大红染颗粒，细胞有较明显的异型性，腺腔内可见浓缩分泌物（A、B）

（三）微腺体腺病伴特殊类型浸润性癌

病例 19

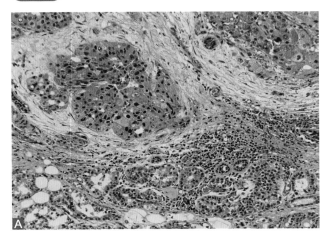
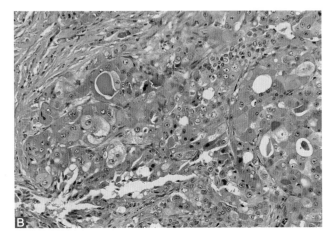

图 4-2-19 微腺体腺病相关大汗腺癌。癌细胞呈浸润性生长，呈片状至巢状分布，被较多纤维间质围绕分割，局部可见非典型微腺体腺病的小管及残留的正常小叶的腺管（A 下方）；癌细胞呈大汗腺细胞样，体积较大，细胞质红染，呈细颗粒状，细胞核呈空泡状，核膜清楚，核仁显著，核分裂象易见，具有明显异型性（A~C）

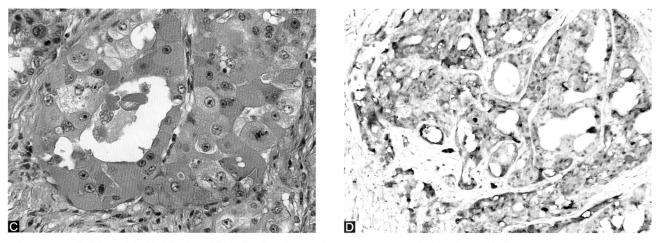

图 4-2-19 微腺体腺病相关大汗腺癌（续图）。免疫组化染色显示：S-100 蛋白癌细胞呈阳性（D）

病例 20

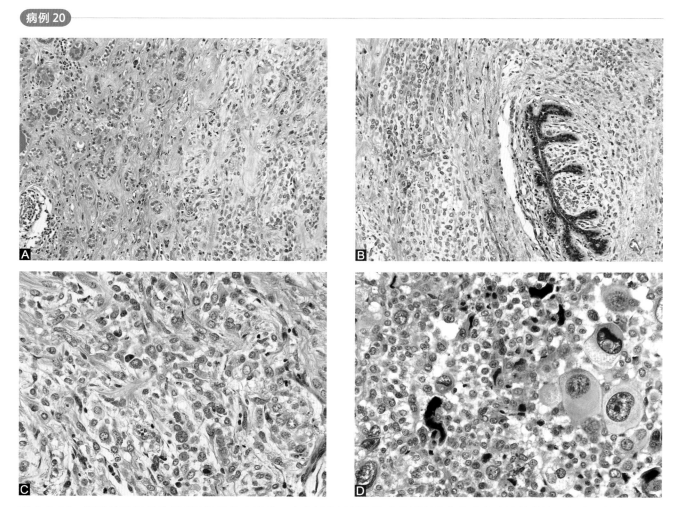

图 4-2-20 微腺体腺病相关多形性浸润性小叶癌。病变部分区域可见非典型微腺体腺病的小管状结构，部分区域为浸润性小叶癌改变（A）；癌细胞呈单行排列，围绕导管浸润形成"靶样"结构（B）；癌细胞黏附性差，细胞核大小不一，多形性和异型性明显，部分癌细胞具有显著的嗜酸性颗粒状细胞质（C）；局部可见奇异型瘤巨细胞（D）

病例 21

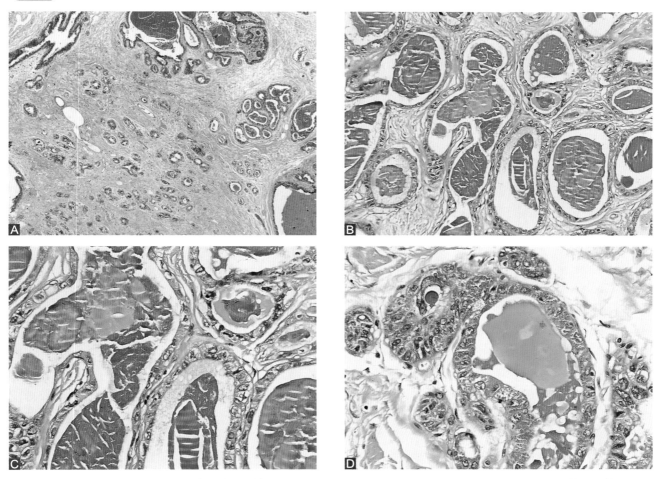

图 4-2-21　微腺体腺病相关浸润性囊性高分泌性癌。病变局部有非典型微腺体腺病改变，周围可见大小不等的囊状扩大的腺管，被覆上皮细胞呈立方状，细胞质空淡，部分细胞胞质内含有粗大嗜酸性颗粒，细胞有明显异型性，管腔内有甲状腺胶质样分泌物（A~D）。此例 S-100 蛋白癌性腺管呈阳性，CK5/6、HER2、ER、PR 及其他肌上皮细胞标记物均呈阴性

病例 22

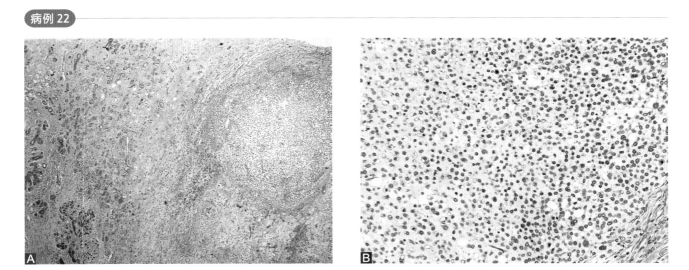

图 4-2-22　微腺体腺病相关化生性癌。在微腺体腺病病灶内可见多个异质性肿瘤性结节，其界限相对清楚（A）；结节内可见丰富的淡蓝色黏液样或黏液软骨样基质，癌细胞疑似位于由黏液软骨样基质形成的陷窝样结构中，细胞核有异型性，部分癌细胞可见细胞质内空泡（B、C）

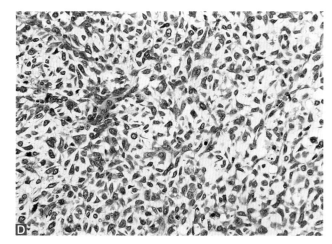

图 4-2-22 微腺体腺病相关化生性癌（续图）。部分区域癌细胞呈短梭形、星形或不规则形，细胞异型性明显（D）

四、诊断及鉴别诊断

许多乳腺疾病都可能出现微腺体样的形态改变，如小管型腺病、腺肌上皮瘤、腺泡细胞癌和小管癌等。需要综合疾病的全部特征，进行全面分析和判断。

1. 小管癌 在乳腺腺病中，微腺体腺病是唯一缺失肌上皮细胞的病变，这一特点使其与其他类型的腺病得以鉴别，但同时却增加了与癌鉴别的难度。与微腺体腺病组织学最相似的是小管癌。小管癌常呈星芒状浸润，破坏周围小叶，且常有促纤维组织增生，小管成角或呈泪滴状，管腔开放，腔内少有红染分泌物，上皮细胞常有胞突，周围常见平坦型上皮非典型增生和（或）低级别导管原位癌。微腺体腺病中，尽管腺体分布杂乱，但并不浸润破坏周围正常乳腺小叶，腺体无肌上皮细胞但仍有基膜，缺乏促纤维组织增生。免疫组化染色显示：微腺体腺病 S-100 蛋白呈阳性，ER 呈阴性；而小管癌 S-100 蛋白呈阴性，ER 呈克隆性阳性。

2. 腺泡细胞癌 有人认为微腺体腺病可能是腺泡细胞癌的前驱病变，两者有很多相似之处。组织形态学，两者都可呈微腺体样生长方式，细胞比较温和，细胞质空淡或有嗜酸性颗粒；免疫组化染色，两者均为三阴性及 S-100 蛋白呈阳性。基因水平，两者具有相同的分子学特征。两者的区别在于，微腺体腺病的腺管整齐，细胞无异型性，腺管有基膜包围，EMA 一般呈阴性。而腺泡细胞癌的腺管不规则，细胞有异型性，腺管周围无基膜，可表现为实性结节状生长方式，亦可有粉刺状坏死，细胞质内可见双嗜性酶原性颗粒，EMA 及腺泡细胞标记物（溶菌酶、淀粉酶等）呈阳性。

第三节　乳头状瘤病型乳腺增生症

乳头状瘤病型乳腺增生症（papillomatosis hyperplasia of the breast）是一种发生在终末导管小叶单位，以上皮增生，特别是有明显的乳头状或乳头状瘤样增生为主要表现的乳腺良性增生疾病。病变通常呈复杂组织学图像，除了有广泛腺管内乳头状或乳头状瘤样增生，还有各种腺病、导管内增生（包括柱状细胞增生及普通型导管增生）及大汗腺化生等改变，少数病例可伴发导管原位癌或小叶原位癌。一般认为乳头状瘤病型乳腺增生症与周围型导管内乳头状瘤是两种不同的疾病，但在组织形态学上两者可有某些重叠及相似之处，因此，也有学者认为两者是同一类型的疾病。

一、乳头状瘤病型乳腺增生症

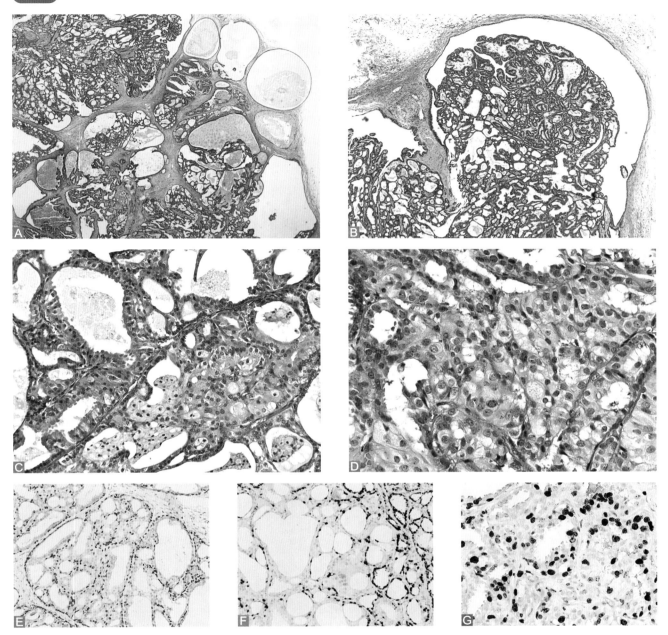

图 4-3-1 乳头状瘤病型乳腺增生症。乳腺增生症中的腺管呈不同程度扩张，可见多发性导管内乳头状增生（A）；扩张的导管内可见复杂乳头状结构、腺管增生及大汗腺化生（B）；部分大汗腺化生细胞呈泡沫状（C）；部分增生腺管内衬上皮细胞胞质淡染，细胞无异型性（D）。免疫组化染色显示：p63 肌上皮细胞呈阳性（E），ER 部分细胞呈阳性（F），Ki67 局部增殖指数较高（G）

病例 2

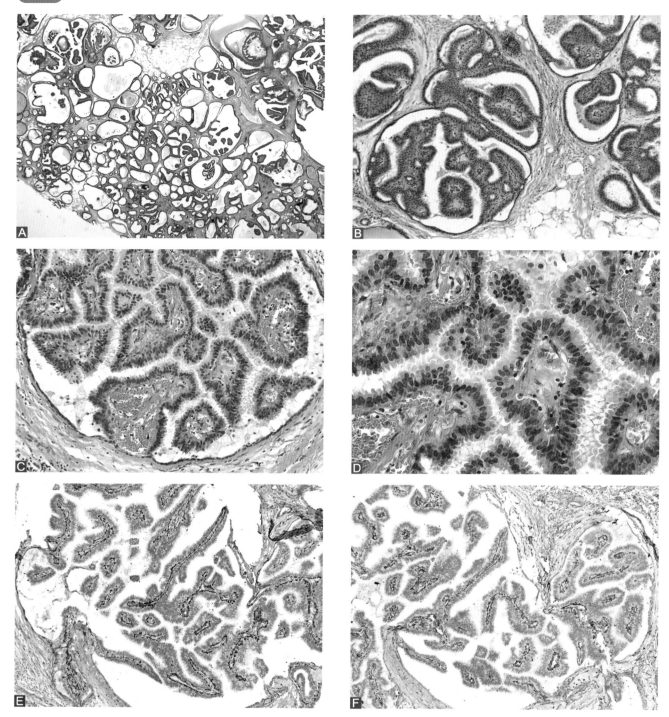

图 4-3-2　乳头状瘤病型乳腺增生症。乳腺增生症中的腺管扩张，可见多发性导管内乳头状结构（A）；扩张的小导管内可见乳头状增生（B）；乳头为真性乳头状结构，即中央具有纤维血管轴心，表面被覆柱状上皮（C）；上皮细胞呈单层或假复层，细胞温和，有胞突，排列有极性（D）。免疫组化染色显示：calponin（E）及 SMA（F）肌上皮细胞均呈阳性

病例 3

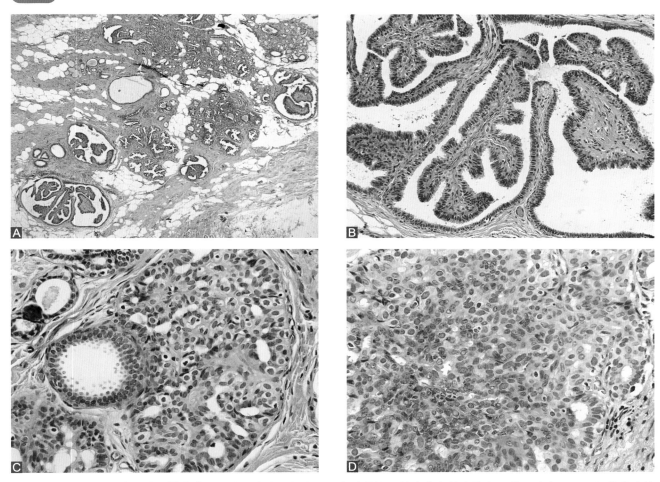

图 4-3-3　乳头状瘤病型乳腺增生症。乳腺增生症，部分可见小叶结构，其中夹杂扩张的小导管，腔内可见明显的乳头状结构（A）；乳头有分支，具有较粗大的纤维血管轴心，表面被覆增生的柱状上皮（B）；部分区域可见柱状细胞增生，腺管周围的肌上皮细胞亦有增生（C）；局部呈实性旺炽性导管上皮增生，细胞呈普通型导管增生的形态特征（D）

二、乳头状瘤病型乳腺增生症内小叶原位癌

乳头状瘤病型乳腺增生症内小叶原位癌（lobular carcinoma in situ in papillomatosis hyperplasia）是指发生于乳头状瘤病型乳腺增生症内的小叶原位癌，常伴有腺管内派杰样播散。

病例 4

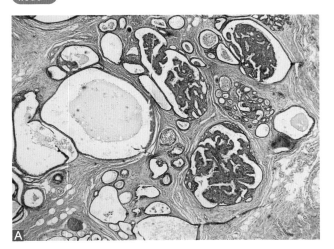
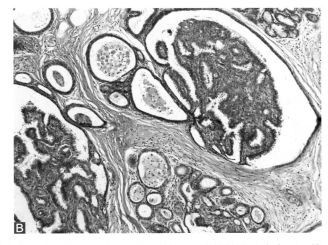

图 4-3-4　乳头状瘤病型乳腺增生症内小叶原位癌。病变呈乳头状瘤病型乳腺增生症组织学改变，腺管扩张呈大小不一的囊状，腺腔内有稀薄分泌物，部分腺腔内可见分枝状乳头状结构（A、B）

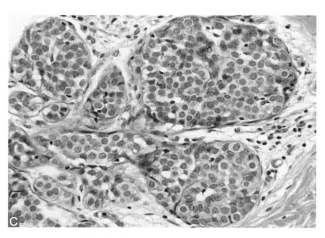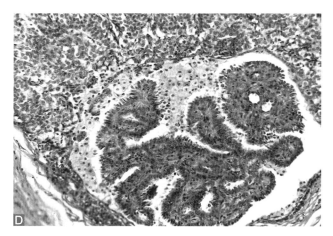

图 4-3-4　乳头状瘤病型乳腺增生症内小叶原位癌（续图）。局部可见实性腺泡样结构，增生的上皮细胞呈小叶原位癌细胞特征（C）；乳头状增生的导管周围可见小叶原位癌细胞密集生长，累及导管壁（D）

三、乳头状瘤病型乳腺增生症内导管原位癌

乳头状瘤病型乳腺增生症内导管原位癌（ductal carcinoma in situ in papillomatosis hyperplasia）是指发生于乳头状瘤病型乳腺增生症内的导管原位癌，可有不同的核级。

病例 5

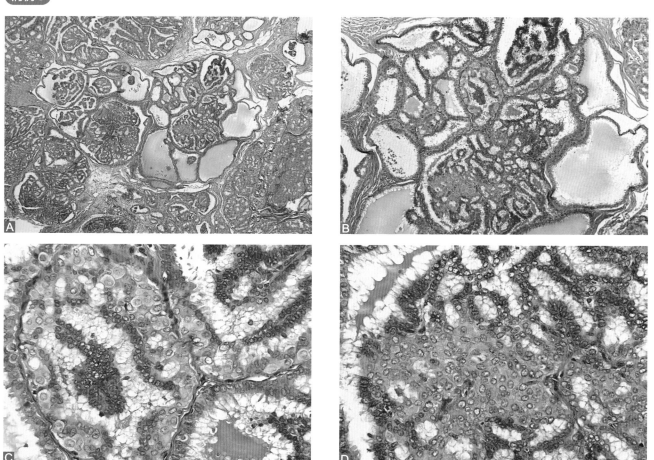

图 4-3-5　乳头状瘤病型乳腺增生症内导管原位癌。病变呈乳头状瘤病型乳腺增生症组织学改变，其中多数扩张的导管内可见乳头状结构，乳头分支复杂（A）；导管内乳头状病变被覆上皮细胞呈柱状、排列拥挤，细胞核深染，部分乳头状结构中央区域及腺管内衬的增生上皮细胞呈片状或复层，胞质淡染（B）；淡染的增生细胞群沿导管基膜侧生长，并将深染的柱状上皮细胞推向管腔侧，显示导管原位癌在导管内的派杰样播散（C、D）；片状分布的淡染细胞占据乳头状结构大部分，呈中级别导管原位癌形态，细胞相对一致，界限清楚，细胞核呈空泡状，可见核仁（D）

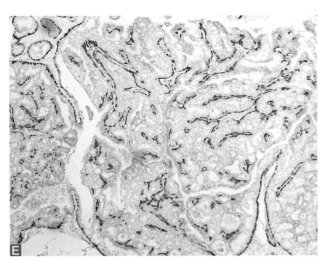
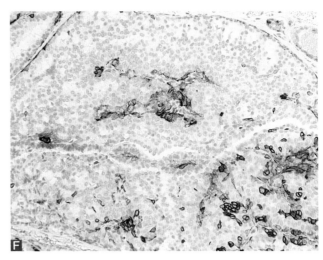

图 4-3-5　乳头状瘤病型乳腺增生症内导管原位癌（续图）。免疫组化染色显示：calponin 肌上皮细胞呈阳性（E），CK5/6 癌细胞呈阴性，普通型增生细胞及部分肌上皮细胞呈阳性（F）

第四节　纤维囊性乳腺病

纤维囊性乳腺病（fibrocystic breast disease）是非常多见的乳腺良性增生性病变。这一组病变，迄今尚无被一致认可的命名。诊断中可能出现不同名称，包括乳腺囊肿病、囊性乳腺病、乳腺囊性增生、乳腺结构不良、乳腺增生症等。这些不同名称，反映了不同作者对这一组病变本质或特点的不同认识。本节使用纤维囊性乳腺病这一术语，是指肉眼或显微镜下可见囊肿结构的一组乳腺增生症，常伴有大小不一的囊肿、多少不等的纤维化、程度不同的腺管和（或）上皮增生，以及不规则的钙化，病变中常见大汗腺化生及慢性炎症反应，某些大汗腺型乳头状病变可缺少肌上皮细胞，在与浸润性癌做鉴别时需特别慎重。纤维囊性乳腺病与癌发生的关系一直备受关注，多数病例并不是癌前病变。少数病例可伴有非典型增生（平坦型上皮非典型增生及非典型导管增生），甚至发生导管原位癌或小叶原位癌。

一、纤维囊性乳腺病

病例 1

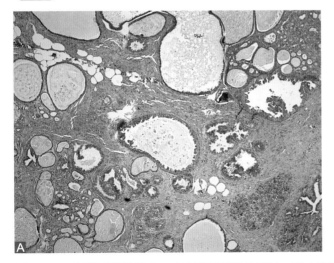
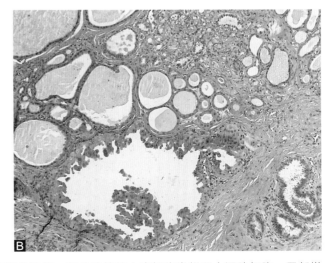

图 4-4-1　纤维囊性乳腺病。病变可见多发性囊肿，囊内有红染分泌物，部分腺管的上皮细胞类似于大汗腺细胞，局部增生呈簇状、乳头状隆起（A、B）

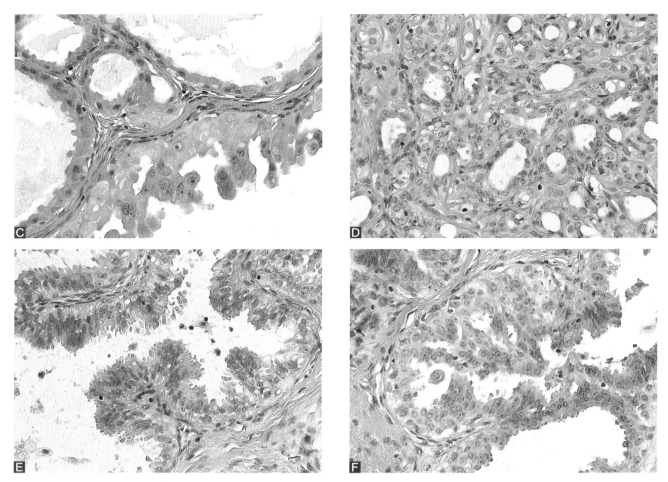

图 4-4-1　纤维囊性乳腺病（续图）。可见大汗腺细胞化生增生（C）、腺病样小腺体和间质增生（D）、柱状上皮细胞增生（E）以及普通型导管增生（F）

病例 2

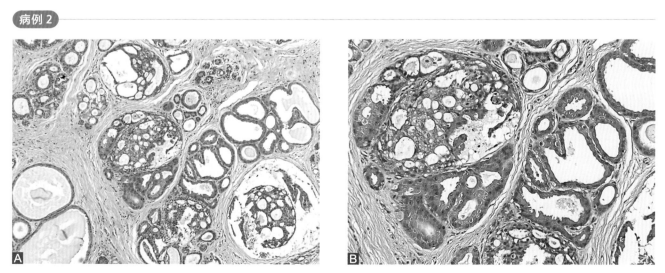

图 4-4-2　纤维囊性乳腺病。小叶内外腺管增生，可见大小不一的囊肿，内衬大汗腺细胞，囊腔内有稀薄分泌物（A）；部分呈普通型导管增生，伴大汗腺细胞化生增生（B、C）

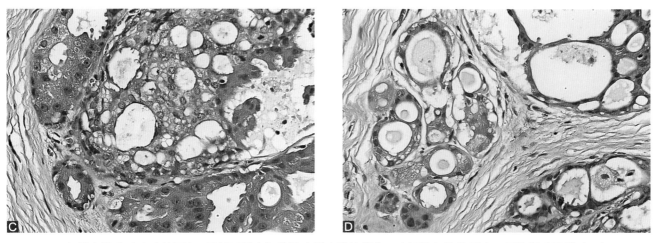

图 4-4-2 纤维囊性乳腺病（续图）。局部可见大汗腺腺病样小腺管增生，大汗腺细胞胞质内可见脂褐素颗粒（D）

病例 3

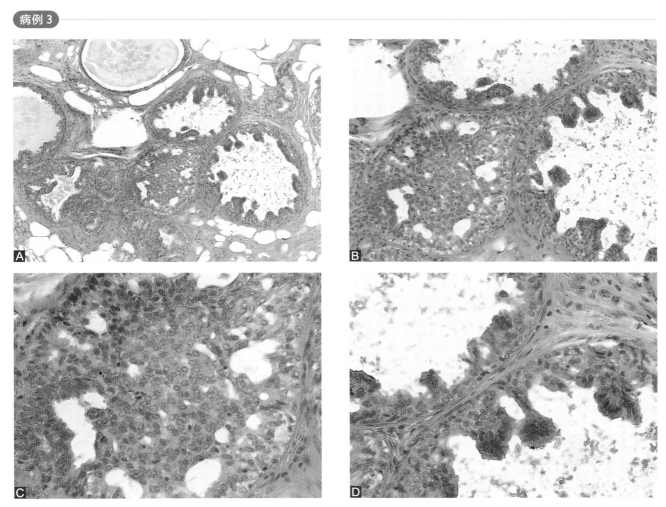

图 4-4-3 纤维囊性乳腺病。乳腺增生症，部分腺体扩张呈囊肿样，衬覆大汗腺样上皮细胞，部分腺体上皮增生呈微乳头状或实性（A、B）；部分腺管呈普通型旺炽性导管增生，可形成不规整的窗孔（C）；在柱状上皮增生基础上，出现簇状、微乳头状增生结节（D）

病例 4

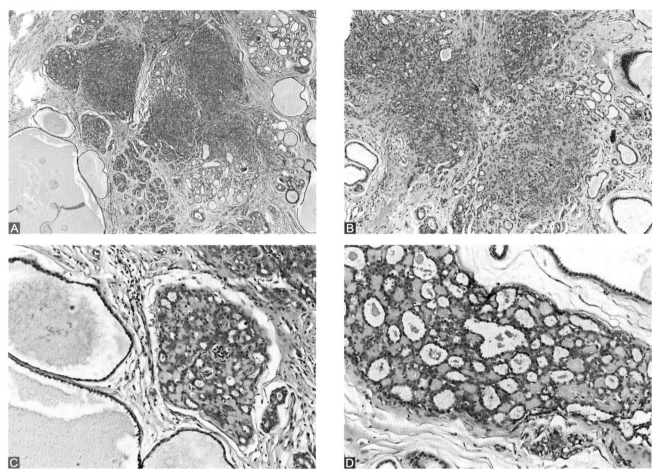

图 4-4-4　纤维囊性乳腺病。乳腺增生症，可见硬化性腺病及多个小囊肿，囊内有稀薄液体（A、B）；囊肿衬覆上皮细胞低矮，但仍可见顶泌突起，亦可见导管内上皮呈筛孔状增生，筛孔内可见均质红染物质，具有胶原小球的形态特点（C、D）

二、纤维囊性乳腺病伴非典型导管增生

纤维囊性乳腺病伴非典型导管增生（fibrocystic breast disease with atypical ductal hyperplasia）常为多发性，病变小，容易被遗漏。

病例 5

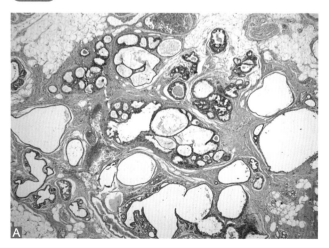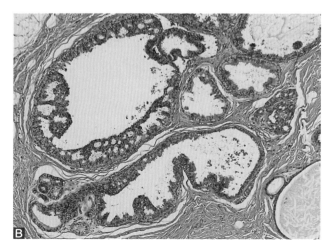

图 4-4-5　纤维囊性乳腺病伴非典型导管增生。病变可见多发性小囊肿及导管内增生性病变，导管扩张，上皮有不同程度增生，形成具有不规则窗孔的花边样结构（A、B）

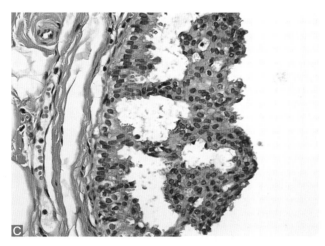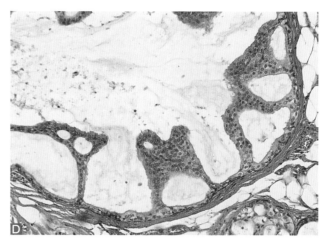

图 4-4-5 纤维囊性乳腺病伴非典型导管增生（续图）。增生的细胞呈普通型导管增生的形态改变，形成的窗孔不规则，细胞桥较纤细，细胞排列缺乏极向（C）；局部导管内增生的细胞呈较为规整的筛孔和拱桥状，排列有极向，细胞大小较一致，细胞具有轻度异型性（病变范围直径小于 2 mm）（D）

三、纤维囊性乳腺病伴小叶原位癌

纤维囊性乳腺病伴小叶原位癌（fibrocystic breast disease with lobular carcinoma in situ）多为经典型小叶原位癌，可伴有派杰样腺管内播散，应注意排除其他类型小叶原位癌。

病例 6

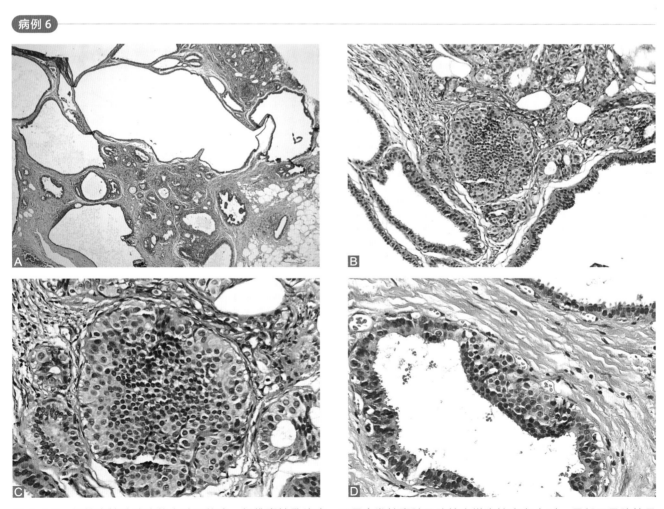

图 4-4-6 纤维囊性乳腺病伴小叶原位癌。纤维囊性乳腺病，可见多发性囊肿及腺管内增生性病变（A）；局部可见腺管呈实性增生膨大，扩张的导管衬覆的柱状上皮细胞出现增生（B）；局部可见膨大的腺管由形态单一、整齐排列的细胞充填，外周细胞稍大，呈小叶原位癌细胞形态（B、C）；柱状上皮细胞下可见和图 C 相似的癌细胞，呈派杰样蔓延浸润（D）

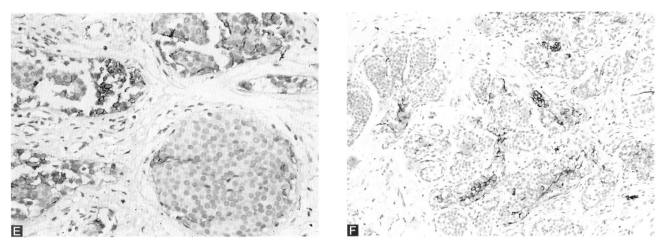

图 4-4-6　纤维囊性乳腺病伴小叶原位癌（续图）。免疫组化染色显示：E-cadherin（E）及 CK5/6（F）癌细胞呈阴性

四、纤维囊性乳腺病伴导管原位癌

纤维囊性乳腺病伴导管原位癌（fibrocystic breast disease with ductal carcinoma in situ）可有不同的核级，特别要注意低核级导管原位癌的诊断。

病例 7

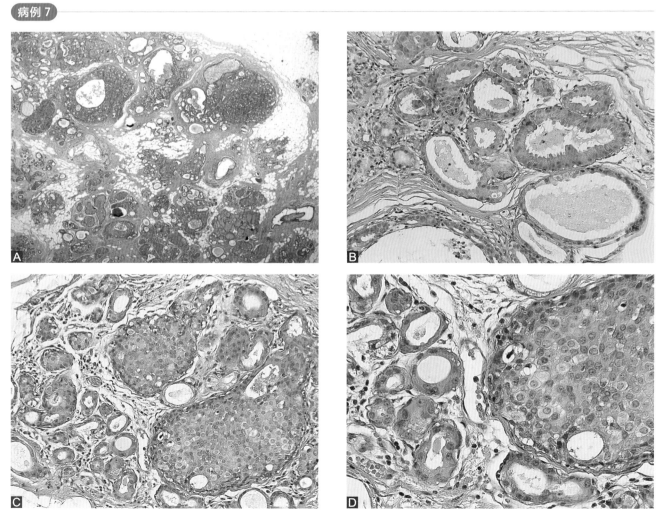

图 4-4-7　纤维囊性乳腺病伴导管原位癌。纤维囊性乳腺病，可见多发性小囊肿、腺体增生、导管内增生及大汗腺化生（A、B）；大汗腺腺病内可见肿瘤性导管增生，细胞形态较一致，界限清楚，细胞核呈圆形，核仁明显，呈中级别导管原位癌形态学改变（C、D）

第五节　复杂硬化性病变 / 放射状瘢痕

乳腺复杂硬化性病变（complex sclerosing lesions）/ 放射状瘢痕（radial scar）是一种较少见的良性增生性病变，由于间质增生、纤维化、硬化，挤压牵拉增生的终末导管小叶单位，造成乳腺小叶变形和结构扭曲、破坏，导致其在影像学、肉眼检查及低倍镜下呈星芒状 / 放射状改变，类似浸润性癌的形态，容易误诊。复杂硬化性病变指肉眼可见的较大病变，结构更加复杂，伴有更显著的导管上皮增生和间质硬化；放射状瘢痕指表现为星芒状结构的镜下小病变，直径小于 1 cm。2019 年 WHO 乳腺肿瘤分类推荐可用的同义词还有放射状硬化性病变、良性硬化性导管增生，不推荐使用硬化性乳头状病变、硬化性增生、非囊性硬化性病变和浸润性上皮病等。复杂硬化性病变与癌的关系尚无一致意见，但有研究认为，复杂硬化性病变会增加进展为乳腺癌的风险。

一、典型复杂硬化性病变

乳腺典型复杂硬化性病变常呈明显的分区改变，即中央为瘢痕区，外周为增生区。中央瘢痕区的纤维组织增生、胶原化玻璃样变性伴弹力组织变性，其内埋陷的腺体扭曲变形。外周增生区主要是腺管和上皮的增生，可表现为各种良性增生的形态改变。增生导管周围的间质内常见呈腺管状、小巢状、小簇状及单个分布的腺鳞状细胞增生。

（一）分区改变

病例 1

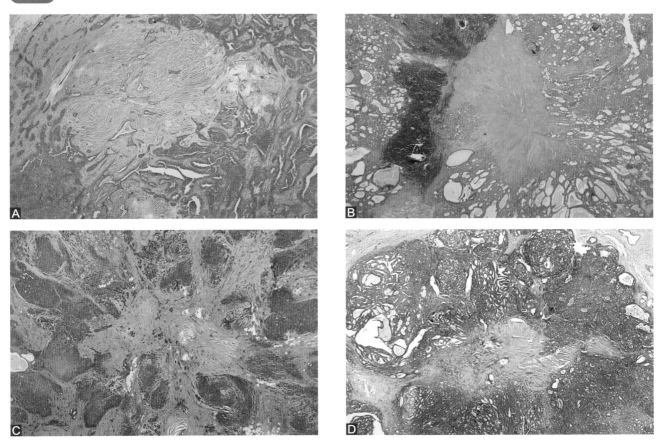

图 4-5-1　典型复杂硬化性病变的分区改变。图为 4 个病例组合。病变呈分区改变，中央为瘢痕区，外周为增生区，中央瘢痕区范围不等，形状不规则，细胞成分少，有的中央瘢痕区呈放射状向增生区延伸，外周增生区的腺管及上皮明显增生，分布密集（A~D）

（二）中央瘢痕区的变形扭曲腺体

病例 2

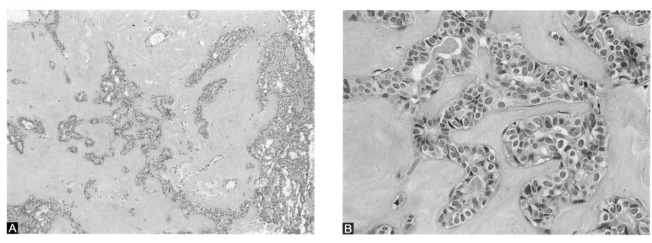

图 4-5-2　典型复杂硬化性病变的中央瘢痕区。图示中央瘢痕区明显硬化玻璃样变性，其中埋陷的腺体扭曲变形，上皮呈良性形态改变，腺体外周局部可见肌上皮细胞（A、B）

病例 3

图 4-5-3　典型复杂硬化性病变的中央瘢痕区。病变呈分区改变，中央瘢痕区硬化玻璃样变性，呈瘢痕样，其中埋陷的腺体呈实性小巢状或条索状，有的呈尖角状，上皮细胞无异型性，周围肌上皮细胞不明显，呈假浸润样改变（A、B）。免疫组化染色显示：CK5/6 腺上皮细胞呈斑驳阳性（C），p63 腺管外围肌上皮细胞呈阳性（D）

病例 4

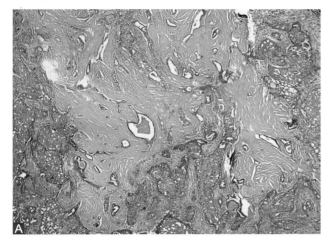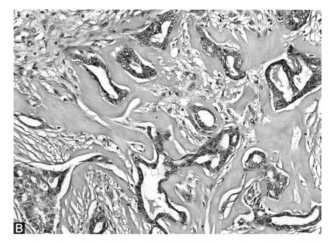

图 4-5-4 典型复杂硬化性病变的中央瘢痕区。病变呈分区改变，中央瘢痕区不规则，间质明显胶原化。其中埋陷的腺体变形扭曲，形状不规则，有的腺体呈尖角状，像是被"放置"于胶原间质中，腺上皮细胞无异型性，肌上皮细胞不明显，腺管周围的间质玻璃样变性，远处间质较为疏松，散布梭形细胞（A、B）

病例 5

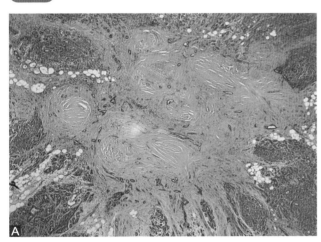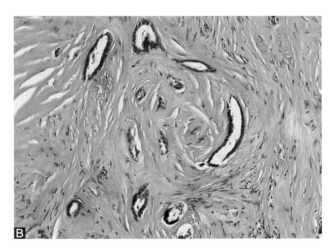

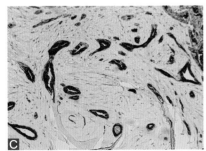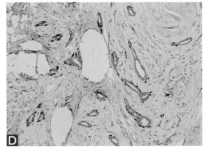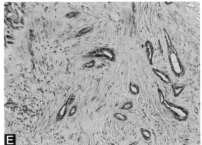

图 4-5-5 典型复杂硬化性病变的中央瘢痕区。病变呈分区改变，中央瘢痕区较大，纤维瘢痕组织呈放射状插入腺管增生区，局部进入周围脂肪组织中，埋陷其中的腺管拉长，呈弧形或尖角状，散在无序分布，细胞无异型性，肌上皮细胞不明显（A、B）。免疫组化染色显示：CK5/6 腺管呈阳性（C），p63 腺管外周肌上皮细胞呈阳性（D），calponin 部分腺管呈阴性（E）

病例 6

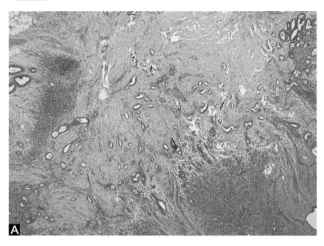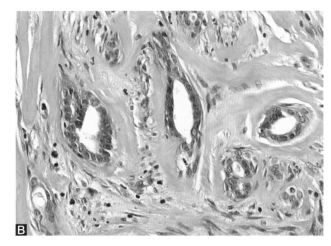

图 4-5-6　典型复杂硬化性病变的中央瘢痕区。病变呈分区改变，中央瘢痕区的纤维硬化间质延伸进入腺体增生区，瘢痕区内散布扭曲变形的小腺管，小腺管拉长，一端或两端成角，细胞无异型性，有的可见肌上皮，腺管周围有玻璃样变性的胶原纤维围绕，其间的间质较为疏松，可见纤维细胞及肥大细胞（A、B）

病例 7

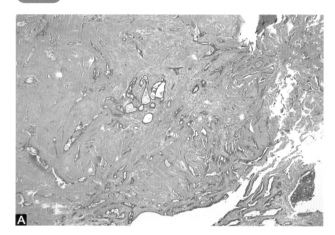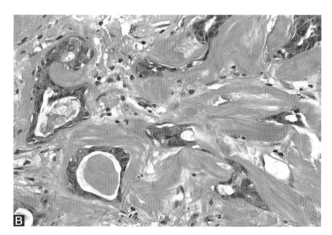

图 4-5-7　典型复杂硬化性病变的中央瘢痕区。图示具有较大中央瘢痕区的病变，瘢痕硬化区范围较大，其中埋陷少数腺体结构，因受硬化纤维间质挤压牵拉而扭曲变形或狭窄，细胞无异型性，肌上皮细胞不明显，腺管周围间质明显硬化玻璃样变性（A、B）

（三）中央瘢痕区的弹性组织变性

病例 8

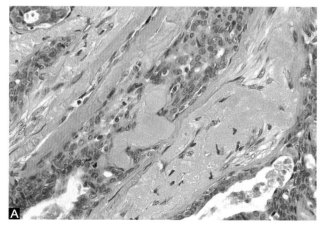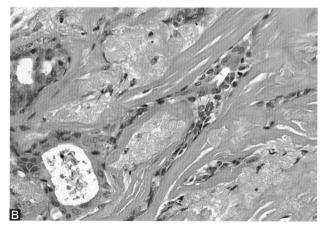

图 4-5-8　典型复杂硬化性病变的中央瘢痕区。病变的中央瘢痕区内可见被挤压而扭曲变形的腺管，腺上皮细胞无异型性，有的可见肌上皮细胞，腺管周围可见断续的玻璃样变性的胶原纤维，其间有片状弹性组织变性，呈淡粉色均质细颗粒状（A~D）

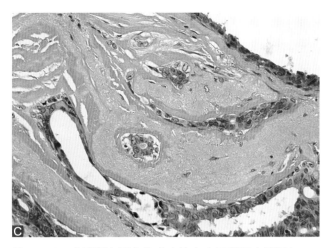

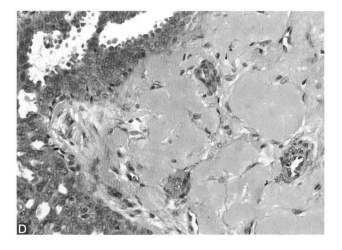

图 4-5-8 典型复杂硬化性病变的中央瘢痕区（续图）

（四）腺管增生区的旺炽性导管增生

病例 9

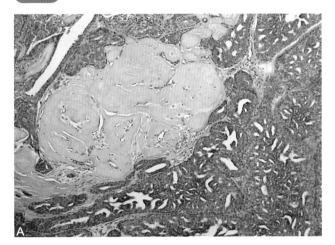

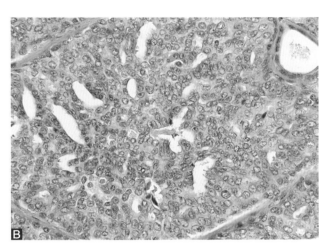

图 4-5-9 典型复杂硬化性病变的腺管增生区。病变呈明显分区改变，中央瘢痕区外侧的腺管增生区腺体分布密集，呈旺炽性导管增生，于管腔内形成不规则裂隙状腔隙，细胞呈普通型导管增生的形态特征（A、B）

病例 10

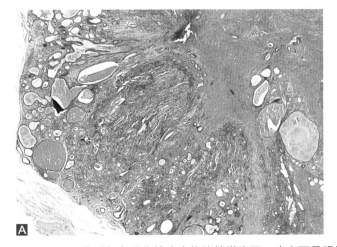

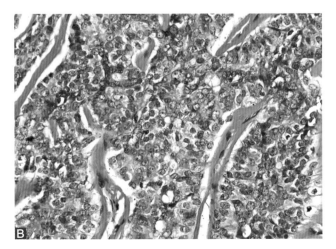

图 4-5-10 典型复杂硬化性病变的腺管增生区。病变可见明显的分区改变，瘢痕样组织呈放射状延伸至腺体增生区，推挤腺体，使增生区呈现圆弧状边缘，形成舌状结构，增生区腺体密集，外侧腺体扩张，腺上皮显著增生，细胞呈普通型导管增生的形态特征（A、B）

病例 11

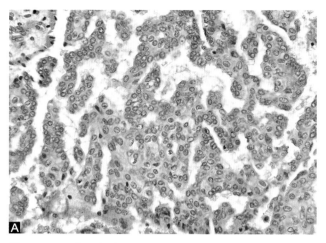 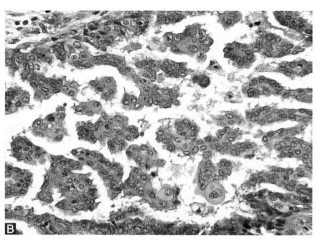

图 4-5-11　典型复杂硬化性病变的腺管增生区。显示病变的腺管增生区，其呈复杂的导管内乳头状至微乳头状增生，部分区域融合，细胞呈普通型导管增生的形态特征（A、B）

病例 12

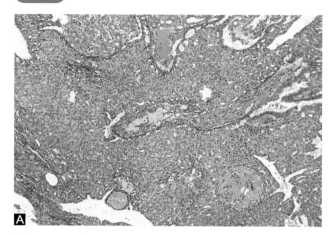 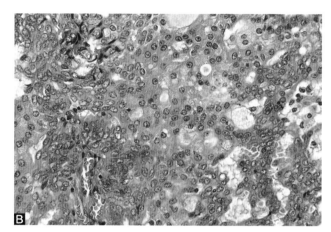

图 4-5-12　典型复杂硬化性病变的腺管增生区。显示病变的腺管增生区，其呈旺炽性导管增生，细胞呈普通型导管增生的形态特征，部分区域可见大汗腺细胞化生，细胞体积较大，细胞质丰富，呈嗜酸性颗粒状（A、B）

（五）腺管增生区的旺炽性腺病

病例 13

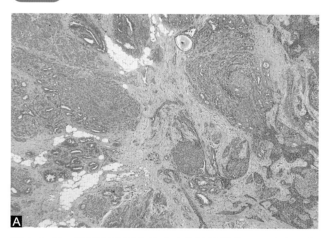 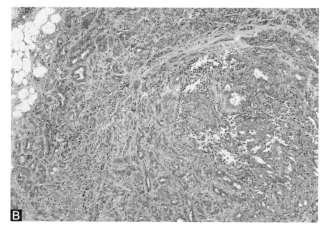

图 4-5-13　典型复杂硬化性病变的腺管增生。病变呈分区改变，中央瘢痕区的纤维组织呈放射状插入腺管增生区，局部可见脂肪组织（A）；腺管增生区呈结节性旺炽性腺病改变，腺管密集增生，有的管腔狭小或闭塞，腺上皮细胞核增大，呈圆形至卵圆形的泡状，可见小核仁，局部肌上皮细胞核呈梭形，腺管周围纤维组织增生玻璃样变性（B～D）

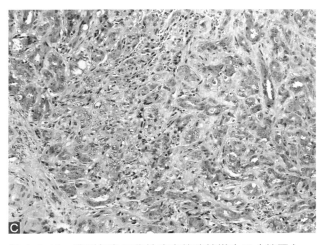
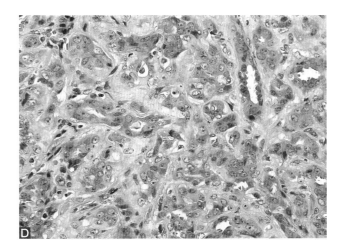

图 4-5-13　典型复杂硬化性病变的腺管增生区（续图）

病例 14

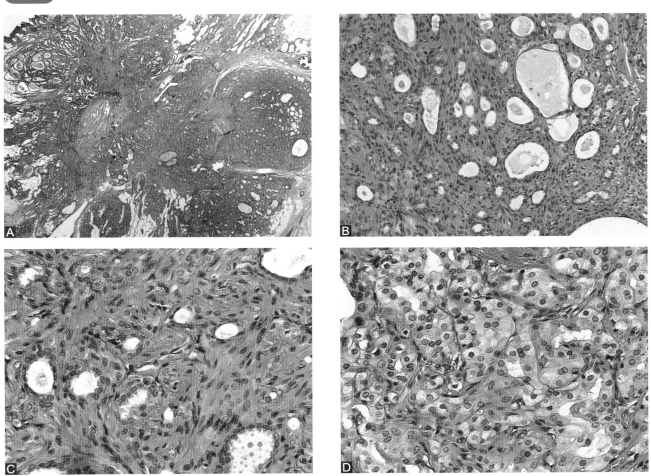

图 4-5-14　典型复杂硬化性病变的腺管增生区。病变呈分区改变，中央瘢痕区周围的腺管增生区被纤维组织分割，呈结节状（A）；结节内呈旺炽性硬化性腺病改变，增生的腺管出现扩张或狭小，周围肌上皮细胞明显增生，细胞质红染，细胞核呈梭形，局部腺管密集，上皮增生，细胞无异型性（B~D）

（六）腺鳞状细胞增生

病例 15

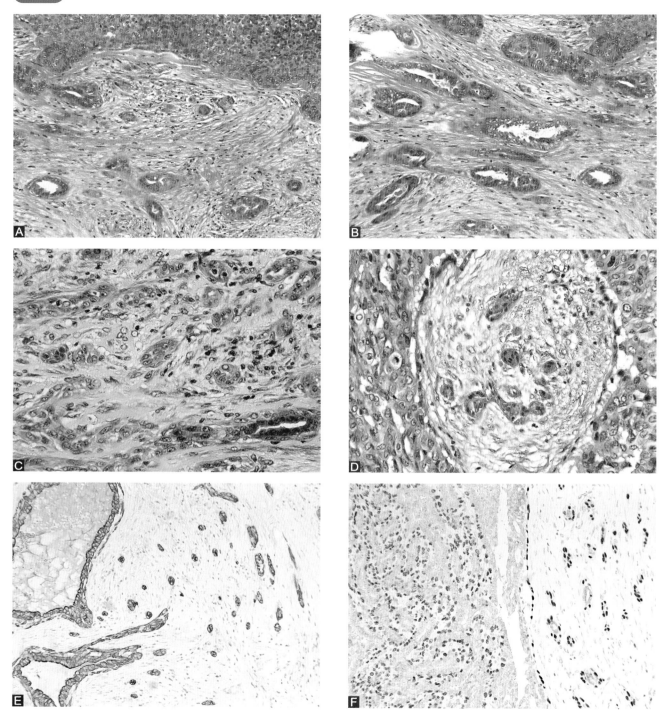

图 4-5-15　典型复杂硬化性病变中的腺鳞状细胞增生。图为 4 个病例组合。旺炽性导管增生，导管周围纤维组织增生，富含纤维－肌成纤维细胞，其中散布腺管状、小巢状、簇状及单个细胞，细胞界限不清，细胞质红染，细胞核呈空泡状或深染，具有腺鳞状细胞特征（A~D）。免疫组化染色显示：CK5/6（E）及 p63（F）腺鳞状增生细胞呈阳性

（七）良性坏死

病例 16

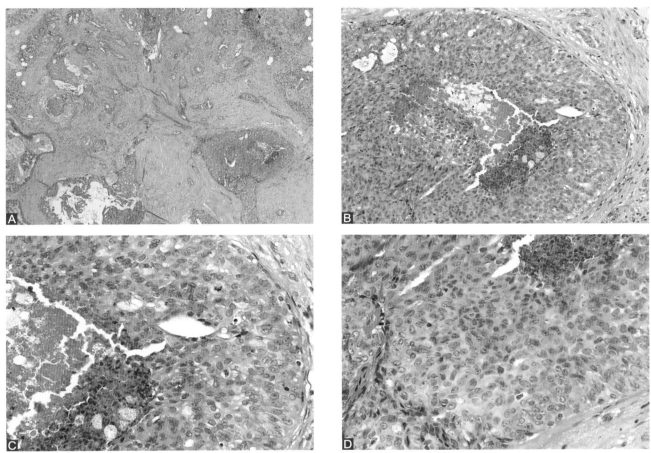

图 4-5-16 典型复杂硬化性病变的良性坏死。病变呈分区改变，其中可见导管明显膨大，上皮细胞呈旺炽性增生改变，中央有灶状或碎屑状凝固性坏死，坏死周围有数层细胞，其具有普通型导管增生细胞形态特征，亦可见"成熟"现象（A~D）

二、变异型复杂硬化性病变

乳腺变异型复杂硬化性病变缺乏分区改变，表现为腺管及上皮细胞增生与纤维瘢痕组织混杂分布的复杂图像。其上皮细胞增生常更为显著、腺体扭曲变形更明显，甚至可出现坏死，亦可伴有肿瘤性增生。

（一）结构紊乱、缺乏分区改变

病例 17

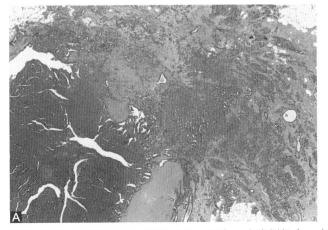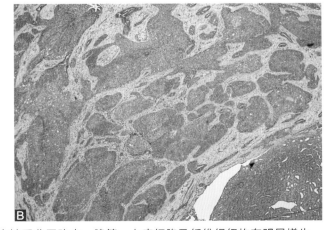

图 4-5-17 变异型复杂硬化性病变。图为 4 个病例组合。病变缺乏分区改变，腺管、上皮细胞及纤维组织均有明显增生，相互混杂，结构紊乱，形成复杂多样的组织学图像（A~D）

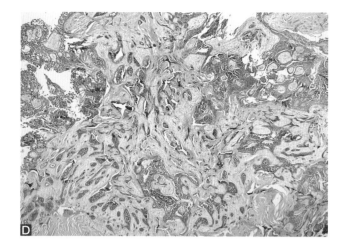

图 4-5-17　变异型复杂硬化性病变（续图）

（二）旺炽性导管增生

病例 18

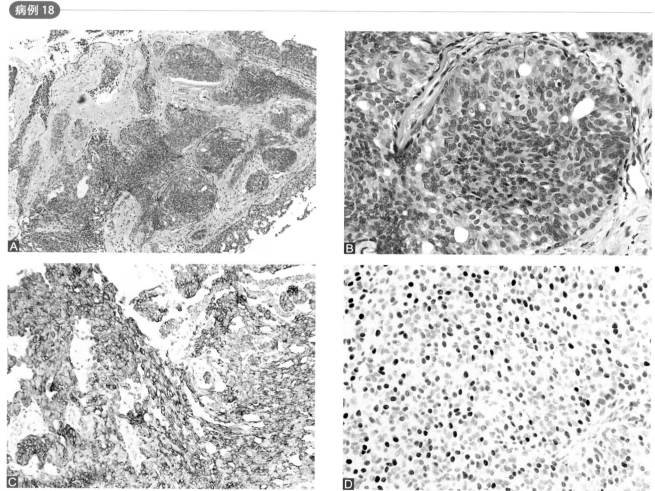

图 4-5-18　变异型复杂硬化性病变的旺炽性导管增生。病变分区不明显，在纤维硬化间质中可见实性旺炽性增生的腺体，相互连接融合，呈不规则片状，细胞具有普通型导管增生细胞形态特征，亦可见"成熟"现象（A、B）。免疫组化染色显示：CK5/6 导管内增生的细胞呈斑驳阳性（C），ER 部分细胞呈阳性（D）

病例 19

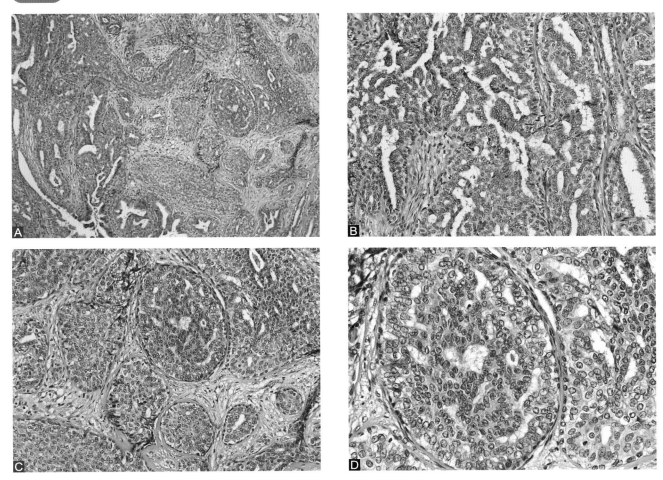

图 4-5-19 变异型复杂硬化性病变的旺炽性导管增生。病变缺乏分区改变，腺管上皮细胞呈旺炽性增生改变，细胞具有普通型导管增生细胞形态特征，亦可见不规则裂隙样腔隙及"成熟"现象，间质增生，部分较为疏松，可见较多梭形细胞（A~D）

（三）假浸润样改变

病例 20

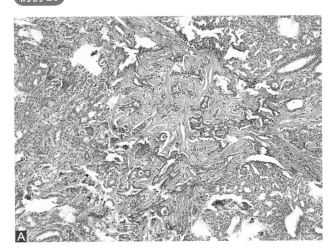
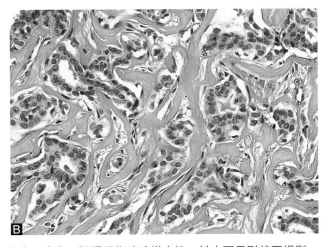

图 4-5-20 变异型复杂硬化性病变的假浸润样改变。病变无明显分区改变，间质硬化玻璃样变性，其中可见形状不规则、扭曲变形的腺体，形态各异，腺上皮细胞无异型性，肌上皮细胞不明显，呈假浸润样改变，但仍显示腺体"摆放"于间质中，而非破坏间质浸润性生长（A、B）

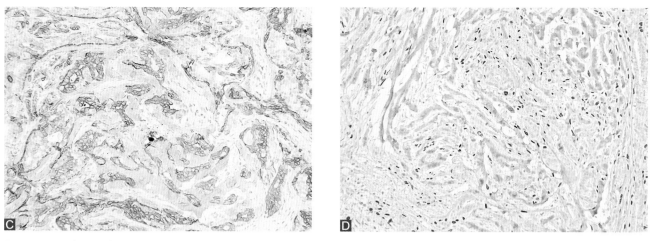

图 4-5-20 变异型复杂硬化性病变的假浸润样改变（续图）。免疫组化染色显示：CK5/6 增生腺体呈斑驳阳性（C），p63 腺体外周的肌上皮细胞呈阳性（D）

病例 21

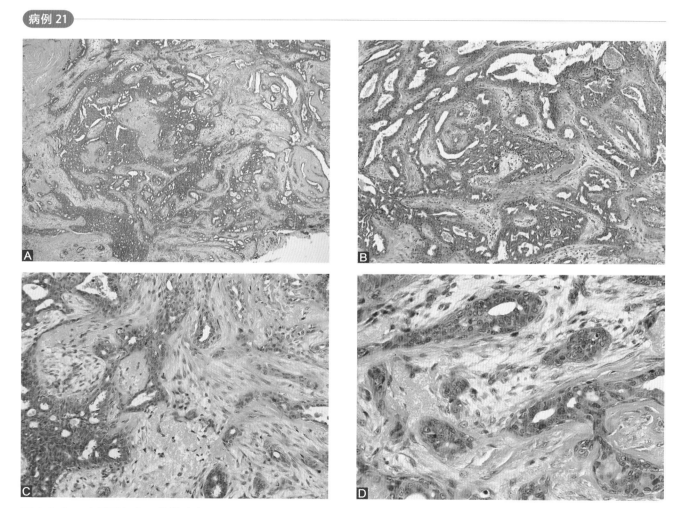

图 4-5-21 变异型复杂硬化性病变的假浸润样改变。病变无明显分区改变，腺管及上皮细胞明显增生，间质亦硬化玻璃样变性，两者相互混杂，呈复杂图像，瘢痕样间质中可见扭曲变形的腺体，有的呈尖角状，腺上皮细胞无异型性，肌上皮细胞不明显，腺管周围间质玻璃样变性，局部间质疏松，有较多梭形细胞（A~D）

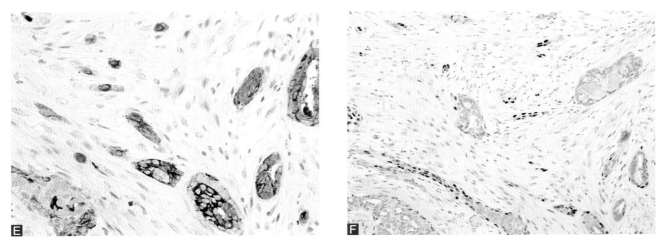

图 4-5-21 变异型复杂硬化性病变的假浸润样改变（续图）。免疫组化染色显示：CK5/6 增生腺体呈斑驳阳性（E），p63 腺体外周的肌上皮细胞部分呈阳性，部分呈阴性（F）

（四）良性坏死

病例 22

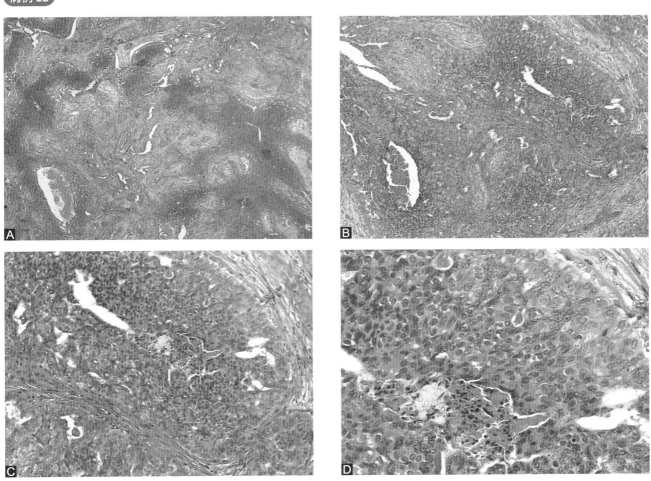

图 4-5-22 变异型复杂硬化性病变的良性坏死。病变分区现象不明显，但依然具有腺体增生和间质硬化的特点，其中可见广泛旺炽性导管增生，多个增生导管中央可见坏死，坏死灶外周仍有数层具有普通型导管增生细胞特征的上皮细胞（A~D）

病例 23

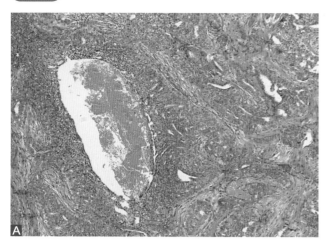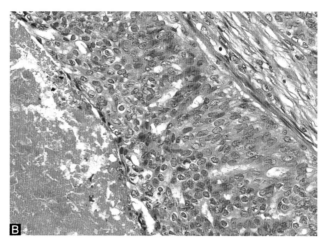

图 4-5-23　变异型复杂硬化性病变的良性坏死。病变区域内旺炽性导管增生，细胞呈普通型导管增生细胞形态特征，腺管中央有粉刺样凝固性坏死（A、B）

三、浸润性上皮病

　　一般认为，浸润性上皮病（infiltrating epitheliosis）是乳腺复杂硬化性病变的一种变异型，2019 年 WHO 乳腺肿瘤分类不推荐使用此诊断名称。本书列出这个名称只是为了强调这类疾病是乳腺病理诊断的难点，容易被误诊为浸润性癌。浸润性上皮病主要表现为间质增生广泛硬化，呈瘢痕样改变，亦常伴有促纤维结缔组织增生，其内有不规则旺炽性增生的上皮巢，并向周围组织延伸，呈"浸润"样形态（上皮病），肌上皮细胞可局部缺失，甚至完全消失。

病例 24

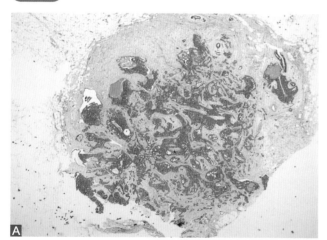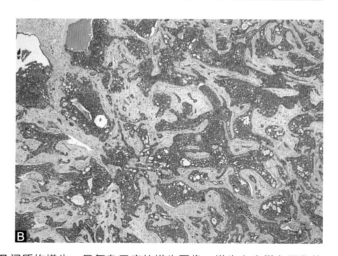

图 4-5-24　浸润性上皮病。病变界限相对清楚，腺体、上皮及间质均增生，呈复杂无序的增生图像，增生上皮巢在硬化的间质内向周围组织延伸，与周围组织交错（A）；腺管上皮呈普通型旺炽性增生的细胞及结构特征，有的腺管中央可见坏死（B、C）

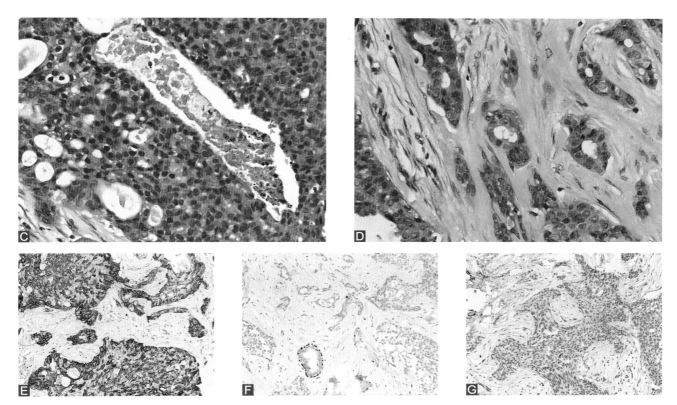

图 4-5-24 浸润性上皮病（续图）。旺炽性增生导管周围的间质呈瘢痕样，其内可见扭曲变形的腺体及细胞条索，细胞呈普通型增生形态，无异型性，肌上皮细胞不明显，呈浸润样改变（D）。免疫组化染色显示：CK5/6 增生的上皮细胞呈阳性（E），p63（F）及 SMMHC（G）增生的腺管及旺炽性增生的导管均呈阴性

四、放射状瘢痕

放射状瘢痕为较小的复杂硬化性病变，一般为镜下所见，直径通常小于 1 cm，基本变化也是间质增生纤维化、硬化，挤压牵拉增生的终末导管小叶单位，导致其变形和结构破坏。病灶中央为纤维瘢痕，周围是呈放射状排列的、显示不同增生状态的导管和小叶。病变可为单发或多发，多为早期病变，常发育不成熟。中央纤维瘢痕区比较幼稚，其内缺乏扭曲变形的腺体；周围增生区的腺体其增生性表现较为单纯和轻微。

病例 25

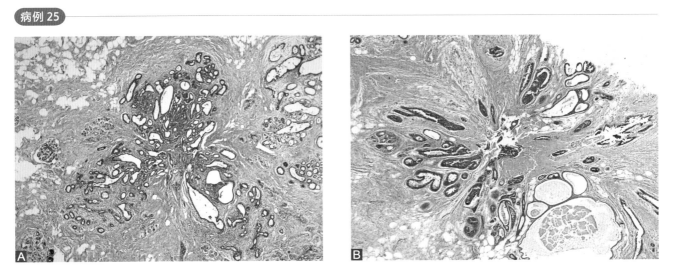

图 4-5-25 放射状瘢痕。图为 4 个病例组合，均为低倍镜下的图像。病变呈多样性，中央纤维瘢痕区比较小或不明显，腺管增生区常较局限，呈"花冠"状放射性分布（A~D）

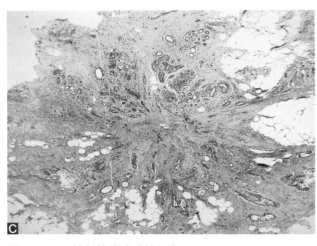
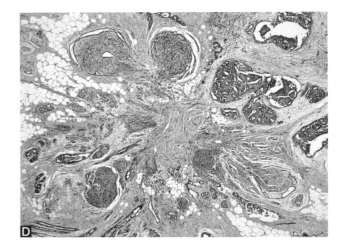

图 4-5-25　放射状瘢痕（续图）

病例 26

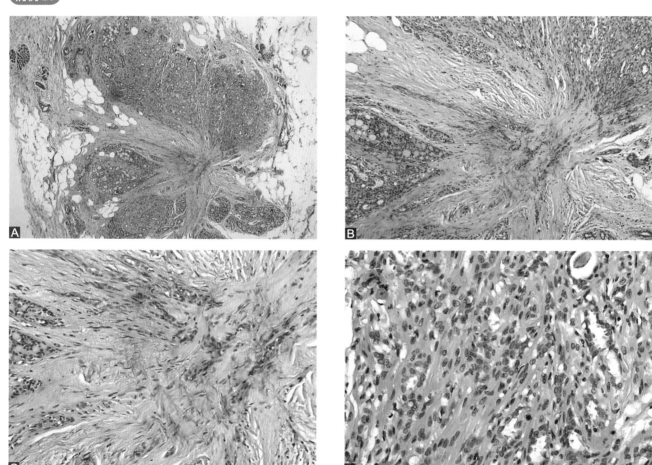

图 4-5-26　放射状瘢痕。镜下病变，其中央纤维瘢痕区较小，增生的纤维组织较幼稚，胶原化较轻微，增生区腺体密集、成分显著增多，片状至巢状的腺体呈放射状分布（A、B）；中央纤维瘢痕区间质呈黏液样，胶原成分较少，梭形成纤维细胞－纤维细胞沿放射方向分布，埋陷其中的腺体呈不规整上皮条索（C）；增生区呈硬化性腺病形态改变（D）

病例 27

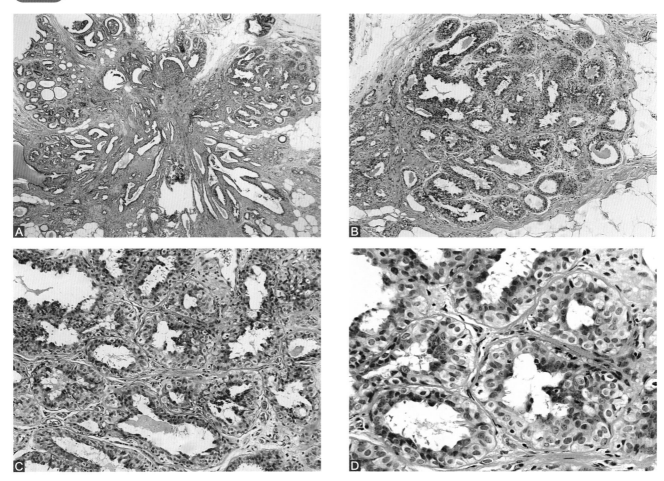

图 4-5-27　放射状瘢痕。镜下病变，具有中央纤维瘢痕区和外周增生区的典型结构，中央纤维瘢痕区纤维组织增生并胶原化，其中的腺体呈小管状，扭曲变形不明显（A）；外周增生区呈分叶状，腺体增生呈腺病样改变，有的腺体拉长扩张，腺体内衬细胞增生呈复层或形成微乳头，细胞及结构具有普通型导管增生的形态特征（B~D）

病例 28

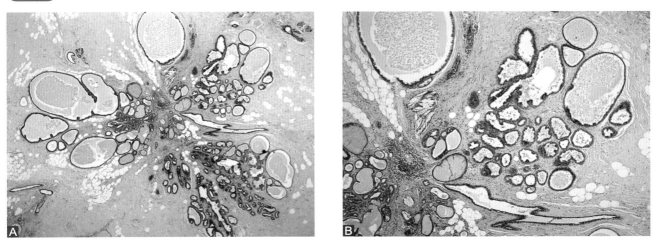

图 4-5-28　放射状瘢痕。镜下病变，中央纤维瘢痕区较小且幼稚，外周腺体增生，部分腺体扩张呈囊状，沿瘢痕放射方向呈花瓣状分布（A）；局部腺管不规则扩张，柱状细胞增生，呈单层或复层排列，局部形成突起，腺腔内可见絮状分泌物（B~D）

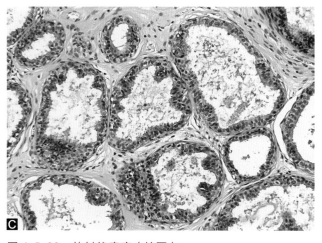
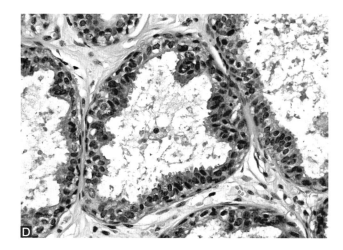

图 4-5-28　放射状瘢痕（续图）

病例 29

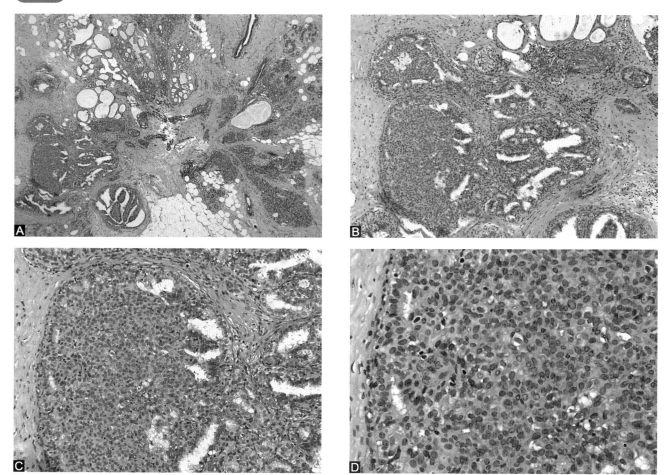

图 4-5-29　放射状瘢痕。镜下病变，呈放射状分区改变，中央瘢痕区较小（A）；外周增生区可见旺炽性导管增生，细胞及结构具有普通型导管增生的形态特征（B~D）

五、放射状瘢痕／复杂硬化性病变伴导管原位癌

乳腺复杂硬化性病变是一种容易过诊断（特别是术中快速冷冻诊断）的良性增生性病变，但少数病例可以发生导管原位癌或小叶原位癌，容易造成低诊断，这就是乳腺病理诊断的难点和"陷阱"。年龄较大和（或）病变较大者，要警惕癌变可能。

（一）放射状瘢痕伴导管原位癌

乳腺放射状瘢痕伴导管原位癌的发生概率很小，但仍需提高警惕。

病例 30

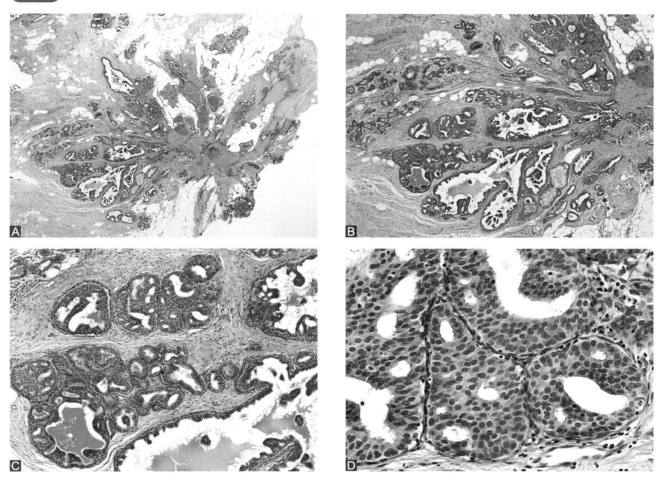

图 4-5-30　放射状瘢痕伴导管原位癌。镜下病变，可见典型的放射状瘢痕结构特征（A）；增生区大部分为乳腺增生症的形态改变，局部腺管膨大，上皮成分显著增生，形成筛孔状结构，细胞及结构具有低级别导管原位癌的形态特征（B~D）

（二）复杂硬化性病变伴导管原位癌

乳腺复杂硬化性病变伴导管原位癌多见于病变范围大及年龄较大的患者，特别是在粗针穿刺诊断时应留有余地，建议切除全部病变进行病理评估。

病例 31

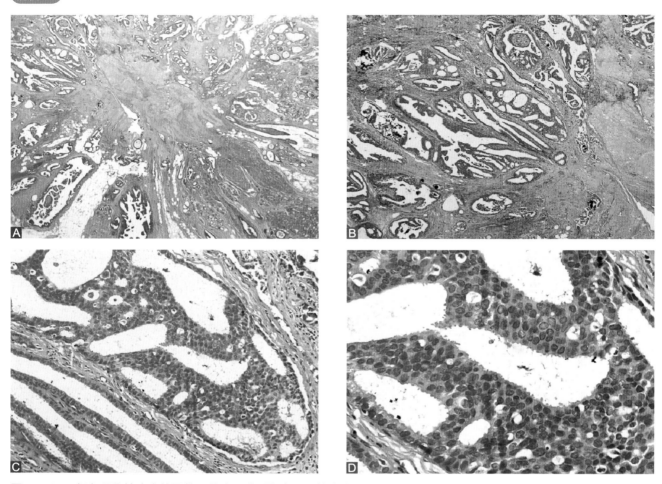

图 4-5-31　复杂硬化性病变伴导管原位癌。典型复杂硬化性病变，中央可见硬化瘢痕区，外周腺体增生，呈放射状分布，外周增生区，部分为良性增生性病变，局部导管扩大，增生细胞一致并形成筛孔状结构，具有中级别导管原位癌的形态特征（A~D）

病例 32

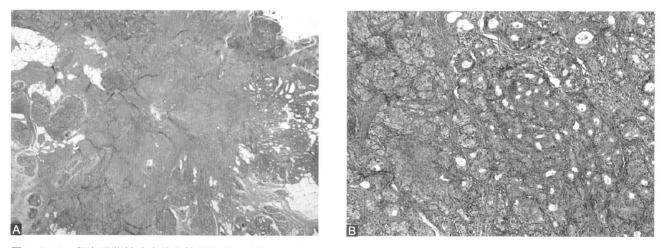

图 4-5-32　复杂硬化性病变伴导管原位癌。病变可见分区改变，中央硬化瘢痕区的腺体成分稀少，外周增生区的腺体显著增生，呈腺病样改变，部分腺管胀大呈实性，充满形态单一的异型细胞，具有中级别导管原位癌的形态特征，腺管外周可见肌上皮，形态特征符合中级别导管原位癌伴腺病腺管内扩散（A~D）

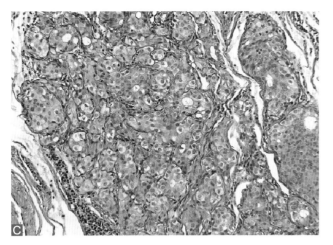
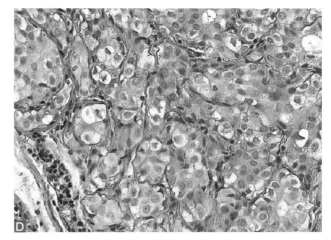

图 4-5-32 复杂硬化性病变伴导管原位癌（续图）

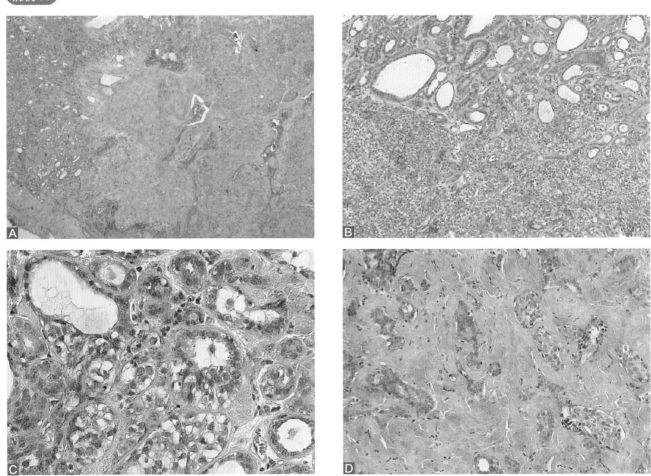

图 4-5-33 复杂硬化性病变伴导管原位癌。典型的复杂硬化性病变，可见中央硬化瘢痕区及周围增生区（A）；增生区内，腺管增生呈腺病样改变，部分腺管有不同程度的扩大，部分腺管呈实性，充满具有中级别导管原位癌细胞特征的异型细胞（B）；癌细胞沿腺管内扩散，有些腺管仍可见残存的固有腺上皮细胞（C）；中央瘢痕区内的扭曲变形腺体亦可见因癌细胞累及而胀大（D）

六、复杂硬化性病变伴低级别腺鳞癌

乳腺复杂硬化性病变伴低级别腺鳞癌虽然罕见，但有人认为复杂硬化性病变中腺鳞状细胞增生与低级别腺鳞癌可能存在某种关系，因此，应注意两者的鉴别。

病例 34

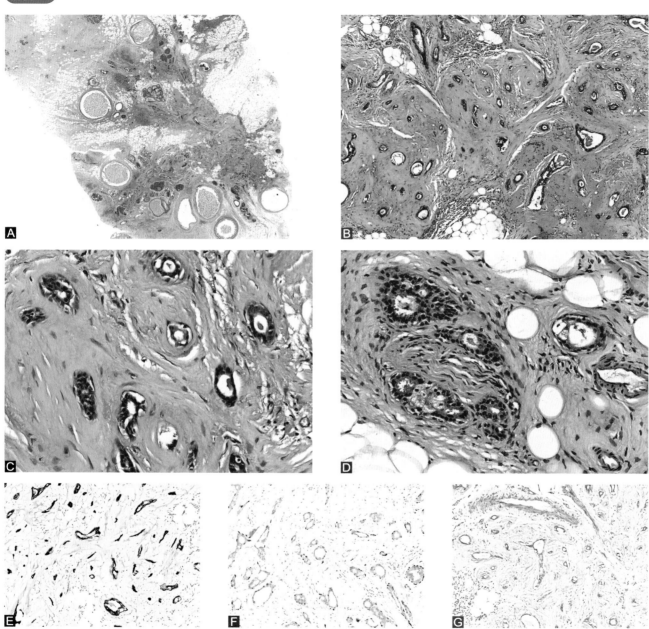

图 4-5-34　复杂硬化性病变伴低级别腺鳞癌。复杂硬化性病变，呈分区改变，纤维瘢痕组织向增生区延伸，呈放射状；局部可见结节状或分叶状硬化病变（A 右下方）；结节内的小腺管具有汗管样特征，周围间质呈纤维瘤病样增生（B、C）；纤维脂肪组织内的外周神经有小腺管浸润（D）。免疫组化染色显示：CK5/6 浸润的小腺管呈阳性（E），p63 小腺管外周呈阳性（F），SMA 小腺管呈阴性（G）

七、诊断及鉴别诊断

1. 关于放射状改变　影像学、肉眼和低倍镜观察呈放射状外观，确实是复杂硬化性病变 / 放射状瘢痕病变的特点之一，甚至作为重要特征出现在病变的名称中。但是需要注意的是，在复杂硬化性病变 / 放射状瘢痕的基本特征中，放射状外观是最不可靠的诊断依据。因为癌出现星芒状或放射状外观的概率更高，所以在影像学上有放射状改变时一般会首先考虑癌。这对缺乏经验的病理医师来说，可能会是一个错误的引导。即使具有丰富经验的病理医师也难以仅依靠病变的放射状外观来区分癌和复杂硬化性病变 / 放射状瘢痕。在显微镜下，复杂硬化性病变 / 放射状瘢痕病灶中央的星形放射状结构是由于病变中央乳腺组织明显缺失和皱缩所致，而浸润性癌的放射状结构是癌组织占位由肿块中央向外流水样浸润性生长的结果。遇到放射状病变结构应首先考虑到癌，但同时也应该想到复杂硬化性病变 / 放射状瘢痕的可能性。

2. 关于分区改变　虽然病理组织学上的分区改变是复杂硬化性病变 / 放射状瘢痕的重要特征，但是，由于病变的发生发展过程不同，分区改变可不明显、不典型，甚至没有分区改变。在病变早期，中央区常比较幼稚，可呈黏液样变和富有成纤维细胞，其中的腺体也很少扭曲变形。典型的发育成熟的病变，常具有明显的分区特征，中央瘢痕区与外周增生区界限分明，中央区呈瘢痕样，其内常埋陷变形扭曲的腺体，增生区有形态复杂的腺管及上皮增生。不典型的病变，分区结构发生紊乱，中央瘢痕区的形状、大小不一，甚至缺少中央瘢痕区；病变中的纤维瘢痕组织与增生的腺管及上皮混杂存在，构成紊乱而复杂的组织学改变。对于这些不典型的病变更应引起重视，因为其形态学改变可能会和癌有某些重叠或相似之处，更有可能引起诊断问题，导致错误的判断。

3. 关于假浸润样改变　复杂硬化性病变最容易引起误解的图像就是分散杂乱的腺体埋陷于瘢痕区中。由于受纤维瘢痕组织挤压、牵拉，埋陷于其中的腺体形状不一致、分布不均匀、狭窄或扭曲变形，有时出现实性或有孔隙的不规则的细胞巢，甚至出现簇状细胞或单个孤立细胞，类似于癌的浸润性生长方式，因此会考虑为浸润性癌。复杂硬化性病变中央瘢痕区内的扭曲变形腺体呈无序紊乱排列分布，与间质成分和结构的改变密切相关，没有间质的改变就不会有腺体结构的变化。扭曲的腺体总是位于已有改变的间质之内，变形的腺体是被埋陷或被"放置"于胶原化间质中，而非侵蚀破坏间质、切割胶原纤维。总之，假浸润的良性腺体及细胞局限在一定范围内，"放置"于胶原化玻璃样变性的间质中，细胞无异型性，常有肌上皮细胞存在。而真浸润的癌性腺体及细胞呈广泛浸润性生长，破坏间质、切割胶原纤维，促纤维组织增生，细胞有异型性，缺乏肌上皮细胞。

4. 关于病灶中出现的坏死　在导管内增生性病变中，坏死的出现常是良性增生与导管原位癌的主要鉴别点，放射状瘢痕很少会出现坏死，复杂硬化性病变出现坏死可能会引起困惑，导致出现诊断问题。在实际工作中，在复杂硬化性病变增生区的普通型旺炽性导管增生中，可以看到坏死。坏死灶内有细胞碎屑或者呈团块、颗粒状的无定形蛋白样物质，这是旺炽性增生导致细胞营养不良的结果。如果病变其他特征都符合复杂硬化性病变，存在坏死则并不影响诊断。复杂硬化性病变中出现的坏死一般只累及少数导管且坏死灶较小，如果出现较大的粉刺状坏死，坏死周围总会有数层良性增生的细胞。总之，导管内增生性病变出现坏死，首先应考虑到导管原位癌，但确诊必须有更多诊断癌的证据加以支持，如果没有，就应想到良性坏死的可能，坏死并不是诊断癌的绝对指标。

5. 关于增生细胞的"不典型"改变　在部分复杂硬化性病变中，普通型旺炽性导管增生的上皮细胞会出现"不典型"改变，在结构复杂的增生背景下容易误诊。这些"不典型"细胞较大、呈多边形，分布较均匀，细胞核亦有增大，细胞膜清楚，染色质粗，有核仁，核分裂可增多，与一般的普通型导管增生细胞在形态学上有一定的差别。在复杂硬化性病变中出现的这类"不典型"细胞，不是肿瘤性异型增生的表现，而是上皮细胞增生活跃的一种反应性改变，这类细胞仍然具有普通型导管增生细胞的某些特征，如细胞黏附性强，缺乏极向排列，无细胞及结构异型性。当"不典型"细胞与坏死一起出现时，容易过诊。

如果再加上对假浸润样改变的误判因素，更易误诊为癌。

6. 关于免疫组化染色问题　复杂硬化性病变的典型免疫组化染色模式是，中央瘢痕区的扭曲变形腺体及增生区旺炽性增生的上皮细胞 CK5/6 呈斑驳阳性，ER 呈非克隆性阳性，腺管外周肌上皮细胞标记物呈阳性。然而，部分病例可出现反常的染色结果，如瘢痕区的扭曲变形腺体及旺炽性增生导管外围的肌上皮细胞可减少或缺失，致使肌上皮细胞标记物染色呈阴性表达。CK5/6 的表达不一定都是典型模式，也会出现不同的状况，如"不典型"细胞及不成熟的增生细胞可呈阴性，柱状细胞及大汗腺细胞通常呈阴性。ER 的表达也会有各种模式，旺炽性增生的上皮细胞可呈阴性，柱状细胞可呈弥漫一致强阳性，大汗腺细胞通常呈阴性。免疫组化染色反常阴性或阳性表达要有合理的解释，而且必须基于对常规病理切片认真观察的基础上。

复杂硬化性病变 / 放射状瘢痕的诊断（特别是在术中及粗针穿刺诊断）必须综合临床、影像学、组织学及免疫组化染色的全部信息认真分析，慎重做出判断，避免过诊断及过治疗。另外，复杂硬化性病变可伴有导管原位癌及低级别腺鳞癌等，应提高警惕，避免漏诊。

丁华野　袁静萍

章目录

乳腺囊肿性病变（cystic lesions）是一种潴留性囊肿性病变，由于分泌物潴留，导致腺管［导管和（或）腺泡］扩张形成囊肿。由于囊肿内容物及衬覆上皮不同，病变也不同，主要包括积乳囊肿、微囊肿、高分泌囊肿、黏液囊肿、角化囊肿及导管扩张性囊肿。大汗腺囊肿见于大汗腺病变。因黏液囊肿样病变与黏液囊肿有关，故在本章一并论述。

第一节　积乳囊肿

乳腺积乳囊肿（galactocele）是指由于乳汁排出不畅而造成的乳汁潴留、淤积在乳腺导管及小叶内而形成的囊性病变，又称乳汁潴留性囊肿。

病例 1

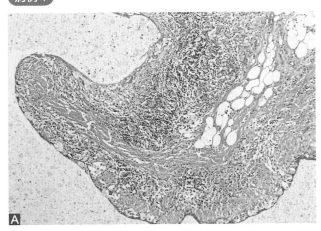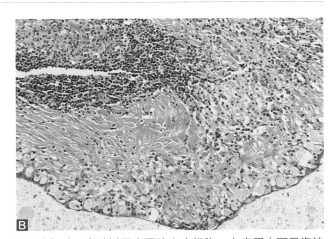

图 5-1-1　积乳囊肿。导管极度扩张呈囊状，囊内充满分泌物（乳汁）（A）；囊壁衬覆扁平腺上皮细胞，上皮层内可见泡沫状组织细胞呈小团状分布，囊壁及周围纤维组织增生，其内可见大量淋巴细胞、浆细胞及泡沫状组织细胞（B、C）

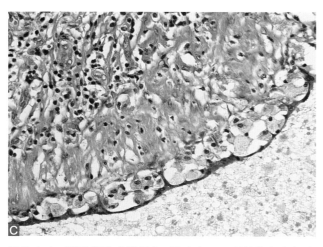
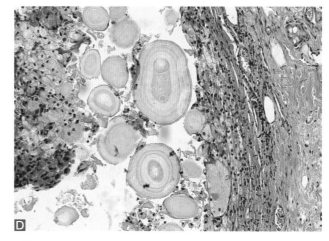

图 5-1-1　积乳囊肿（续图）。囊腔内可见脱落的上皮细胞、反应性泡沫状组织细胞，亦可见呈同心圆结构的蛋白性小体形成（D）

病例 2

图 5-1-2　积乳囊肿。多发性囊肿病变，部分囊肿极度扩张，囊内含无定形红染物（乳汁）及大量蓝紫色钙化物，周围可见呈分泌状态的乳腺组织，囊壁增厚且出现显著纤维化（A、B）；囊壁内衬细胞缺失，囊内钙化、分泌及退变细胞混杂，囊壁及其周围间质内可见大量泡沫状组织细胞及淋巴细胞浸润（C、D）

第二节 微囊肿

微囊肿（microcyst）是一类镜下可见的小囊肿，发生在终末导管小叶单位，腺泡扩大，呈圆形至卵圆形。微囊肿可融合成"大"囊肿，常见于各种乳腺增生性病变，特别是纤维囊性乳腺病。

病例 1

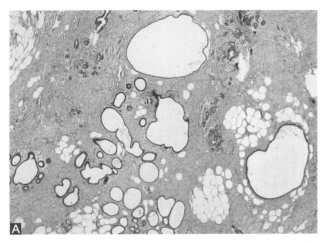
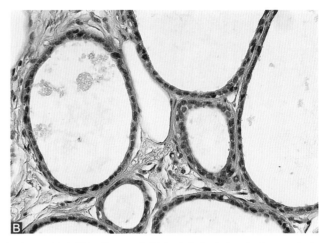

图 5-2-1　微囊肿。纤维囊性乳腺病，可见多个大小不等的小囊肿，形状比较规整，一些微囊肿集中分布，保留了原有小叶的轮廓（A）；微囊肿囊壁衬覆单层立方状或扁平状腺上皮细胞，其下可见肌上皮细胞，腔内可见少量分泌物（B）

病例 2

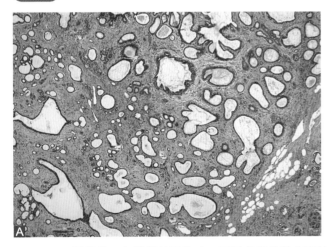
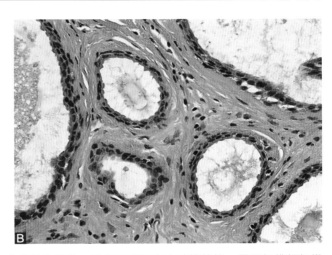

图 5-2-2　微囊肿。纤维囊性乳腺病，可见多发性微小囊肿，分布较为弥散，已看不出原有小叶的结构，周围纤维组织增生（A）；微囊肿囊壁衬覆扁平状或立方状腺上皮细胞，其下可见肌上皮细胞，囊腔内可见淡粉色无定形分泌物（B）

第三节 导管扩张性囊肿

导管扩张性囊肿（duct dilatation cyst）是指由于乳腺导管显著扩张，形成肉眼可见的囊肿性病变。囊肿形状不规则，外周常有弹性纤维组织。

病例 1

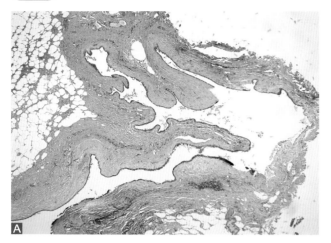 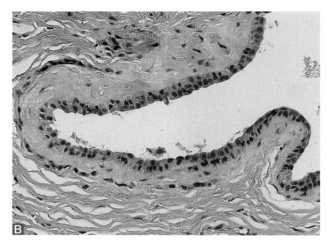

图 5-3-1 导管扩张性囊肿。导管高度扩张，形成肉眼可见的囊肿，囊壁外有灶状淋巴细胞浸润，囊内可见少许淡粉色分泌物（A）；管壁内衬立方状腺上皮和肌上皮细胞，管周纤维组织增生（B）

病例 2

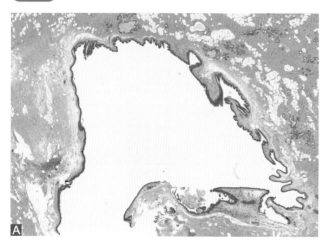 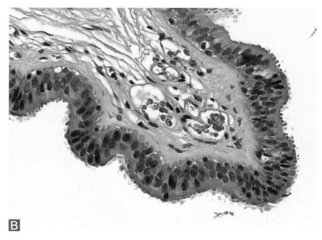

图 5-3-2 导管扩张性囊肿。导管极度扩张，形成肉眼可见的囊肿，导管壁褶皱呈波浪状或花边状，囊内缺少分泌物（A）；囊壁内衬假复层柱状上皮细胞（2~3 层），有矮小的胞突，周围肌上皮细胞断续可见，基膜增厚（B）

第四节　高分泌囊肿

高分泌囊肿（hypersecretory cyst）的特点为高度扩张的腺管内充满均质红染的分泌物，类似于甲状腺滤泡胶质。囊壁常衬覆单层扁平状至立方状腺上皮细胞。

病例 1

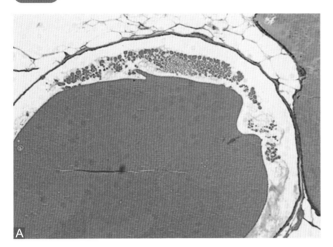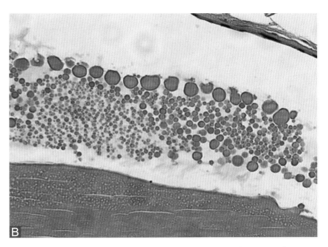

图 5-4-1　高分泌囊肿。腺管高度扩张形成囊肿，囊内容物为均质、嗜酸性分泌物质，类似于甲状腺滤泡胶质，局部可见大小不等的嗜酸性球形小体，囊壁内衬扁平状腺上皮细胞（A、B）

病例 2

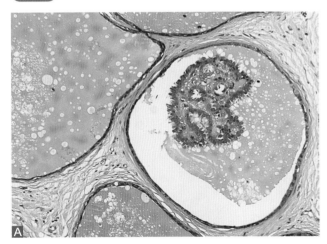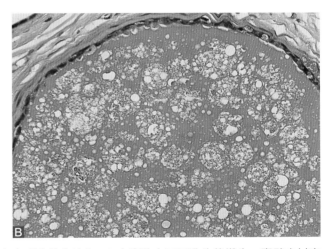

图 5-4-2　高分泌囊肿。腺管高度扩张形成多发性小囊肿，囊内含嗜酸性分泌物，1 个囊腔内可见乳头状增生，囊壁内衬扁平状腺上皮细胞，周围可见肌上皮细胞（A、B）

第五节 黏液囊肿

黏液囊肿（mucocele）通常被认为是微囊肿的一种变异型，腺管扩大，充满黏液，上皮可有不典型增生。

病例 1

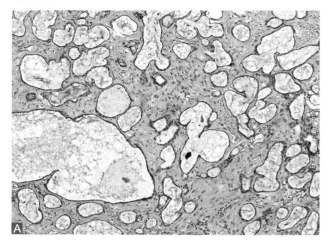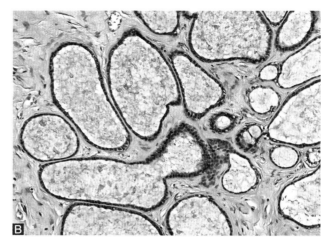

图 5-5-1 黏液囊肿。纤维囊性乳腺病，可见大量微小囊肿形成，大小、形状不一，囊内可充满淡蓝色黏液，囊壁内衬扁平状至立方状腺上皮细胞，细胞形态温和，周围间质增生纤维化（A、B）

病例 2

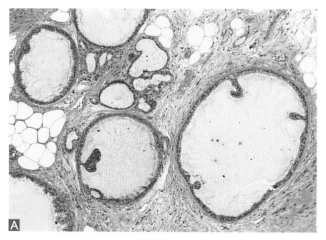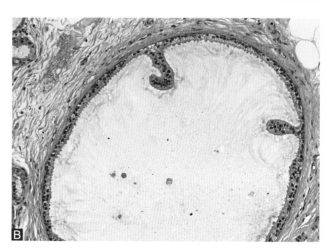

图 5-5-2 黏液囊肿。乳腺组织中可见富含黏液的多发性小囊肿，囊壁内衬单层柱状腺上皮细胞，可见胞突，局部细胞增生，形成微乳头状结构并突入囊腔内，细胞形态一致，低核级，呈不典型增生改变（A、B）

第六节　黏液囊肿样病变

黏液囊肿样病变（mucocele-like lesions）是一种在黏液囊肿的基础上，黏液破入间质，形成黏液湖的良性病变。只有在排除黏液癌后才能诊断。

病例 1

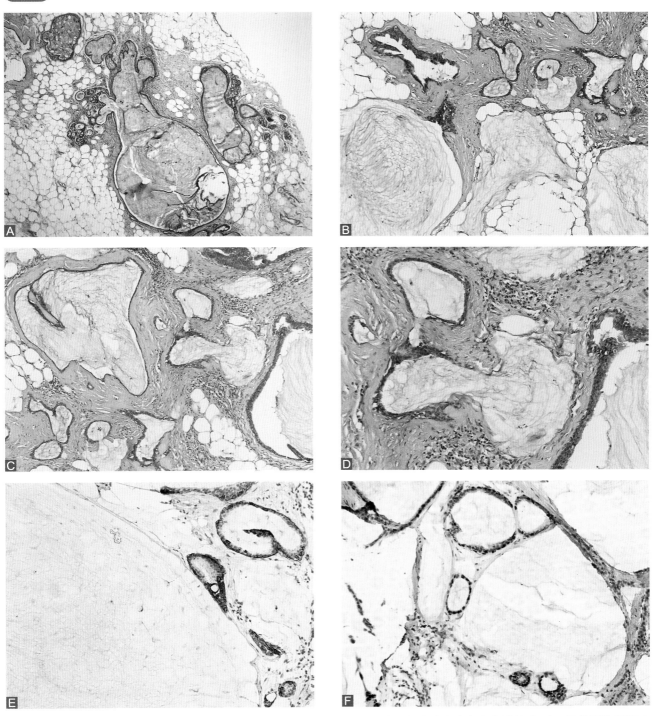

图 5-6-1　黏液囊肿样病变。终末小导管囊状扩张，囊内充满淡蓝色黏液，部分腺泡内亦充有黏液（A）；纤维脂肪间质内可形成黏液湖，黏液湖内无漂浮细胞（B）；囊肿破裂，囊内黏液从破口进入间质，形成黏液湖，囊壁内衬立方状或柱状腺上皮细胞，形态温和，周围肌上皮细胞隐约可见（C、D）。免疫组化染色显示：CK5/6（E）、p63（F）囊壁肌上皮细胞呈阳性，CK5/6 局灶腺上皮细胞呈阳性（E）

病例 2

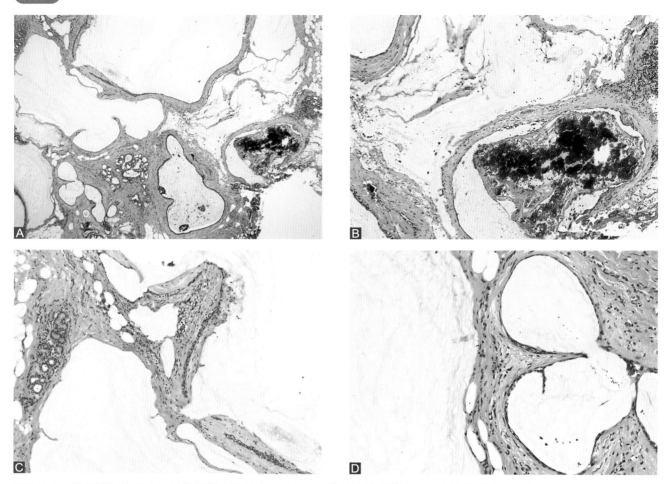

图 5-6-2　黏液囊肿样病变。乳腺组织中可见多个大小不一的内含黏液的囊腔，有的囊腔内可见成片粗糙的钙化，间质形成黏液湖，亦可见增生的小叶结构（A、B）；囊肿内的黏液突破囊壁进入间质形成黏液湖，黏液湖内无漂浮细胞，旁边可见增生的腺管，囊壁内衬扁平状或立方状腺上皮细胞（C、D）

第七节 角化囊肿

角化囊肿（keratocyst）是指在鳞状上皮化生的基础上，角化物潴留形成的囊肿。

病例 1

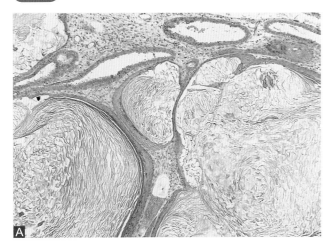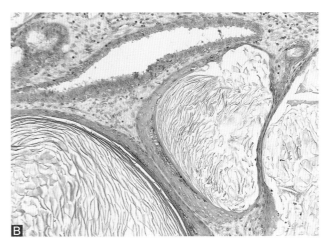

图 5-7-1 角化囊肿。叶状肿瘤背景，可见多个大小不一的囊腔，腔内充满角化物，囊壁内衬复层鳞状上皮细胞，局部移行形成扁平上皮细胞，角化囊肿之间有内衬柱状上皮细胞的腺管（A、B）

病例 2

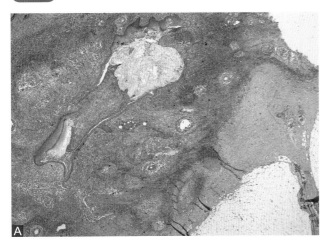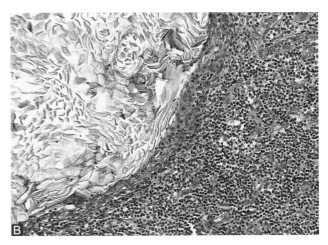

图 5-7-2 角化囊肿。患者为肉芽肿性小叶性乳腺炎伴皮肤反复破溃。肉芽肿性炎背景，可见一个囊壁内衬鳞状上皮的囊肿，囊腔内充满角化物（A、B）

（武汉大学人民医院管枫参加了本章编写）

丁华野　高雪

章目录

2012 年 WHO 乳腺肿瘤分类把腺瘤（adenoma）放在良性上皮增生一节中论述；2019 年 WHO 乳腺肿瘤分类把腺瘤作为独立的疾病，定义为乳腺上皮性肿瘤，来源于终末导管小叶单位细胞的增生。不同类型的腺瘤取决于增生细胞的类型和所占的比率。

第一节　导管腺瘤

乳腺导管腺瘤（duct adenoma）被 2019 年 WHO 乳腺肿瘤分类定义为一种良性肿瘤。表现为在硬化的间质内有扭曲变形的腺管，周围有纤维性包膜。导管腺瘤可能来源于乳腺外周区的中、小导管的乳头状瘤，罕见来源于大导管。由于间质的修复过程，纤维 - 肌成纤维细胞增生、间质胶原化硬化，导致乳头状瘤结构被破坏，从而在硬化的间质内出现扭曲变形的腺管。导管腺瘤的某些形态改变可与放射状瘢痕重叠。

病例 1

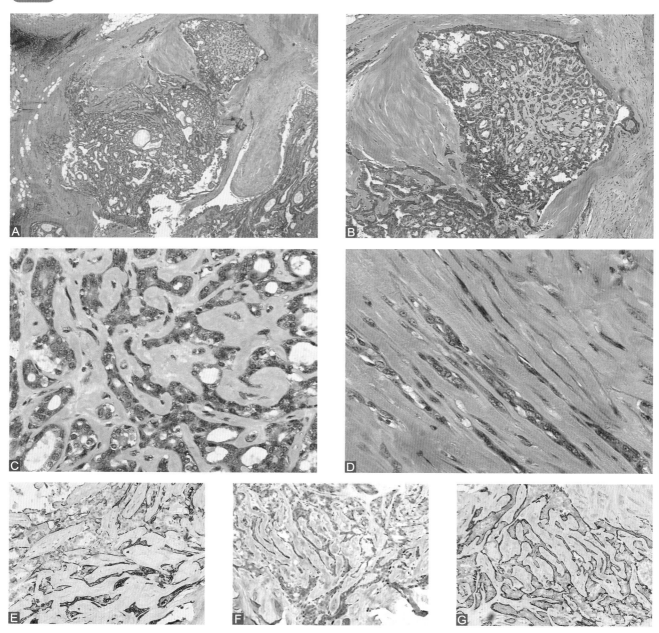

图 6-1-1　导管腺瘤。病灶呈结节状，有导管内乳头状瘤背景，硬化的间质内可见密集增生的腺管及细胞条索（A）；埋陷在玻璃样变性间质中的小腺管扭曲变形，亦可见小的细胞簇，细胞质呈嗜酸性，细胞核呈圆形至椭圆形，核膜增厚，染色质呈颗粒状，可见小核仁，肌上皮细胞不明显（B、C）；局部可见呈流水状排列的细胞条索，与胶原纤维分布的方向一致，肌上皮细胞不明显，类似于浸润性癌（D）。免疫组化染色显示：CK5/6 扭曲的腺管呈阳性（E），p63（F）及 SMA（G）肌上皮细胞呈阳性

病例 2

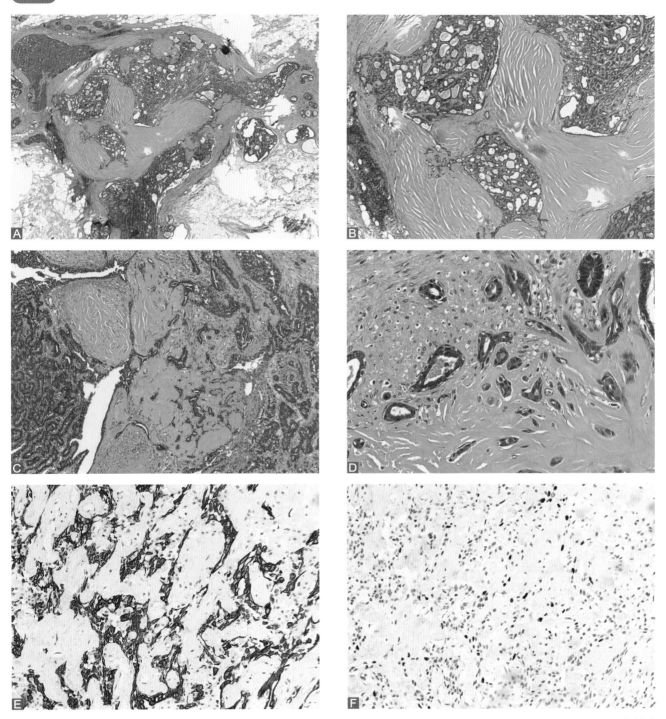

图 6-1-2　导管腺瘤。病变边界清楚，可见导管内乳头状瘤背景，纤维组织增生，形成宽厚的硬化带，将肿瘤组织分割成大小不等、不规则的蓝染区域，其内增生的腺体密集，形状、大小不一，部分腺腔扩张（A、B）；局部埋陷在玻璃样变性硬化间质中的腺体变形扭曲，形状不规则，细胞无异型性，周围肌上皮细胞不明显，形成假浸润样改变（C、D）。免疫组化染色显示：CK5/6 扭曲的腺管呈阳性（E），p63 肌上皮细胞呈阳性（F）

第二节　泌乳性腺瘤

　　2019 年 WHO 乳腺肿瘤分类将泌乳性腺瘤（lactating adenoma）定义为一种发生在妊娠期或哺乳期，由泌乳腺组成的良性结节性病变。不推荐使用结节性泌乳性增生这一名称。

病例 1

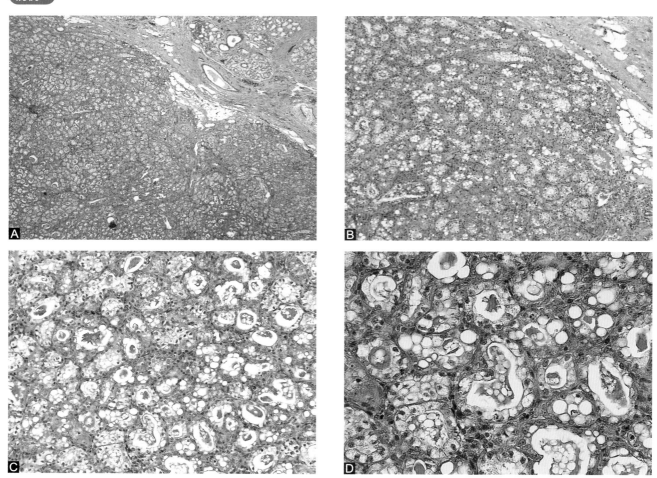

图 6-2-1　泌乳性腺瘤。患者，女，26 岁，哺乳期发现右侧乳腺肿物，且逐渐长大。镜下可见：肿瘤边界清楚，分泌型小腺管密集排列，小腺管大小较一致，呈圆形至椭圆形，周边小叶呈泌乳性改变（A、B）；小腺管内衬单层腺上皮细胞，细胞呈分泌性改变，细胞核呈圆形至卵圆形，染色质细，可见小核仁，细胞质空淡，有的呈空泡状，腺腔内有嗜酸性网格状分泌物，肌上皮细胞不明显，间质稀少（C、D）

病例 2

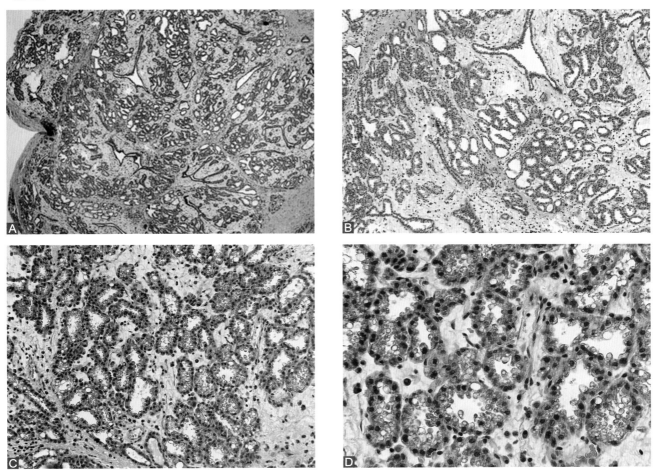

图 6-2-2 泌乳性腺瘤。患者，女，25 岁，妊娠期发现右侧乳腺肿物，界限清楚，且逐渐长大。镜下可见：肿瘤有纤维性包膜，其内可见纤维腺瘤背景结构，多数为密集排列的腺泡样小腺管，亦可见分支拉长的腺管（A、B）；小腺管形状较为规则，以圆形至椭圆形为主，有的稍有扩张，腺上皮细胞呈"鞋钉"状，细胞核深染，可见细胞质内空泡及顶浆分泌性胞突，肌上皮细胞不明显，间质黏液样变性，有散在炎症细胞（C、D）

病例 3

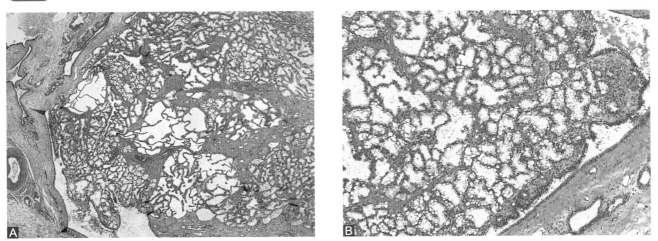

图 6-2-3 泌乳性腺瘤。患者，女，27 岁，哺乳后期发现左侧乳腺肿物。镜下可见：肿瘤边界清楚，部分位于扩张的导管内（A）；局部可见分叶乳头状结构，其内腺管密集，有的出现扩张，间质成分稀少（B）

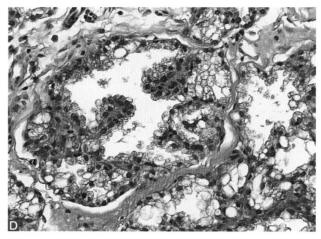

图 6-2-3　泌乳性腺瘤（续图）。腺腔内细胞呈分泌性改变，细胞质内空泡将细胞核挤压至一边呈"印戒"样（C）；腺管内细胞增生呈微乳头状，细胞质内可见分泌空泡，细胞核深染（D）

第三节　管状腺瘤及管状腺瘤内导管原位癌

2019 年 WHO 乳腺肿瘤分类将管状腺瘤（tubular adenoma）定义为一种圆形至卵圆形小腺管增生、密集排列的良性肿瘤，小腺管被覆腺上皮细胞及肌上皮细胞，间质成分稀少。不推荐使用纤维腺瘤管周亚型这一名称。

一、管状腺瘤

病例 1

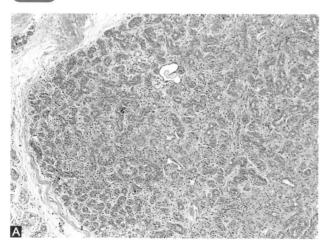
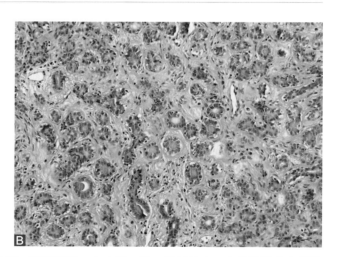

图 6-3-1　管状腺瘤。肿瘤有纤维性包膜，其内小腺管密集分布，形态规则、大小较一致，间质较少，有的腺腔内含嗜酸性均质分泌物（A、B）

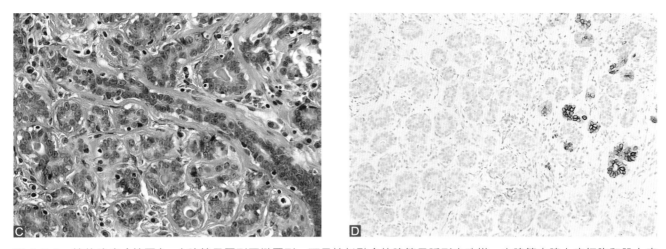

图 6-3-1 管状腺瘤（续图）。小腺管呈圆形至椭圆形，可见拉长融合的腺管呈弧形串珠样，小腺管由腺上皮细胞和肌上皮细胞构成，腺上皮细胞核稍有增大，呈圆形至椭圆形，有清楚的小核仁，外层可见细胞质透明的肌上皮细胞，腺管周围有薄层基膜样物围绕，间质内散在炎症细胞浸润（C）。免疫组化染色显示：CK5/6 少数腺管呈不同程度阳性（D）

病例 2

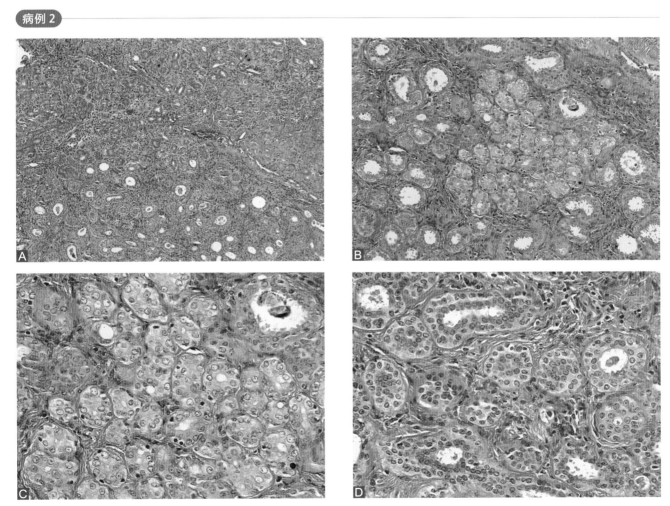

图 6-3-2 管状腺瘤。肿瘤由密集分布的小腺管构成，部分区域染色较浅，小腺管稍大，有的出现扩张，间质稀少（A、B）；淡染区增生小腺管内衬腺上皮细胞拥挤，细胞核较大，呈圆形至椭圆形的空泡状，核染色质空，核仁明显，细胞质均质淡染，偶见钙化，腺腔狭小（B、C）；小腺管外围的肌上皮细胞明显增生，细胞核呈圆形至椭圆形，小核仁明显，细胞质淡染或空亮（D）

病例 3

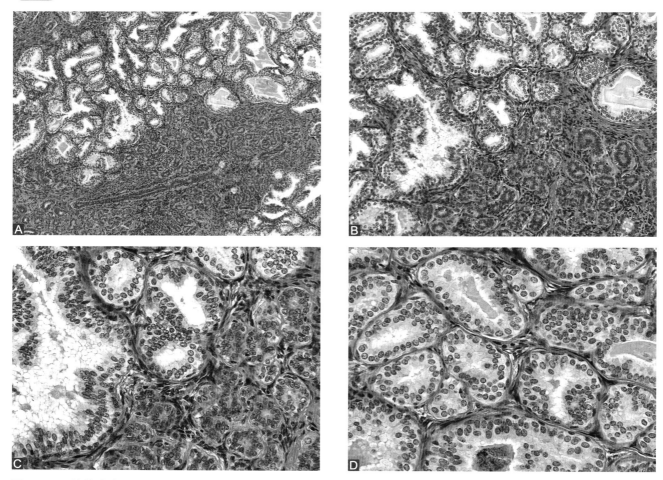

图 6-3-3　管状腺瘤。肿瘤由密集排列的 2 种小腺管构成：部分小腺管染色较浅，体积较大，有的扩张，形状弯曲，腔内含粉染分泌物，部分小腺管染色较深，体积较小，管腔狭小（A、B）；染色深的小腺管，腺上皮细胞排列拥挤，细胞核呈圆形，染色质呈细颗粒状，可见小核仁，细胞质少、红染，肌上皮细胞不明显，扩张的腺管为柱状上皮细胞增生，部分呈复层，细胞核呈椭圆形，染色质细，有小核仁，细胞质淡染，可见顶浆分泌性胞突，相连呈网格状，有的管腔内含分泌物，偶见泥沙样钙化，肌上皮层明显或不明显（C、D）

二、管状腺瘤内导管原位癌

乳腺管状腺瘤内导管原位癌是指发生于管状腺瘤内的导管原位癌，十分罕见，在术中冷冻切片快速诊断时应提高警惕。

病例 4

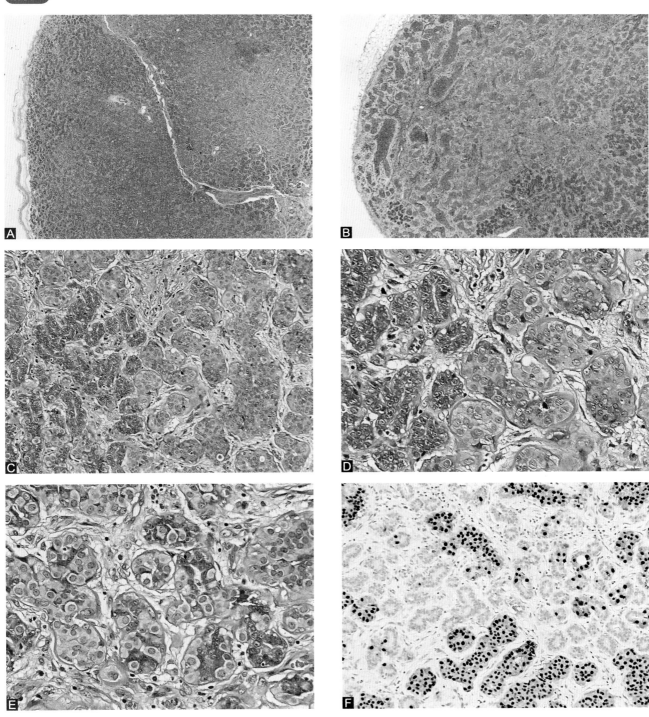

图 6-3-4　管状腺瘤内导管原位癌。肿瘤有纤维性包膜，小腺管密集分布，间质成分少（A）；部分导管明显实性膨大，形状不规则（B）；腺瘤性小腺管腺腔狭小，被覆上皮染色较深，细胞质少，细胞核拥挤、呈空泡状，核仁清楚，有些腺管实性膨大，充满具有中核级形态特征的癌细胞（C、D）；导管原位癌细胞在腺瘤的小腺管内呈派杰样播散，可见残留的腺上皮细胞（E）。免疫组化染色显示：ER 导管原位癌细胞呈弥漫强阳性，腺瘤性小腺管上皮细胞呈散在阳性（F）

第四节　诊断及鉴别诊断

1. **导管腺瘤与硬化型导管内乳头状瘤**　导管腺瘤一般发生在乳腺外周区的中、小导管，纤维化与硬化更为显著，分割、挤压乳头状增生的腺体，在导管壁和外周有宽厚的硬化带，其内埋陷扭曲变形的腺体，可有残留腺腔或完全见不到腺腔，形成界限清楚的结节状病灶，有报道可与卡尼综合征伴发。硬化型导管内乳头状瘤更常见于比较大的导管，从乳头轴心开始纤维化与硬化，导管壁（常始于乳头与管壁的连接处）也可有不同程度的硬化，一般能看到扩张的导管腔，不会形成界限清楚的结节状病灶。2019年WHO乳腺肿瘤分类认为导管腺瘤可能与导管内乳头状瘤有关，但不主张将两者等同，也不推荐应用硬化型导管内乳头状瘤这一名称。

2. **导管腺瘤与浸润性癌**　导管腺瘤有明显纤维化与硬化，埋陷其中的扭曲变形的腺体类似真浸润，细胞也可出现"不典型性"改变，特别是在冷冻切片及粗针穿刺诊断时，容易误诊为浸润性癌，进而错误地推断乳头状肿瘤是乳头状癌。有经验的病理医师绝不会根据埋陷在纤维化与硬化区内的类似浸润癌的不规则腺体来诊断癌，而是根据乳头状肿瘤本身的细胞学和组织学结构特征进行诊断。以下几点有助于鉴别假浸润和真浸润。①低倍镜下，硬化性病变边界相对清楚，假浸润扭曲变形的腺体通常局限于硬化区内，缺乏病变区以外的浸润性生长。②纤维化与硬化组织内埋陷的腺体及上皮巢与间质之间保持有序的分布关系，其排列方向常和胶原束平行，呈流水状分布，而不毁损纤维-胶原组织。③埋陷的腺体及上皮巢由具有良性形态的细胞组成，虽然可以出现反应性"不典型"形态，如细胞核大且呈空泡状、核仁明显等，但细胞缺乏异型性，仍具有普通型导管上皮增生的主要形态学改变，如细胞黏附性强、界限不清、核拥挤、形状不规则、细胞质均质红染等。④埋陷于硬化纤维组织中的变形扭曲的腺体虽然不规则，但细胞巢的轮廓光滑，通常缺乏促纤维组织增生性间质。⑤肌上皮细胞标记物免疫组化染色显示腺管周围有肌上皮细胞存在，CK5/6常在良性上皮增生呈阳性表达模式。浸润性癌常有浸润性边缘，癌细胞切割胶原纤维的走向及破坏与周围组织的关系，常浸润至病变以外的乳腺组织，浸润细胞具有恶性细胞学特征，存在不同程度的异型性，不规则腺体及细胞巢亦具有浸润性癌的结构特征，周围常有促纤维组织增生性间质，细胞具有癌细胞的免疫组化表型，肌上皮细胞标记物和CK5/6通常呈阴性，ER、PR呈克隆性表达。

另外，导管腺瘤的变化多种多样，可出现腺肌上皮瘤样改变，间质可伴黏液样变、软骨化生及钙化，亦可有出血、梗死样坏死、化生等反应性改变，这些均会给诊断增加困难，应引起注意。

3. **管状腺瘤与结节性腺病（腺病瘤）**　两者都是腺体和间质增生、界限清楚的结节性病变，而且均由小腺管构成，形态上容易混淆。管状腺瘤发病年龄较小（平均23岁），肿瘤通常有包膜，小腺管的管腔开放，大小、形状更为整齐，与间质的分布更为有序，局部可见纤维腺瘤的特点（如腺体串珠样拉长），钙化、大汗腺化生及反应性改变少见。结节性腺病（腺病瘤）发病年龄较大（平均39岁），月经来潮时可有疼痛感，病变虽界限清楚、可形成纤维硬化带，但缺乏包膜，常由硬化性腺病、旺炽性腺病、大汗腺腺病构成。硬化性腺病常可见小腺管受压，管腔狭小或闭塞，腺管之间有梭形肌上皮细胞；旺炽性腺病腺管更加密集，间质非常稀少，病变中常有钙化，均与管状腺瘤不同。

4. **管状腺瘤与原位/浸润性癌**　管状腺瘤的诊断一般没有困难，需要强调的是管状腺瘤在冷冻切片诊断中的问题，特别是在冷冻切片质量不好时，容易造成细胞有异型性的假象，即便是经验丰富的病理医师，也有可能将管状腺瘤误诊为浸润性癌（腺管型浸润性导管癌和浸润性小管癌）。以下几点供鉴别诊断时参考。①提高冷冻切片质量，特别是基层单位。冷冻切片质量欠佳是造成误诊的重要原因，经验不足也是原因之一。②注重临床及影像学信息收集，管状腺瘤和浸润性癌的影像学改变完全不同，管状腺瘤通常发生于年轻女性，平均年龄为23岁，而乳腺癌发病年龄一般较大。③加强标本的肉眼检查，两者肉眼观及手感也不一样。前者界限清楚，有包膜，切面呈灰红色，较为细腻，质地比较软；后者可有界限，但呈浸润性生长，切面呈灰白色，质地硬脆。④镜下观察时特别要注意细胞学特征，部分管状腺瘤的腺管十分密集，细胞核大、核仁清楚，可有核分裂，管腔可狭小，肌上皮层不清楚，与浸润性癌区分困难。浸润性癌细胞有程度不同的细胞异型性，亦可出现角状腺体和不规则腺体等结构异型性，常有反应性间质及病变区以外的组织浸润。⑤正确判读免疫组化染色结果，少数病例的诊断需辅以免疫组化染色。管状腺瘤的腺管周围通常会有肌上皮细胞（少数情况会有肌上皮细胞缺失），CK5/6 的表达常呈异质性特点，只有一部分腺管的腺上皮细胞 CK5/6 呈阳性［提示为干细胞和（或）中间腺上皮细胞特点］，其余的 CK5/6 呈阴性（提示为终端腺上皮细胞特征），ER、PR 呈多克隆表型。浸润性癌则相反，肌上皮细胞标记物及 CK5/6 通常呈阴性（少数情况可有 p63 和 CK5/6 表达），ER、PR 呈克隆性表达。

5. 管状腺瘤与叶状肿瘤　纤维腺瘤伴发叶状肿瘤并不少见，由于管状腺瘤的发病年龄较小，而且相对少见，所以在与叶状肿瘤共存时容易被忽视，此时，管状腺瘤的腺管与间质分布比例发生紊乱，腺管周围的间质增多，使腺管之间的距离增宽，间质细胞出现不同程度的异型性及核分裂活性，而且逐渐过渡到叶状肿瘤部分，出现良 - 恶性叶状肿瘤的典型形态。另外，少数叶状肿瘤低倍镜下改变可类似于管状腺瘤，其内部结构腺体与间质分布均衡，小腺管形态一致，间质成分较少，但在中、高倍镜下观察，间质细胞有较明显异型性，核分裂易见，甚至有异常核分裂，是恶性叶状肿瘤的特征。

6. 泌乳性腺瘤的诊断问题　典型形态的泌乳性腺瘤结合病史诊断一般不会出现较多的问题，出现以下问题时应引起注意。①泌乳性腺瘤通常是生长缓慢的肿瘤，少见情况下伴出血及梗死时，可使肿瘤迅速增大，甚至可以使表面皮肤破溃，临床疑似恶性肿瘤。大体检查可见肿瘤有完整包膜，切面呈灰黄褐色，可有乳汁状液体流出。镜下可见腺瘤出血、梗死及继发性改变，如组织坏死、炎症细胞浸润、泡沫状组织细胞聚集、肉芽组织长入 - 机化（血管内皮细胞、纤维 - 肌成纤维细胞增生）、纤维瘢痕形成等。坏死周围腺上皮细胞可出现一定程度的细胞"不典型"改变，核分裂增多，亦可伴有鳞状上皮化生，特别是在冷冻切片和粗针穿刺诊断时，若没有取到病变的典型部位，容易出现过诊断问题。②泌乳性腺瘤的腺上皮细胞呈弥漫分泌性改变，顶浆分泌明显时，细胞呈"鞋钉"状，细胞核大、深染，可具"不典型性"，细胞质内还可含空泡，有时可呈"印戒"样细胞。冷冻切片诊断时，腺管结构可不明显，出现透明细胞及"印戒"样细胞，细胞核似有多形性及不典型性，腺腔内的分泌物可类似坏死，特别是在不了解临床病史和（或）冷冻切片质量欠佳时，很容易出现诊断错误。③纤维腺瘤的局部可伴假分泌性增生，泌乳性改变只是局部表现，仍可见到纤维腺瘤的典型特征。另外，在某些泌乳性腺瘤中，部分腺管的分泌性改变可不明显，类似于管状腺瘤，但其他部位有明显泌乳性改变。

丁华野　　陈定宝

章目录

第一节　普通型导管增生

2019 年 WHO 乳腺肿瘤分类将普通型导管增生（usual ductal hyperplasia）定义为一种主要发生在终末导管小叶单位的，结构、细胞学及分子表型均为良性的上皮增生性病变。

一、终末导管小叶单位上皮细胞增生

普通型导管增生主要发生在终末导管小叶单位，上皮增生程度及病变范围不尽相同，呈各种良性细胞学及结构改变。

病例 1

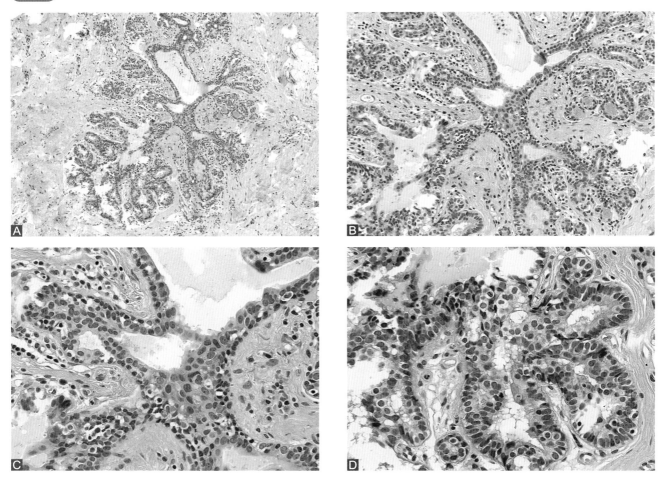

图 7-1-1　普通型导管增生。终末导管小叶单位，小叶内的终末小导管扩张，上皮细胞增生（A、B）；细胞核增大、不规则，染色质细，有小核仁，细胞质较为丰富，界限不清，局部形成细胞桥，小叶腺泡上皮细胞亦有增生，细胞拥挤，有形成次级腺腔的趋势（C、D）

病例 2

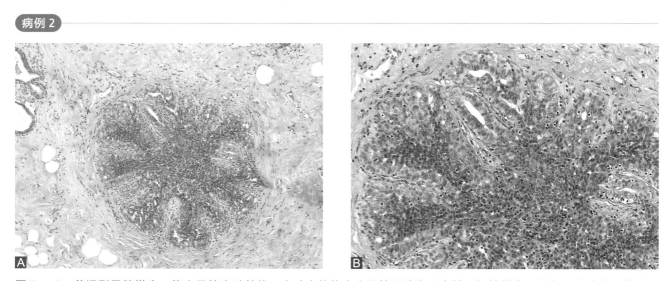

图 7-1-2　普通型导管增生。终末导管小叶单位，小叶内的终末小导管及腺泡呈实性旺炽性增生，局部可见腺腔，外形呈花瓣状（A、B）

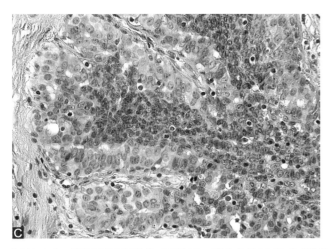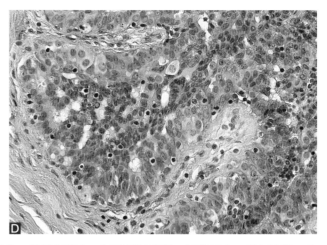

图 7-1-2　普通型导管增生（续图）。增生细胞呈现"成熟"现象，外周细胞大，细胞质较丰富，细胞核大，核仁清楚，中央细胞小，排列密集，细胞质少，细胞核深染，部分区域形成不规则腔隙，细胞贴腔面分布，细胞间有散在炎症细胞（C、D）

病例 3

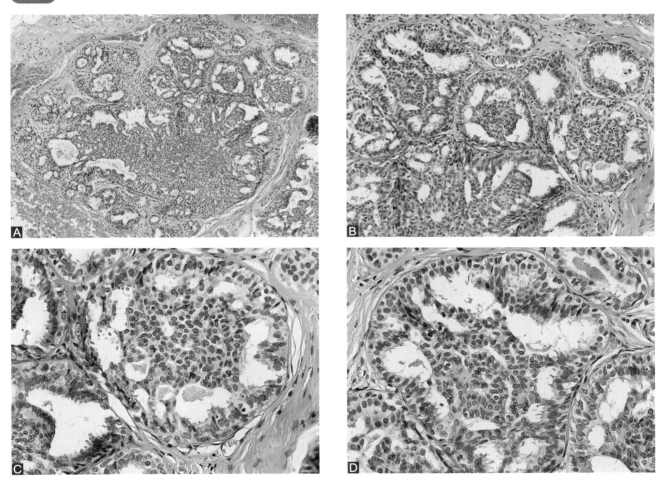

图 7-1-3　普通型导管增生。终末导管小叶单位，小叶内的终末小导管及腺泡呈实性旺炽性增生，腺泡扩大，上皮呈不同程度增生（A、B）；有的腺管中央可形成实性细胞团，借助多个细胞桥与腺管衬覆增生的柱状细胞连接，部分区域形成不规则腔隙，细胞界限不清，黏附性强，细胞核呈异质性改变，细胞无异型性（C、D）

二、细胞学特征

　　腺管内上皮细胞增生，细胞呈合体细胞样，细胞之间黏附性强，细胞质呈均质嗜酸性，细胞核拥挤重叠，大小、形状不一，常有小核仁，可见核沟和（或）核内包涵体，呈异质性形态改变，细胞缺乏异型性。

病例 4

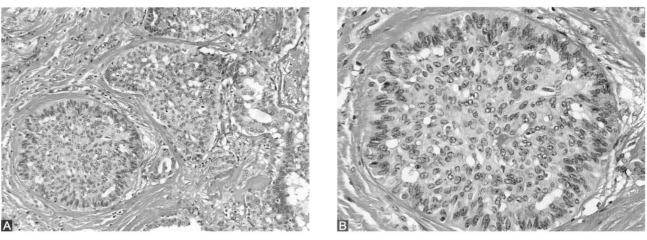

图 7-1-4　普通型导管增生。在柱状细胞增生的基础上，导管内呈旺炽性增生，细胞中等大小，黏附性强，界限不清，细胞核呈圆形至卵圆形，分布不均、拥挤重叠，染色质呈颗粒状，可见小核仁，细胞无异型性（A、B）

病例 5

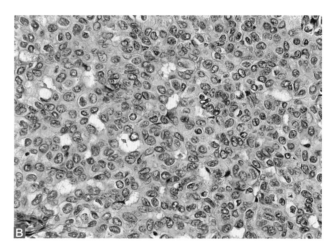

图 7-1-5　普通型导管增生。导管内呈实性乳头状增生，细胞呈中等大小，黏附性强，界限不清，细胞质呈均质性，细胞核形状与大小不一、拥挤重叠、分布紊乱，核膜不均匀，染色质呈颗粒状，可见小核仁，有的细胞可见核沟，细胞无异型性（A、B）

病例 6

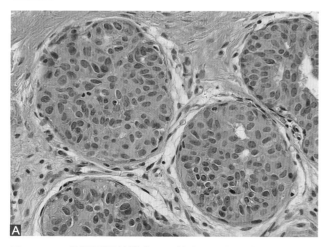
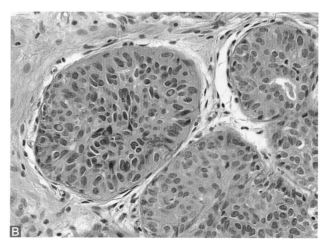

图 7-1-6　普通型导管增生。导管内呈实性增生，细胞呈中等大小，黏附性强，界限不清，呈合体细胞样，细胞质呈均质嗜酸性，细胞核形状不规则、大小不等，染色质细，隐约可见小核仁，个别细胞可见嗜酸性核内包涵体，细胞无异型性（A、B）

病例 7

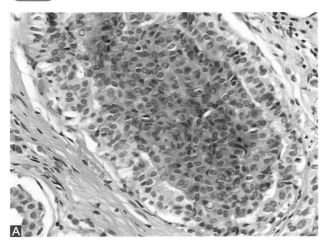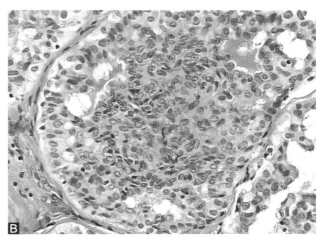

图 7-1-7　普通型导管增生。导管内呈实性增生，细胞呈中等大小，黏附性强，界限不清，呈合体细胞样，细胞质呈均质嗜酸性，细胞核形状不规则、大小不等，密集重叠分布，染色质呈颗粒状，有的可见小核仁，亦可见嗜酸性核内包涵体及核沟，细胞无异型性（A、B）

病例 8

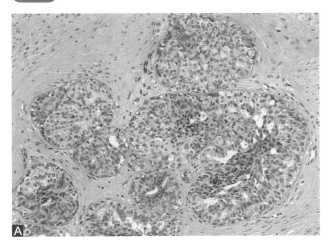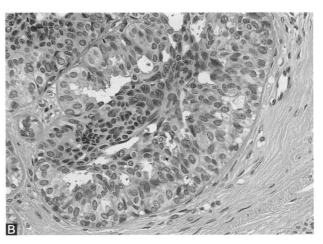

图 7-1-8　普通型导管增生。导管内呈旺炽性增生，可见"成熟"现象，外周细胞较大，界限相对清楚，有的细胞质空淡，细胞核形状不规则，染色质呈细颗粒状，有小核仁，中央细胞核深染，大小、形状差别大，分布更为密集，有的有核沟，细胞质呈均质嗜酸性，细胞无异型性（A、B）

病例 9

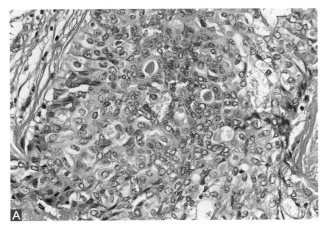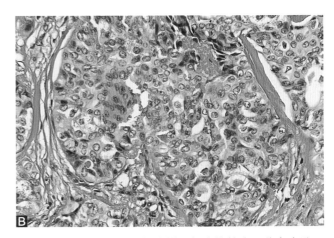

图 7-1-9　普通型导管增生。导管内呈实性旺炽性增生，细胞具有黏附性，有些呈合体细胞样，细胞核较大、分布紊乱，形状不规则、大小不等，拥挤重叠排列，核膜不规则，染色质呈颗粒状，有小核仁，亦可见核沟，有的细胞质空淡，含有脂褐素颗粒，细胞无异型性（A、B）

三、结构特征

普通型导管增生的结构特征是缺乏均质性细胞及极向排列，而是呈复层、微乳头状、不规则筛孔状或实性结构，并形成柔性细胞桥、不规则窗孔及边窗。增生细胞往往与细胞桥及腔隙平行分布，实性区常表现为流水状排列，并显示"成熟"现象，结构无异型性。

（一）复层、微乳头状增生

病例 10

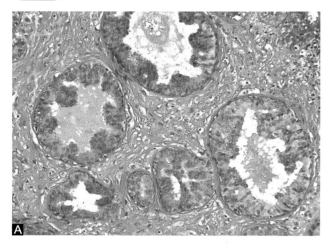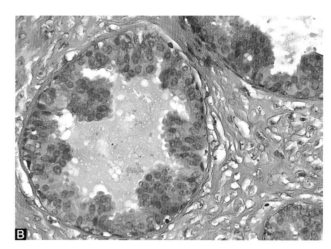

图 7-1-10　普通型导管增生。腺管上皮细胞增生，形成复层、簇状突起或微乳头状结构，腺腔内可见伊红色分泌物，细胞呈普通型增生细胞的形态特征（A、B）

病例 11

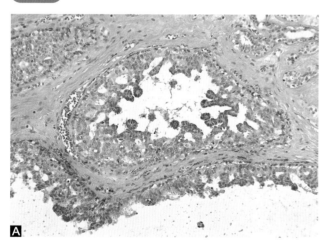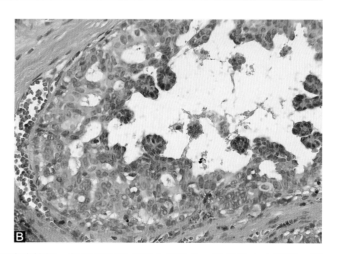

图 7-1-11　普通型导管增生。腺管上皮细胞增生，形成复层及腔隙结构，并于腔面形成数个微乳头，微乳头大小不等、形状不规则，细胞呈普通型增生细胞的形态特征（A、B）

病例 12

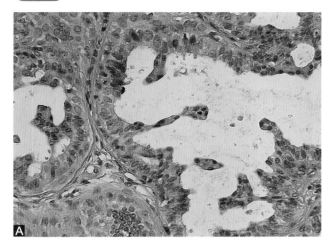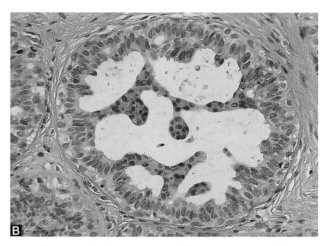

图 7-1-12 普通型导管增生。在柱状上皮细胞增生的基础上，细胞出芽，形成微乳头，有相互连接形成细胞桥的趋势，细胞呈普通型增生细胞的形态特征（A、B）

病例 13

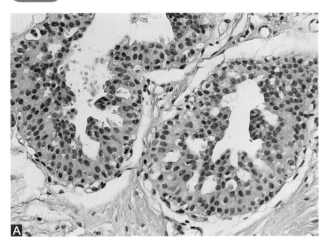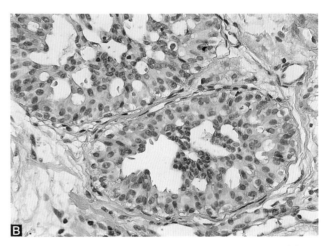

图 7-1-13 普通型导管增生。腺管上皮细胞增生，细胞层次增多且向腔内生长，形成微乳头及细胞桥，细胞桥互相连接，形成不规则腔隙，细胞呈普通型增生细胞的形态特征（A、B）

病例 14

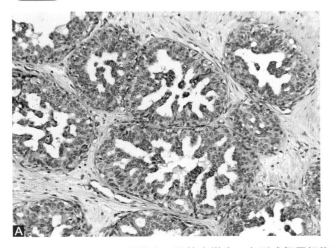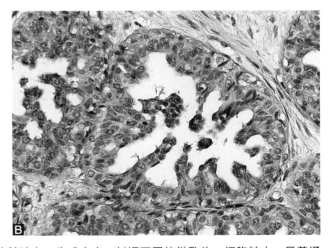

图 7-1-14 普通型导管增生。导管内增生，在形成复层细胞的基础上，生成大小、长短不同的微乳头，细胞较大，呈普通型增生细胞的形态特征（A、B）

（二）柔性细胞桥，桥内细胞平行排列

病例 15

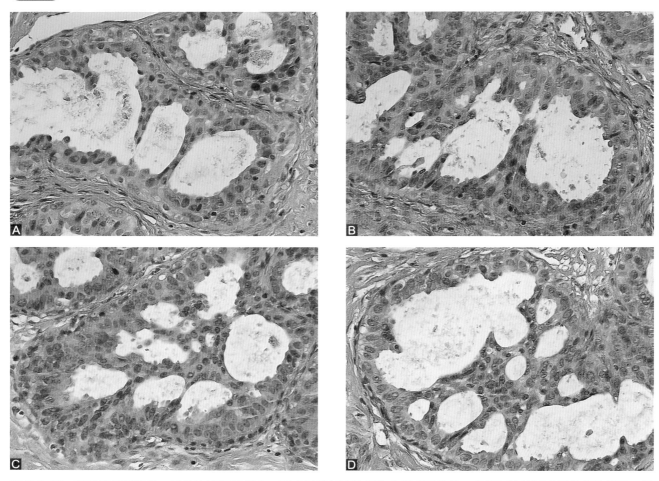

图 7-1-15 普通型导管增生。导管上皮细胞增生，形成基底部宽的细胞突起或微乳头，并相互连接形成柔性细胞桥及不规则筛孔，桥内细胞平行排列，筛孔周围细胞紧贴腔缘平行分布，细胞呈普通型增生细胞的形态特征（A~D）

病例 16

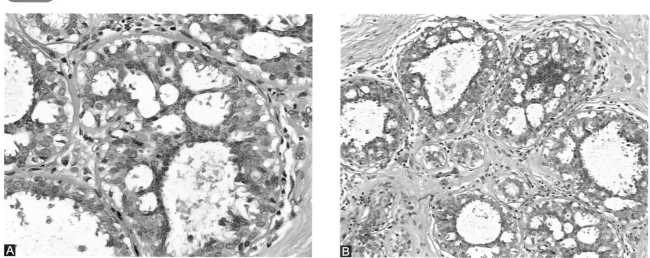

图 7-1-16 普通型导管增生。导管上皮细胞增生，形成柔性细胞桥及不规则筛孔，桥内细胞平行排列，筛孔周围细胞紧贴腔缘平行分布，细胞呈柱状细胞及普通型增生细胞的形态特征（A、B）

病例 17

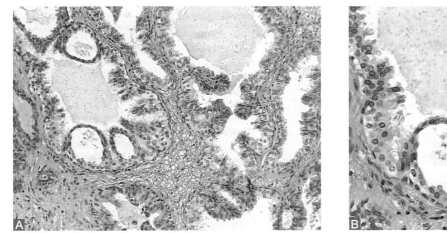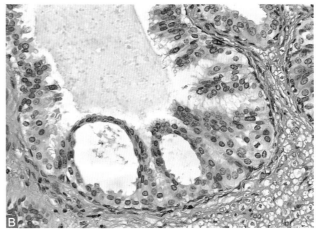

图 7-1-17　普通型导管增生。导管内柱状细胞增生，微乳头状增生形成拱形细胞桥，细胞沿桥平行排列，细胞呈柱状细胞及普通型增生细胞的形态特征（A、B）

（三）不规则窗孔

病例 18

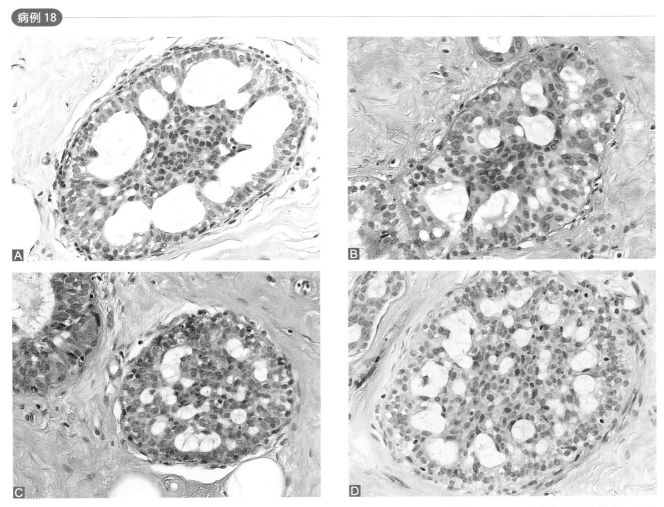

图 7-1-18　普通型导管增生。导管内细胞增生，形成不规则筛孔状腔隙，有的张力较大呈圆形，腔内有稀薄分泌物，细胞沿细胞桥呈流水状排列，并紧贴筛孔缘分布，细胞呈普通型增生细胞的形态特征（A~D）

病例 19

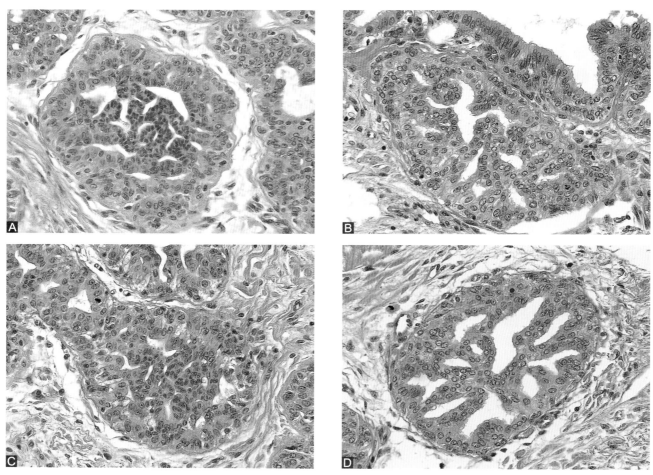

图 7-1-19　普通型导管增生。导管内细胞增生，形成裂隙样窗孔，细胞紧贴裂隙缘呈无极向分布（A、B）；细胞桥将腺腔分割成不规则窗孔状，桥内有 1~2 层平行排列的细胞，偶见核分裂象，细胞呈普通型增生细胞的形态特征（C、D）

（四）边窗

病例 20

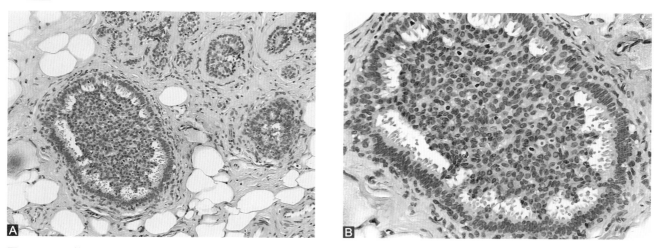

图 7-1-20　普通型导管增生。导管内细胞增生，形成多处细胞桥，并与中央实性增生的细胞团相连接，实性增生的细胞团与腺管衬覆增生的柱状细胞间形成不规则"边窗"样腔隙，细胞呈柱状细胞及普通型增生细胞的形态特征（A、B）

病例 21

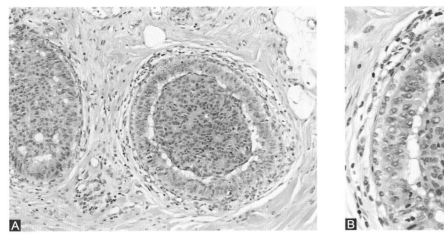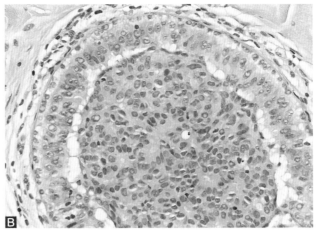

图 7-1-21 普通型导管增生。导管内细胞增生，中央实性增生的细胞团与腺管衬覆增生的柱状细胞间形成狭窄"边窗"样腔隙，细胞呈柱状细胞及普通型增生细胞的形态特征（A、B）

病例 22

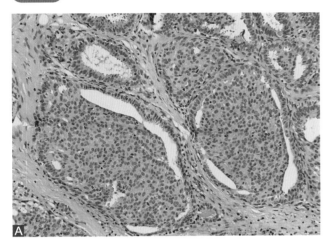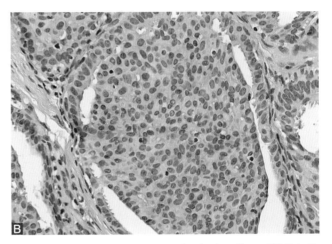

图 7-1-22 普通型导管增生。导管内细胞呈实性旺炽性增生，于周边形成不规则"边窗"样腔隙，细胞呈普通型增生细胞的形态特征（A、B）

（五）实性增生

病例 23

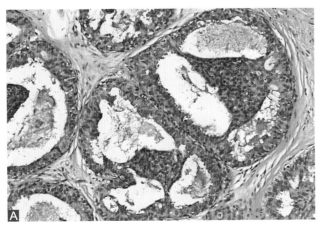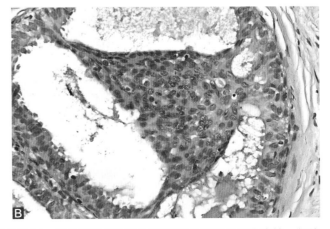

图 7-1-23 普通型导管增生。导管内细胞增生，中央形成实性细胞团，借助柔性细胞桥与周围增生的柱状细胞连接，细胞呈柱状细胞及普通型增生细胞的形态特征（A、B）

病例 24

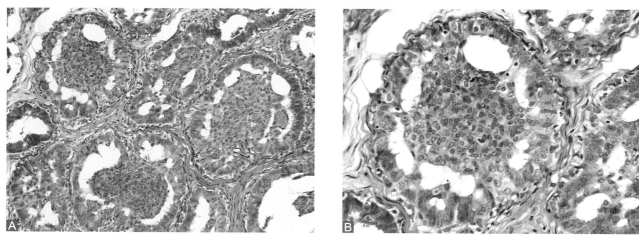

图 7-1-24 普通型导管增生。导管被覆增生的柱状细胞，中央形成实性细胞团，呈"肾小球"样结构，细胞呈柱状细胞及普通型增生细胞的形态特征（A、B）

病例 25

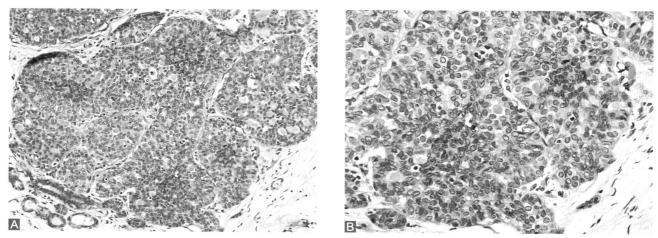

图 7-1-25 普通型导管增生。腺管膨大和融合，导管内细胞呈实性旺炽性增生，局部可见小圆形腔隙，细胞呈普通型增生细胞的形态改变（A、B）

病例 26

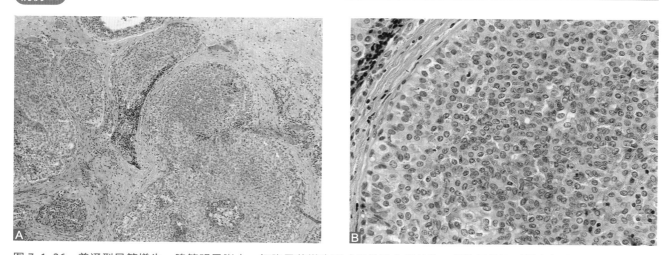

图 7-1-26 普通型导管增生。腺管明显膨大，细胞显著增生形成实性乳头状结构，细胞呈普通型增生细胞的形态特征，细胞质内含有脂褐素颗粒（A、B）

（六）旋涡状或流水状排列

病例 27

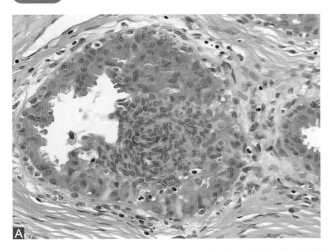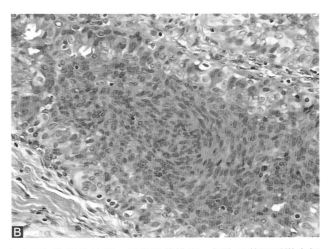

图 7-1-27 普通型导管增生。导管内细胞呈实性旺炽性增生，中央区细胞核为梭形，呈旋涡状排列，细胞呈普通型增生细胞的形态特征（A、B）

病例 28

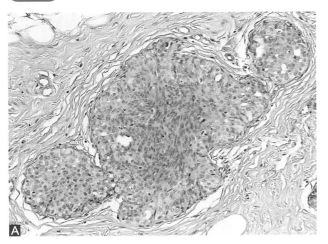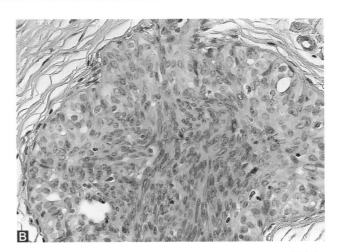

图 7-1-28 普通型导管增生。导管内细胞呈实性旺炽性增生，中央区细胞核为梭形，呈流水状排列，细胞呈普通型增生细胞的形态特征（A、B）

病例 29

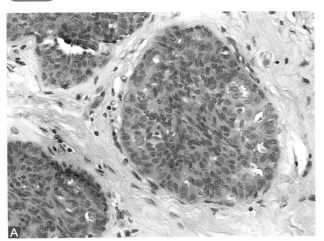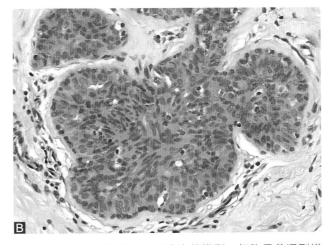

图 7-1-29 普通型导管增生。导管内上皮细胞呈实性旺炽性增生，中央区细胞核为梭形，呈流水状排列，细胞呈普通型增生细胞的形态特征（A、B）

（七）"成熟"现象

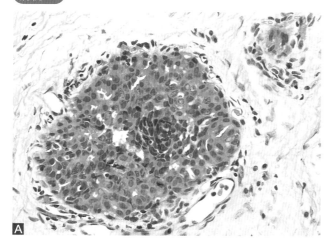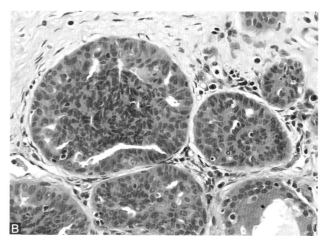

图 7-1-30　普通型导管增生。导管内细胞呈旺炽性增生，可见"成熟"现象，外周细胞大，细胞质较为丰富，均匀红染，细胞核大，核仁清楚，中央细胞核小、深染，密集排列，细胞质少，界限不清，细胞均呈普通型增生细胞的形态特征（A、B）

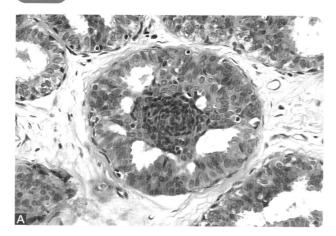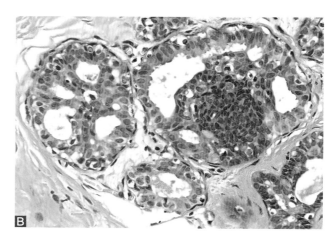

图 7-1-31　普通型导管增生。导管内细胞呈不规则筛孔状增生，可见"成熟"现象，管腔中央形成实性细胞团，细胞质少、红染，细胞核深染，密集排列，外周柱状细胞增生，细胞质较为丰富，细胞核较大而淡染，细胞均呈普通型增生细胞的形态特征（A、B）

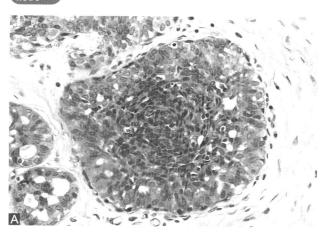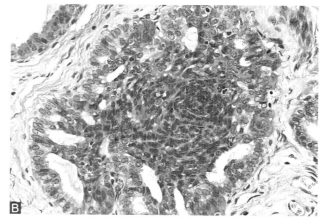

图 7-1-32　普通型导管增生。导管内细胞呈实性或不规则筛孔状增生，可见"成熟"现象，管腔中央的细胞形成实性细胞团，呈"洋葱皮"样结构，细胞质少，细胞核深染，密集排列；外周细胞大，细胞质较为丰富，细胞核较大而淡染，细胞均呈普通型增生细胞的形态特征（A、B）

（八）大汗腺化生增生

病例 33

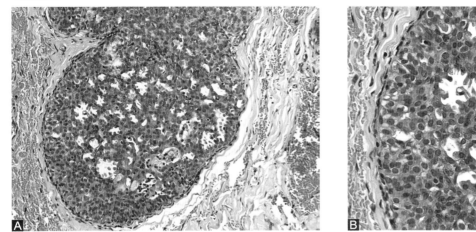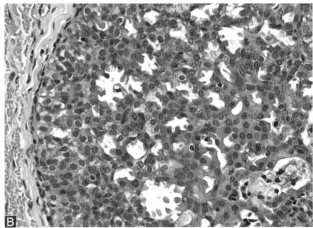

图 7-1-33 普通型导管增生。导管内细胞呈旺炽性增生，形成不规则筛孔状腔隙，细胞具有普通型增生细胞及大汗腺细胞的形态特征，普通型增生细胞具有胞突（A、B）

病例 34

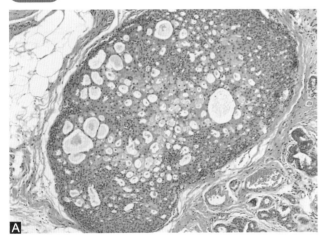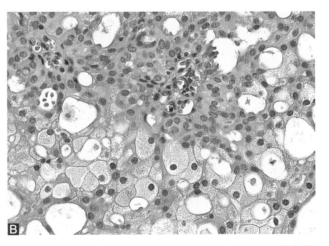

图 7-1-34 普通型导管增生。导管内细胞显著增生，细胞具有普通型增生细胞及大汗腺细胞的形态特征，部分大汗腺细胞胞质淡染，呈泡沫状，细胞内外可见大小不等的腔隙（A、B）

（九）泡沫状组织细胞聚集

病例 35

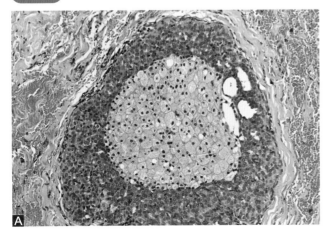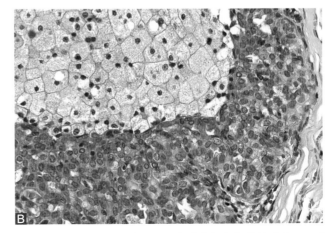

图 7-1-35 普通型导管增生。导管内增生细胞呈普通型旺炽性增生细胞的形态特征，中央可见泡沫状组织细胞聚集（A、B）

病例 36

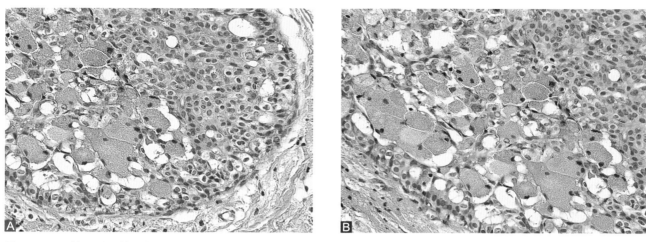

图 7-1-36　普通型导管增生。导管内增生细胞呈普通型增生细胞的形态特征，管腔内可见褐色泡沫状组织细胞（细胞质内有脂褐素）聚集（A、B）

（十）良性坏死

病例 37

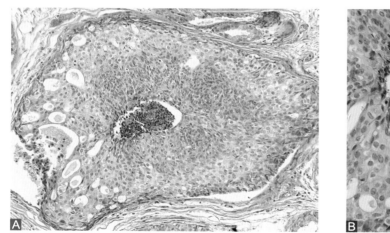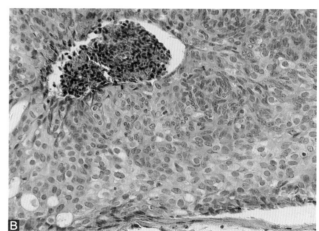

图 7-1-37　普通型导管增生。导管内细胞呈实性旺炽性增生，可见大汗腺化生，中心可见灶状碎屑样坏死，坏死周围细胞呈普通型增生细胞的形态特征（A、B）

病例 38

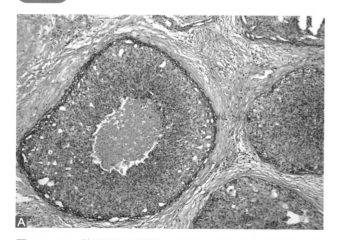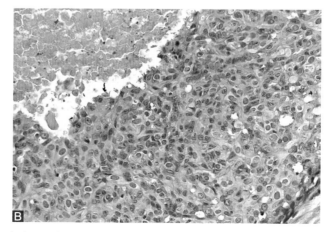

图 7-1-38　普通型导管增生。导管内细胞呈实性旺炽性增生，中央可见粉刺样凝固性坏死，坏死区域可见细胞碎片，坏死周围细胞呈普通型增生细胞的形态特征（A、B）

四、免疫组化表型

大多数普通型导管增生经常规染色切片就可明确诊断，少数病例需要免疫组化染色辅助诊断。在与肿瘤性增生做鉴别诊断时，通常联合使用CK5/6和ER，普通型增生细胞CK5/6一般呈斑驳阳性，ER呈非克隆性阳性（不均匀阳性）。普通型导管增生常伴有柱状细胞及大汗腺细胞的增生，柱状细胞通常CK5/6呈阴性，ER呈弥漫阳性，而大汗腺细胞CK5/6及ER一般皆呈阴性。每一病例的CK5/6和ER的表达模式都会有所差别，也可能出现反常表达，阳性或阴性的结果要想得到合理的解释，必须结合常规染色的组织学改变来谨慎分析和判断。

病例 39

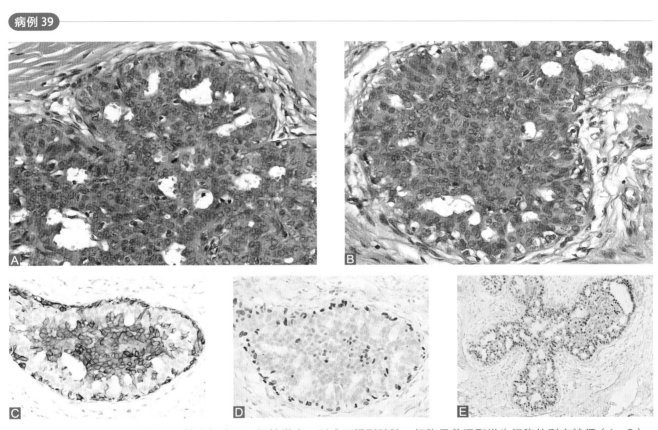

图 7-1-39 普通型导管增生。导管内细胞呈旺炽性增生，形成不规则腔隙，细胞呈普通型增生细胞的形态特征（A、B）。免疫组化染色显示：CK5/6中央增生细胞及肌上皮细胞呈阳性（C），p63肌上皮细胞呈阳性，部分中央增生细胞呈阳性（D），ER呈非克隆性阳性（E）

病例 40

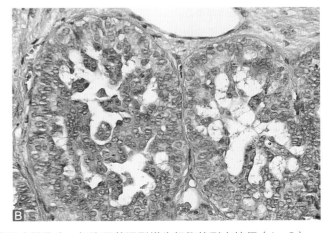

图 7-1-40 普通型导管增生。导管内细胞增生，细胞呈复层或形成微乳头，细胞呈普通型增生细胞的形态特征（A、B）

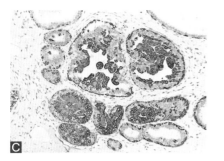
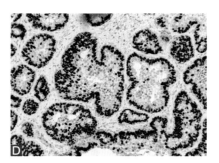
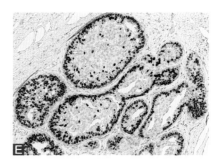

图 7-1-40　普通型导管增生（续图）。免疫组化染色显示：CK5/6 中央增生细胞及肌上皮细胞呈阳性（C），ER（D）及 PR（E）呈非克隆性阳性

病例 41

图 7-1-41　普通型导管增生。导管内细胞呈旺炽性增生，可见实性乳头状结构，细胞呈普通型增生细胞的形态特征（A、B）。免疫组化染色显示：CK5/6 增生细胞呈斑驳阳性（C），ER 呈非克隆性阳性（D）

病例 42

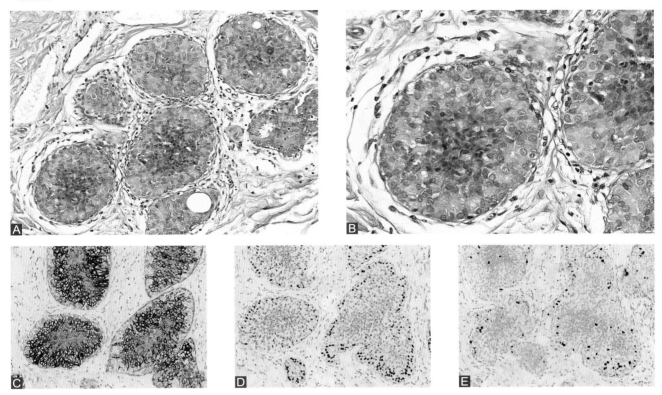

图 7-1-42 普通型导管增生。导管内实性增生，可见"成熟"现象，细胞呈普通型增生细胞的形态特征（A、B）。免疫组化染色显示：CK5/6 中央增生细胞呈斑驳阳性，部分外周腺上皮细胞呈阴性，部分肌上皮细胞呈弱阳性（C），ER 呈非克隆性阳性（D），Ki67 增殖指数低，外周较中心高（E）

病例 43

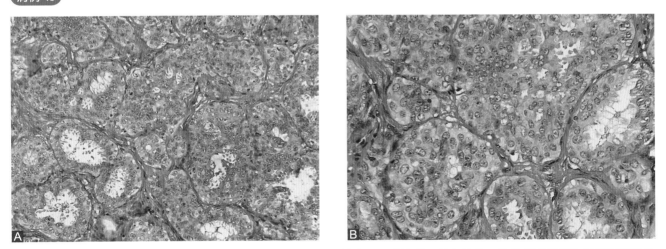

图 7-1-43 普通型导管增生。导管内上皮细胞明显增生，细胞核大、呈空泡状，核仁清楚，细胞呈柱状细胞及普通型增生细胞的形态特征（A、B）

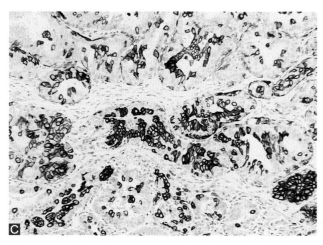

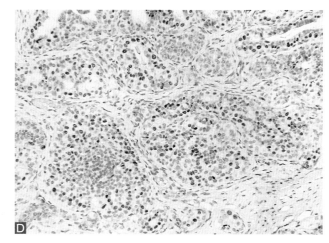

图 7-1-43　普通型导管增生（续图）。免疫组化染色显示：CK5/6 增生细胞呈斑驳阳性，柱状上皮细胞及肌上皮细胞呈阴性（C），ER 呈非克隆性阳性（D）

病例 44

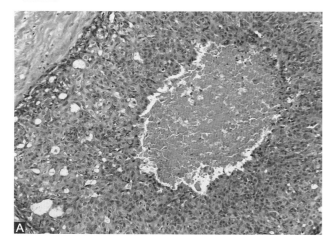

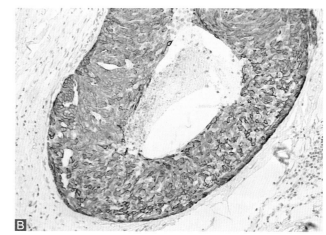

图 7-1-44　普通型导管增生。导管内细胞呈实性增生，中央可见粉刺样凝固性坏死，坏死周围细胞具有普通型增生细胞的形态特征（A）。免疫组化染色显示：CK5/6 坏死周围的增生细胞呈斑驳阳性（B）

第二节　非典型导管增生

　　乳腺非典型导管增生（atypical ductal hyperplasia）是一种肿瘤性导管内增生性病变，主要位于终末导管小叶单位，表现为上皮细胞增生，在细胞学及结构上类似于低级别导管原位癌，但在"质"和"量"上达不到诊断为低级别导管原位癌的全部标准。2019 年 WHO 乳腺肿瘤分类仍然推荐使用"量"的标准，将具有低级别导管原位癌形态的独立腺管不足 2 个或病变直径不超过 2 mm 作为诊断非典型导管增生的标准。"质"的标准（WHO 乳腺肿瘤分类没有推荐）表现为同一个腺管内既有低级别导管原位癌细胞，又可见柱状细胞和（或）普通型增生细胞，即同时存在 2 种不同性质的细胞。笔者认为"量"和"质"的标准并不矛盾，可统筹考虑。非典型导管增生的免疫组化表型特点是 CK5/6 呈阴性，ER 呈克隆性阳性。诊断非典型导管增生需结合临床、影像学及组织学特征综合考虑。

一、终末小导管肿瘤性增生

病例 1

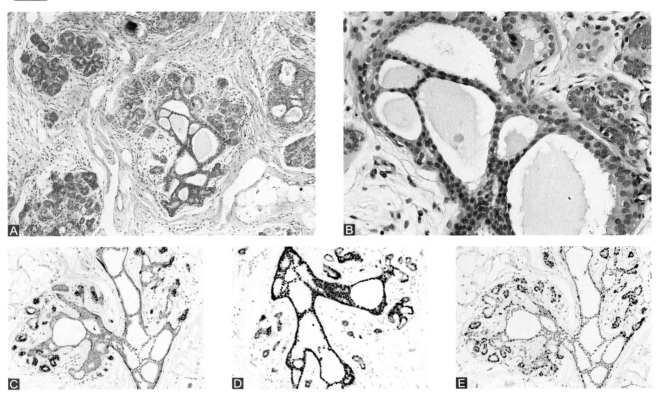

图 7-2-1　非典型导管增生。乳腺腺病，小叶内终末小导管腺上皮细胞增生，形成搭桥和筛孔状结构，增生的细胞均匀一致，呈极向排列，类似于低级别导管原位癌细胞（A、B）。免疫组化染色显示：CK5/6 终末小导管内的增生细胞呈阴性，周围小叶腺泡的部分细胞呈阳性（C），ER 呈克隆性弥漫一致的强阳性（D），p63 导管周围肌上皮细胞呈阳性（E）

病例 2

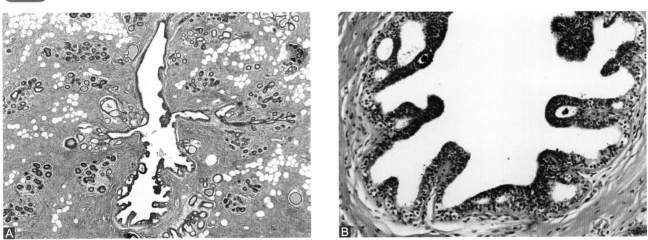

图 7-2-2　非典型导管增生。乳腺腺病，小叶外终末小导管腺上皮细胞增生，形成乳头或微乳头状结构，增生的细胞均匀一致，呈低级别导管原位癌细胞的形态特征（A、B）

二、"质"的标准

病例 3

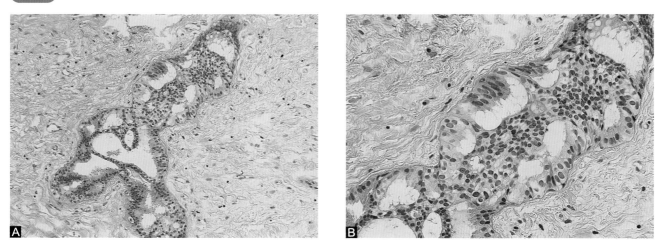

图 7-2-3　非典型导管增生。可见 1 个小叶外终末小导管，衬覆腺上皮细胞部分为良性增生的柱状细胞，中央实性增生的细胞，细胞均匀一致，并形成小筛孔，细胞的形态及结构特征类似于低级别导管原位癌（A、B）

病例 4

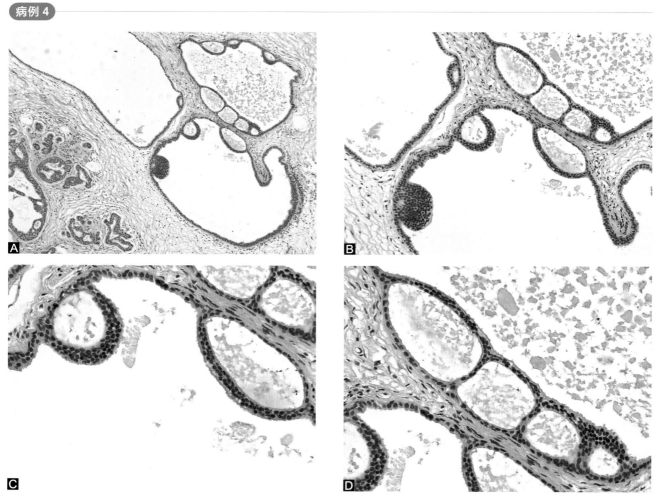

图 7-2-4　非典型导管增生。乳腺腺病，局部可见扩张的腺管，衬覆腺上皮细胞增生，间断呈拱形或筛孔状，局部呈茎块状，拱形细胞桥内的细胞一致，呈极向排列，筛孔周围的部分细胞沿腔面平行排列，部分细胞的形态及结构特征类似于低级别导管原位癌（A～D）

病例 5

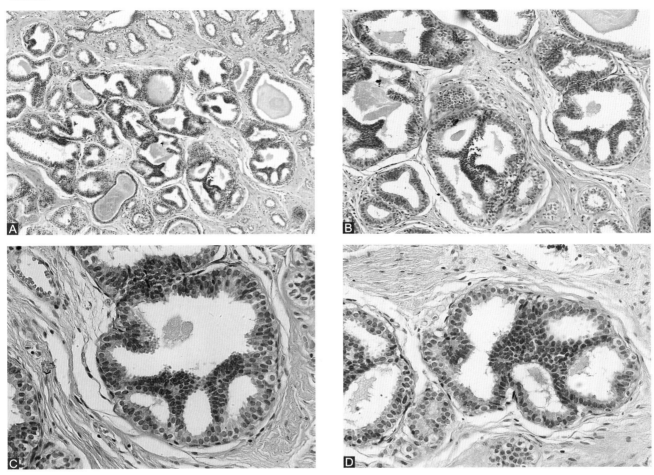

图 7-2-5　非典型导管增生。乳腺增生症，腺管衬覆增生的柱状细胞，有些腺腔内形成刚性细胞桥及筛孔状结构（A、B）；细胞桥内的细胞均匀一致，呈极向排列，部分细胞的形态及结构特征类似于低级别导管原位癌（C、D）

三、"量"的标准

（一）病变直径不超过 2 mm

病例 6

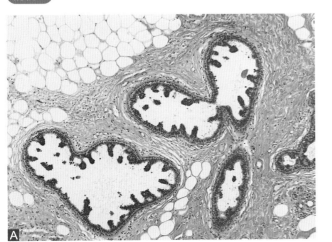
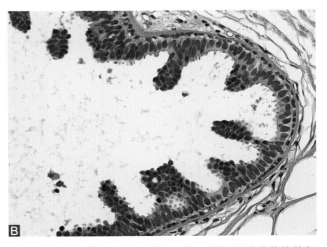

图 7-2-6　非典型导管增生。乳腺腺病，局部腺管扩张，在平坦型上皮非典型增生基础上形成簇状、微乳头状或茎块状细胞团，细胞均匀一致，呈极向排列，形态类似于微乳头状低级别导管原位癌，病变直径小于 2 mm（A、B）

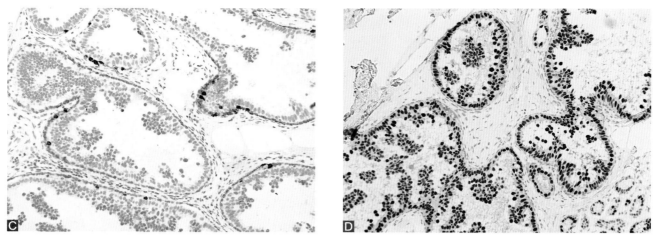

图 7-2-6　非典型导管增生（续图）。免疫组化染色显示：CK5/6 微乳头状增生细胞呈阴性，部分肌上皮细胞呈阳性（C），ER 呈克隆性弥漫一致的强阳性（D）

病例 7

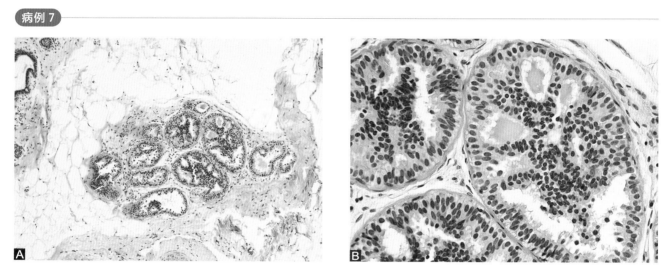

图 7-2-7　非典型导管增生。乳腺腺病，局部可见数个导管增生，细胞的形态及结构特征类似于筛孔状低级别导管原位癌，病变直径小于 2 mm（A、B）

病例 8

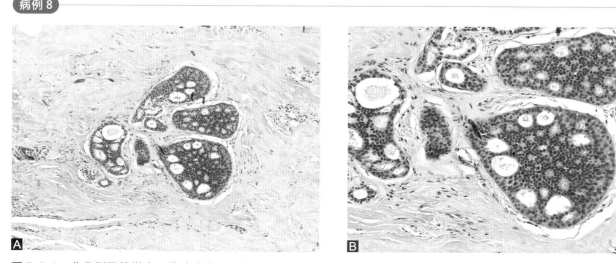

图 7-2-8　非典型导管增生。乳腺腺病，局部可见 3~4 个导管增生，细胞的形态及结构特征类似于筛孔状低级别导管原位癌，病变直径小于 2 mm（A、B）

（二）病变累及导管数量不足 2 个

病例 9

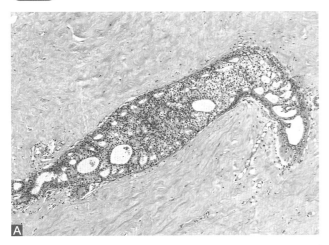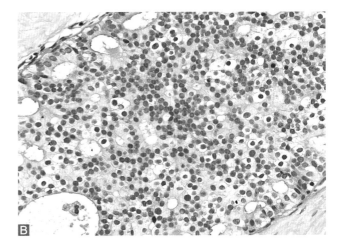

图 7-2-9　**非典型导管增生**。病变区域可见 1 个导管内细胞明显增生，细胞的形态及结构特征类似于筛孔状低级别导管原位癌（A、B）

病例 10

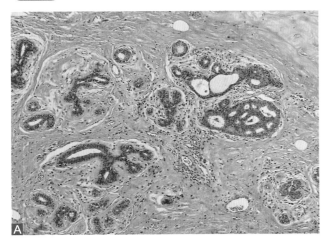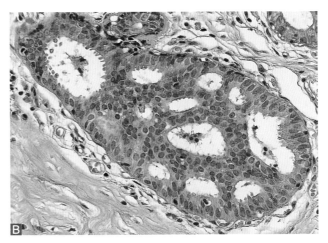

图 7-2-10　**非典型导管增生**。乳腺腺病，局部可见 1 个导管增生，细胞的形态及结构特征类似于筛孔状低级别导管原位癌（A、B）

病例 11

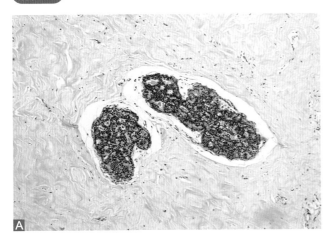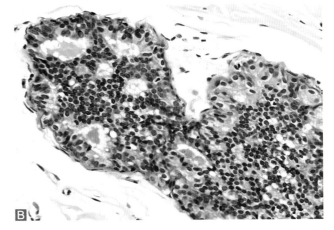

图 7-2-11　**非典型导管增生**。病变局限于 2 个分离的导管，周围有特化性间质，细胞的形态及结构特征类似于筛孔状低级别导管原位癌，病变直径小于 2 mm（A、B）。但经过多切片有可能是 1 个导管

第三节　诊断及鉴别诊断

1. 普通型导管增生　普通型导管增生是一种干细胞病变，是干细胞向腺上皮及肌上皮分化的过程中，不同阶段的细胞分化增生紊乱的结果。提示为普通型导管增生的形态学改变有以下几点。

（1）细胞间黏附性强。"黏附性"是指细胞间的聚合能力。普通型导管增生是干细胞病变，增生细胞较为原始、胞膜分化不完全，所以聚合能力强。形态学改变表现为细胞排列紧密，分布无规律，呈合体样、界限不清，相互挤压、形状各异，细胞核重叠，形状、大小不一致，腺腔内缺乏散离脱落细胞。

（2）缺乏极向排列模式。"极向"形容的是一种腺腔形成能力，这种能力使腺上皮处于有序排列的组织学状态。成熟腺上皮具有腺腔形成能力，而普通型导管增生是一种干细胞增生模式，缺乏腺腔形成能力。因此，与肿瘤性异型增生不同，普通型导管增生缺乏刚性细胞桥以及整齐的筛孔状、腺样等几何图形样排列，存在不规则腔隙和边窗，以及细胞沿细胞桥和腔隙平行排列的形态学改变。

（3）无细胞及结构异型性。"异型性"描述的是肿瘤性克隆性增生出现的细胞及结构改变，主要表现为细胞缺乏黏附性、呈极向排列及均匀一致性分布。普通型导管增生细胞黏附性强，缺乏极向排列，形态学主要表现为增生细胞的异质性、分布的紊乱性及细胞核的多样性，无细胞及结构异型性。

（4）常出现流水状排列。一般认为流水状排列是良性普通型导管增生的一个形态学特征，指增生细胞的细胞核呈梭形，似流水状平行排列。普通型导管增生的流水状排列常较局限或隐约出现。在细胞桥及不规则腔隙中，梭形细胞沿细胞桥长轴和腔隙边缘平行排列，如为实性增生，梭形细胞趋向呈环靶状（"洋葱皮"样）分布，而且常有"成熟"现象，存在较大的实性病变，梭形细胞可呈"鱼群"状排列，重要的是这些呈流水状排列的细胞具有良性普通型导管增生细胞的特点（细胞界限不清，细胞核排列拥挤，缺乏异型性，免疫组化染色显示 CK5/6 呈斑驳阳性，ER 呈非克隆性阳性）。

（5）常有"成熟"现象。"成熟"现象是指靠近基膜侧的细胞增生较活跃，可呈栅栏状排列，细胞较大，细胞质丰富，较淡染，细胞核较大，核仁比较明显；管腔中央区的增生细胞小，排列紧密，细胞核小而深染，细胞质少而且嗜酸性强。这种形式类似外周的细胞到中央的细胞逐渐分化成熟的过程，常见于普通型导管增生。少数导管原位癌也会出现类似的改变，如外周细胞较大、淡染，中央细胞较小、核深染，但细胞是肿瘤性增生，细胞及结构具有异型性，与出现在良性普通型导管增生的"成熟"现象不是一个概念，需要加以区别。"成熟"现象的构成细胞具有良性普通型导管增生细胞的形态及免疫组化表型特征，免疫组化染色显示 CK5/6 呈斑驳状阳性，ER 呈非克隆性阳性。

（6）常伴有大汗腺化生。普通型导管增生常见大汗腺化生，虽然缺乏大汗腺化生并无更多诊断意义，但存在大汗腺化生却是支持普通型导管增生诊断的重要证据之一。因此，当导管内增生性病变内出现大汗腺化生，而且与普通型增生细胞混杂时，其诊断思路是首先考虑为良性增生。大汗腺细胞免疫组化染色显示 CK5/6、ER 及 PR 呈阴性。

（7）缺乏细胞质内黏液及神经内分泌分化细胞。普通型导管增生细胞界限不清，细胞质呈均质伊红色，缺乏细胞内、外黏液，少数情况可出现少量空泡化细胞和细胞外黏液，但周围细胞呈良性增生形态改变。如果增生细胞胞质透明，出现比较多的黏液空泡，提示可能为肿瘤性增生。普通型导管增生亦缺乏神经内分泌分化细胞（细胞常呈梭形、细胞质呈嗜酸性颗粒状、细胞质内有黏液），如出现及免疫组化染色证实有神经内分泌分化，提示可能为肿瘤性增生。

（8）缺乏坏死与钙化。普通型导管增生中的坏死及钙化（特别是砂砾体样钙化）均少见，如果导管内增生性病变出现了坏死和钙化，诊断思路是首先考虑为导管原位癌。普通型旺炽性导管增生可以出现坏死（又称良性坏死），可能是增生旺盛的细胞营养不良的结果。良性坏死一般是凝固性坏死，可以呈碎屑状，但缺乏单个细胞坏死和更广泛的坏死。良性坏死多累及 1~2 个导管，坏死灶常比较小，位于导管的中央，坏死周围常有数层良性增生细胞，形态与没有坏死的导管内增生细胞相似。另外，医源性损伤（如穿刺等）亦可引起坏死，应注意与肿瘤性坏死相鉴别。

2. 非典型导管增生　非典型导管增生的诊断有"质"和"量"2 个诊断标准。"质"的标准是根据细胞类型（细胞学及结构特征），即一个导管内同时含有良性柱状细胞和（或）普通型增生细胞及低级别核的肿瘤细胞（类似于低级别导管原位癌），但每个导管的改变不足以诊断为低级别导管原位癌；"量"的诊断标准则是具有低级别导管原位癌形态的导管数量不足 2 个或病变直径不超过 2 mm。我们认为只有将两者结合进行综合考虑，才能做出正确判断。

应该注意的是，"量"的诊断标准并无有力的证据给予支持，只是提供了诊断上的指导。有些学者认为，根据不同的情况，"量"的标准可扩展到 2~5 mm。在应用"量"的诊断标准时，应尽量避免由于切面的原因带来的误判。比如一个切面上似乎是 2 个分离的导管，而经过组织深切后很可能是相连的腺管（1 个导管）。又比如一个切面上病变直径小于 2 mm，经过组织深切后直径可能会大于 2 mm。另外，对不能明确判断病变直径是小于 2 mm、等于 2 mm 还是大于 2 mm（处于交界值上），或者累及导管是 1 个还是 2 个的病变，通常选择低诊断。对老年人及儿童处于交界值上的病变，尽量选择低诊断。非典型导管增生的诊断基于对标本的充分取材及多切片，如果不能完全确定，可采用不肯定诊断，特别是在粗针穿刺等取材比较少、不完整的情况下。在考虑非典型导管增生的诊断时，仍然需要对导管原位癌保持警惕性。

区别普通型导管增生与低级别导管原位癌时，需建立正确的诊断思路。首先确定有无导管内增生，然后评估导管内增生细胞有无低级别异型性。接着再判断以下几个问题。细胞是黏附性强还是缺乏黏附性？细胞是均匀一致还是呈异质性改变？因为细胞缺乏黏附性及均匀一致是细胞异型性的特征。继而判断有无结构异型性。是柔性细胞桥还是刚性细胞桥？是几何状筛孔还是不规则窗孔？细胞是平行排列还是垂直分布于细胞桥？因为刚性细胞桥、几何状筛孔及细胞极向排列是结构异型性的特征。如果增生细胞无细胞及结构异型性，则诊断为普通型导管增生。如果存在具有低级别导管原位癌的区域，就要根据累及的导管数量（累及 1 个还是 2 个分离的导管）及病变直径（小于等于 2 mm 还是大于 2 mm）来区别是非典型导管增生还是低级别导管原位癌，非典型导管增生通常累及终末导管小叶单位，一般不累及导管。对疑似病例可行 CK5/6 及 ER 等免疫组化染色以进一步明确诊断。

第八章
乳腺柱状细胞病变

丁华野　陈定宝

章目录

乳腺柱状细胞病变（columnar cell lesions）是一组谱系性化生增生性疾病，发生在终末导管小叶单位，腺泡导管化，小叶结构存在或没有明确的小叶轮廓，腺泡不同程度扩大，形状常不规则，亦可呈分枝状或圆形，腺管衬覆不同状态的柱状上皮细胞，呈单层或复层（2~4层），亦可呈立方状至扁平状，形态从没有到具有不同程度的非典型性，细胞常见长短不一、粗细不等的顶浆分泌性胞突，腺腔内常见多少不等的絮状分泌物及钙化，肌上皮细胞层明显或不清楚。主要包括柱状细胞变、柱状细胞增生、平坦型上皮非典型增生及平坦型导管原位癌。

第一节　柱状细胞变

乳腺柱状细胞变（columnar cell change）又被称为柱状细胞化生、小叶柱状细胞改变、盲管型腺病、柱状细胞变伴顶浆分泌等。其组织学特点是：终末导管小叶单位增大，或形成假小叶结构，腺泡小管有程度不同的扩张，形状不规则，衬覆单层柱状上皮细胞，细胞核均匀一致，呈卵圆至长圆形或细长，排列规则有极向，染色质均匀分布，核仁不明显，核分裂象罕见，腔面常有胞突，但一般不显著。腺腔内可有多少不等的絮状分泌物，也可有钙化。腺管外围的肌上皮细胞常明显可见。

病例 1

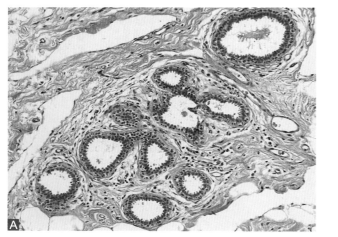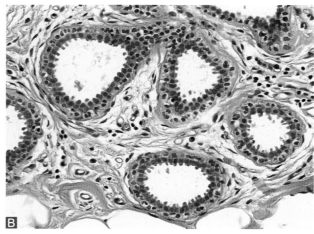

图 8-1-1　柱状细胞变。疑似有小叶结构，小腺管扩张，形状不规则，衬覆单层低柱状至立方状细胞，排列有极向，细胞核呈圆形至卵圆形，染色质细，可见胞突，腔内可见稀薄分泌物，肌上皮细胞明显（A、B）

病例 2

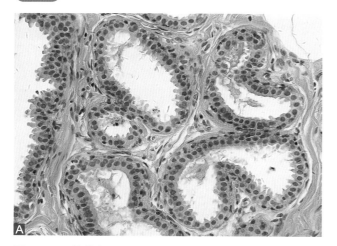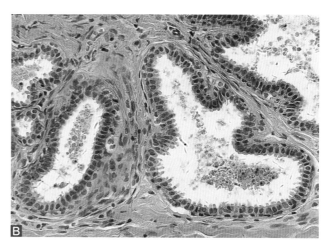

图 8-1-2　柱状细胞变。腺管呈不同程度扩张，形状不规则，衬覆单层柱状细胞，排列有极向，细胞核位于基底侧，呈圆形至卵圆形，染色质细，核仁不明显，可见胞突，腔内可见分泌物，肌上皮细胞明显（A、B）

病例 3

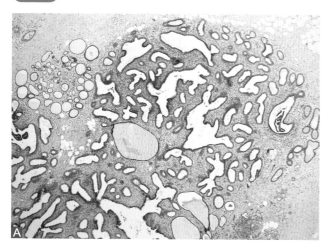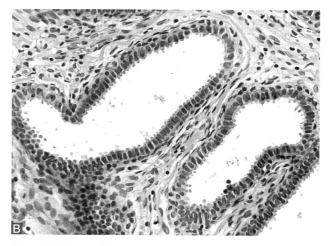

图 8-1-3　柱状细胞变。小叶增大，趋向融合，腺管增生，呈不同程度扩张，形状不规则，间质细胞较为丰富，扩大的腺管内衬单层柱状细胞，排列有极向，细胞核呈卵圆形，核染色质细，核仁不明显，可见胞突，肌上皮细胞清晰可见（A、B）

病例 4

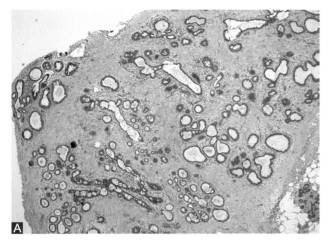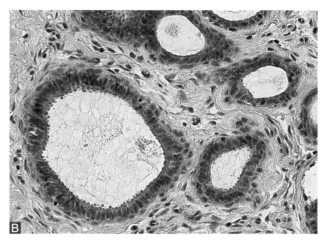

图 8-1-4　柱状细胞变。盲管型腺病，小叶增大，腺管呈不同程度扩张，形状不规则，内衬单层柱状细胞，排列有极向，可见胞突，腔内可见絮状分泌物，肌上皮细胞清晰可见（A、B）

病例 5

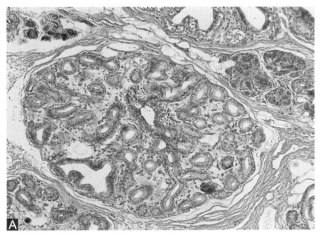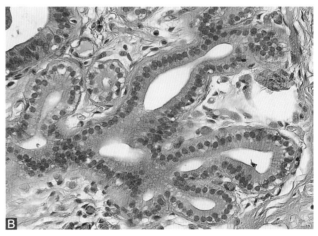

图 8-1-5　柱状细胞变。盲管型腺病，小叶增大，腺管呈不同程度扩张，呈圆形至卵圆形，部分不规则，内衬单层柱状细胞，排列有极向，细胞核位于基底部，呈圆形至卵圆形，核染色质细，隐约可见小核仁，细胞质红染，核周空淡，肌上皮细胞不明显，外周可见增厚基膜（A、B）

第二节　柱状细胞增生

乳腺柱状细胞增生（columnar cell hyperplasia）以往又被称为伴明显胞突的没有非典型性的柱状细胞变、增生性小叶单位增大等。其组织学特点是：在柱状细胞变的形态学基础上，柱状细胞出现复层（常为1~4层），可间隔出现细胞密集，呈小丘状、簇状或"流产"型微乳头状，低倍镜下呈"锯齿"状改变；细胞界限常不清楚，排列有极向或缺乏极向；细胞核局部拥挤和重叠，呈圆形至卵圆形，也可呈长圆形至梭形，深染或呈空泡状，核仁不明显或有小核仁；细胞质通常呈嗜酸性，常有明显的胞突，细胞核可位于胞突内，细胞呈"鞋钉"状，某些细长胞突的横断面呈小球状散落在腺腔内，亦可见到游离的细胞核（可类似于坏死细胞）；腺腔内常见较为丰富的絮状分泌物和钙化，有时可见砂砾体样钙化；腺管外周肌上皮细胞通常明显。

病例 1

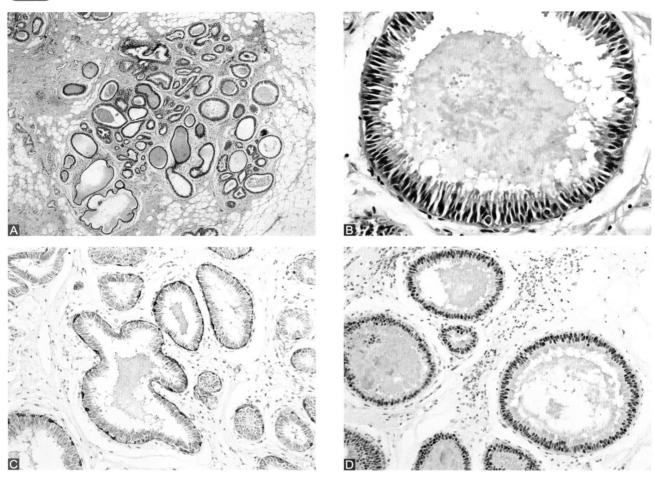

图 8-2-1　柱状细胞增生。似有小叶结构，腺管增生，有不同程度扩张，腔内可见絮状分泌物，内衬 1~3 层柱状细胞，呈极向排列，核呈梭形、染色深、拥挤，可见较长胞突（A、B）。免疫组化染色显示：CK5/6 柱状上皮呈阴性，外层肌上皮细胞呈阳性（C），ER 柱状上皮呈弥漫阳性（D）

病例 2

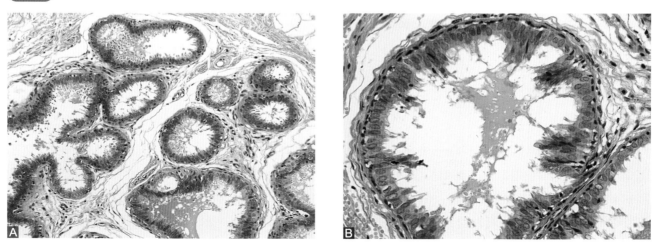

图 8-2-2　柱状细胞增生。小叶内腺管扩张，内衬柱状上皮细胞有明显胞突，细胞界限不清，呈极向排列，核增大、呈卵圆形，染色质细颗粒状，可见小核仁，局部细胞密集，向腔内形成簇状细胞突起，呈"锯齿"状，细胞核呈梭形，排列拥挤，染色深，腔内可见分泌物（A、B）

病例 3

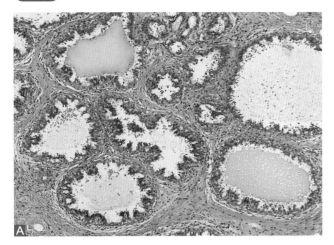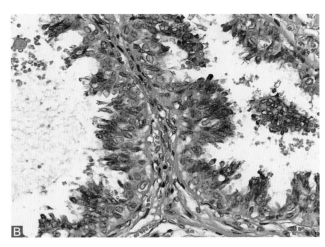

图 8-2-3　柱状细胞增生。局部腺管扩张，腺管内衬柱状细胞，层次增多，界限不清，排列极向紊乱，形成比较多的簇状 – 丘状突起，呈"锯齿"状，细胞核增大，形状不规则，深染或呈空泡状，部分有小核仁，有的细胞呈"鞋钉"状突向腺腔，胞质呈嗜酸性，可见胞突，腔内可见游离的胞质及絮状分泌物（A、B）

病例 4

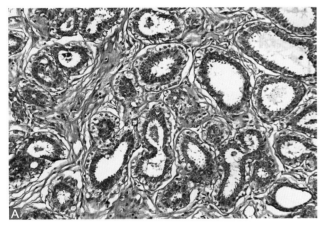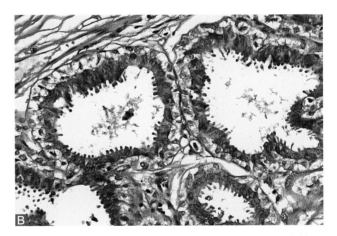

图 8-2-4　柱状细胞增生。局部腺管不规则扩张，衬覆柱状细胞，排列有一定极向，局部细胞拥挤，呈复层，细胞核深染，可见明显胞突，亦可见"鞋钉"状细胞，腺腔内有分泌物，肌上皮细胞增生，细胞质透明（A、B）

病例 5

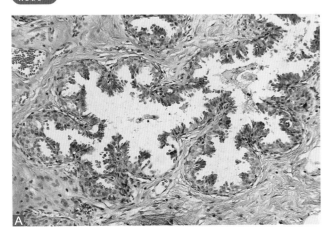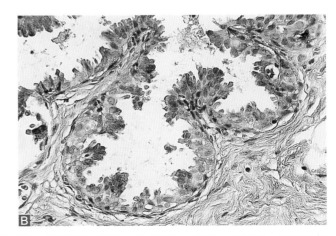

图 8-2-5　柱状细胞增生。腺管不规则扩张，内衬的柱状细胞增生，细胞层次增多，形成簇状 – 微乳头状结构，丘状突起处细胞界限不清，排列密集，核呈梭形，染色深，胞质少，嗜酸性，平坦处细胞核为圆形至卵圆形，核染色浅，可见小核仁，胞质淡染，可见胞突，腔内可见分泌物（A、B）

病例 6

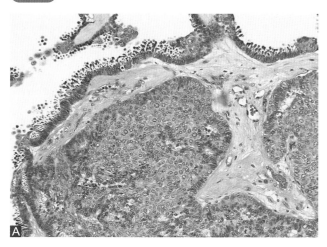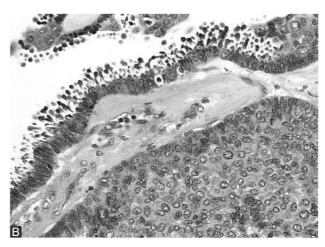

图 8-2-6　柱状细胞增生。柱状细胞增生（细胞核染色更深）伴旺炽性导管增生，扩张的导管衬覆复层柱状细胞，细胞界限不清、排列密集，有一定极向，细胞核呈长圆形，染色质呈颗粒状，有的可见小核仁，细胞质少，腔面可见大量游离的胞突，有的细胞核位于胞突内，有的呈裸核状态（A、B）

病例 7

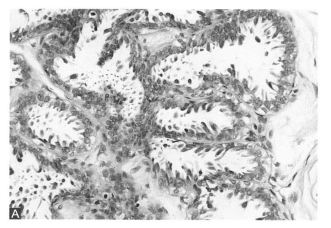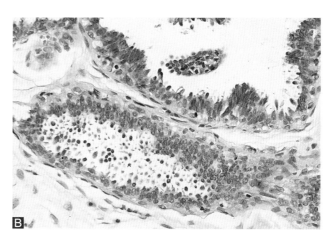

图 8-2-7　柱状细胞增生。腺管不规则扩张，衬覆的柱状细胞排列紊乱，细胞核不规则，部分呈圆形至卵圆形，可见核仁，部分呈梭形，可见长的胞突及"鞋钉"状细胞（A）；部分柱状细胞呈密集复层，局部形成丘状突起，腺腔内可见较多游离的细胞核及细胞质（B）

病例 8

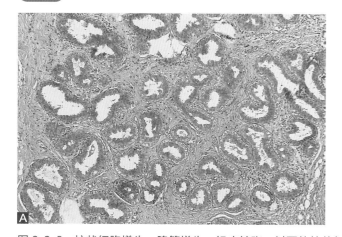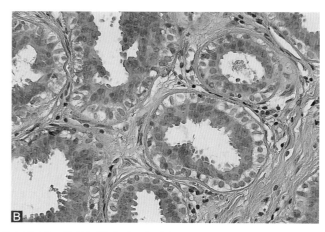

图 8-2-8　柱状细胞增生。腺管增生，轻度扩张，衬覆的柱状细胞呈复层，排列拥挤紊乱，细胞核增大，染色质细，可见 1~2 个小核仁，细胞质均质伊红色，界限不清，可见胞突，局部形成细胞突起，外层肌上皮细胞明显增生，细胞质透明（A、B）

病例 9

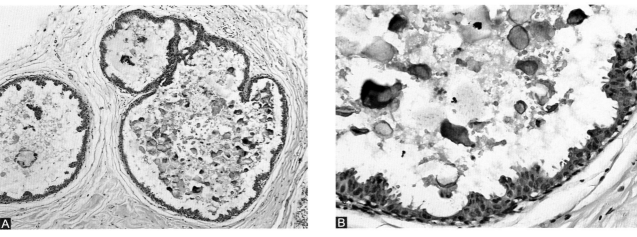

图 8-2-9 柱状细胞增生。腺管极度扩张，衬覆的柱状细胞呈复层，形成簇状细胞突起，排列有一定极向，细胞核呈圆形至卵圆形，染色质细，核仁不明显，可见胞突，腺腔内可见分泌物及明显钙化（A、B）

病例 10

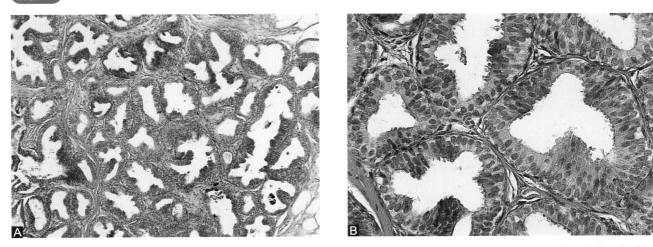

图 8-2-10 柱状细胞增生。腺管呈不同程度扩张，衬覆 1~3 层柱状细胞，界限不清，排列有极向，局灶细胞密集，细胞层次较多，形成丘状细胞突起，细胞核呈圆形至卵圆形，染色质呈细颗粒状，有的可见小核仁，丘状突起处细胞的胞质嗜酸性更强，细胞无异型性，局部管腔内有钙化（A、B）

病例 11

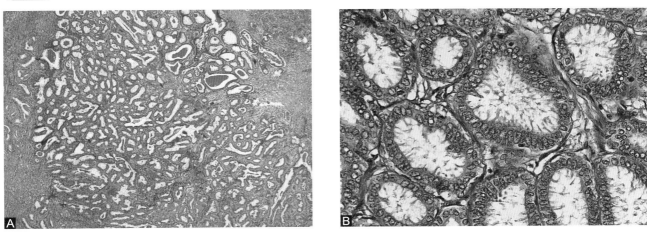

图 8-2-11 柱状细胞增生。腺管增生，排列密集，腺管不同程度扩张，呈腺瘤样改变，腺管内衬 1~2 层柱状细胞，界限不清，排列拥挤，有一定极向，核较大呈空泡状，为圆形至卵圆形，可见小核仁，胞突长，肌上皮细胞不明显（A、B）

病例 12

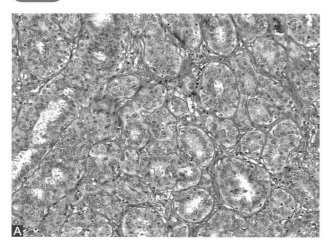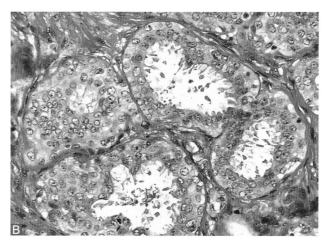

图 8-2-12　柱状细胞增生。腺管衬覆复层柱状上皮细胞，呈平坦型增生模式，细胞界限不清，核大呈空泡状，为圆形至卵圆形，染色质粗，部分有清楚的核仁，胞突明显（A、B）

病例 13

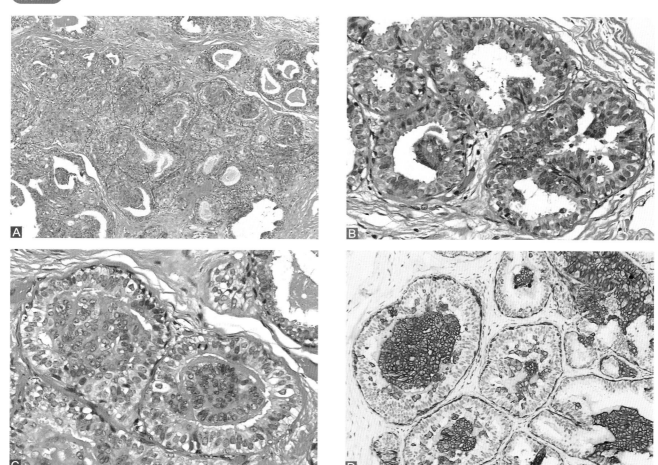

图 8-2-13　柱状细胞增生。柱状细胞增生伴普通型导管增生，腺管衬覆单层 - 复层柱状上皮，呈平坦型增生，细胞部分腺管中央见岛状、实性增生，细胞界限不清，胞质均质红染，核与增生的柱状细胞类似（A~C）。免疫组化染色显示：CK5/6外围柱状上皮细胞呈阴性，中央普通型增生细胞及外层肌上皮细胞呈阳性（D）

第三节　柱状细胞增生、肌上皮细胞缺失

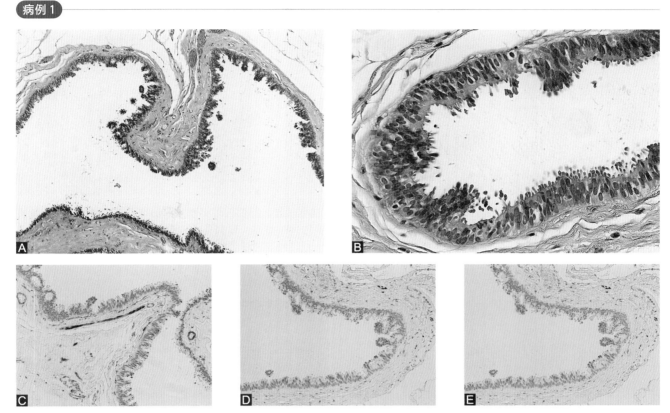

图 8-3-1　柱状细胞增生。导管囊状扩张，内衬复层柱状细胞，形成簇状－丘状突起，腔面呈"锯齿"状，细胞核胖梭形，密集排列，可见丰富顶浆分泌性胞突，管周肌上皮细胞不明显（A、B）。免疫组化染色显示：calponin（C）、p63（D）及 SMMHC（E）管周呈阴性。此例 SMA、CD10、p40 及 CK5/6 经多次染色均呈阴性

第四节　平坦型上皮非典型增生

　　2003 年 WHO 乳腺肿瘤分类中提出，乳腺平坦型上皮非典型增生（flat epithelial atypia）是一种柱状上皮细胞的肿瘤性增生，过去这类病变曾被称为单形性黏附型癌。组织学特点：在柱状细胞变和柱状细胞增生的形态学改变基础上，细胞学上出现轻度（低级别或单形性）非典型性；柱状细胞呈单层或复层，细胞均匀一致，通常呈极向排列，腔面一般无锯齿、簇状或微乳头状等复杂的组织结构，腺腔内可有更明显的絮状分泌物及钙化，部分病例可有砂砾体样钙化；腺管外周肌上皮细胞层变薄或不明显。

病例 1

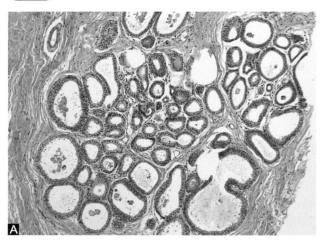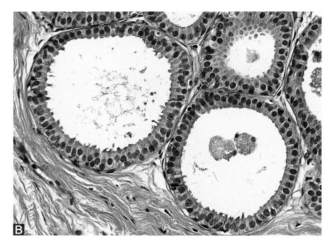

图 8-4-1　平坦型上皮非典型增生。腺管呈不同程度扩张，形状比较规整，腺腔内可见絮状分泌物，扩张的腺管衬覆单层柱状细胞，局部可见双层柱状细胞，细胞一致，界限清楚，细胞核位于基底，排列整齐，有极向，细胞核呈圆形至卵圆形，染色质细密，核仁不清，可见胞突，细胞有轻度异型性，肌上皮细胞不明显（A、B）

病例 2

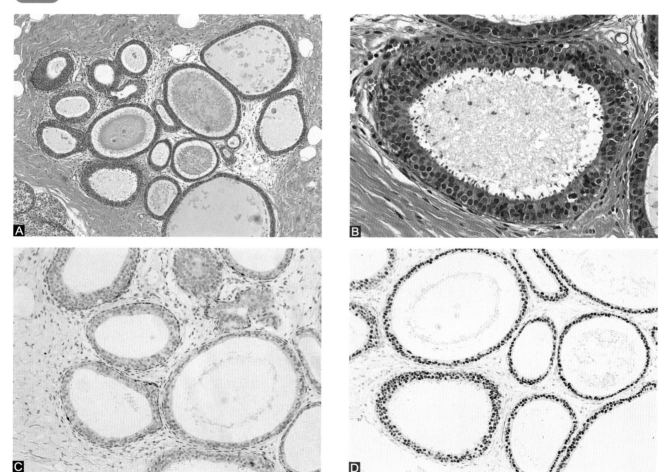

图 8-4-2　平坦型上皮非典型增生。腺管明显扩张，呈圆形至卵圆形的微囊状，衬覆 2~4 层柱状细胞，细胞一致，界限清楚，有一定极向，细胞核呈圆形至卵圆形，染色质细密，核仁不清，可见胞突，细胞有轻度异型性，肌上皮细胞不明显，腺腔内有较多分泌物、游离的胞突及细胞核（A、B）。免疫组化染色显示：CK5/6 柱状细胞呈阴性（C），ER 呈弥漫阳性（D）

病例 3

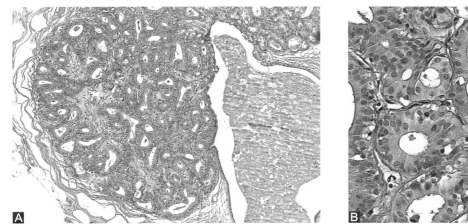
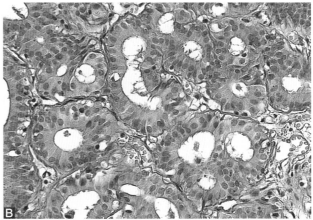

图 8-4-3　平坦型上皮非典型增生。腺管呈结节性增生，可见明显扩张的导管，管腔内充满分泌物，腺管衬覆 1~2 层柱状细胞，大小比较一致，排列有一定极向，细胞核呈圆形至卵圆形，染色质细，隐约可见小核仁，细胞质呈嗜酸性，可见小胞突，细胞有轻度异型性，肌上皮细胞不明显（A、B）

病例 4

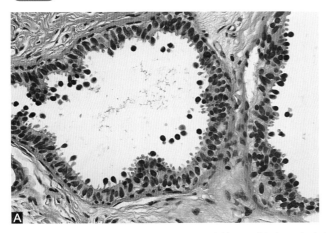
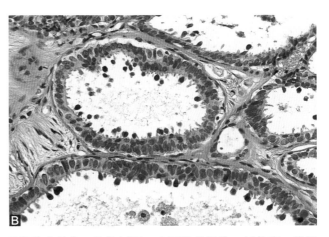

图 8-4-4　平坦型上皮非典型增生。腺管明显扩张，腺腔内可见絮状分泌物，腺管衬覆 1~2 层柱状细胞，部分有一定极向，部分排列紊乱，某些细胞核移位至胞突，呈"鞋钉"状，细胞核大小较为一致，染色质细，核仁不明显，有的裸核呈"灯笼"样或游离在腺腔内，圆而深染，细胞有轻度异型性（A、B）

病例 5

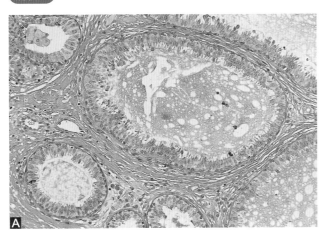
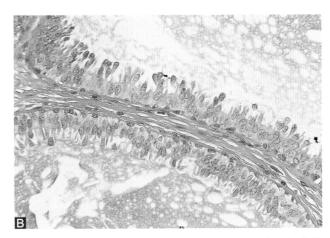

图 8-4-5　平坦型上皮非典型增生。腺管呈囊状扩张，衬覆的柱状细胞呈复层（2~4 层），排列拥挤，有一定极向，细胞核呈长圆形，染色质呈颗粒状，可见小核仁，部分细胞核向胞突内移位，呈"鞋钉"状突向腺腔，细胞具有轻度异型性，腺腔内充满稀薄分泌物（A、B）

病例 6

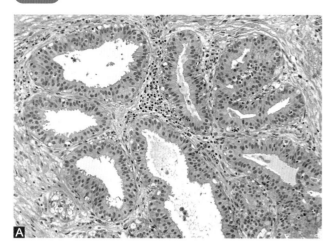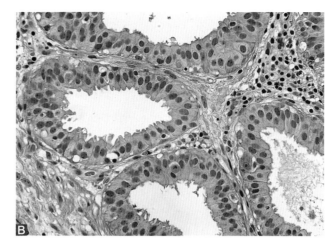

图 8-4-6　平坦型上皮非典型增生。腺管不同程度扩张，内衬 1~3 层柱状细胞，细胞较为一致，界限比较清楚，胞质呈嗜酸性细颗粒状，有胞突，细胞核呈圆形至卵圆形，染色质细，隐约见有小核仁，有的细胞核稍大，有 2~3 个小核仁，偶见核分裂象，细胞有轻度异型性，腔内可见絮状分泌物，肌上皮细胞不明显，间质内有灶状淋巴细胞浸润（A、B）

第五节　平坦型导管原位癌

　　乳腺平坦型导管原位癌（flat ductal carcinoma in situ）是导管原位癌的一种特殊形态学类型，癌细胞具有柱状细胞特点，呈 1~2 层或 2~3 层排列，不出现微乳头状或筛孔状等复杂的结构，也不像粉刺型那样出现较多层次的细胞。2012 年 WHO 乳腺肿瘤分类指出，平坦型导管原位癌细胞必须具有高核级，其核级的判断可参考其他常见类型导管原位癌细胞核级的判定标准。虽然低、中核级平坦型导管原位癌的诊断仍有分歧，但笔者认为，至少在中核级伴肿瘤性坏死时应诊断为平坦型导管原位癌。

一、中核级平坦型导管原位癌伴坏死

病例 1

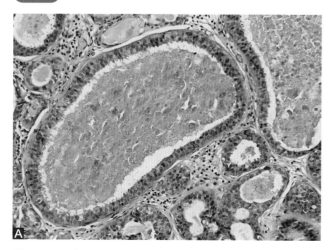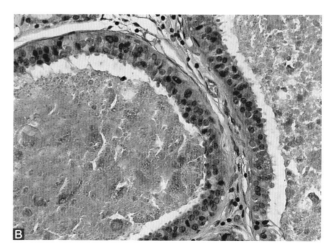

图 8-5-1　中核级平坦型导管原位癌伴坏死。导管呈不同程度扩张，部分明显扩张，被覆 2~3 层柱状细胞，排列紊乱，细胞核具有低 - 中核级形态特征，细胞质呈嗜酸性细颗粒状，有胞突，细胞有中度异型性，管腔内充满凝固性坏死物及泥沙样钙化（A、B）

病例 2

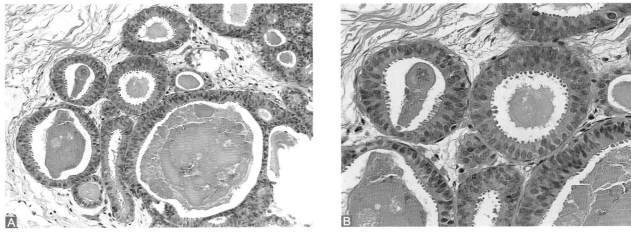

图 8-5-2　**中核级平坦型导管原位癌伴坏死。**导管呈不同程度扩张，被覆 1~3 层柱状细胞，排列尚有极向，细胞核具有中核级形态特征，细胞质呈嗜酸性细颗粒状，有胞突，细胞有中度异型性，部分管腔内可见凝固性坏死（A、B）

二、高核级平坦型导管原位癌

病例 3

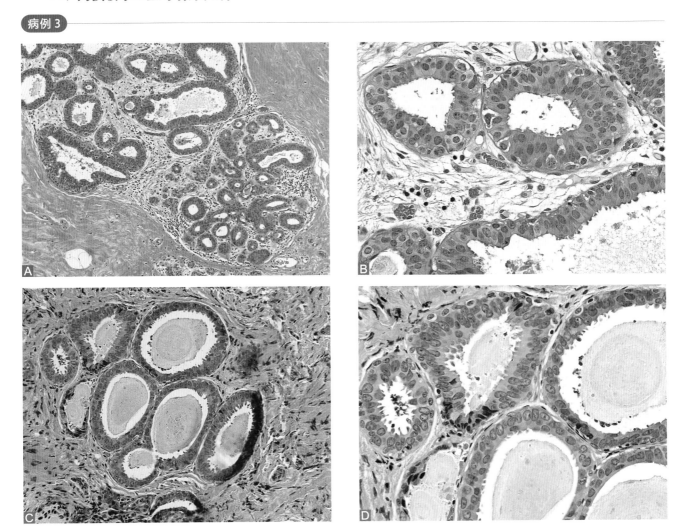

图 8-5-3　**高核级平坦型导管原位癌。**图为 2 个病例组合。例 1 可见小叶结构，腺管不同程度扩张，内衬腺上皮呈平坦型增生，细胞核具有高核级形态特征，胞质嗜酸性，细胞有明显异型性，腔内可见絮状分泌物（A、B）；例 2 腺管内衬平坦型细胞，亦有明显异型性，腔内见有坏死，肌上皮细胞不明显（C、D）

病例 4

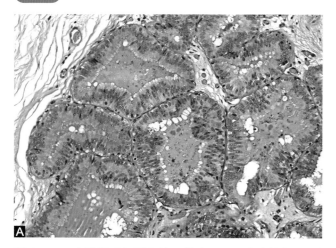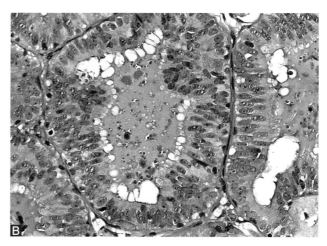

图 8-5-4　高核级平坦型导管原位癌。可见小叶结构，导管扩张，衬覆 1~3 层柱状细胞，排列有一定极向，细胞核具有高核级形态特征，细胞有明显异型性，腺腔内可见粉染浓缩分泌物（类似甲状腺滤泡胶质），腺腔缘可见吸收空泡（A、B）

病例 5

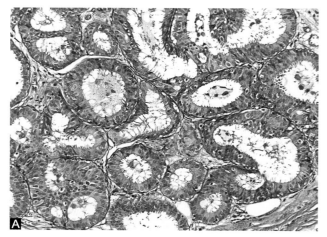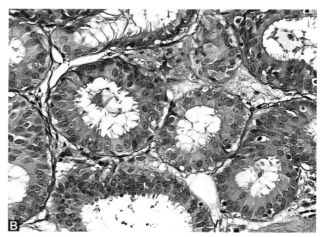

图 8-5-5　高核级平坦型导管原位癌。腺管呈不同程度扩张，衬覆 1~3 层柱状细胞，排列有一定极向，细胞核具有高核级形态特征，细胞质呈嗜酸性细颗粒状，胞突长，在腺腔内形成网状结构，细胞有明显异型性（A、B）

病例 6

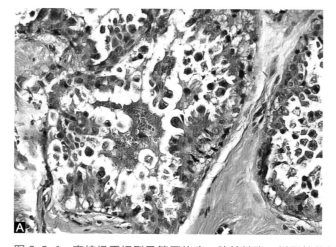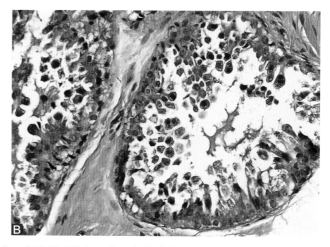

图 8-5-6　高核级平坦型导管原位癌。腺管扩张，衬覆柱状细胞，部分呈"鞋钉"状，部分游离在腺腔内（切面关系），细胞核具有高核级形态特征，细胞有明显异型性，管腔内可见分泌物及坏死（A、B）

病例 7

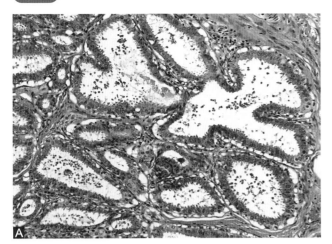
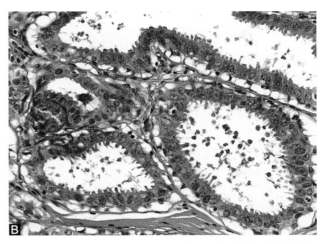

图 8-5-7　高核级平坦型导管原位癌。腺体显著扩张，部分呈囊状，衬覆 1~2 层柱状细胞，分布紊乱，细胞核具有高核级形态特征，细胞有显著异型性，腺腔内可见大量游离散布的球状胞突，部分球状胞突内可见细胞核，局灶钙化（A、B）

第六节　诊断及鉴别诊断

2003 年 WHO 乳腺肿瘤分类在导管内增生性病变中提出了平坦型上皮非典型增生的概念；2009 年，美国军事病理研究所（AFIP）将平坦型上皮非典型增生称为导管上皮内瘤变 1A（DIN1A）；2012 年 WHO 乳腺肿瘤分类在导管内增生性病变中，除平坦型上皮非典型增生外，又增加了柱状细胞变和柱状细胞增生的内容，确认了柱状细胞病变是导管增生性病变的一种模式。此类病变和普通型导管增生一样，表现为从柱状细胞变、增生、非典型增生到导管原位癌的谱系改变。此外，乳腺的许多良性病变（如乳腺增生症、导管内乳头状瘤、假血管瘤样间质增生）或恶性病变（如导管内乳头状癌、浸润性小管癌、浸润性乳头状癌、恶性叶状肿瘤）均具有柱状细胞的特点，但柱状细胞的存在并不影响各种疾病的诊断。

1. 柱状细胞增生与普通型导管增生　两者都是导管内增生性病变。柱状细胞增生是一种终端腺上皮化生增生模式，表现为腺泡和腺管不同程度扩张，增生细胞通常呈平坦生长方式，或以平坦生长方式为主，部分区域可有细胞堆积，形成小丘状、簇状和（或）微乳头状，但不会形成更复杂的结构（如细胞桥、实性细胞团、不规则裂隙等）。普通型导管增生是一种干细胞增生生长模式，细胞增生呈复层，可形成平行细胞桥、实性细胞团、不规则裂隙及边窗等复杂结构，细胞通常不具有柱状细胞特点，或只有部分细胞（特别是靠基膜侧）具有柱状细胞特点。两者经常同时出现在同一病变内，一般是在柱状细胞增生的基础上出现普通型导管增生，如果柱状细胞增生出现复杂结构，就应归入普通型导管增生。两者免疫组化表型的特征也有差别（详见后文）。

2. 柱状细胞变或增生与平坦型上皮非典型增生　后者是在前者的基础上出现了细胞的轻度非典型性。两者的形态学变化多样且有重叠，而且都是终端腺上皮细胞增生模式，均会出现极向排列，免疫组化表型亦类似，其鉴别可能会遇到困难。主要鉴别点有以下几点。①柱状细胞变或增生的腺管形状常不规则，外围的肌上皮细胞相对明显，而平坦型上皮非典型增生的腺管呈张力性扩张，形状更圆，外围的肌上皮细胞相对不明显。②柱状细胞增生表现为相对规则的多层细胞排列，部分区域可见细胞堆积（呈簇状、小丘状或微乳头状）现象，两种结构间隔出现，低倍镜下呈"锯齿"状，而平坦型上皮非典型增生缺乏此种现象。③柱状细胞变或增生细胞有极向或缺乏极向，而平坦型上皮非典型增生细胞常呈极向排列。④柱状细胞变或增生的细胞没有细胞核的异型性，而平坦型上皮非典型增生的细胞的细胞核具有低级别异型性，细胞排列更为均质整齐。⑤柱状细胞变或增生常见少数扁平较深染的细胞（普通型增生细胞）位于柱状细胞的顶端，而平坦型上皮非典型增生通常缺乏普通型增生细胞。

3. 平坦型上皮非典型增生与非典型导管增生　两者都是导管内的肿瘤性增生，平坦型上皮非典型增生是腺上皮细胞的轻度非典型增生，虽然可以有简单的细胞突起和"流产"型微乳头，但缺乏更为复杂的结构，当病变显示有较复杂的结构特征（如微乳头、僵硬的细胞桥、拱形或穿凿状筛孔等），而且复杂结构内有低级别核的一致性细胞时，应诊断为非典型导管增生（通常不用分级）。有人建议将这类病变归类为柱状细胞增生伴中度或重度非典型增生，并认为在达不到诊断为非典型导管增生的全部细胞学和组织结构标准时，最好将其归类为平坦型上皮非典型增生。

4. 平坦型上皮非典型增生与平坦型导管原位癌　Azzopardi 描述了单形性（低核级）及多形性（高核级）两种类型的平坦型导管原位癌（1979 年）。2003 年 WHO 乳腺肿瘤分类提出了平坦型上皮非典型增生（轻度）的概念，并认为其和单形性（低核级）平坦型导管原位癌是同一类型的病变。从这个观点出发，平坦型导管原位癌没有单形性（低核级），只有多形性（高核级）。2012 年 WHO 乳腺肿瘤分类指出，只有具有高核级时才能诊断为平坦型导管原位癌，再一次强调了平坦型导管原位癌没有低核级这一类型。人们在理解这种概念时，也许会提出一些疑问。例如，平坦型作为导管原位癌的一种亚型，为什么不像其他类型的导管原位癌一样有低、中、高级别（低、中、高核级）之分呢？是不是某些本应该属于低、中核级平坦型导管原位癌的病例也被划进了平坦型上皮非典型增生范畴？在实际工作中，我们也确实会遇到一些令人纠结的问题，如某些低核级导管原位癌（如实性、筛孔状型、微乳头型等）中常混杂有低、中核级的柱状细胞病变，且两者的关系密切，这种情况是癌吗？又如低、中核级的柱状细胞病变，管腔内出现了肿瘤性坏死，能诊断为癌吗？此外，某些具有柱状细胞特征的浸润性癌（如小管癌）也只是具有低、中核级等。因此，有人认为，平坦型导管原位癌与平坦型上皮非典型增生的区分非常困难，甚至根本无法区分。还有人认为，保留单形性（低核级）平坦型导管原位癌这一术语似乎更可取，不应该将单形性（低核级）平坦型导管原位癌与平坦型上皮非典型增生等同。笔者认为，重要的是在诊断平坦型上皮非典型增生时，要想到排除平坦型导管原位癌，而且不要遗漏伴存的更严重的病变（如非典型导管增生、导管原位癌及浸润性小管癌），因为平坦型上皮非典型增生常与这些病变伴发。

5. 柱状细胞病变和微小囊肿　微小囊肿常见于纤维囊性乳腺病，通常有 2 种类型：一种衬覆扁平上皮细胞，另一种衬覆大汗腺细胞，腔内常有蛋白性分泌物。柱状细胞病变的共同特征是增生的腺管有不同程度的扩张，有些可呈囊状，腔内含有数量不等的絮状分泌物。低倍镜下两者容易混淆。中、高倍镜下，柱状细胞病变腺管的衬覆上皮细胞虽然可以呈立方状至扁平状，但总可见不同状态的柱状上皮细胞；而微小囊肿衬覆的上皮细胞稀疏，为一致的立方状至扁平状细胞，也可见大汗腺细胞。平坦型上皮非典型增生细胞有轻度细胞学非典型性，平坦型导管原位癌细胞有明显异型性，而微小囊肿衬覆上皮缺乏非典型性。柱状上皮细胞与大汗腺细胞的胞质都可呈嗜酸性，且均具有胞突，存在相似之处。但大汗腺细胞的胞质更为丰富，呈明显嗜酸性颗粒状，而且在核上区浓集，胞突常较圆钝，细胞核通常大而圆，常位于中下区，较少位于胞突和游离在囊腔内，核仁更明显，免疫组化染色显示 bcl-2 及 ER 通常呈阴性。柱状上皮细胞的胞质可呈嗜酸性，但缺乏颗粒感，而且常出现显著长的胞突，细胞核常位于胞突和游离于囊腔内，免疫组化染色显示 bcl-2 及 ER 常呈阳性。另外，柱状细胞病变呈囊状扩张的腺管形状不规则或呈分枝状，亦可有比较多的钙化；而微小囊肿的张力更强，形状圆滑，钙化较少。笔者观察到，纤维囊性乳腺病的某些微小囊肿，在演变过程中，总会具有柱状细胞的特点。

6. 柱状细胞病变和假泌乳性增生　假泌乳性增生是一种发生在非妊娠期及非哺乳期的局灶性泌乳性改变，类似哺乳期乳腺。镜下显示：腺体密集，腺腔扩大，衬覆"鞋钉"状细胞，细胞核可游离在管腔内，腔内可有多少不等的分泌物及钙化，亦可伴有囊性高分泌性增生及非典型增生。平坦型上皮非典型增生的某些方面可类似于假泌乳性增生（如细胞核位于胞突类似于"鞋钉"状细胞等），但缺乏假泌乳性增生细胞胞质的分泌性改变，其胞突也与假泌乳性增生的"鞋钉"状细胞不同。

7. 柱状细胞病变的免疫组化表型　柱状细胞病变被认为是一种终端腺上皮细胞病变，所以不同状态的柱状细胞均表达低分子量细胞角蛋白（如 CK8、CK18、CK19）及 EMA。相反，绝大多数柱状细胞不表达高分子量细胞角蛋白（如 CK5、CK5/6），但 34βE12 可有表达。ER、PR 常呈弥漫强阳性，GCDFP-15、bcl-2 通常呈阳性。有学者观察到，Ki67 平均增殖指数：柱状细胞变 0.1%，柱状细胞增生 0.76%，平坦型上皮非典型增生 8.2%，低核级导管原位癌 8.9%，中、高核级导管原位癌 25.4%。肌上皮细胞标记物（如 p63、calponin、SMMHC 等）免疫组化染色显示，平坦型上皮非典型增生腺管周围的肌上皮细胞可明显减少（腺上皮细胞增生活跃、管腔张力大），甚至出现表达缺失。平坦型上皮非典型增生 HER2 及 p53 可呈阳性。CK5/6 呈阴性、ER 呈弥漫强阳性，HER2 和 p53 均呈阳性，这些表现使平坦型上皮非典型增生容易和癌相混淆。

国内很多病理医师（特别是年轻或基层病理医师）对柱状细胞病变还缺乏深入的理解和诊断经验。由于平坦型上皮非典型增生常伴随更严重的病变，因此，乳腺活检中存在平坦型上皮非典型增生，常提示病变中可能伴有非典型导管增生、导管原位癌、小叶性肿瘤和（或）浸润性癌（尤其是小管癌）。如果是在粗针穿刺活检或切缘标本中发现平坦型上皮非典型增生，有必要提醒外科医师结合影像学及病理学相关情况，决定是否需要切除全部病变或扩切，并进一步进行病理评估。切取或切除的活检标本必须全部送检（特别是麦默通旋切标本），而且一定要多取材，甚至全部取材，多层面切片，仔细观察是否存在上述提及的更严重病变，因为这些病变有更为明确的临床处理方案。

第九章

乳腺大汗腺病变

丁华野　刘　梅

章目录

大汗腺化生（apocrine metaplasia）在乳腺疾病中十分常见，当一个病变主要由具有大汗腺特征的细胞构成时，可称为大汗腺病变。

第一节　大汗腺细胞的形态学特征

一、大汗腺细胞

大汗腺化生是建立在组织细胞水平的概念，指乳腺固有腺上皮细胞被大汗腺细胞（apocrine cell）替代的过程，其形态学必须具有大汗腺细胞的所有特征（包括细胞核、细胞质）。

大汗腺细胞在不同的病变中可呈柱状、立方状或扁平状。呈柱状排列的大汗腺细胞通常为单层，分布均匀，界限清楚。局部有微乳头改变的大汗腺病变一般也会被视为大汗腺化生。大汗腺囊肿时，大汗腺细胞可变成立方状或扁平状，细胞核也会有相应变化。大汗腺细胞核显著（中 - 大，平均直径为 6~8 μm），形态一致（细胞核及核仁）；柱状大汗腺细胞核偏于基底侧排列，呈圆形至卵圆形、空泡状，核膜厚且光滑，染色质呈均匀颗粒块状，通常有 1 个明显核仁（直径一般小于 2 μm），亦可有 2 个一致小核仁，核分裂象罕见；某些病例的细胞核较小（平均直径为 3~4 μm）且较为深染，染色质呈细颗粒状，核仁不明显。根据大汗腺细胞的胞质特点，可将大汗腺细胞分为 2 种类型。A 型大汗腺细胞具有丰富的嗜酸性、粗颗粒状细胞质，通常可以观察到核上空泡，其中可含有黄褐色的脂褐素。细胞质的嗜酸性颗粒常于腔面浓集（呈双折光性），常见顶浆分泌性胞突。B 型大汗腺细胞胞质淡染至透明，呈颗粒样泡沫状（类似于皮脂样细胞或泡沫状组织细胞），亦可出现大小不等的空泡（更多见于非典型大汗腺细胞）。此外，有时可见中间型细胞，细胞质淡染，可见分布紊乱的嗜酸性颗粒和胞质小空泡。退变的大汗腺细胞核可显著肿大，染色较深，形状不规则，结构模糊。

免疫组化染色显示，大汗腺细胞 AE1/AE3、LCK、EMA、CEA、催乳素（prolactin）、GCDFP-15 及 AR 均呈阳性表达，后两者具有相对特异性。ER（ER 的 β 亚型部分阳性）、PR、CK5/6、α- 乳球蛋白、bcl-2 及 S-100 蛋白通常均为阴性。大汗腺细胞癌变后，其免疫组化表型可发生某些变化。

病例 1

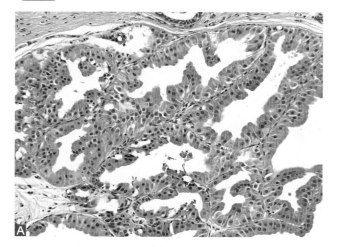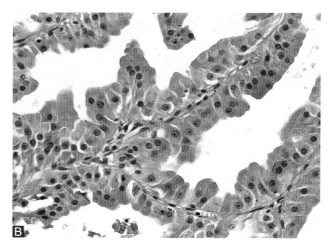

图 9-1-1　大汗腺细胞。腺管内衬单层柱状大汗腺细胞，细胞核偏于基底侧分布，中等大小，形态一致，染色质呈细颗粒状，核仁小而明显，细胞质丰富，呈明显嗜酸性粗颗粒状，嗜酸性颗粒于腔面浓集，红染明显，具有折光性，于腔面呈半圆形帽状，腺腔内干净（A、B）

病例 2

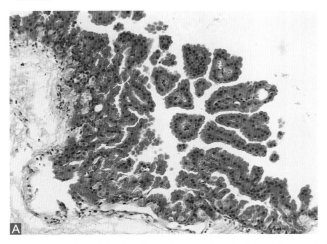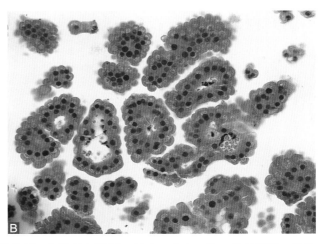

图 9-1-2 大汗腺细胞。腺管内衬单层柱状大汗腺细胞，呈微乳头状，细胞核呈圆形、较小，大小一致，染色质细，核仁不明显，细胞质丰富，呈嗜酸性颗粒状，部分核的上方可见小的空隙，内有脂褐素颗粒，嗜酸性颗粒于腔面浓集，呈半圆形帽状，部分有小的顶浆分泌性胞突（A、B）

病例 3

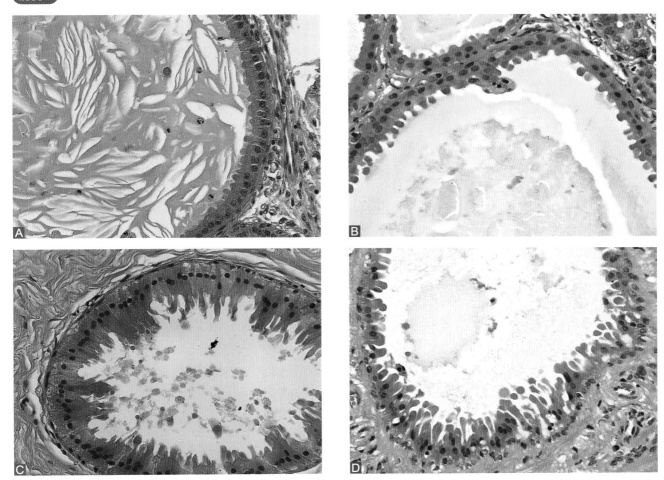

图 9-1-3 大汗腺细胞。腺管呈微囊性扩张，内衬单层柱状大汗腺细胞，细胞核偏于基底侧，平行于基膜排列，呈圆形至卵圆形，核膜厚且光滑，染色质呈颗粒状，可见清楚的小核仁，细胞质丰富，呈嗜酸性颗粒状，腔面有钝圆形顶浆分泌性胞突（A）；图示大汗腺细胞核呈椭圆形，染色质细，隐约可见小核仁，可见短粗顶浆分泌性胞突，嗜酸性颗粒在胞突内浓集（B）；图示大汗腺细胞呈高柱状，中位核、较小，大小一致，核仁不明显，有长的顶浆分泌性胞突，腺腔内可见游离的胞突（C）；图示大汗腺细胞有明显顶浆分泌性胞突，细胞核上移，有的细胞核在游离的胞突内（D）

病例 4

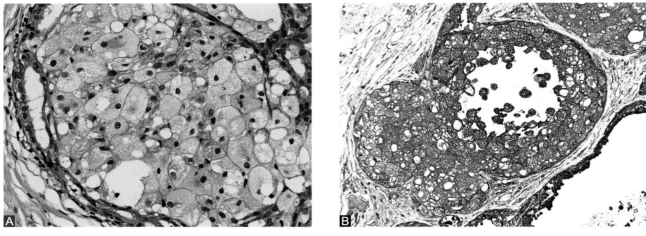

图 9-1-4　大汗腺细胞。图示导管内增生的大汗腺细胞，细胞质丰富、淡染，呈颗粒泡沫状，部分胞质内仍可见嗜酸性颗粒，细胞核较小、形状不规则，染色深（A）。免疫组化染色显示：GCDFP-15 泡沫状大汗腺细胞呈弥漫阳性（B）

病例 5

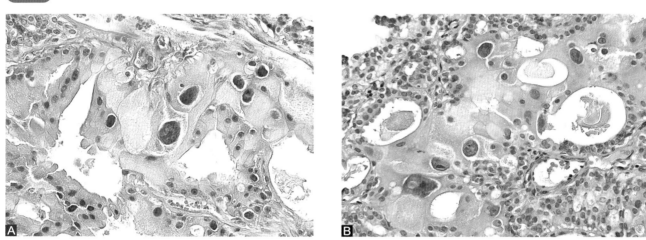

图 9-1-5　大汗腺细胞。图示退变的大汗腺细胞，核明显肿大，形状不规则，染色深，结构不清（A、B）

二、非典型大汗腺细胞

非典型大汗腺细胞（atypical apocrine cell）是一种具有异型性的大汗腺细胞，其判断的参照对象是"典型"大汗腺细胞，诊断非典型大汗腺细胞主要是对细胞核特征的判定。细胞核显著增大（面积增大 3 倍、直径增大 1.7 倍），核仁增大、显著，出现多个核仁，且大小不一，是诊断非典型大汗腺细胞的最重要的特征，而且容易判定，具有可重复性。另外，细胞核深染及核膜不规则也是判定非典型大汗腺细胞的指标，但可重复性比较差。可供参考的特征还有核分裂增多，细胞质泡沫化、空泡化等。

病例 6

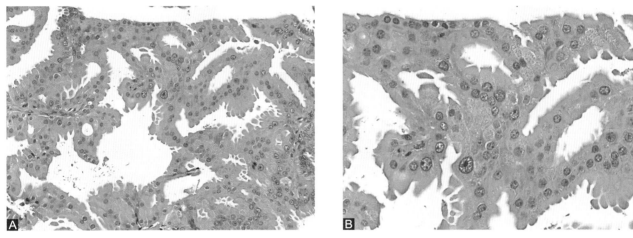

图 9-1-6 非典型大汗腺细胞。大汗腺细胞化生增生，部分细胞核显著增大（面积增大 3 倍以上），核仁亦有明显增大，有的有多个核仁，且大小不等，染色质呈颗粒状，核膜厚且粗糙（A、B）

病例 7

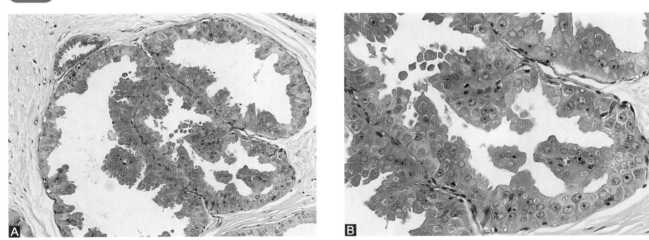

图 9-1-7 非典型大汗腺细胞。大汗腺细胞化生增生，分布紊乱，细胞核空淡且显著增大（面积增大 3 倍以上），核仁亦有明显增大，有的有多个核仁，且大小不等，核膜厚且粗糙（A、B）

病例 8

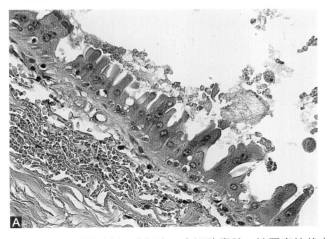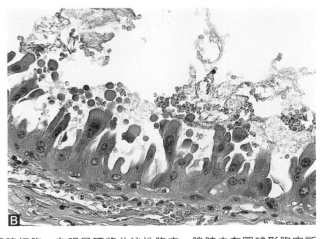

图 9-1-8 非典型大汗腺细胞。大汗腺囊肿，被覆高柱状大汗腺细胞，有明显顶浆分泌性胞突，腺腔内有圆球形胞突断面，部分细胞核上移且显著增大（面积增大 3 倍以上），细胞核形状不规则，核膜厚且粗糙（A、B）

病例 9

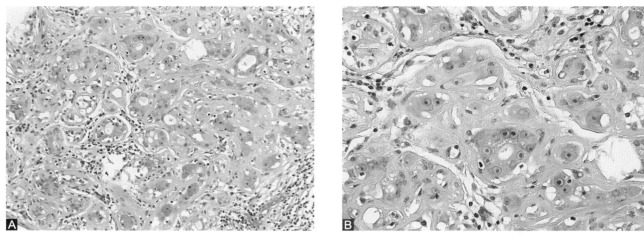

图 9-1-9　非典型大汗腺细胞。大汗腺腺病，部分大汗腺细胞明显增大（面积增大 3 倍以上），核呈空泡状，核仁显著增大，呈鸟眼状（A、B）

第二节　大汗腺囊肿

乳腺大汗腺囊肿（apocrine cyst）是指内衬大汗腺细胞的乳腺囊肿性病变，常是纤维囊性乳腺病的一部分。多数发生于终末导管小叶单位，由于分泌物聚集，小导管和腺泡发生扩张及融合，从而形成囊肿。囊肿内衬的大汗腺细胞可呈柱状、立方状和（或）扁平状（细胞核的特征常不典型），亦可呈微乳头状或乳头状。囊内常含有蛋白性分泌物及不同类型的钙化物［如磷酸钙和（或）草酸钙］。

一、普通型

病例 1

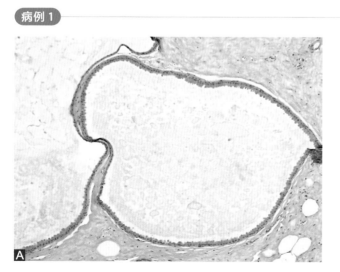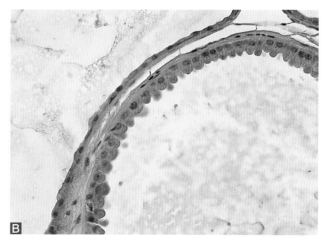

图 9-2-1　大汗腺囊肿。腺管囊性扩张，内衬大汗腺细胞，囊腔内可见淡染分泌物（A），细胞排列整齐，细胞核呈圆形至卵圆形，可见小核仁，细胞质呈嗜酸性颗粒状，于腔缘侧浓集，形成钝圆形顶浆分泌性胞突，部分大汗腺细胞形状扁平（B）

病例 2

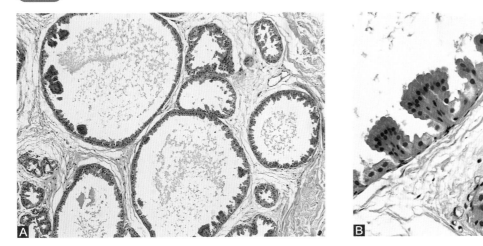

图 9-2-2　大汗腺囊肿。腺管囊性扩张，局灶上皮细胞呈乳头状增生，上皮细胞排列规整，顶浆分泌明显，囊腔内可见絮状分泌物（A）；局部可见微乳头状或乳头状改变，细胞核较小，大小一致而深染，细胞质呈明显嗜酸性颗粒状（B）

病例 3

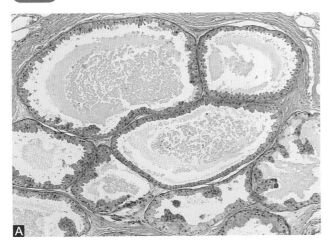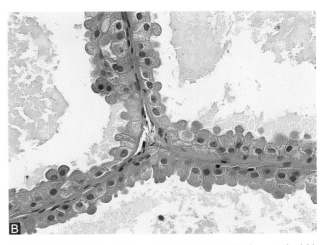

图 9-2-3　大汗腺囊肿。腺管囊性扩张，内衬大汗腺细胞，腔内可见淡粉色分泌物（A）；大汗腺细胞胞质丰富，呈嗜酸性粗颗粒状，有钝圆形顶浆分泌性胞突（B）

病例 4

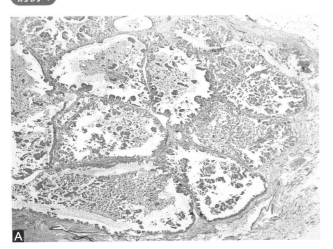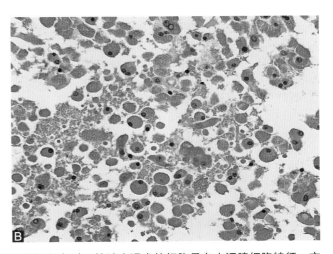

图 9-2-4　大汗腺囊肿。腺管囊性扩张，管腔内可见大量脱落的上皮细胞（A）；管腔内退变的细胞具有大汗腺细胞特征，亦可见颗粒状坏死物（B）。此种改变的原因不明，可能与组织处理不良有关，也可能是某些医源性因素（如穿刺等）引起的

二、肌上皮缺失型

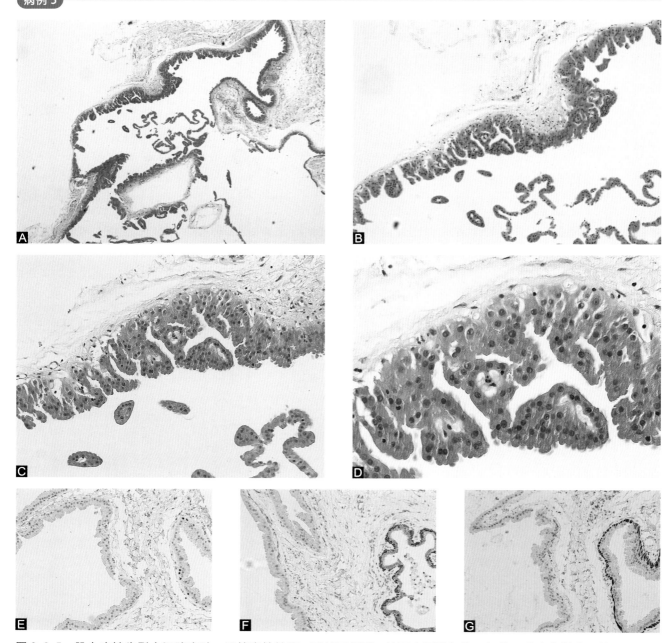

图 9-2-5　肌上皮缺失型大汗腺囊肿。导管囊性扩张，形状不规则，被覆大汗腺细胞，部分呈乳头状增生，管腔内可见一些脱落的上皮细胞条索（A、B）；细胞具有大汗腺细胞的特征，无异型性（C、D）。免疫组化染色显示：p63（E）、calponin（F）及 CK5/6（G）部分囊肿均呈阴性（缺乏肌上皮层），其旁小囊肿均呈阳性（作为内对照）。此例 SMMHC、CD10 及 SMA 亦呈阴性，并经重复染色

病例 6

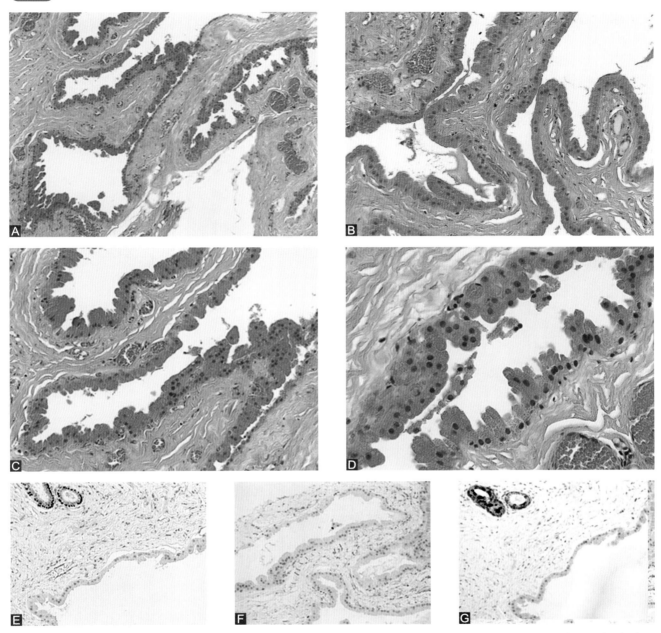

图 9-2-6　肌上皮缺失型大汗腺囊肿。囊性扩张的腺管形状不规则，衬覆大汗腺细胞，部分呈乳头状增生（A、B）；细胞具有大汗腺细胞的特征，无异型性，肌上皮层不明显，周围间质纤维化玻璃样变性（C、D）。免疫组化染色显示：p63（E）、calponin（F）及 CK5/6（G）囊肿均呈阴性（缺乏肌上皮层）。此例 SMMHC、CD10 及 SMA 亦呈阴性，并经重复染色

第三节　大汗腺腺病及非典型大汗腺腺病

一、大汗腺腺病

乳腺大汗腺腺病（apocrine adenosis）通常是指硬化性腺病中大汗腺细胞占 50% 以上的病变，故又被称为硬化型大汗腺腺病或腺病伴大汗腺化生。当大汗腺腺病形成界限清楚的结节时，可称为结节性大汗腺腺病或大汗腺腺瘤。

病例 1

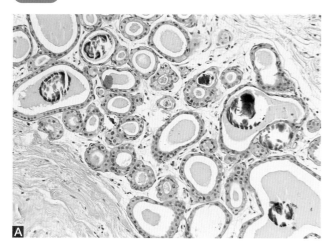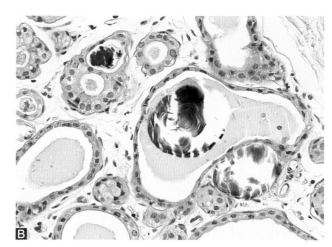

图 9-3-1　大汗腺腺病。小叶增大，腺管数量增多，部分扩张，内衬的上皮细胞具有大汗腺细胞特征，部分细胞胞质淡染，腺腔内有分泌物，并可见砂砾体样钙化（A、B）

病例 2

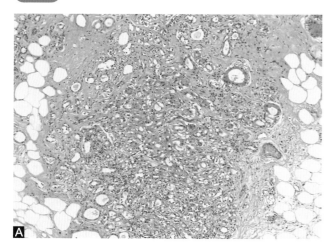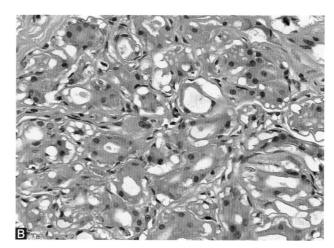

图 9-3-2　大汗腺腺病。硬化性腺病背景，可见小叶结构，小叶内腺管增生，形状不规则，有的腺管狭小或闭塞，上皮细胞具有大汗腺细胞特征（A、B）

病例 3

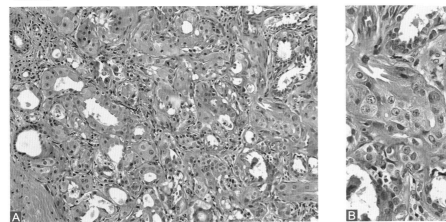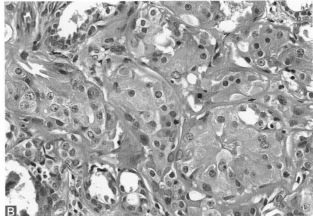

图 9-3-3 大汗腺腺病。硬化性腺病背景，腺管增生，部分腺管上皮细胞具有大汗腺细胞特征，有些细胞核增大，核仁明显（A、B）

病例 4

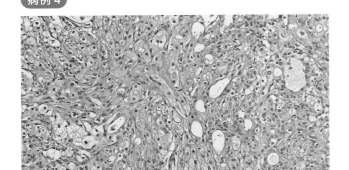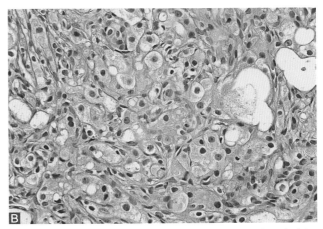

图 9-3-4 大汗腺腺病。结节硬化性腺病背景，小叶内腺管增生，形状不规则，有的腺管狭小或闭塞，上皮细胞具有大汗腺细胞特征，部分细胞胞质淡染或可见胞质内空泡（A、B）

二、非典型大汗腺腺病

乳腺非典型大汗腺腺病（atypical apocrine adenosis）一般病变范围较大，在大汗腺腺病的基础上出现了细胞学上的异型性，有多少不等的非典型大汗腺细胞。

病例 5

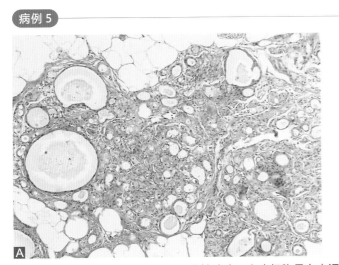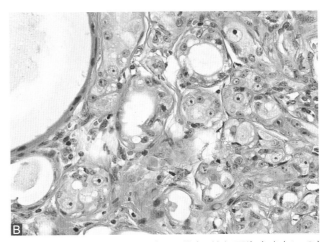

图 9-3-5 非典型大汗腺腺病。硬化性腺病，上皮细胞具有大汗腺细胞特征，部分细胞核增大（2~3 倍），核仁更为突出（A、B）

病例 6

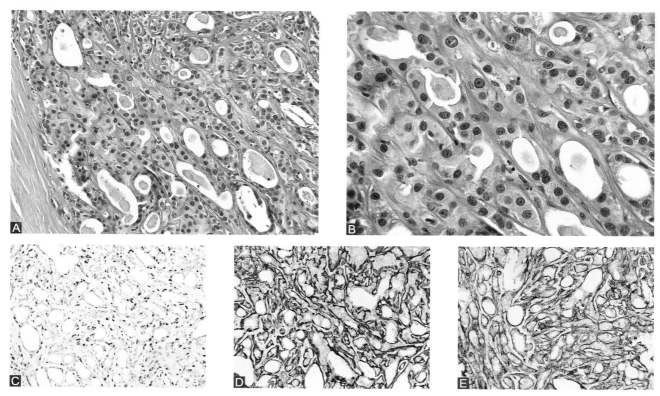

图 9-3-6　非典型大汗腺腺病。结节硬化性腺病背景，上皮细胞具有大汗腺细胞特征，部分细胞核增大（2~3 倍），有的可见多个核仁（A、B）。免疫组化染色显示：p63（C）、calponin（D）及 CD10（E）腺管周围肌上皮细胞呈阳性

病例 7

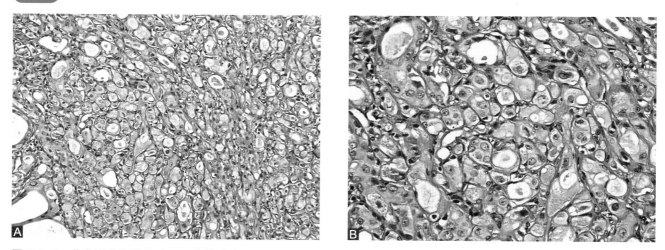

图 9-3-7　非典型大汗腺腺病。硬化性腺病背景，腺管密集，受挤压，管腔不明显，上皮细胞具有大汗腺细胞特征，部分细胞核增大（2~3 倍），核仁明显，有的可见多个小核仁（A、B）

病例 8

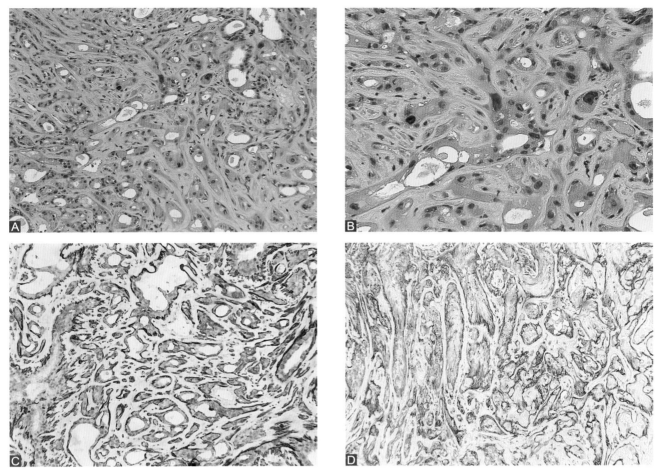

图 9-3-8 非典型大汗腺腺病。硬化性腺病背景，没有小叶结构，纤维组织增生，呈玻璃样变性，增生的腺管受挤压而扭曲变形，部分呈条索状，上皮细胞具有大汗腺细胞特征，细胞核增大，深染不规则（与浸润性癌不易区别）（A、B）。免疫组化染色显示：calponin（C）、SMA（D）腺管及细胞条索周围肌上皮细胞呈阳性

第四节　大汗腺型导管增生及非典型增生

大汗腺细胞具有自身的特征（细胞核大、核膜厚、染色质呈颗粒块状、核仁大而清楚），因此，大汗腺型导管增生性病变的诊断不能完全套用普通型导管增生的标准。目前对大汗腺型导管增生性病变的诊断尚缺乏统一、公认的标准。为更好地区别大汗腺型导管增生与非典型增生性病变，本书参考普通型导管增生的诊断要点，拟从细胞黏附性、细胞极向、细胞异型性及结构异型性 4 个方面简述大汗腺型导管增生性病变的基本病理变化。非典型大汗腺细胞核的特征是判断非典型大汗腺细胞的最为重要的指标，非典型大汗腺细胞核的位置常出现异常，细胞核明显增大（3 倍），核仁增大或出现多个核仁且大小不一，核膜厚而不规则；良性增生通常缺乏非典型细胞或只有散在的非典型细胞。大汗腺型导管增生细胞不像普通型导管增生细胞那样具有明显的黏附性，其细胞核比较一致，缺乏核拥挤、重叠现象。由于大汗腺细胞间的黏附性不强，所以大汗腺型导管增生性病变易出现细胞脱落及退变。良性大汗腺细胞（特别是柱状大汗腺细胞）具有极向，细胞核偏于基底侧分布；增生细胞不常形成流水状排列和梭形细胞桥；肿瘤性大汗腺细胞极向可以消失，缺乏腺腔样排列，很难见到规整的几何图形样结构。由于肿瘤性大汗腺细胞黏附性不强和缺乏极向排列，因此大汗腺型导管增生性病变的结构异型性常表现为细胞拥挤、复层排列，呈微乳头状细

胞簇和（或）复杂乳头状，非典型的小梁及筛孔状结构（腔隙周围的细胞常无明显极向）。大汗腺型导管增生性病变中通常不会出现坏死，具有轻度细胞异型性的非典型大汗腺病变有可能出现坏死，但一般数量很少；具有显著细胞异型性的大汗腺病变可出现较多的坏死，如果出现明显的坏死，要考虑到癌的可能性；大汗腺细胞容易出现坏变改变，虽然坏变与坏死性质不同，但如果出现比较多的变性或坏死细胞，一定要提高警惕。

一、大汗腺型导管增生

乳腺大汗腺型导管增生（apocrine ductal hyperplasia）是在大汗腺化生的基础上出现复杂结构的病变，无细胞及结构异型性。

病例 1

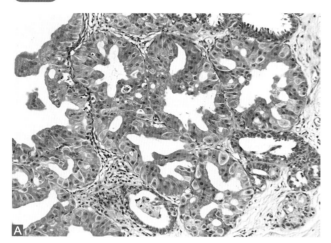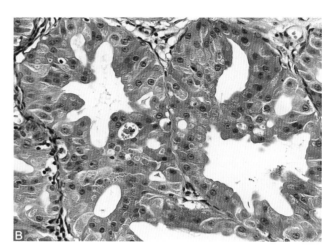

图 9-4-1　大汗腺型导管增生。导管上皮细胞增生，呈复层，且有丘状突起，并形成搭桥和不规则筛孔状结构，增生的细胞具有大汗腺细胞特征（A、B）

病例 2

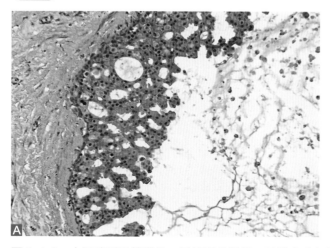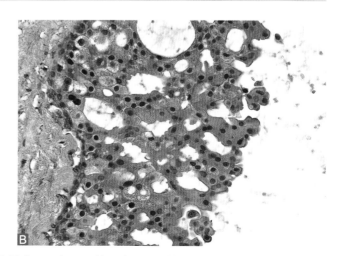

图 9-4-2　大汗腺型导管增生。导管囊性扩张，导管上皮细胞增生，呈复层，并形成不规则筛孔状，部分呈微乳头状，增生的细胞具有大汗腺细胞特征，无细胞及结构异型性（A、B）

病例 3

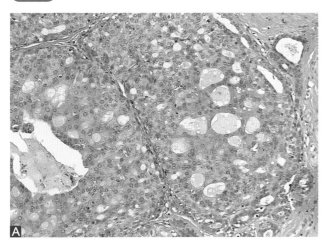 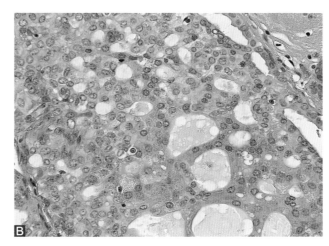

图 9-4-3　大汗腺型导管增生。旺炽性导管增生，普通型增生细胞及大汗腺细胞形成大小不等的筛孔，导管周围的细胞呈普通型导管增生细胞的形态特征，近中心过渡为具有大汗腺细胞特点的细胞，细胞质增多，呈嗜酸性颗粒状，核仁更为清晰（A、B）

病例 4

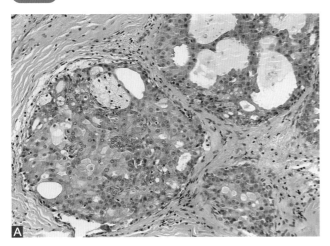 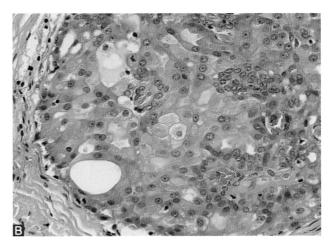

图 9-4-4　大汗腺型导管增生。旺炽性导管增生，形成大小不等的不规则筛孔，局部可见泡沫细胞（A）；增生细胞具有大汗腺细胞特征，部分细胞的胞质较为空淡，偶见核分裂象，其中混有普通型增生细胞（B）

病例 5

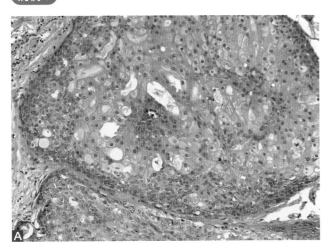 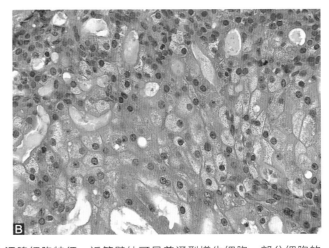

图 9-4-5　大汗腺型导管增生。旺炽性导管增生，细胞具有大汗腺细胞特征，近管壁处可见普通型增生细胞，部分细胞的胞质较淡染，嗜酸性颗粒分散（A、B）

二、非典型大汗腺型导管增生

乳腺非典型大汗腺型导管增生（atypical apocrine ductal hyperplasia）通常是在大汗腺细胞增生的基础上出现细胞学上的异型性，常伴有结构异型性，并局限在一定的范围内，达不到诊断大汗腺型导管原位癌的全部标准。O'Malley 等主要根据细胞学的异型性进行诊断，如病变范围直径小于 4 mm，而不考虑组织学结构的变化。Tavassoli 等除了根据细胞学特征（如病变范围直径小于 2 mm），也会结合组织学结构的改变进行诊断。笔者认为，虽然非典型大汗腺型导管增生的诊断有自己的特殊性（如细胞学异型性的判断与常规有所不同，其结构异型性也常无极向排列），但仍可参考现行的普通型导管增生性病变的诊断标准，主要根据细胞学的异型性（非典型大汗腺细胞的多少及范围）进行诊断。需要指出的是，大汗腺细胞的异型性，在细胞核大于"正常"细胞核 3 倍（中、高核级）时较容易判断，而在细胞核大于"正常"细胞核 1~2 倍（低核级）时不容易判定。因此，低核级大汗腺肿瘤性增生，需结合结构异型性（如筛孔状、条索状、实性、微乳头状等）及病变大小（范围直径小于 2-4 mm）进行综合判断。

病例 6

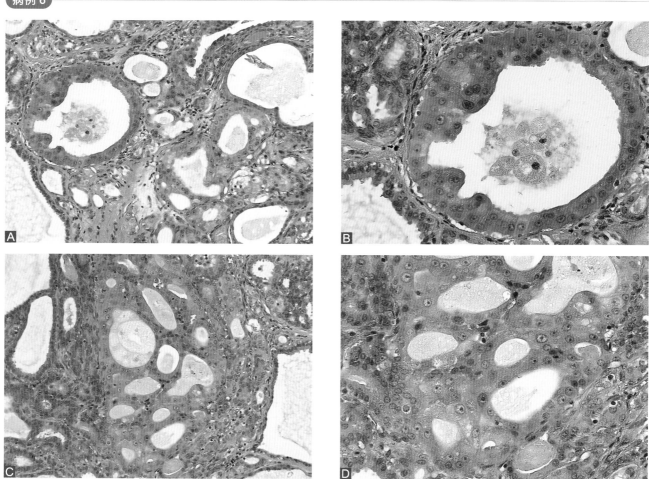

图 9-4-6 非典型大汗腺型导管增生。腺病伴大汗腺化生增生，局部少数导管的大汗腺细胞增生呈复层，细胞核增大，核仁明显，部分细胞核显著增大（3 倍），核仁亦增大（A、B）；有的导管呈筛孔状增生，筛孔大小不一，腔面较光滑，细胞无明显极向排列（结构异型性），腔内有淡粉色分泌物，部分大汗腺细胞的细胞核明显增大（2~3 倍），核仁增大、突出（C、D）

病例 7

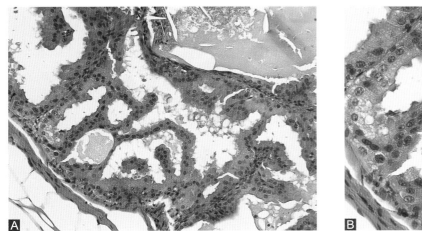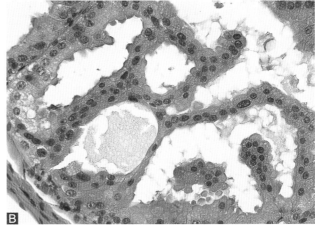

图 9-4-7　非典型大汗腺型导管增生。大汗腺型导管增生，局部呈微乳头状及不规则筛孔状，大汗腺细胞核有不同程度的增大（大部分 1~2 倍，少数 3 倍），有小核仁，缺乏明显的极向排列（结构异型性）（A、B）

病例 8

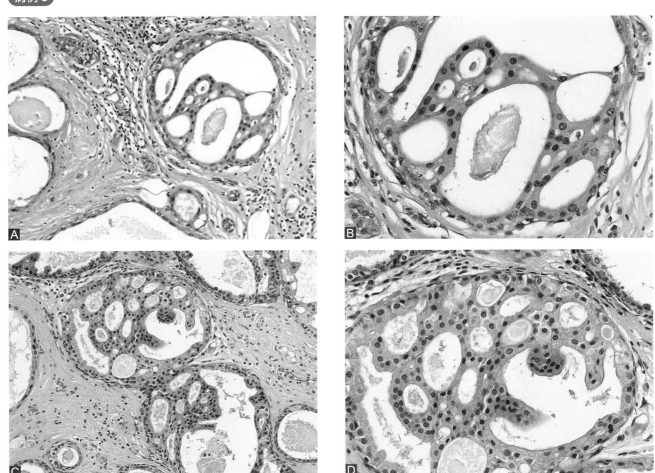

图 9-4-8　非典型大汗腺型导管增生。大汗腺型导管增生，部分呈筛孔状，筛孔较圆，腔面光滑，大汗腺细胞核轻度增大，核仁可见，排列有一定极向（结构异型性）（A~D）

第五节　大汗腺型导管原位癌

乳腺大汗腺型导管原位癌（apocrine ductal carcinoma in situ）是导管原位癌的一种特殊类型，由具有大汗腺特征的细胞构成，细胞排列呈微乳头状、筛孔状或实性，可以出现不同程度的坏死（点状或粉刺状）及钙化。关于大汗腺型导管原位癌的组织学分级目前没有统一标准，一般根据细胞核的级别及坏死情况进行组织学分级。

大汗腺型导管原位癌细胞核的分级：根据大汗腺型导管原位癌细胞核的特征（细胞核及核仁的大小、多形性程度），将细胞核划分为 3 个级别。细胞核的大小（与"正常"大汗腺细胞相比）：小（1~2 倍），中（3~4 倍），大（5 倍以上）。1 级：细胞核呈小至中等大小，单个核仁，多形性不明显。2 级：细胞核呈小至中等大小，多个核仁，多形性中等。3 级：细胞核呈中等大小或较大，多个核仁，多形性明显。

大汗腺型导管原位癌的组织学分级：综合核级及坏死（粉刺样坏死）程度将大汗腺型导管原位癌分为 3 个级别（根据异型性最显著的部位确定）。低级别：细胞核 1~2 级，无坏死。中级别：细胞核 2 级，有坏死；或细胞核 3 级，无坏死。高级别：细胞核 3 级，有坏死。

一、低级别大汗腺型导管原位癌

病例 1

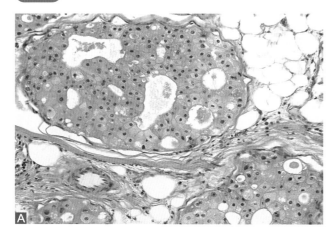
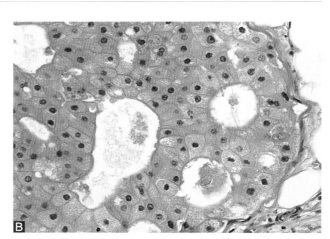

图 9-5-1　低级别大汗腺型导管原位癌。大汗腺型导管内增生，呈筛孔状，筛孔较规整，腔面光滑，腔内有分泌物，大汗腺细胞界限清楚，呈极向排列，核级为 1 级，无明确坏死（A、B）

病例 2

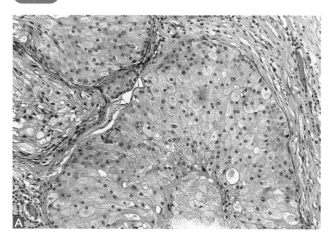
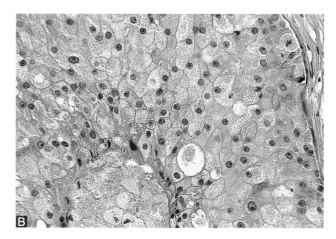

图 9-5-2　低级别大汗腺型导管原位癌。大汗腺型导管内增生，呈实性，大汗腺细胞界限清楚，形态一致，核级为 1 级，细胞质呈颗粒样泡沫状，残存腺腔内有坏变细胞及分泌物（A、B）

病例 3

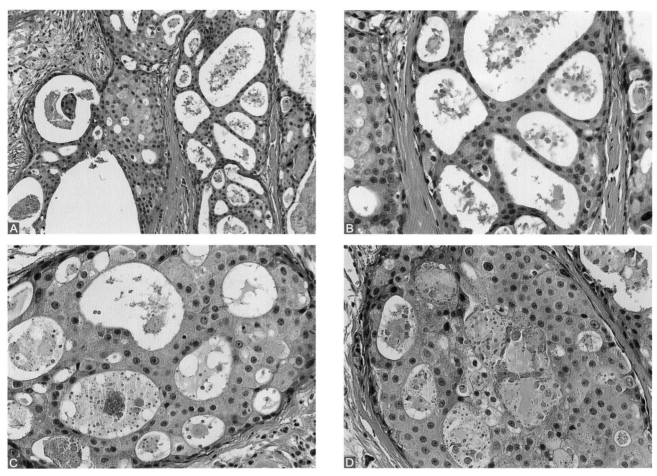

图 9-5-3　低级别大汗腺型导管原位癌。大汗腺型导管内增生，呈筛孔状，筛孔大小不等，腔面光滑，腔内有红颗粒状或均质分泌物，大汗腺细胞界限清楚，大部分排列无明显极向，局部可见极向排列，核级为 1~2 级，无明确坏死（A~D）

病例 4

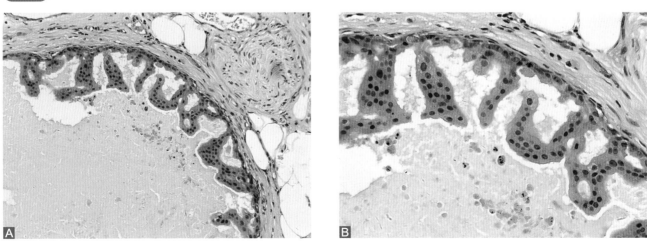

图 9-5-4　低级别大汗腺型导管原位癌。大汗腺型导管内增生，增生细胞形成微乳头状结构，核级为 1 级，腔内分泌物中可见坏变细胞（A、B）

二、中级别大汗腺型导管原位癌

病例 5

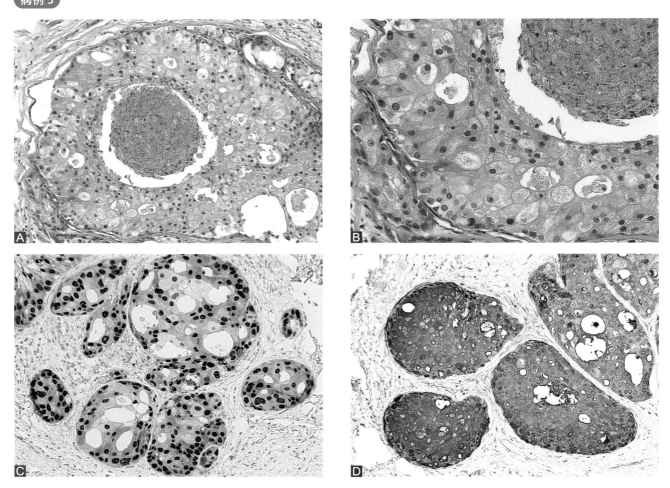

图 9-5-5　中级别大汗腺型导管原位癌。大汗腺型导管内增生，呈实性、筛孔状，核级为 1~2 级，可见粉刺状坏死（A、B）。免疫组化染色显示：AR 癌细胞核呈阳性（C），GCDFP-15 细胞质呈弥漫强阳性（D）

病例 6

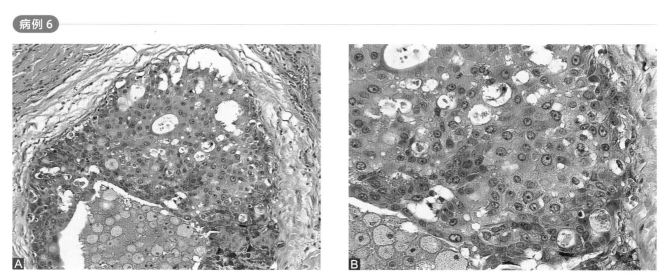

图 9-5-6　中级别大汗腺型导管原位癌。广泛性大汗腺型导管内增生，呈实性、筛孔状，腺腔内可见泡沫状组织细胞及分泌物，核级为 2~3 级，无明确坏死（A、B）

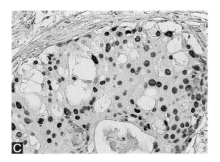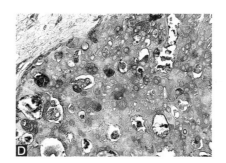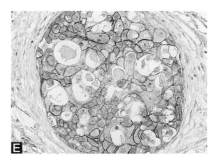

图 9-5-6 中级别大汗腺型导管原位癌（续图）。免疫组化染色显示：AR 癌细胞核呈阳性（C），GCDFP-15 细胞质呈强阳性（D），HER2（3+）（E）

病例 7

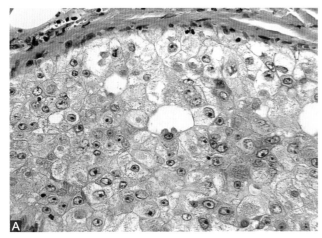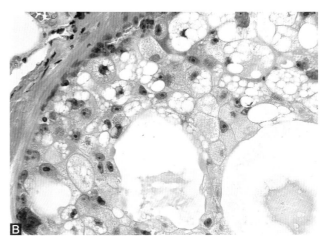

图 9-5-7 中级别大汗腺型导管原位癌。大汗腺型导管内增生，呈实性或筛孔状，细胞界限清楚，细胞质呈颗粒样泡沫状，部分细胞的胞质内可见大小不等的空泡（类似皮脂腺细胞），核级为 2~3 级，无明确坏死（A、B）

病例 8

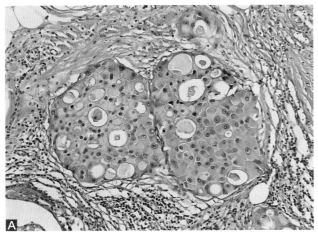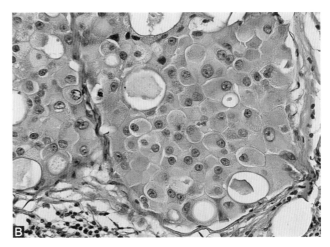

图 9-5-8 中级别大汗腺型导管原位癌。大汗腺型导管内增生，呈实性或筛孔状，细胞界限清楚，少数细胞胞质内可见大空泡，核级为 2~3 级，无明确坏死（A、B）

三、高级别大汗腺型导管原位癌

病例 9

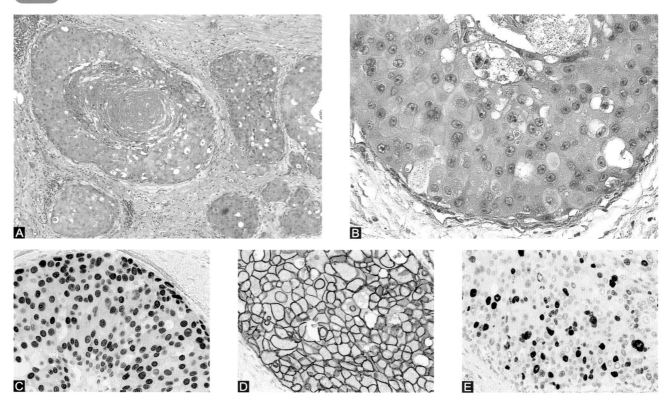

图 9-5-9 高级别大汗腺型导管原位癌。大汗腺型导管内增生，呈实性，伴有粉刺状坏死，细胞核具有 3 级核形态特征，细胞有明显异型性（A、B）。免疫组化染色显示：AR 癌细胞核呈阳性（C），HER2（3+）（D），Ki67 指数较高（E）

病例 10

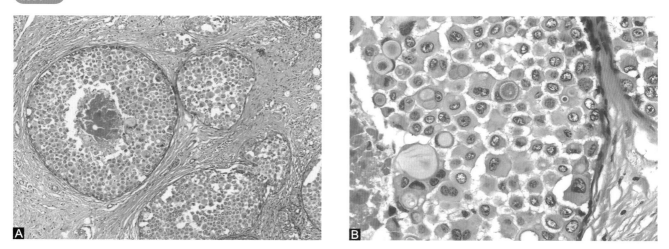

图 9-5-10 高级别大汗腺型导管原位癌。大汗腺型导管内增生，呈实性，可见粉刺状坏死，细胞核具有 3 级核形态特征，细胞质内可见黏液空泡，细胞有明显多形性及异型性（A、B）

病例 11

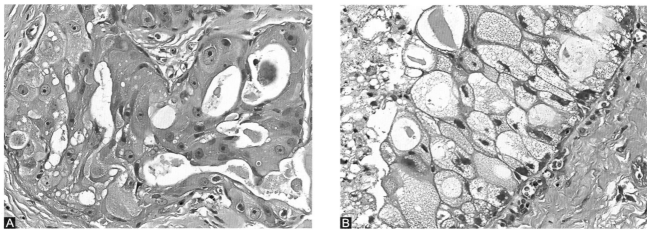

图 9-5-11　高级别大汗腺型导管原位癌。大汗腺型导管内增生，可见不规律腔隙，细胞核具有 3 级核形态特征，部分细胞胞质呈颗粒状和泡沫状，细胞核深染、不规则，细胞有明显多形性及异型性，腔内可见坏死细胞（A、B）

病例 12

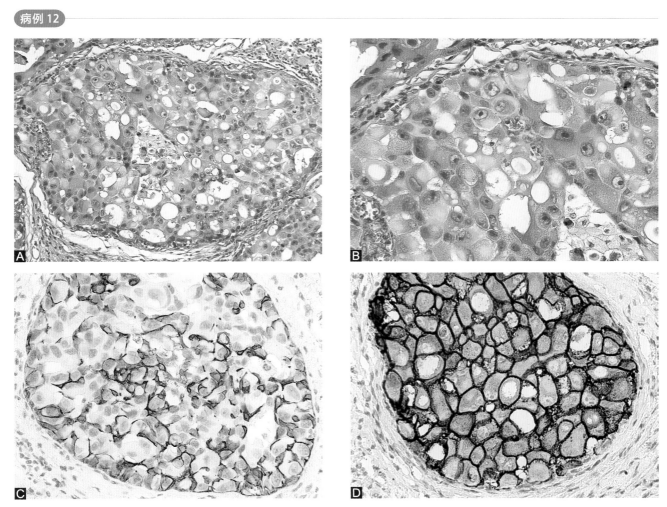

图 9-5-12　高级别大汗腺型导管原位癌。大汗腺型导管内增生，呈实性、筛孔状，细胞质内有大小不等的空泡，少数细胞呈 "印戒" 样，细胞核具有 3 级核形态特征，细胞有明显多形性及异型性，腔内可见坏死细胞（A、B）。免疫组化染色显示：CK5/6 部分癌细胞呈阳性（C），HER2（3+）（D）。此例 ER、PR 呈阴性

第六节　乳腺增生症内大汗腺型导管原位癌

在乳腺增生症（特别是腺病）的基础上可继发大汗腺型导管原位癌，原位癌细胞可沿腺管播散，替代固有上皮细胞。此时，需与大汗腺腺病、非典型大汗腺腺病及浸润性大汗腺癌做鉴别，但常会遇到困难。

病例 1

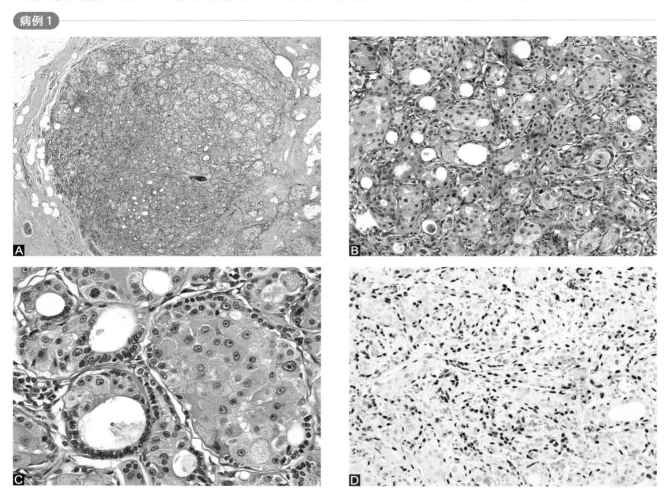

图 9-6-1　腺病内大汗腺型导管原位癌。结节硬化性腺病背景，腺管腺上皮增生，呈实性，有不同程度扩大，大部分上皮细胞具有大汗腺细胞特征，细胞核增大（2~3 倍），核膜厚而粗糙，核仁清楚，部分腺管可见残存上皮细胞（A~C）。免疫组化染色显示：p63 腺管周围的肌上皮细胞呈阳性（D）

病例 2

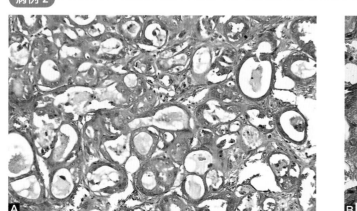
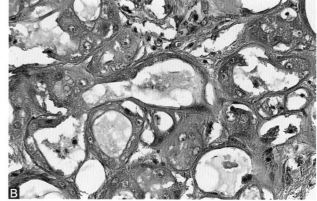

图 9-6-2　腺病内大汗腺型导管原位癌。硬化性腺病背景，增生的腺体呈小管状，形状不规则，内衬上皮细胞具有大汗腺细胞特征，细胞核增大（2~3 倍），核仁明显，有的上皮呈扁平状，腺腔内有分泌物（A、B）

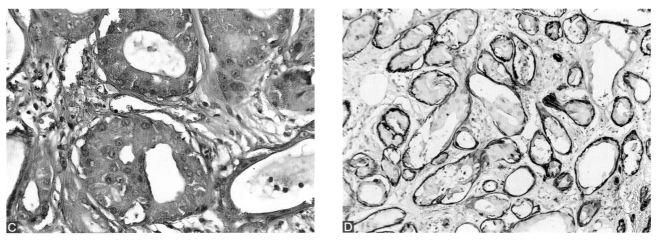

图 9-6-2 腺病内大汗腺型导管原位癌（续图）。细胞有明显异型性（C）。免疫组化染色显示：calponin 腺管周围的肌上皮细胞呈阳性（D）

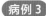

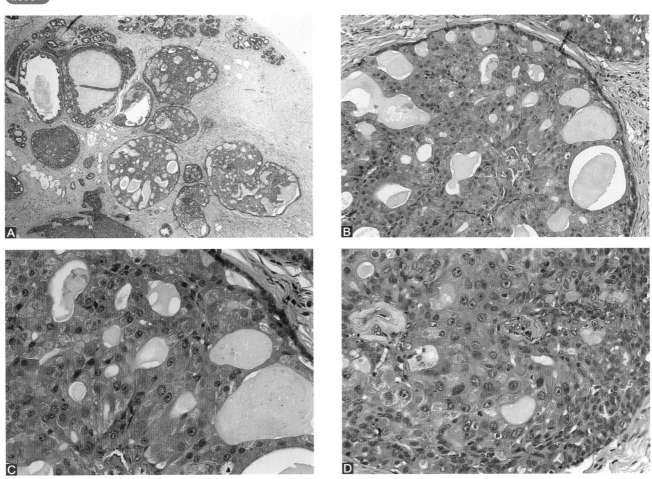

图 9-6-3 乳腺增生症内大汗腺型导管原位癌。乳腺增生症，病变中可见大汗腺型导管原位癌，其旁有普通型导管增生（A）；大汗腺型导管原位癌呈乳头状和筛孔状，细胞核级为 2 级，未见坏死（B、C）；普通型导管增生细胞内可见异型大汗腺细胞（D）

病例 4

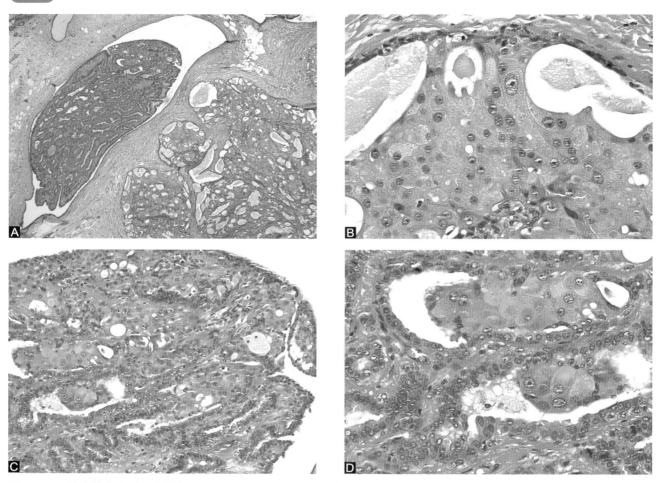

图 9-6-4　乳头状瘤病型乳腺增生症内大汗腺型导管原位癌。病变中可见导管内乳头状瘤改变及大汗腺型导管原位癌（A）；癌细胞呈乳头状和筛孔状，细胞核级为 2 级，个别核巨大，未见坏死（B、C）；周围导管内乳头状瘤结构中可见异型大汗腺细胞（D）

第七节　浸润性大汗腺癌

乳腺浸润性大汗腺癌（invasive apocrine carcinoma）是指超过 90% 的浸润性癌细胞具有大汗腺特征（2003 年 WHO 乳腺肿瘤分类）。2019 年 WHO 乳腺肿瘤分类将其称为伴有大汗腺分化的癌（carcinoma with apocrine differentiation）。此种类型的癌需进行常规组织学分级。

一、低级别浸润性大汗腺癌

病例 1

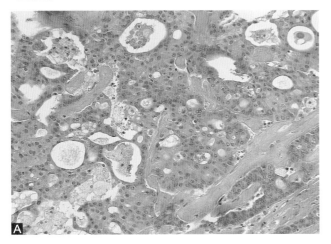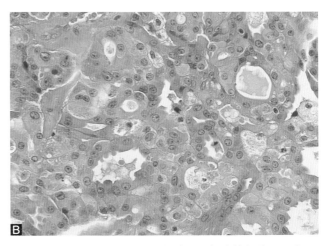

图 9-7-1 低级别浸润性大汗腺癌。浸润性癌，呈不规则巢状、腺管状，细胞具有大汗腺细胞特征，细胞核级为 1~2 级，部分细胞有胞突，腺腔内有分泌物（A、B）

病例 2

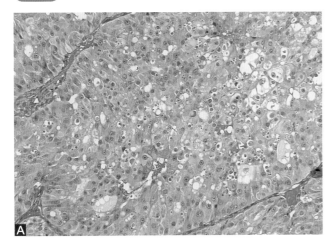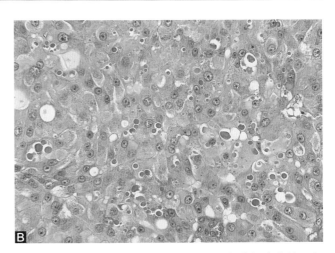

图 9-7-2 低级别浸润性大汗腺癌。浸润性癌，呈实性，细胞具有大汗腺细胞特征，细胞核级为 2 级，部分细胞空淡，细胞质内亦可见嗜伊红圆形小体（A、B）

二、高级别浸润性大汗腺癌

病例 3

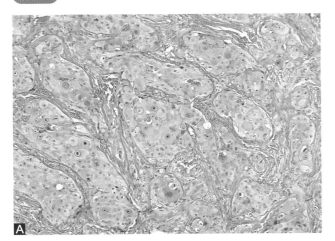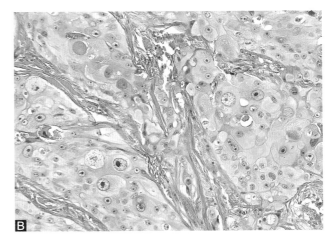

图 9-7-3 高级别浸润性大汗腺癌。浸润性癌呈大小不一的巢状，细胞具有大汗腺细胞特征，细胞核级为 2~3 级（A、B）

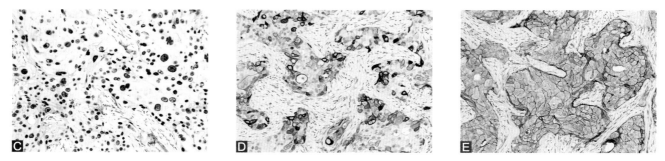

图 9-7-3　高级别浸润性大汗腺癌（续图）。免疫组化染色显示：AR 癌细胞核呈阳性（C），CK5/6 呈阳性（D），HER2（2+、无扩增）（E）

病例 4

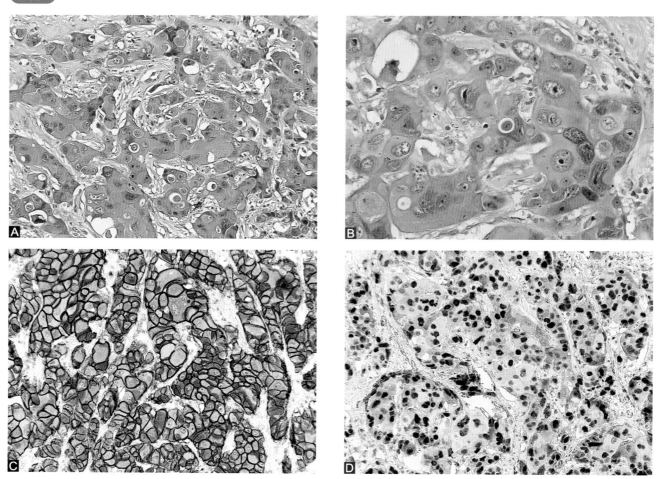

图 9-7-4　高级别浸润性大汗腺癌。浸润性癌，呈不规则条索状、巢状，细胞具有大汗腺细胞特征，细胞核级为 3 级，亦可见瘤巨细胞（A、B）。免疫组化染色显示：HER2 癌细胞（3+）（C），Ki67 增殖指数高（D）。此例 ER、PR 呈阴性

病例 5

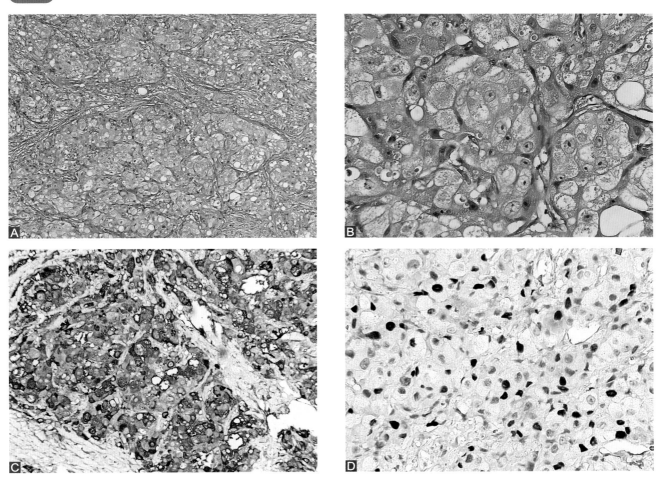

图 9-7-5　高级别浸润性大汗腺癌。浸润性癌，呈不规则巢状，细胞具有大汗腺细胞特征，细胞核级为 3 级，细胞质呈颗粒样泡沫状（A、B）。免疫组化染色显示：GCDFP-15 癌细胞呈阳性（C），p63 部分癌细胞呈阳性（D）

三、富含胞质黏液的浸润性大汗腺癌

病例 6

图 9-7-6　富含胞质黏液的浸润性大汗腺癌。浸润性癌，部分呈乳头状，细胞具有大汗腺细胞特征，细胞核级为 2~3 级，许多细胞胞质内可见黏液，挤压细胞核呈 "印戒" 样，可见核分裂象（A、B）

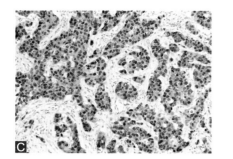
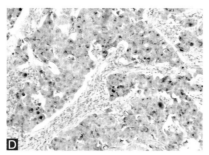
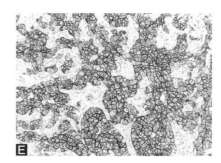

图 9-7-6　富含胞质黏液的浸润性大汗腺癌（续图）。免疫组化染色显示：AR 癌细胞核呈阳性（C），GCDFP-15 呈弱阳性（D），HER2（3+）（E）

病例 7

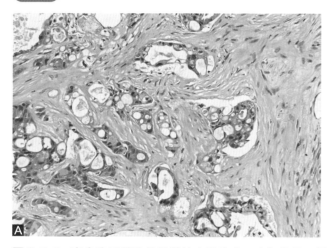
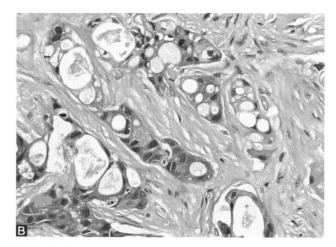

图 9-7-7　富含胞质黏液的浸润性大汗腺癌。癌细胞呈不规则巢状分布，间质硬化，细胞具有大汗腺细胞特征，细胞核级为 2~3 级，细胞质内可见大小不等的黏液空泡，有的细胞核偏位呈"印戒"样（A、B）

四、腺管状浸润性大汗腺癌

病例 8

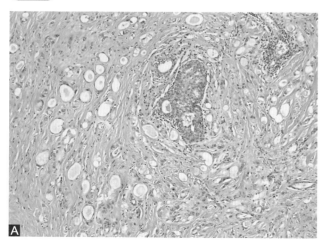
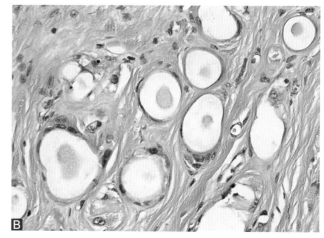

图 9-7-8　腺管状浸润性大汗腺癌。癌细胞呈小腺管状，于小导管周围的纤维化间质内浸润性生长（A）；小腺管衬覆扁平上皮，细胞核多呈梭形，染色深，少数泡状核，核仁明显，腔内有淡染分泌物（B）。形态类似于腺病

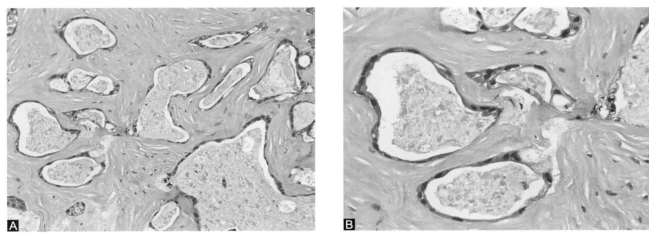

图 9-7-8　腺管状浸润性大汗腺癌（续图）。免疫组化染色显示：GCDFP-15（C）及 AR（D）癌细胞呈阳性，calponin 呈阴性（E）

病例 9

图 9-7-9　腺管状浸润性大汗腺癌。广泛硬化的间质内可见大小不等、形状不规则的囊状扩张的腺样结构，腺样结构内衬单层扁平状上皮，细胞具有大汗腺细胞特征，异型性不明显，腔内有淡染分泌物及坏死碎片（A、B）。形态类似于囊肿病

五、微乳头状浸润性大汗腺癌

病例 10

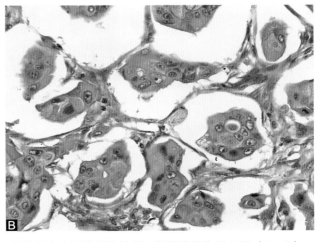

图 9-7-10　微乳头状浸润性大汗腺癌。浸润性癌，呈微乳头状，细胞具有大汗腺细胞特征，细胞核级为 2~3 级（A、B）

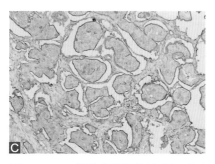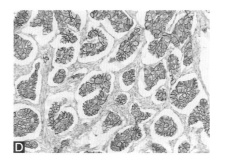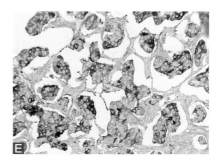

图 9-7-10　微乳头状浸润性大汗腺癌（续图）。免疫组化染色显示：EMA 癌细胞边缘呈阳性（C），E-cadherin 癌细胞膜呈
"U"型阳性，周边呈阴性（D），CK5/6 呈阳性（E）。此例 ER、PR 及 HER2 呈阴性

六、组织细胞样浸润性大汗腺癌

病例 11

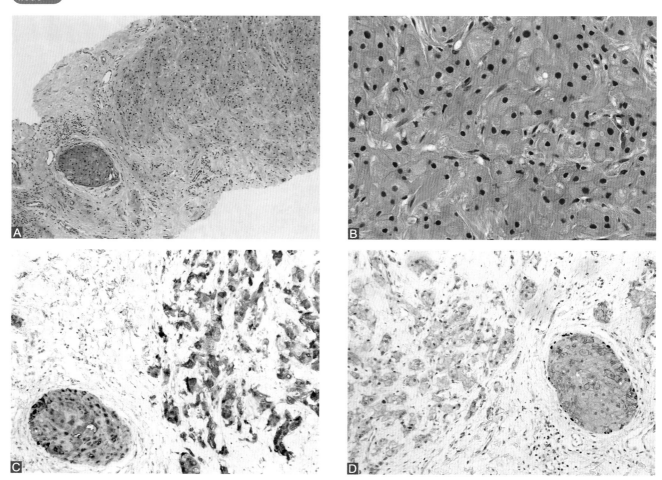

图 9-7-11　组织细胞样浸润性大汗腺癌。粗针穿刺组织，可见大汗腺型导管原位癌及浸润性癌（A）；浸润性癌呈片状
分布，细胞核小、深染，细胞质呈嗜酸性颗粒状，呈组织细胞样，与导管原位癌细胞相似（B）。免疫组化染色显示：
GCDFP-15 癌细胞呈阳性（C），p63 浸润性癌呈阴性，导管原位癌外围呈阳性（D）。需与颗粒细胞瘤及组织细胞进行鉴别

第八节　大汗腺型乳头状病变

乳腺大汗腺型乳头状病变（apocrine papillary lesions）的构成细胞均为大汗腺细胞及其衍生细胞，并且形成乳头状结构。与其他普通型乳头状病变一样，大汗腺型乳头状病变包括乳头状增生及乳头状肿瘤，后者也有良、恶性之分。

一、大汗腺型导管内乳头状增生

病例 1

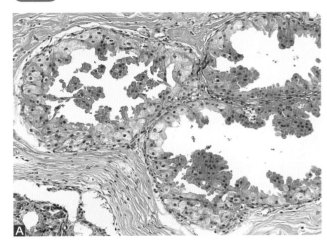
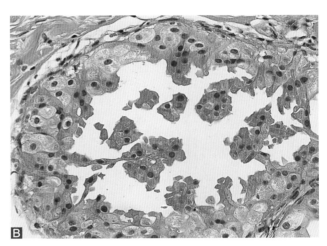

图 9-8-1　大汗腺型导管内乳头状增生。导管衬覆的大汗腺细胞增生，细胞呈复层，并形成乳头或微乳头状，可见游离的微乳头，部分细胞质淡染，腔内无明显分泌物（A、B）

病例 2

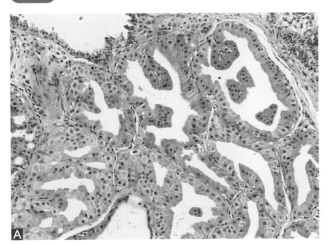
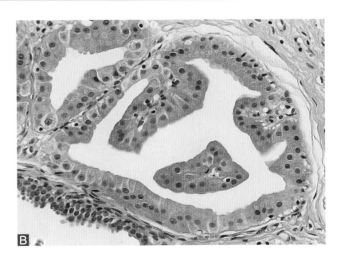

图 9-8-2　大汗腺型导管内乳头状增生。导管衬覆的大汗腺细胞增生，向管腔内形成乳头状突起，带入间质，形成乳头状的纤维血管轴心，腔内无分泌物（A、B）

病例 3

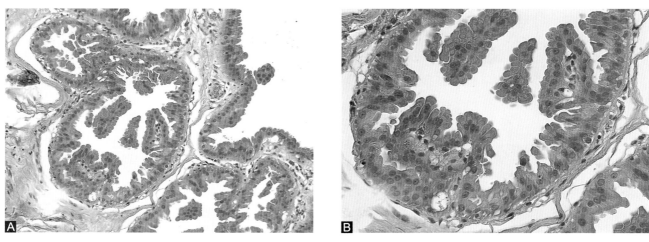

图 9-8-3　大汗腺型导管内乳头状增生。导管衬覆的大汗腺细胞增生，并形成有纤维血管轴心的乳头状结构（A、B）

病例 4

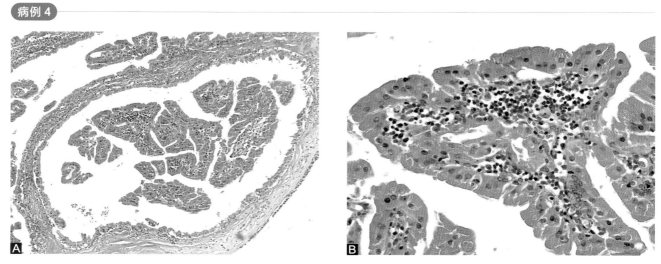

图 9-8-4　大汗腺型导管内乳头状增生。导管囊性扩张，衬覆的大汗腺细胞呈乳头状增生，纤维血管轴心内有较多淋巴细胞浸润（A、B）

病例 5

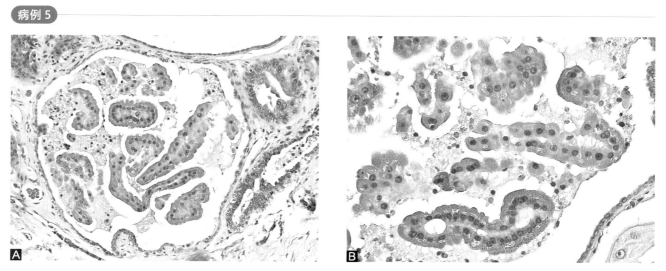

图 9-8-5　大汗腺型导管内乳头状增生。导管囊性扩张，管腔内塞满脱落的具有大汗腺细胞特征的上皮细胞，形成假乳头状结构（缺乏纤维血管轴心），形态类似于大汗腺型乳头状增生（A、B）

二、非典型大汗腺型导管内乳头状增生

病例 6

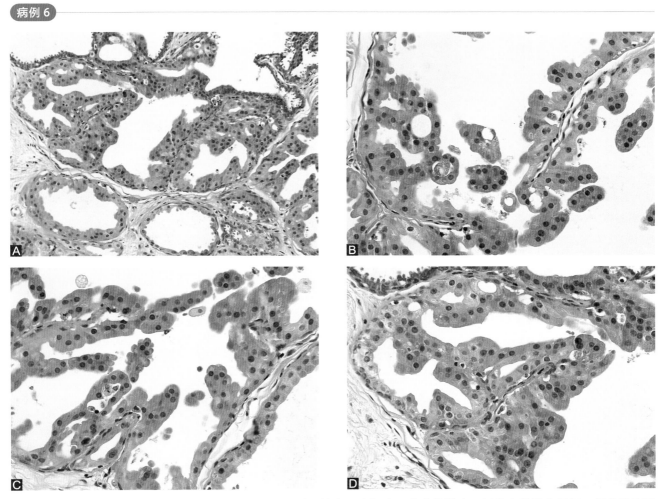

图 9-8-6 非典型大汗腺型导管内乳头状增生。导管衬覆的大汗腺细胞呈乳头状增生，纤维血管轴心纤细，部分乳头融合、搭桥，形成裂隙及筛孔等复杂结构（结构异型性），大汗腺细胞异型性不明显，个别细胞核增大（A~D）

病例 7

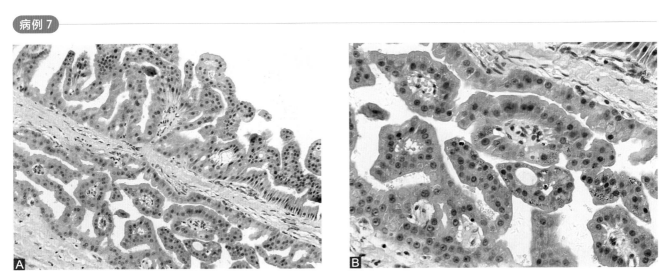

图 9-8-7 非典型大汗腺型导管内乳头状增生。导管衬覆的大汗腺细胞增生，形成具有纤维血管轴心的乳头状结构，部分乳头融合、搭桥，形成裂隙及筛孔等复杂结构（结构异型性），大汗腺细胞异型性不明显，部分细胞的胞质内含有脂褐素（A~D）

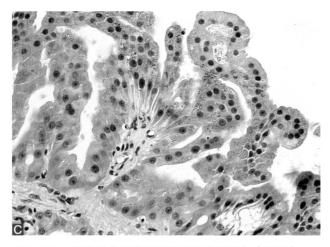
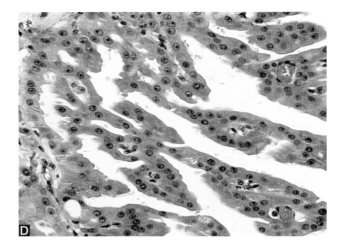

图 9-8-7 非典型大汗腺型导管内乳头状增生（续图）

三、大汗腺型导管内乳头状瘤

病例 8

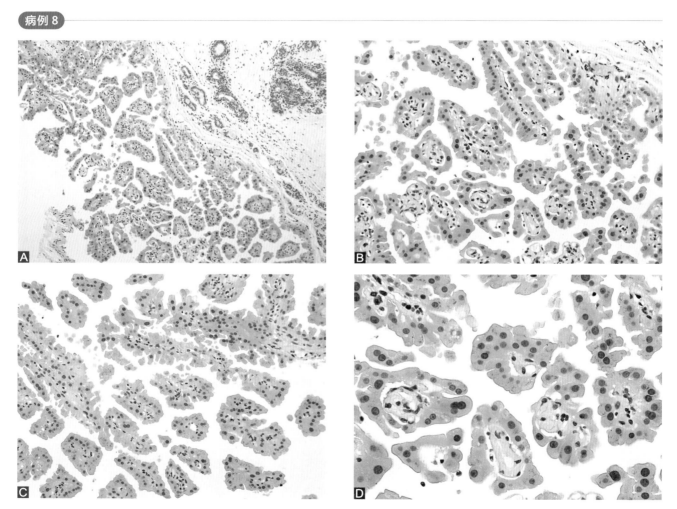

图 9-8-8 大汗腺型导管内乳头状瘤。 导管内乳头状瘤，可见纤维血管轴心，被覆单层上皮细胞，具有大汗腺细胞特征，无细胞及结构异型性，符合单纯性大汗腺型导管内乳头状瘤（A~D）

病例 9

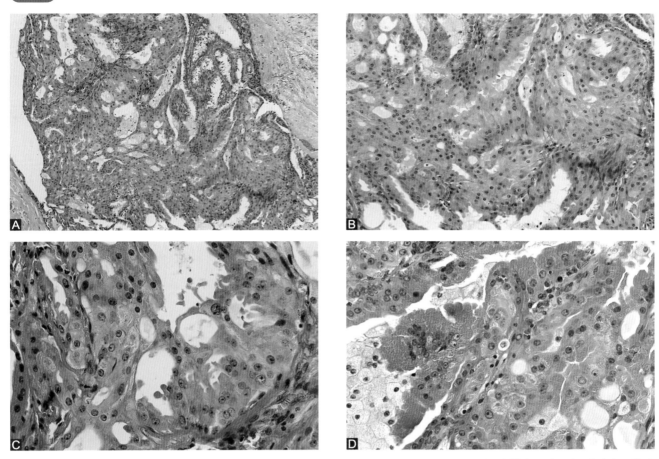

图 9-8-9 大汗腺型导管内乳头状瘤。导管内乳头状瘤，结构复杂，存在纤维血管轴心，细胞增生形成不规则裂隙、筛孔状结构，大部分细胞具有大汗腺细胞特征，无细胞及结构异型性，局部可见泡沫细胞聚集，符合复杂性大汗腺型导管内乳头状瘤的特征（A~D）

四、非典型大汗腺型导管内乳头状瘤

非典型大汗腺型导管内乳头状瘤的诊断缺乏公认的标准，可参考普通型导管内乳头状瘤伴非典型增生的标准，并结合大汗腺细胞及其结构异型性的特点以及病变范围综合考虑。

病例 10

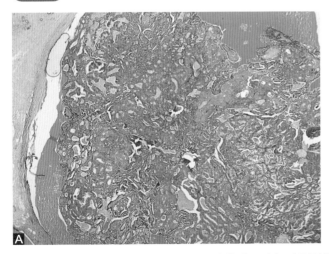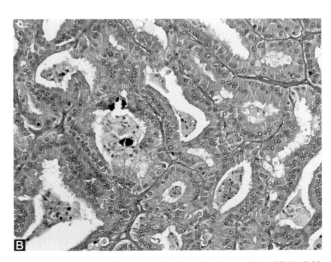

图 9-8-10 非典型大汗腺型导管内乳头状瘤。大汗腺型导管内乳头状瘤，细胞增生形成复杂结构（A）；局部区域呈腺管状，部分细胞核及核仁均增大，腔内可见坏变细胞及钙化（B、C）

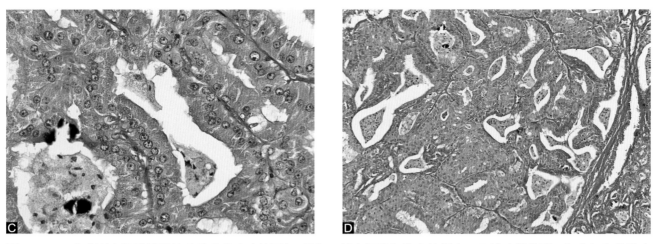

图 9-8-10　非典型大汗腺型导管内乳头状瘤（续图）。局部区域大汗腺细胞实性增生，呈铺砖样排列，部分细胞核较大（2~3 倍），核仁明显，少数可见多个核仁，出现细胞及结构的异型性（D）

病例 11

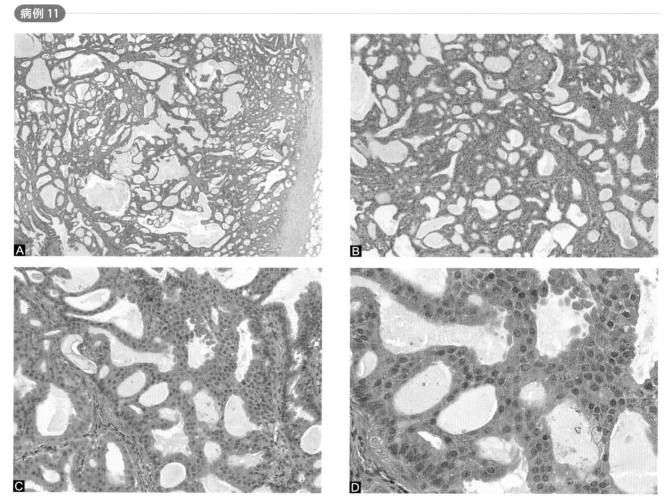

图 9-8-11　非典型大汗腺型导管内乳头状瘤。大汗腺型导管内乳头状瘤，细胞增生形成复杂结构，呈大小不等的筛孔状（A、B）；局部筛孔比较整齐，腔面光滑，腔内有淡染分泌物，细胞桥内细胞较为一致，细胞核轻度增大，部分区域细胞失去排列极向，具有结构异型性（C、D）

五、大汗腺型导管内乳头状癌

病例 12

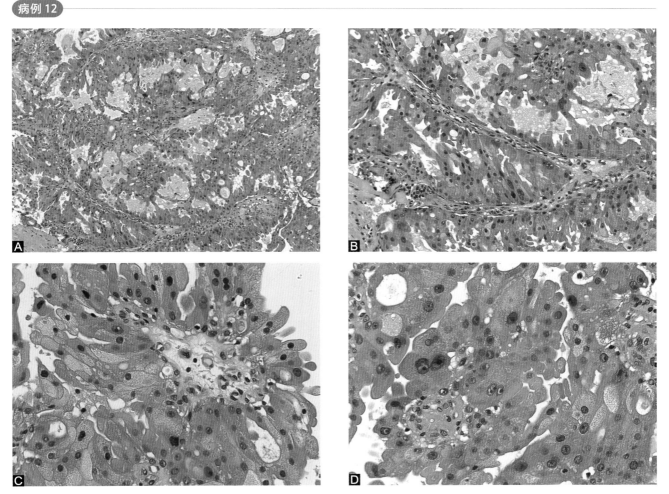

图 9-8-12　大汗腺型导管内乳头状癌。大汗腺型导管内乳头状癌，乳头被覆细胞增生，可见桥接现象（A、B）；细胞大小不等，排列紊乱，部分细胞核及核仁明显增大（2~3 倍），核膜厚而粗糙，有的细胞核深染，部分细胞质呈泡沫状，乳头状结构缺乏肌上皮细胞（C、D）

六、大汗腺型包裹性乳头状癌

病例 13

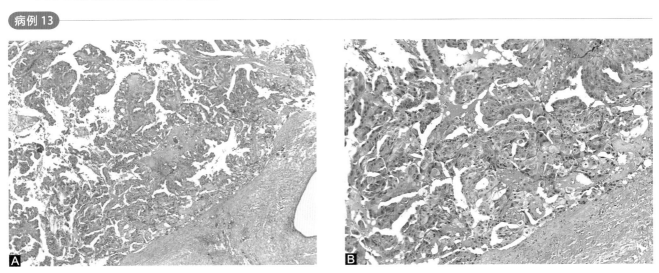

图 9-8-13　大汗腺型包裹性乳头状癌。大汗腺型乳头状癌，界限清楚，外侧纤维组织增生形成囊壁样结构（A、B）

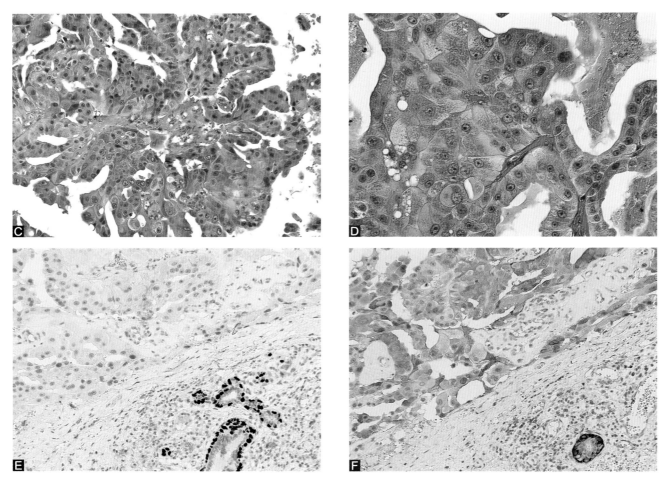

图 9-8-13 大汗腺型包裹性乳头状癌（续图）。乳头被覆上皮增生，细胞核呈假复层，细胞具有大汗腺细胞特征，细胞核核级为 2 级，细胞质内可见脂褐素颗粒（C、D）。免疫组化染色显示：p63（E）及 SMMHC（F）囊内肿瘤组织及囊壁均呈阴性

七、大汗腺型浸润性乳头状癌

病例 14

图 9-8-14 大汗腺型浸润性乳头状癌。癌细胞呈弥漫性乳头状生长，可见微乳头形成（A、B）

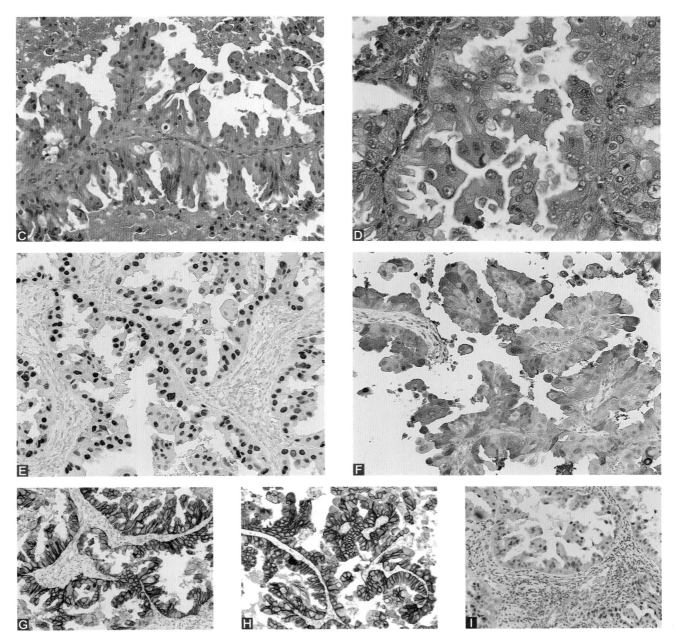

图 9-8-14　大汗腺型浸润性乳头状癌（续图）。癌细胞具有大汗腺细胞特征，细胞核和核仁显著增大，细胞有明显异型性，可见坏死灶（C、D）。免疫组化染色显示：AR 癌细胞核呈阳性（E），GCDFP-15 细胞质呈阳性（F），HER2（3+）（G），EGFR 细胞膜呈阳性（H），p63 呈阴性（I）

第九节　诊断及鉴别诊断

1. **非典型大汗腺细胞**　非典型大汗腺细胞最突出的特征是核增大，之所以把细胞核增大 3 倍作为诊断非典型大汗腺细胞的重要指标，是因为这样的大汗腺细胞容易被识别，而且可重复性强，诊断不会引起争议。实际上细胞核增大 1~2 倍也可能是非典型大汗腺细胞（轻度异型性），只不过这类细胞不容易判定，而且诊断会引起争议。另外，在非典型大汗腺病变中可能出现散在巨核细胞，细胞核深染，形状不规则，结构模糊，这类细胞可能是退变的大汗腺细胞，应注意与非典型大汗腺细胞做区别。大汗腺细胞因切面原因，细胞核可存在轻度大小不等的现象。

2. **非典型大汗腺增生性病变**　非典型大汗腺增生性病变包括非典型大汗腺腺病及非典型大汗腺型导

管增生。前者主要是腺管增生，腺管及细胞数量增多；后者是导管内上皮细胞的增生，腺管膨大。在大汗腺腺病中，判断具有轻度异型性（细胞核增大 1~2 倍，核级为 1 级）的大汗腺细胞是十分困难的；而在大汗腺型导管增生性病变中，大汗腺细胞有轻度异型性，需要结合结构异型性及病变范围统筹考虑。如果大汗腺化生增生细胞与柱状细胞增生、普通型导管增生及乳头状增生细胞混杂分布，其诊断思路是首先考虑为良性增生，并且需要寻找更多支持是良性的证据。如果一个较大的病变，完全由具有大汗腺特征的细胞组成，特别是存在非典型大汗腺细胞时，则需要首先排除非典型大汗腺型导管增生与大汗腺型导管原位癌，非典型大汗腺型导管增生通常缺乏导管周围纤维化及慢性炎症细胞浸润。如果出现坏死、明显的核分裂活性或结构异型性，则应该考虑大汗腺型导管原位癌。非典型大汗腺细胞的存在常伴有非典型导管或小叶增生，甚至是导管原位癌或小叶原位癌，因此，一旦发现有较多的非典型大汗腺细胞，就应仔细寻找其他更为严重的肿瘤性病变。

3. 大汗腺型导管原位癌　大汗腺型导管原位癌的诊断通常参考导管内增生性病变的诊断标准，并根据大汗腺细胞的本身特点，进行必要的修正。①组织学分级：依据细胞的核级及有无坏死确定，核级判断的参照对象是"正常"大汗腺细胞，与典型导管原位癌不同，特别是在低核级的判断上会存在不确定性。低级别大汗腺型导管原位癌细胞具有低、中核级，无坏死，一般需结合其结构特征及病变范围确定诊断，所以常会出现诊断问题。中、高级别大汗腺型导管原位癌细胞具有中、高核级，有或无坏死，通常无须考虑其结构特征及病变范围。②组织结构：低级别大汗腺型导管原位癌的诊断常需结合其结构特征，由于肿瘤性大汗腺细胞常缺乏细胞的黏附性及极向分布，低级别大汗腺型导管原位癌常不会像典型低级别导管原位癌那样出现典型的装饰图形样组织结构，而且其结构改变常与大汗腺化生增生的形态相重叠，容易造成诊断困难。③坏死：良性大汗腺化生增生通常无坏死，如果出现坏死，一定要排除大汗腺型导管原位癌。肿瘤性坏死需与良性增生的大汗腺细胞坏变相区别，由于大汗腺细胞缺乏黏附性，细胞容易脱落于管腔内，坏变细胞的胞质虽破碎，但细胞核的形态仍较好，缺乏核固缩、核碎裂改变。④核分裂：良性大汗腺化生增生通常缺乏核分裂活性，如果大汗腺病变中核分裂增加，特别是出现异常核分裂，需要先排除大汗腺型导管原位癌。

4. 浸润性大汗腺癌　大汗腺腺病常伴有间质增生硬化，特别是在术中快速冷冻切片诊断时，容易误诊为浸润性癌，两者的鉴别有时是非常困难的，特别是冷冻切片质量欠佳时。大汗腺化生增生细胞本身就核大、核膜厚、核仁明显，如果不能正确认识这种病变的大汗腺细胞的本质，那么细胞核增大和核仁明显可能会被误认为是细胞学上的异型性。并且，由于病变结构复杂，腺体扭曲变形，有时被硬化性间质挤压成条索状而肌上皮不明显，即使不伴有细胞学异型性，也可能与浸润性癌混淆。另外，低级别浸润性大汗腺癌常以隐匿的方式生长，似有小叶结构，容易漏诊。以下几点有助于鉴别大汗腺腺病与浸润性大汗腺癌。①低倍镜下注意辨认小叶结构。大汗腺腺病结构上具有硬化性腺病的特点，病变局限，以小叶为中心分布，腺体挤压和扭曲在病变中央区域最明显，管腔可以完全闭塞，导致腺体在纤维间质中呈实性条索状、漩涡状排列。浸润性癌通常缺乏此种分布特点。②高倍镜下注意观察细胞学特征。虽然大汗腺腺病的上皮细胞核大、核膜厚、核仁明显，但是细胞核大小、形状比较一致，染色质分布规律而不紊乱，核膜厚而不粗糙，核仁呈小至中等大小、整齐，缺乏巨大、不规整的核仁或多个核仁，核分裂象罕见；其细胞质的嗜酸性颗粒分布均匀，缺乏细胞质内空泡（特别是大空泡）。而浸润性癌的细胞核具有明显多形性及异型性，核分裂象增多，细胞质呈多样性，嗜酸性颗粒分布紊乱，淡染、泡沫状或出现大的空泡，可有坏死细胞。③确定有无肌上皮细胞。通常需选择一组肌上皮细胞标记物（如 p63、calponin、SMMHC、SMA，至少选用 p63 和一种细胞质染色的标记物），进行免疫组化染色辅助诊断，缺乏肌上皮是浸润性癌的特点。④ Ki67 及 p53 免疫组化染色结果有时具有参考意义。大汗腺腺病 Ki67 增殖指数一般在 10% 以下，浸润性癌多数在 10% 以上；大汗腺腺病 p53 通常呈阴性，浸润性癌多数呈阳性。

5. **细胞质呈嗜酸性的癌**　乳腺具有大汗腺特征的癌（导管原位癌及浸润性癌）是形态学的诊断名词，此类肿瘤细胞比较大，细胞质呈明显嗜酸性粗颗粒状或淡染泡沫样，细胞核呈圆形，核膜厚，核仁明显，具有大汗腺细胞的形态学特征，AR 及 GCDFP-15 常呈弥漫阳性。乳腺其他类型的原位癌及浸润性癌细胞亦常出现细胞质丰富红染、细胞核圆形泡状的形态改变，AR 及 GCDFP-15 也可呈现不同程度的阳性，需要与具有大汗腺特征的癌区别。这类癌细胞缺乏大汗腺细胞的典型形态学改变，其细胞质嗜酸性的强度不如大汗腺癌细胞，细胞质呈均质细颗粒状与大汗腺癌细胞胞质呈弥漫粗颗粒状不同，细胞核也不像大汗腺癌细胞更具特征性。

6. **免疫组化染色**　普通型导管增生与非典型导管增生及导管原位癌的鉴别常用 CK5/6 及 ER、PR 免疫组化染色辅助诊断。但是，"正常"大汗腺细胞的 ER、PR 及 CK5/6 通常呈阴性，所以这几种标记物不适用于大汗腺型导管内增生性病变的鉴别。值得注意的是，在某些大汗腺囊肿、大汗腺型乳头状增生及大汗腺型乳头状瘤中，肌上皮可以减少、部分或完全缺失，所有肌上皮细胞标记物均呈阴性。对于此种反常表达尚无合适的解释。重要的是这些大汗腺病变的细胞缺乏非典型性且具有良性病变的分布方式。此外，某些非典型大汗腺病变可以出现 HER2 的过表达，CK5/6 在有的高级别大汗腺型导管原位癌及浸润性癌中也可呈灶状阳性。

7. **病理临床联系**　鉴于病理医师对乳腺非典型大汗腺增生性病变的诊断缺乏足够的经验和信心，因此，对于存在非典型大汗腺增生性病变的标本应采取积极稳妥的处置方式。如为粗针穿刺标本，应建议进一步手术切除病变，避免因取材局限的问题而导致更严重的病变（如导管原位癌）未被切除；如为手术切除及麦默通旋切标本，需充分取材，甚至全部取材，以排除导管原位癌等更严重的病变。如果该病变位于或接近手术标本的切缘，谨慎的做法是建议临床再次手术、扩大切除，以排除邻近区域存在大汗腺导管原位癌的可能。此外，对于怀疑和（或）有争议的病例，进行专科病理会诊是明智的选择。临床病例随访也是必要的措施。

丁华野　魏兵

章目录

2019 年 WHO 乳腺肿瘤分类将导管原位癌（ductal carcinoma in situ）定义为一种非浸润性、局限于乳腺导管 - 小叶系统的肿瘤性腺上皮细胞增生，细胞具有黏附性及不同的核级，形成多种组织结构。导管原位癌具有明显异质性，其表现方式、组织学、生物标记物以及遗传和分子学特征各不相同。

第一节 导管原位癌细胞的核级

2019 年 WHO 乳腺肿瘤分类仍然推荐主要根据细胞核的特征（核级）将导管原位癌分为低级别、中级别和高级别。坏死（点状、灶状或粉刺状）也是导管原位癌分级的重要参考内容。

低核级：细胞核常呈极向排列，略有增大（是正常红细胞或导管上皮细胞核的 1.5~2 倍），呈卵圆形至圆形，无重叠，大小一致。核膜平滑，染色质均匀，呈粉尘状至细颗粒状，核仁不明显，核分裂象很少见，管腔内可有钙化，罕见坏死。

中核级：介于低核级和高核级之间。细胞核可有中度增大，大小及形状略有差异。核膜光滑或呈锯齿状，染色质淡染或深染，呈粗颗粒状或细腻。核仁可大可小，核分裂象可见，可有坏死及钙化。

高核级：细胞核常无极向排列，显著增大（正常红细胞或导管上皮细胞核的 2.5 倍），大小不等，形状不规则，多形性明显。核膜粗糙，染色质常呈块状、粗颗粒状或空泡状，分布紊乱，常有 1 个或多个突出的核仁，核分裂象易见，常有粉刺状坏死及钙化。

低级别导管原位癌细胞主要为低核级，少数细胞可呈中核级。中级别导管原位癌细胞主要为中核级，少数细胞可呈低核级或高核级。高级别导管原位癌细胞主要为高核级，少数细胞可为中核级，但一般不会出现低核级细胞。

病例 1

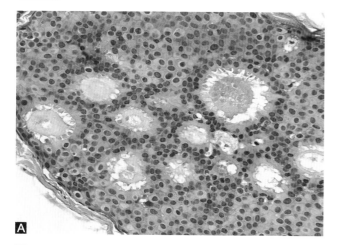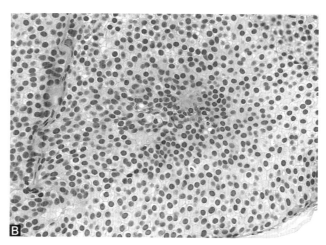

图 10-1-1　低级别导管原位癌，低核级。图为 4 个病例组合。导管原位癌，分别呈筛孔状、实性或微乳头状，细胞界限清楚，细胞核轻度增大，呈卵圆形至圆形，大小一致，均匀分布，无重叠，核膜平滑，染色质均匀，呈粉尘状，核仁不明显或隐约可见小核仁，核分裂象罕见，细胞质呈嗜酸性细颗粒状或淡染（A~D）

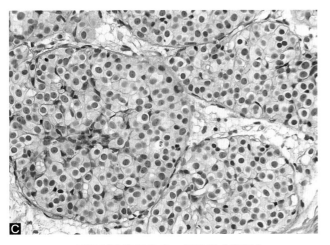
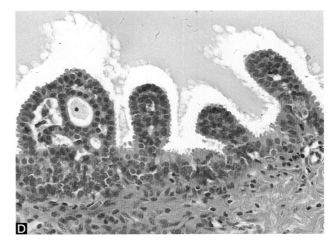

图 10-1-1　低级别导管原位癌，低核级（续图）

病例 2

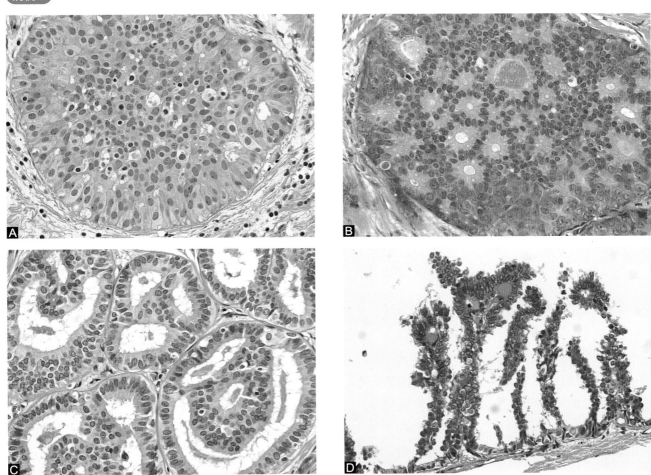

图 10-1-2　中级别导管原位癌，中核级。图为 4 个病例组合。导管原位癌，呈实性、筛孔状或微乳头状，细胞界限比较清楚，细胞核有增大，其大小不等、形状呈轻度至中度不规则，核膜光滑或粗糙，染色质均匀，呈颗粒状或块状，深染，可见 1 个或多个小核仁，核分裂多少不等，部分细胞核有较明显增大，核仁明显，细胞质嗜酸性细颗粒状，有些细胞胞质淡染（A~D）

病例 3

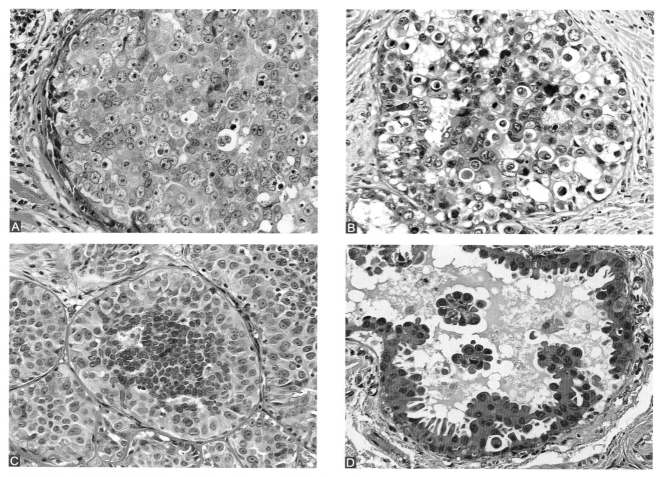

图 10-1-3　高级别导管原位癌，高核级。图为 4 个病例组合。导管原位癌，呈实性或微乳头状，细胞界限相对清楚，细胞核显著增大，大小、形状变化大，多形性和异型性明显，可见多核细胞，核膜粗糙且不规则，染色质呈粗颗粒状或块状，核仁突出，核分裂易见，细胞质呈嗜酸性细颗粒状或空淡（A~D）

第二节　导管原位癌的免疫组化表型

　　乳腺导管原位癌的免疫组化表型通常为管周肌上皮细胞标记物（p63、calponin 等）阳性，E-cadherin 及 p120 在癌细胞膜呈阳性。ER、PR、HER2 及 Ki67 在不同核级导管原位癌中的表达模式有所差别。有人认为，可参照浸润性癌，将导管原位癌分为管腔 A、管腔 B、HER2 阳性及基底样亚型，但没有形成共识。在低级别导管原位癌中，ER 及 PR 通常呈克隆性弥漫强阳性，HER2（0），Ki67 增殖指数低，CK5/6 一般为阴性。在高级别导管原位癌中，ER 及 PR 常为阴性，HER2 更多为阳性，Ki67 增殖指数高，少数病例可同时伴有 CK5/6 阳性。中级别导管原位癌中，ER、PR、HER2、Ki67 及 CK5/6 的表达在低级别导管原位癌和高级别导管原位癌之间有一定变化。

病例 1

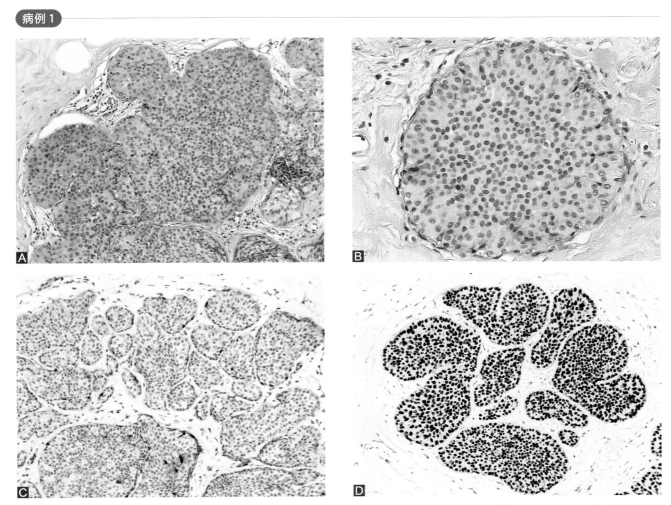

图 10-2-1 导管原位癌。低级别导管原位癌，实性、低核级、无坏死（A、B）。免疫组化染色显示：CK5/6 癌细胞呈阴性（C），ER 呈克隆性弥漫强阳性（D）

病例 2

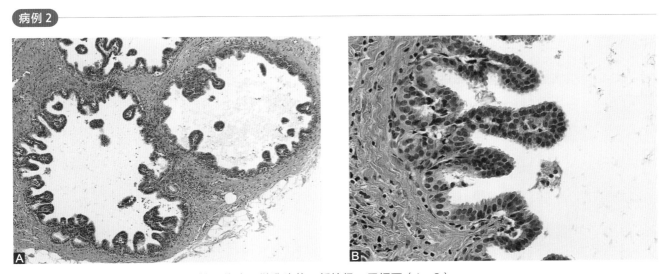

图 10-2-2 导管原位癌。低级别导管原位癌，微乳头状、低核级、无坏死（A、B）

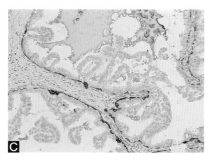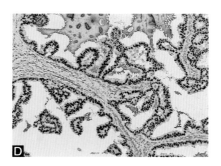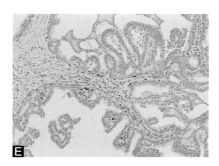

图 10-2-2　导管原位癌（续图）。免疫组化染色显示：CK5/6 癌细胞呈阴性，肌上皮细胞呈阳性（C），ER 呈克隆性弥漫强阳性（D），p63 肌上皮细胞呈阳性（E）

病例 3

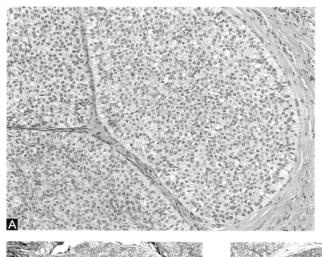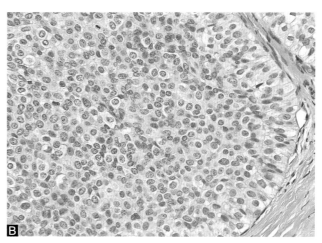

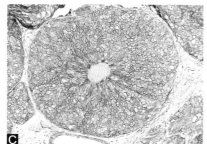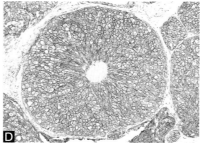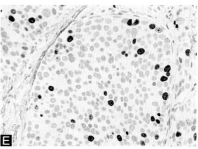

图 10-2-3　导管原位癌。中级别导管原位癌，实性、中核级、无坏死（A、B）。免疫组化染色显示：E-cadherin（C）及 p120（D）癌细胞膜呈阳性，Ki67 增殖指数较低（E）

病例 4

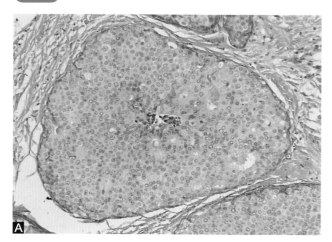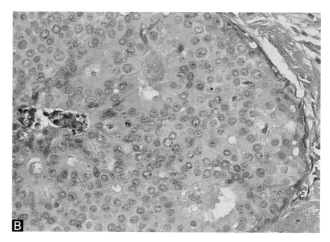

图 10-2-4　导管原位癌。中级别导管原位癌，筛孔状、中核级、灶状坏死（A、B）

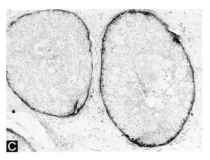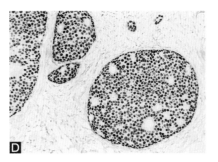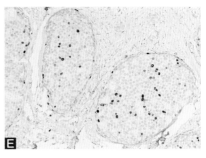

图 10-2-4　导管原位癌（续图）。免疫组化染色显示：CK5/6 癌细胞呈阴性，肌上皮细胞呈阳性（C），ER 呈克隆性弥漫强阳性（D），Ki67 增殖指数较低（E）

病例 5

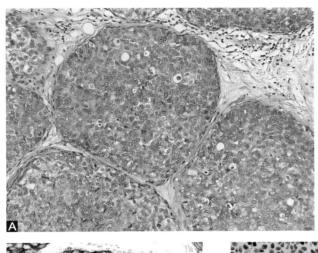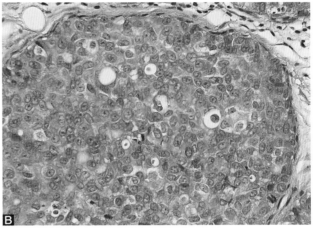

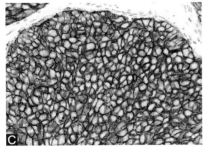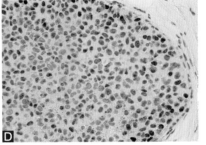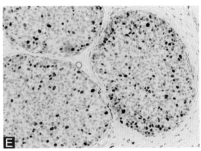

图 10-2-5　导管原位癌。中 – 高级别导管原位癌，实性，中、高核级，无坏死（A、B）。免疫组化染色显示：HER2 癌细胞（3+）（C），ER 阳性程度不一致（D），Ki67 增殖指数较高（E）

病例 6

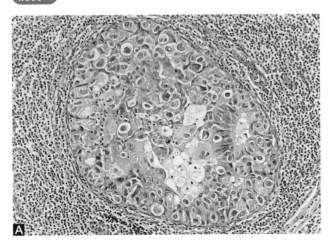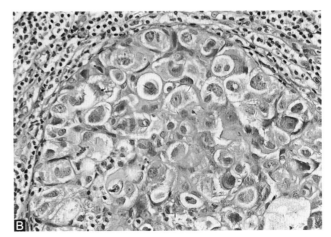

图 10-2-6　导管原位癌。高级别导管原位癌，实性、高核级、无坏死，中央可见泡沫细胞，管周大量淋巴细胞浸润（A、B）

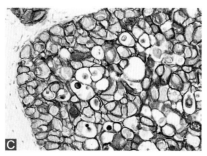
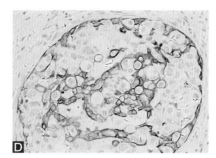
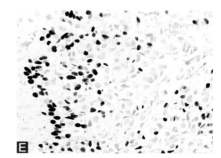

图 10-2-6　导管原位癌（续图）。免疫组化染色显示：HER2 癌细胞（3+）（C），CK5/6（D）及 p63（E）部分癌细胞呈阳性。此例 ER 和 PR 呈阴性

第三节　低级别导管原位癌

乳腺低级别导管原位癌（low-grade ductal carcinoma in situ）的多发病灶可呈跳跃式分布，导管内增生的肿瘤细胞核具有低核级形态特征，结构具有异型性，常呈极向排列，形成刚性细胞桥、拱形桥、微乳头状、筛孔状或实性结构。细胞缺乏黏附性、均匀一致实性分布也是结构异型性的一种表现形式。可见微钙化（常为砂砾体样），通常无坏死，但也可有点状、灶状或粉刺状坏死。诊断低级别导管原位癌时，除了需要参考导管内增生的肿瘤细胞具有的低核级形态特征，还需要结合结构异型性及病变的范围（超过 2 个独立导管或病变直径大于 2 mm）。

一、刚性细胞桥

病例 1

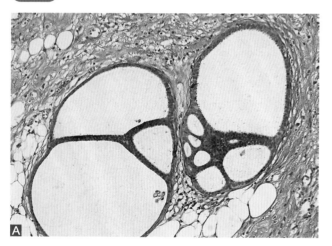
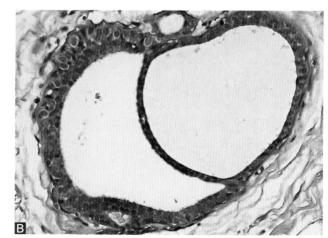

图 10-3-1　低级别导管原位癌。导管原位癌，癌细胞向管腔内增生，相互吻合形成僵硬的细胞桥，并分割管腔呈大小不等的筛孔状，细胞沿桥的长轴呈极向排列，细胞核呈低核级形态特征（A、B）

病例 2

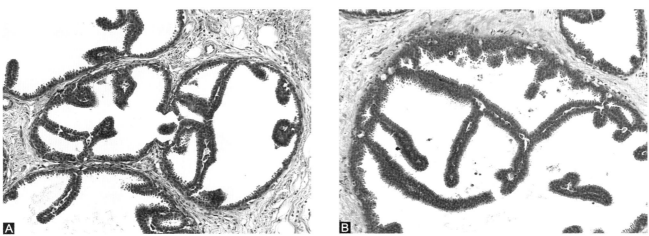

图 10-3-2 低级别导管原位癌。导管原位癌，癌细胞增生形成丘状、指状或微乳头状结构，相互连接形成僵硬的细胞桥，细胞沿桥的长轴呈极向排列，细胞核呈低核级形态特征（A、B）

病例 3

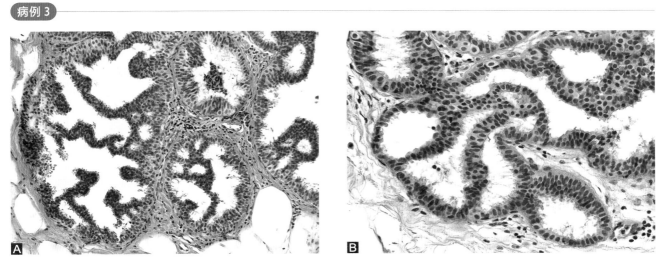

图 10-3-3 低级别导管原位癌。导管原位癌，癌细胞增生相互连接形成僵硬的细胞桥，细胞垂直沿桥的长轴呈极向排列，细胞核呈低核级形态特征（A、B）

二、拱形桥及筛孔状结构

病例 4

图 10-3-4 低级别导管原位癌。导管原位癌，癌细胞增生相互连接形成僵硬的细胞桥和拱形桥结构，并相互融合成多孔桥样结构及大小不等的筛孔状结构，筛孔具有张力，细胞核具有低核级形态特征（A、B）

病例 5

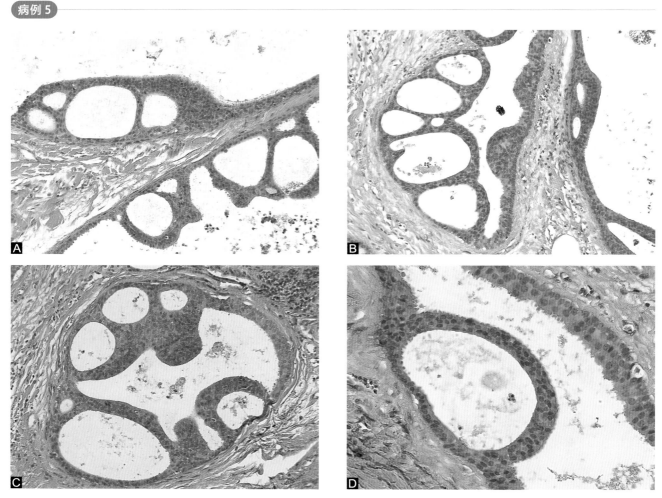

图 10-3-5　低级别导管原位癌。导管原位癌，癌细胞增生相互连接形成拱形桥、多孔桥样及筛孔状结构，细胞沿桥及筛孔极向或平行排列，细胞核具有低核级形态特征（A~D）

三、腺腔形成及极向排列

病例 6

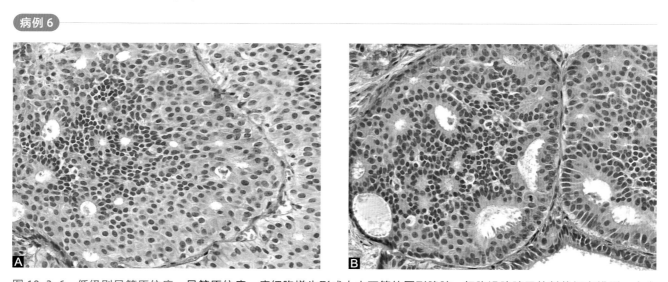

图 10-3-6　低级别导管原位癌。导管原位癌，癌细胞增生形成大小不等的圆形腺腔，细胞沿腺腔呈放射状极向排列，中央细胞核密集、深染，细胞核呈低核级形态特征（A、B）

病例 7

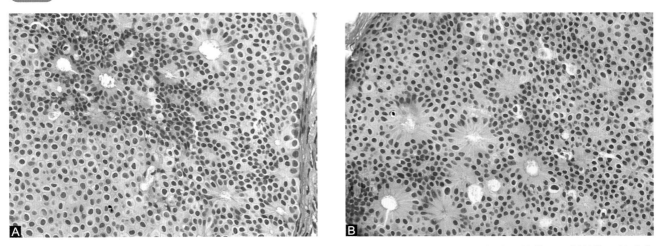

图 10-3-7　低级别导管原位癌。导管原位癌，癌细胞增生形成圆形腺腔及菊形团样结构，细胞围绕菊形团样结构和筛孔状结构呈放射状极向排列，细胞核呈低核级形态特征（A、B）

病例 8

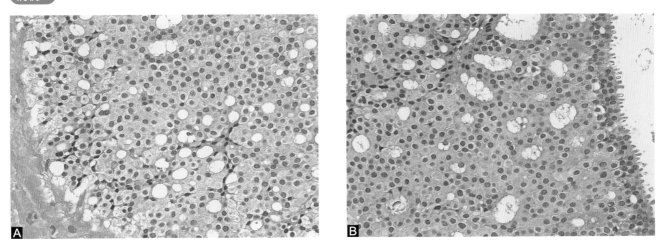

图 10-3-8　低级别导管原位癌。导管原位癌，癌细胞增生形成圆形腺腔及菊形团样结构，细胞围绕菊形团样结构和筛孔状结构呈极向排列，细胞核呈低核级形态特征（A、B）

病例 9

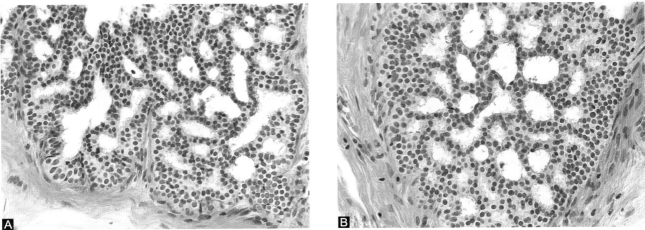

图 10-3-9　低级别导管原位癌。导管原位癌，癌细胞增生形成大小、形状不一的几何图形样筛孔，癌细胞垂直于筛孔间细胞桥呈放射状极向排列，细胞核呈低核级形态特征（A、B）

四、细胞沿筛孔缘及细胞桥平行排列

病例 10

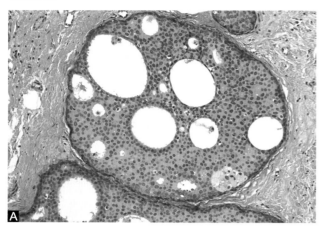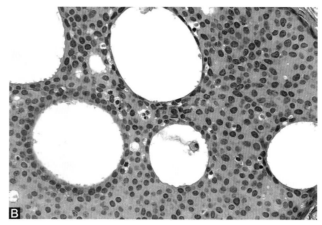

图 10-3-10　低级别导管原位癌。导管原位癌，癌细胞增生形成大小不等的张力性筛孔，内缘较光滑，腔内分泌物少，部分小筛孔周围细胞呈极向排列，部分筛孔周围的细胞核接触腺腔，有的形状扁平，平行于腺腔排列（无明显极向），细胞核呈低核级形态特征（A、B）

病例 11

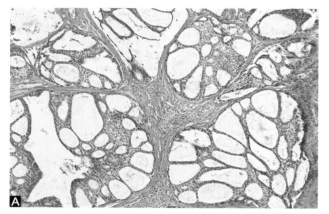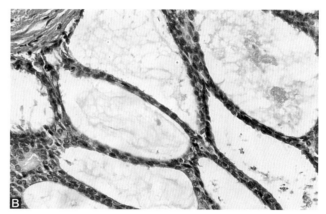

图 10-3-11　低级别导管原位癌。导管原位癌，癌细胞增生形成大小不等的筛孔状结构，筛孔表面平滑，具有张力，筛孔间细胞桥内的细胞部分呈极向排列，部分沿细胞桥平行排列，细胞核呈低核级形态特征（A、B）

五、实性、细胞均匀一致排列

病例 12

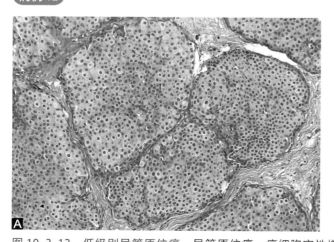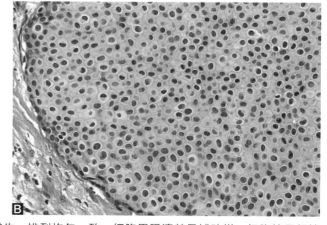

图 10-3-12　低级别导管原位癌。导管原位癌，癌细胞实性增生，排列均匀一致，细胞界限清楚呈铺砖样，细胞核呈低核级形态特征（A、B）

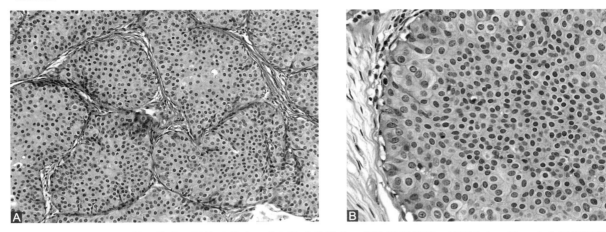

病例 13

图 10-3-13 低级别导管原位癌。导管原位癌，癌细胞实性增生，细胞界限清楚，排列均匀一致，中央区细胞核较小，外围区细胞核较大，细胞核总体呈低核级形态特征（A、B）

病例 14

图 10-3-14 低级别导管原位癌。导管原位癌，癌细胞实性增生，排列均匀一致，细胞界限清楚，细胞质丰富，淡染或透明，部分细胞胞质内有空泡形成，推挤细胞核呈"印戒"样，细胞核呈低核级形态特征（A、B）

六、微乳头状结构

病例 15

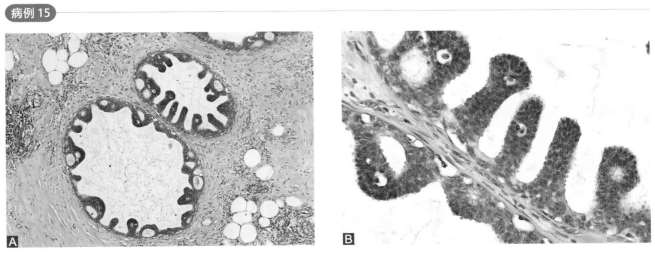

图 10-3-15 低级别导管原位癌。导管原位癌，癌细胞呈微乳头状增生，微乳头大小、形状各异，可呈茎块状、拱形或棒状等装饰图案样，细胞核呈低核级形态特征，其中可见少数胞质透亮的细胞（A、B）

病例 16

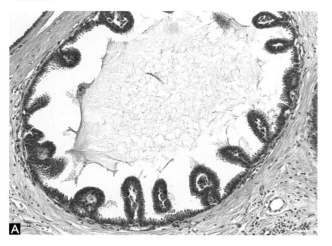
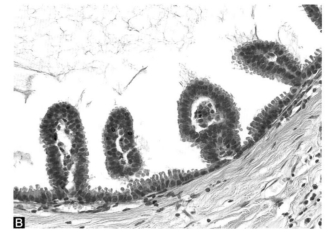

图 10-3-16　低级别导管原位癌。导管原位癌，癌细胞呈微乳头状增生，微乳头中央形成腔隙，呈腺性微乳头状结构，细胞核呈低核级形态特征，细胞腔面可见小的胞突（A、B）

病例 17

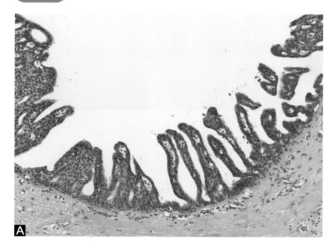
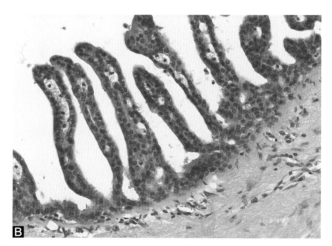

图 10-3-17　低级别导管原位癌。导管原位癌，癌细胞呈微乳头状增生，微乳头细长，中央可见胞质透亮的细胞，有的微乳头相互融合，细胞核呈低核级形态特征（A、B）

病例 18

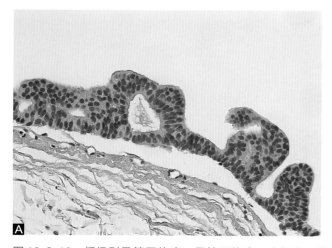
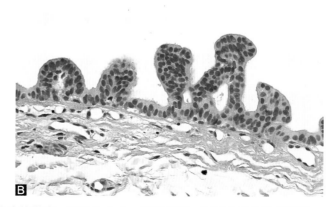

图 10-3-18　低级别导管原位癌。导管原位癌，癌细胞呈微乳头状增生，微乳头大小、形状各异，可呈各种动物样图案，细胞核呈低核级形态特征（A、B）

七、伴钙化及坏死

病例 19

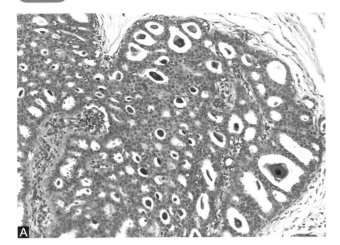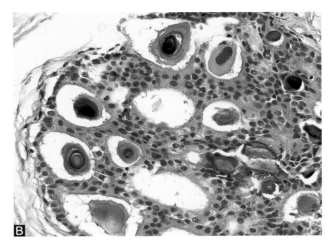

图 10-3-19 低级别导管原位癌。导管原位癌，癌细胞增生，形成大小不等的"凿孔"样筛孔结构，筛孔内多有蓝染坏死性钙化，部分钙化为砂砾体样，呈分层同心圆状。筛孔周围的癌细胞排列有极向，细胞核呈低核级形态特征（A、B）

病例 20

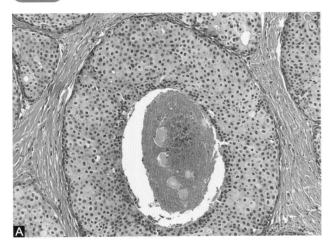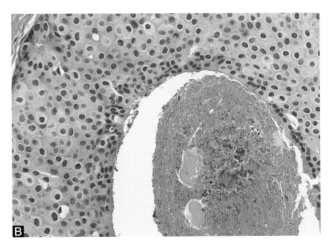

图 10-3-20 低级别导管原位癌。导管原位癌，癌细胞呈实性增生，细胞核具有低核级形态特征，中央有粉刺状坏死，坏死灶内可见核碎片（A、B）

第四节 中级别导管原位癌

乳腺中级别导管原位癌（medium-grade ductal carcinoma in situ）的形态介于低、高级别导管原位癌之间，其形态特征变化较大，细胞核具有中核级形态特点，细胞质比较丰富，呈嗜酸性细颗粒状或空淡，可见细胞质内空泡及黏液。细胞排列有极向或极向不明显，形成实性、筛孔状或微乳头状结构，无坏死或有坏死。某些中级别导管原位癌细胞与普通型导管增生细胞的形态多有重叠。诊断中级别导管原位癌更注重细胞异型性（特别是核级）的判断。一般认为，只要 1 个导管肿瘤性增生细胞的核具有中核级特征，不需要考虑其他因素（结构、病变大小等），就能诊断中级别导管原位癌。但在实际工作中，低核级与中核级之间的界限并不好掌握，某些中级别导管原位癌细胞的核级常被低估，因此仍然需要参考结构特征和病变大小做出诊断。

一、筛孔状中级别导管原位癌

病例 1

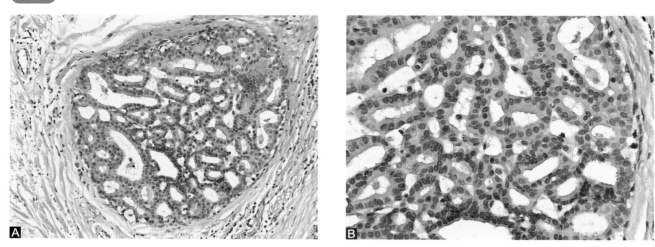

图 10-4-1　中级别导管原位癌。导管原位癌，细胞增生形成大小不等的腺样结构，细胞形态一致，呈极向排列，细胞核呈中核级形态特征，细胞质呈嗜酸性细颗粒状（A、B）

病例 2

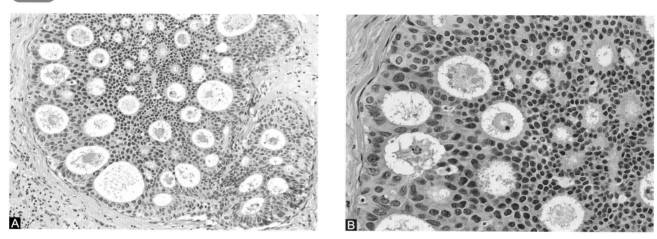

图 10-4-2　中级别导管原位癌。导管原位癌，癌细胞呈筛孔状增生，筛孔呈圆形、大小不等，筛孔内有少量颗粒状分泌物，中央区细胞较小、染色深，外周区细胞较大、染色较浅，沿筛孔呈极向排列，细胞核呈中核级形态特征（A、B）

病例 3

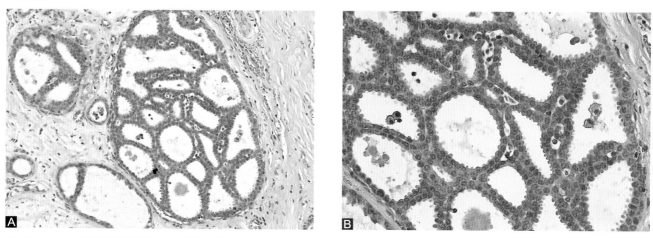

图 10-4-3　中级别导管原位癌。导管原位癌，癌细胞增生形成筛孔状结构，被覆细胞呈低柱状至立方状，可见顶浆分泌性胞突，部分细胞呈"鞋钉"状，筛孔内有少量分泌物，肿瘤细胞核呈中核级形态特征，细胞质呈嗜酸性细颗粒状（A、B）

病例 4

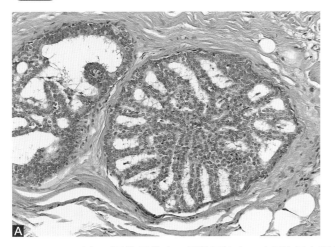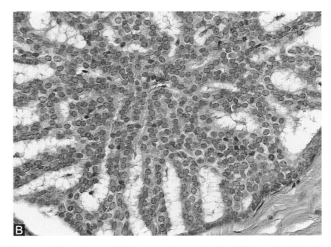

图 10-4-4 中级别导管原位癌。导管原位癌，癌细胞呈车辐状增生，细胞条索从导管中央向外周呈放射状排列，沿细胞桥呈极向排列，细胞突拉丝连接于管腔内形成细网状结构，细胞核呈中核级形态特征（A、B）

病例 5

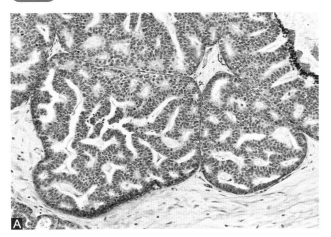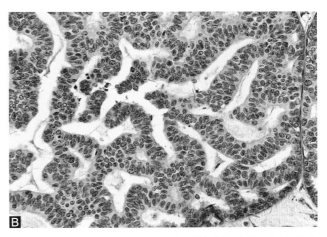

图 10-4-5 中级别导管原位癌。导管原位癌，癌细胞呈条索状、缎带状增生，相互交接形成不规则筛孔状腔隙，细胞垂直于细胞桥呈极向排列，细胞核呈中核级形态特征（A、B）

病例 6

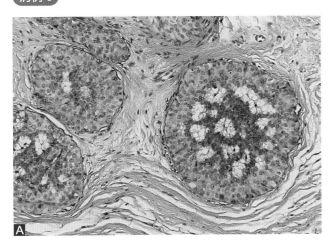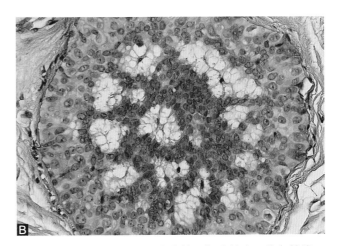

图 10-4-6 中级别导管原位癌。导管原位癌，癌细胞增生，形成车辐状结构，周边区呈环状实性，细胞较大，染色较浅，中央区呈筛孔状，细胞较小，染色较深，细胞核呈中核级形态特征，筛孔内呈丝网状（A、B）

二、实性中级别导管原位癌

病例 7

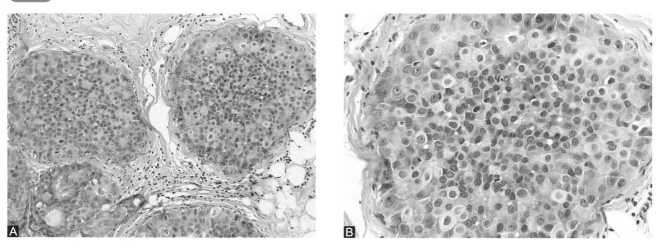

图 10-4-7　中级别导管原位癌。导管原位癌，癌细胞呈实性增生，充满导管腔，细胞大小不等，界限相对清楚，细胞质呈嗜酸性细颗粒状或略淡染，外周细胞质更为丰富，细胞核呈中核级形态特征（A、B）

病例 8

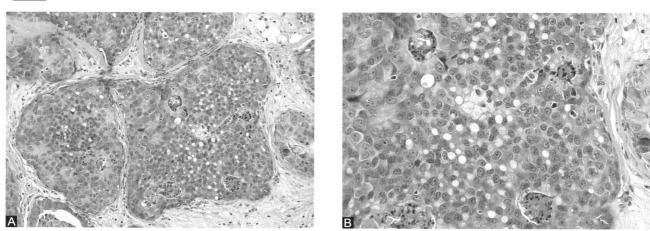

图 10-4-8　中级别导管原位癌。导管原位癌，癌细胞呈实性增生，许多细胞的胞质内可见圆形空泡，细胞核呈中核级形态特征，可见灶状坏死（A、B）

病例 9

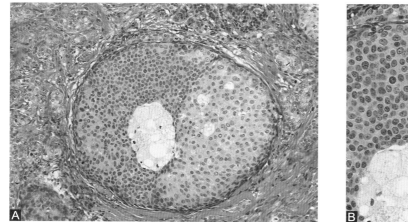
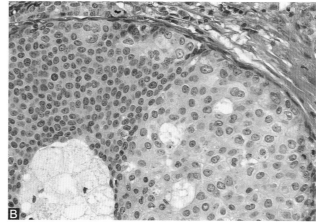

图 10-4-9　中级别导管原位癌。导管原位癌，癌细胞呈实性增生，左侧区细胞胞质较少，染色较深，右侧区细胞胞质丰富，染色较浅，细胞核呈中核级形态特征，中央区可见泡沫状组织细胞聚集（A、B）

病例 10

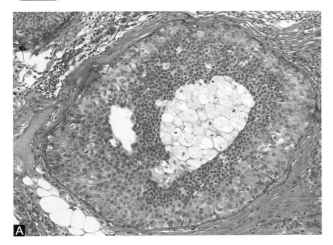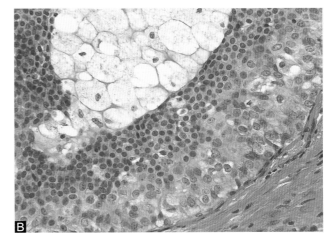

图 10-4-10　中级别导管原位癌。导管原位癌，癌细胞呈实性增生，外侧区细胞较大，排列松散，细胞核呈中核级形态特征，细胞质丰富，含有嗜碱性黏液，内侧区细胞小，密集排列，细胞核呈低核级形态特征，细胞质少、呈嗜酸性，中央区可见泡沫细胞聚集（A、B）

病例 11

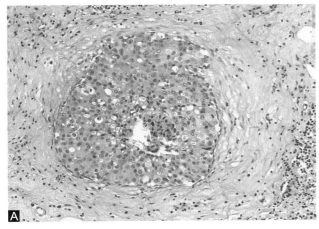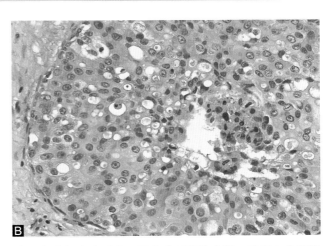

图 10-4-11　中级别导管原位癌。导管原位癌，癌细胞呈实性增生，部分细胞胞质内可见大小不等的空泡，空泡内含有嗜酸性或嗜碱性的分泌小球，细胞核呈中核级形态特征，中央可见灶状坏死（A、B）

病例 12

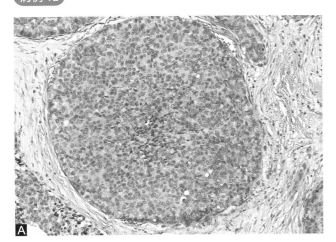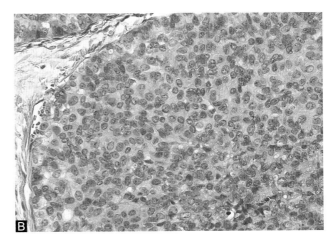

图 10-4-12　中级别导管原位癌。导管原位癌，癌细胞呈实性增生，导管明显呈圆形膨大，细胞排列拥挤，界限不清，细胞核呈中核级形态特征（A、B）

三、微乳头状中级别导管原位癌

病例 13

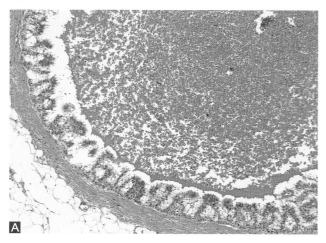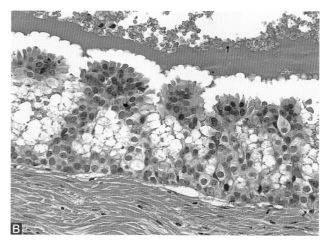

图 10-4-13　中级别导管原位癌。导管原位癌，癌细胞增生，呈微乳头状，微乳头外缘细胞质更显嗜酸性细颗粒状，表面呈锯齿状，外侧环抱吸收空泡，细胞核具有中核级形态特征，腔内有伊红色分泌物及红细胞（A、B）

病例 14

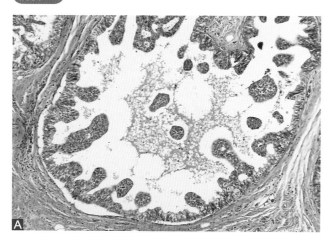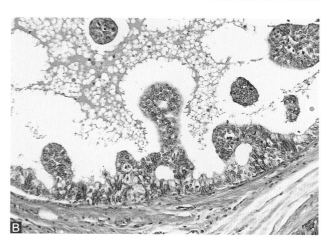

图 10-4-14　中级别导管原位癌。导管原位癌，癌细胞呈微乳头状增生，大小、形态各异，呈现各种动物样图案，细胞核具有中核级形态特征（A、B）

病例 15

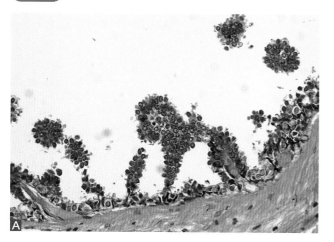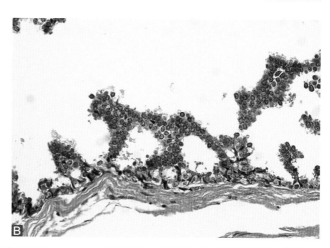

图 10-4-15　中级别导管原位癌。导管原位癌，癌细胞呈微乳头状增生，大小、形态各异，呈现各种动物样图案，微乳头表面呈锯齿状，并可见胞突，细胞核具有中核级形态特征（A、B）

第五节　高级别导管原位癌

乳腺高级别导管原位癌（high-grade ductal carcinoma in situ）常为连续分布的病灶。导管肿瘤性增生细胞核具有高核级形态特点，常无极向排列，细胞具有明显多形性及异型性，细胞质丰富，呈嗜酸性细颗粒状、双嗜性，细胞质内可见空泡。可呈实性、粉刺状或微乳头状结构。常见粉刺样坏死及钙化。高级别导管原位癌的诊断一般没有困难，只要有 1 个导管肿瘤性增生细胞的细胞核具有高核级形态特征就能诊断。

一、实性高级别导管原位癌

病例 1

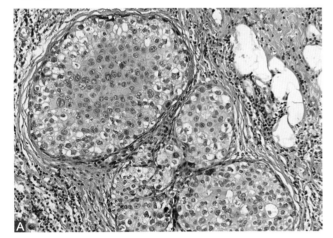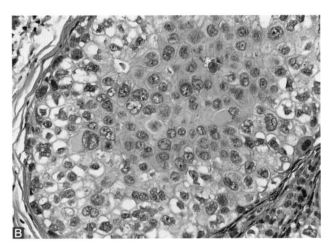

图 10-5-1　高级别导管原位癌。导管原位癌，癌细胞呈实性增生，细胞体积大，界限清楚，细胞质丰富，呈嗜酸性细颗粒状或透明，细胞核具有高核级形态特征，细胞具有显著异型性（A、B）

病例 2

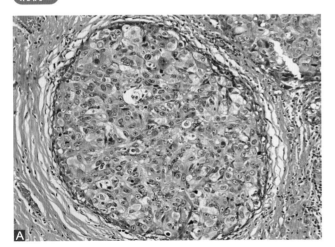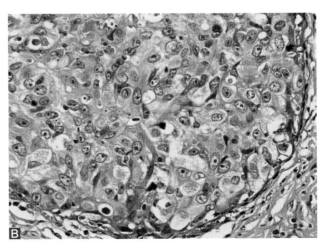

图 10-5-2　高级别导管原位癌。导管原位癌，癌细胞呈实性增生，排列紊乱，细胞质呈嗜酸性细颗粒状或透明，细胞核具有高核级形态特征，细胞具有明显多形性及异型性（A、B）

病例 3

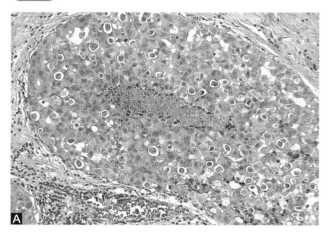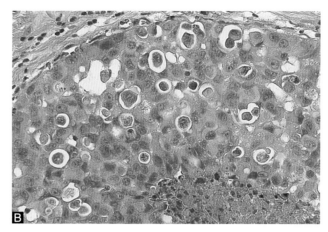

图 10-5-3　高级别导管原位癌。导管原位癌，癌细胞呈实性增生，周围有空晕，界限不清，细胞质呈嗜酸性细颗粒状，其中散在单个细胞坏死，细胞略皱缩，细胞核结构模糊，导管中央亦可见灶状坏死，细胞核具有高核级形态特征，细胞有明显异型性（A、B）

病例 4

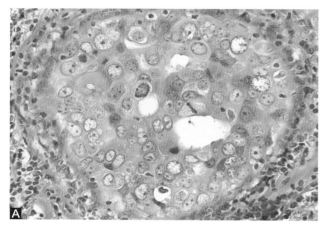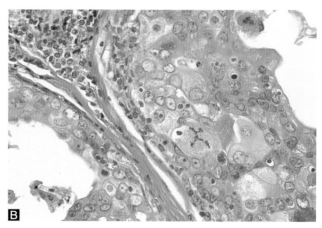

图 10-5-4　高级别导管原位癌。导管原位癌，癌细胞呈实性增生，体积大，分布紊乱，细胞质丰富，呈嗜酸性细颗粒状，管腔中间可见腺腔，细胞核具有高核级形态特征，巨大，呈空泡状，有 1 个或多个清晰的核仁，核分裂象易见，并有病理性核分裂象（A、B）

病例 5

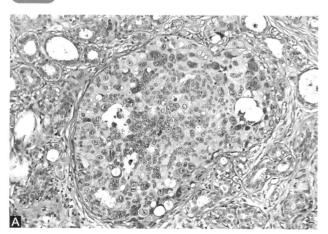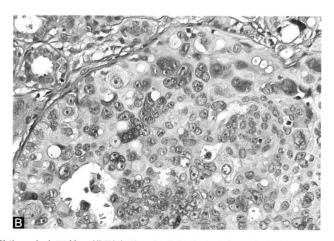

图 10-5-5　高级别导管原位癌。导管原位癌，癌细胞呈实性增生，大小不等，排列紊乱，部分细胞胞质有颗粒感或含有空泡（"印戒"样），细胞核具有高核级形态特征，部分细胞核巨大，形状不规则，部分有重叠，细胞异型性十分显著，细胞间有少量不规则腺腔形成，腔隙内有单个细胞坏死（A、B）

二、粉刺型高级别导管原位癌

病例 6

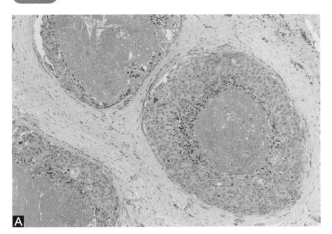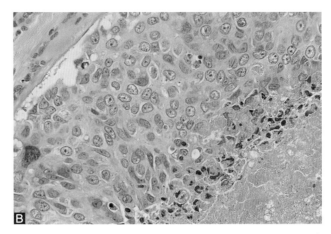

图 10-5-6　高级别导管原位癌。导管原位癌，导管内呈粉刺样坏死，管壁侧可见数层癌细胞，局部细胞缺失，细胞质呈嗜酸性细颗粒状，细胞核具有高核级形态特征，颗粒状凝固性坏死中可见细胞核碎片（A、B）

病例 7

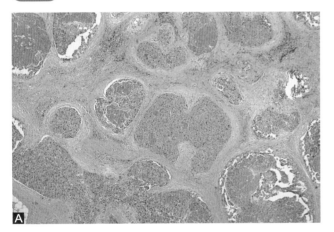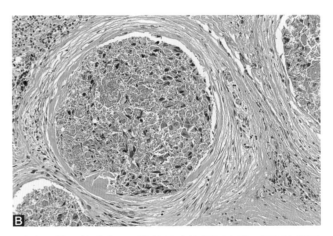

图 10-5-7　高级别导管原位癌。导管原位癌，导管形状不规则，大小不等，管腔内几乎均被肿瘤性坏死充填，坏死中可见固缩的细胞核及细胞核碎片，管壁内少有衬覆细胞，导管周围纤维化，间质可见炎症细胞浸润（A、B）

三、微乳头状高级别导管原位癌

病例 8

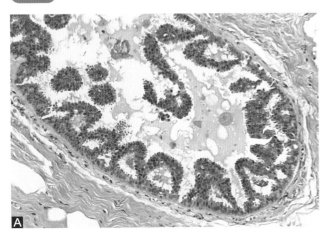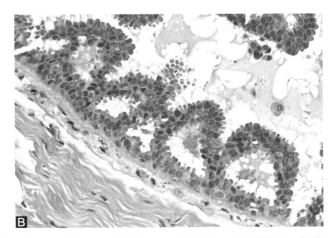

图 10-5-8　高级别导管原位癌。导管原位癌，癌细胞呈微乳头状增生，微乳头互相连接，形成拱桥状、筛孔状结构，细胞核具有高核级形态特征，微乳头及细胞桥表面呈锯齿状，可见顶浆分泌性胞突（A、B）

病例 9

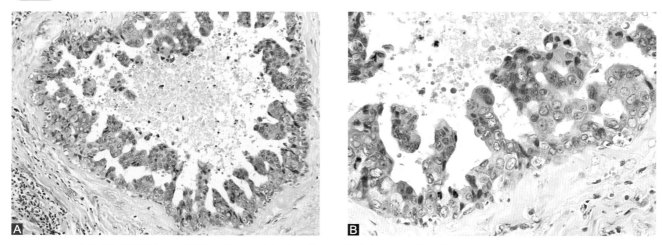

图 10-5-9　高级别导管原位癌。导管原位癌，癌细胞呈微乳头状增生，细胞核具有高核级形态特征，腔缘细胞胞质更显嗜酸性，腔内可见颗粒状凝固性坏死，其中可见细胞核碎片（A、B）

四、基底样高级别导管原位癌

病例 10

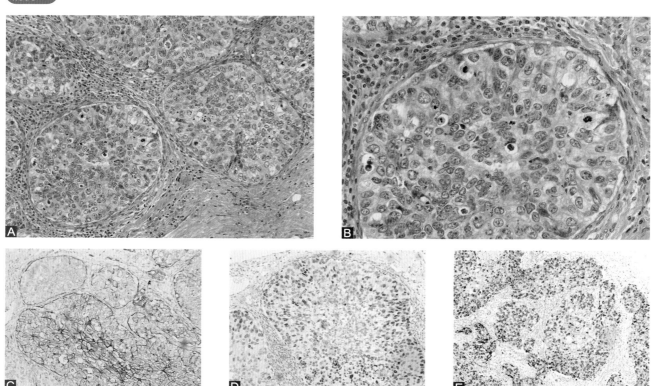

图 10-5-10　高级别导管原位癌。导管原位癌，癌细胞呈实性增生，细胞核具有高核级形态特征，核分裂象易见，细胞质相对少，淡染，细胞有明显异型性（A、B）。免疫组化染色显示：CK5/6（C）及 p63（D）部分癌细胞呈阳性，Ki67 增殖指数高（E）。此例导管原位癌呈三阴性免疫组化表型

病例 11

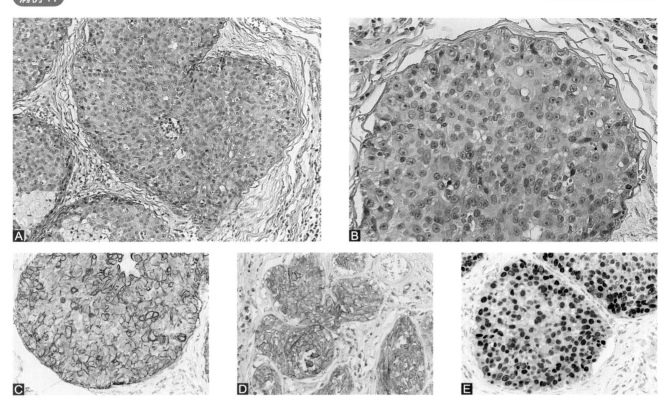

图 10-5-11　高级别导管原位癌。导管原位癌，癌细胞呈实性增生，细胞核具有高核级形态特征，细胞质呈嗜酸性细颗粒状，其内可见空泡（A、B）。免疫组化染色显示：CK5/6（C）和 EGFR（D）癌细胞呈阳性，Ki67 增殖指数高（E）。此例导管原位癌呈三阴性免疫组化表型

五、高级别导管原位癌管周纤维化及富于淋巴细胞

病例 12

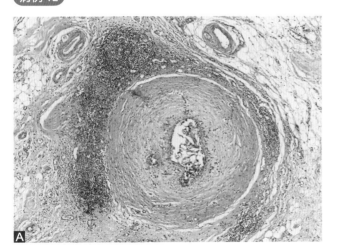
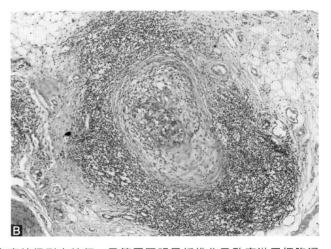

图 10-5-12　高级别导管原位癌。导管原位癌，癌细胞核具有高核级形态特征，导管周围明显纤维化及致密淋巴细胞浸润，围绕导管形成袖套样改变（A、B）

病例 13

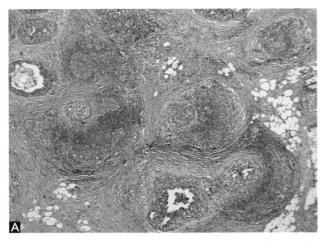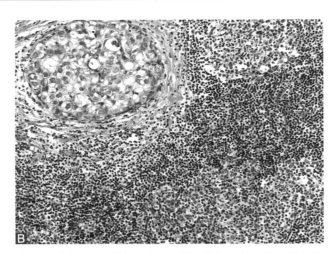

图 10-5-13　高级别导管原位癌。导管原位癌，癌细胞核具有高核级形态特征，导管周围纤维组织增生，淋巴细胞浸润及淋巴滤泡形成（A、B）

第六节　形态特殊的导管原位癌

一、透明细胞型导管原位癌

病例 1

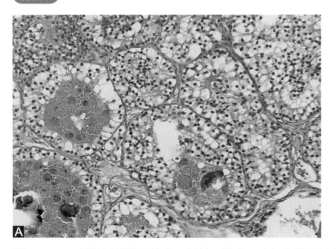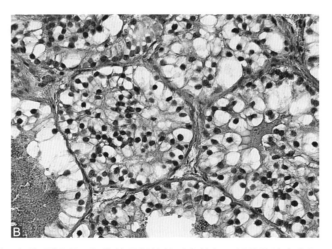

图 10-6-1　低级别导管原位癌。导管原位癌，癌细胞界限清楚，细胞质透明，细胞核呈低核级形态特征，部分管腔内有红细胞、含铁血黄素及钙化物（A、B）

病例 2

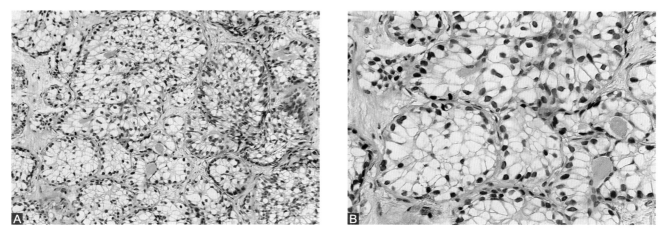

图 10-6-2 中级别导管原位癌。导管原位癌，癌细胞界限清楚，细胞质透明，细胞核呈中核级形态特征（A、B）

二、梭形细胞型导管原位癌

病例 3

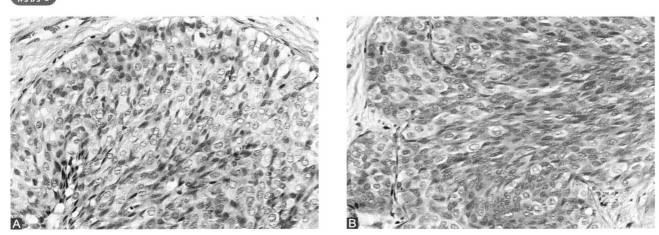

图 10-6-3 中级别导管原位癌。导管原位癌，癌细胞呈实性增生，细胞核呈胖梭形，流水状、交织状排列，细胞质嗜酸性，界限不清，细胞核具有中核级形态特征，其间夹杂淡染圆形细胞（A、B）

三、印戒细胞型导管原位癌

病例 4

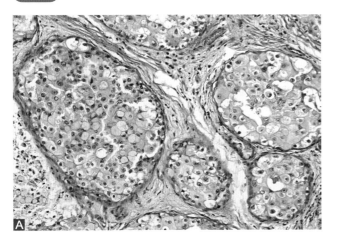
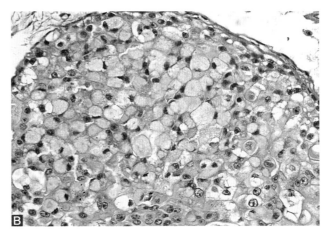

图 10-6-4 中级别导管原位癌。导管原位癌，癌细胞呈实性增生，细胞核具有中核级形态特征，细胞质丰富，充满淡蓝色黏液，挤压细胞核使之偏位，细胞呈"印戒"样（A、B）

病例 5

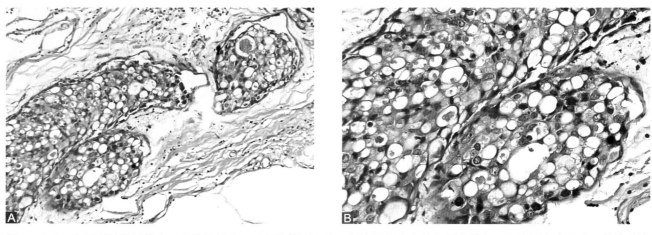

图 10-6-5　高级别导管原位癌。导管原位癌，癌细胞排列紊乱，细胞核具有高核级形态特征，细胞质内含大小不等的黏液空泡，部分空泡内可见小红球状物，细胞核被推挤至细胞一侧，细胞呈"印戒"样（A、B）

四、黏液型导管原位癌

病例 6

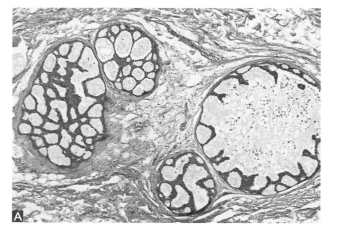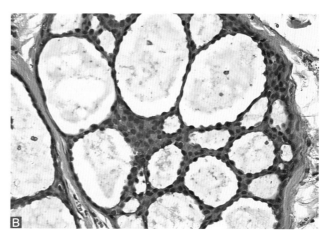

图 10-6-6　低级别导管原位癌。导管原位癌，癌细胞呈微乳头状和筛孔状增生，其内充满蓝色黏液样物质，筛孔表面细胞呈鞋钉状，细胞核具有低核级形态特征，细胞质红染（A、B）

病例 7

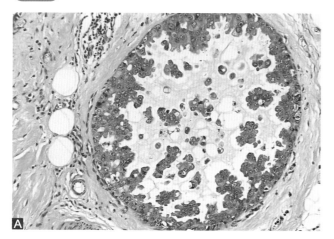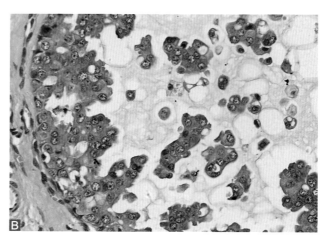

图 10-6-7　高级别导管原位癌。导管原位癌，管腔内充满黏液，癌细胞呈微乳头状增生，黏液中可见游离微乳头及单个癌细胞，细胞核具有高核级形态特征，细胞质呈双嗜性（A、B）

五、分泌型导管原位癌

病例 8

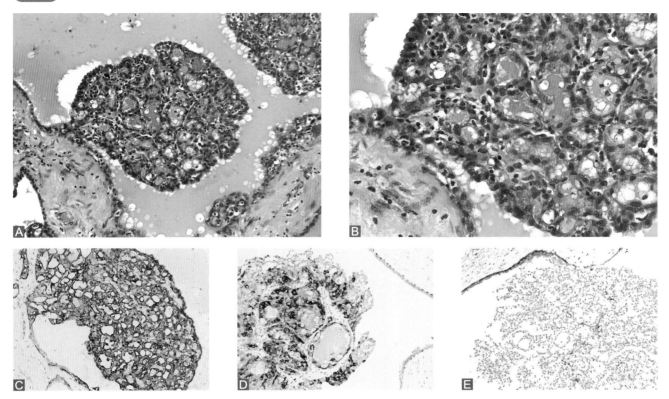

图 10-6-8　低级别导管原位癌。此例为浸润性分泌型癌，局部可见导管原位癌，导管明显扩张，充满粉染分泌物，小腺管呈分叶状增生，癌细胞核具有低核级形态特征，细胞呈分泌型癌形态改变，细胞表面可见吸收空泡（A、B）。免疫组化染色显示：CK5/6 癌细胞呈弥漫阳性，部分管周肌上皮细胞呈阳性（C），p63 部分癌细胞胞质呈强阳性，管周肌上皮细胞核呈阳性（D），CD10 管周肌上皮细胞呈阳性（E）

六、囊性高分泌型导管原位癌

病例 9

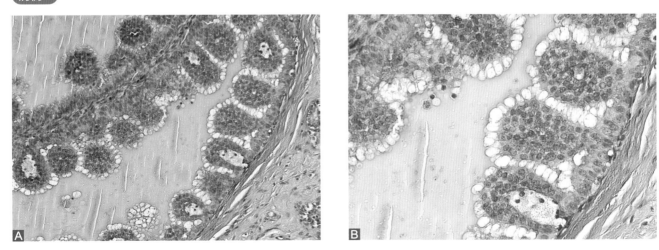

图 10-6-9　中级别导管原位癌。导管原位癌，导管呈明显囊性扩张，管腔内有类似于甲状腺胶质的嗜酸性分泌物积聚，癌细胞呈微乳头状增生，或呈茎块状，部分微乳头中央形成腺腔，表面可见扇贝样吸收空泡，细胞核具有中核级形态特征（A、B）

病例 10

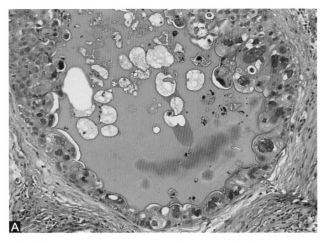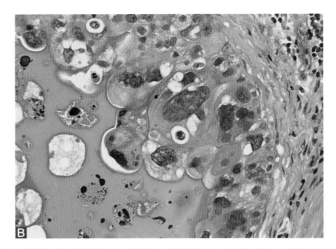

图 10-6-10　高级别导管原位癌。导管原位癌，管腔囊状扩张，被覆的癌细胞胞质呈嗜酸性细颗粒状，可见空泡，细胞呈高核级形态特征，可见瘤巨细胞，细胞有显著多形性及异型性，管腔内可见类似于甲状腺胶质的嗜酸性分泌物，分泌物中有空泡、退变坏死细胞（A、B）

七、鳞状上皮型导管原位癌

病例 11

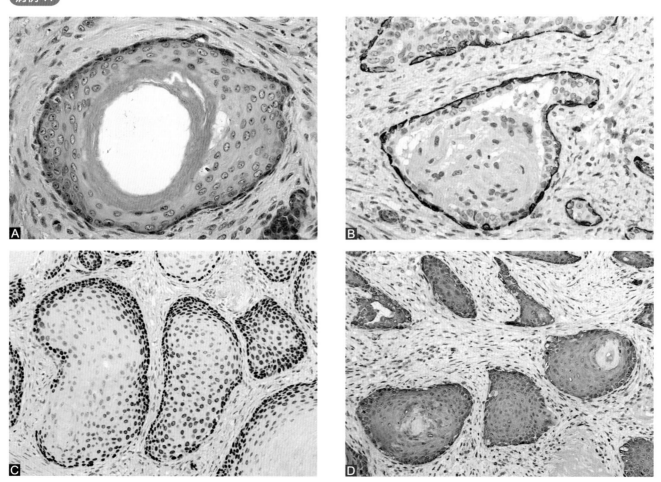

图 10-6-11　中级别导管原位癌。导管原位癌，增生的癌细胞具有鳞状上皮特征，中央角化形成腔隙，细胞核具有中核级形态特征，管周间质纤维组织增生（A、B）。免疫组化染色显示：SMA 管周肌上皮细胞呈阳性，向内侧呈锯齿状（B），p63（C）及 CK5/6（D）癌细胞核或细胞质呈阳性

八、神经内分泌型导管原位癌

病例 12

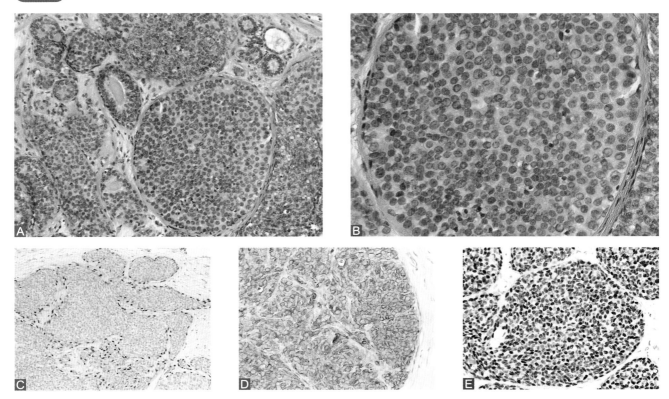

图 10-6-12　中级别导管原位癌。导管原位癌，癌细胞呈实性增生，密集排列，界限不清，细胞核均具有中核级形态特征（A、B）。免疫组化染色显示：p63 导管周围肌上皮细胞呈阳性（C），CgA 癌细胞呈弥漫阳性（D），ER 呈克隆性弥漫强阳性（E）

九、含有结晶体的导管原位癌

病例 13

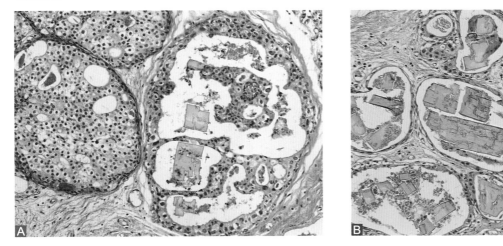

图 10-6-13　低级别导管原位癌。导管原位癌，部分导管癌细胞呈筛孔状增生，细胞核呈低核级形态特征，大部分导管扩张，内衬单层扁平状至立方状癌细胞，细胞有异型性，腔内可见粉染结晶体样物质，长方形，呈积木样相互平行排列或杂乱分布，其周围可见红染絮状或颗粒状物质（A~D）

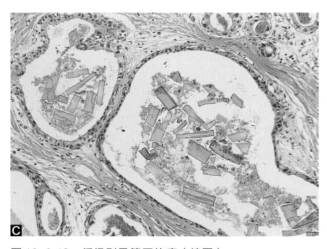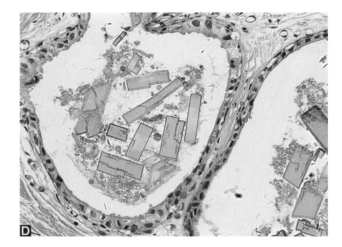

图 10-6-13　低级别导管原位癌（续图）

十、"二态性"导管原位癌

病例 14

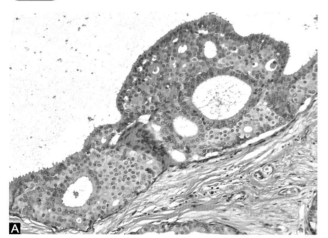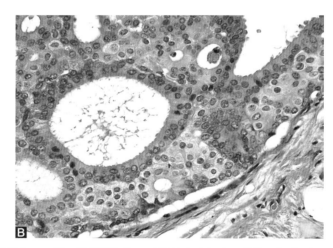

图 10-6-14　中级别导管原位癌。导管原位癌，癌细胞呈筛孔状增生，可见 2 种类型细胞，腔面腺上皮细胞呈柱状，细胞质呈嗜酸性细颗粒状，细胞质淡染的细胞位于其间，局部形成小腺腔，周围细胞呈极向排列，细胞核具有中核级形态特征（A、B）

病例 15

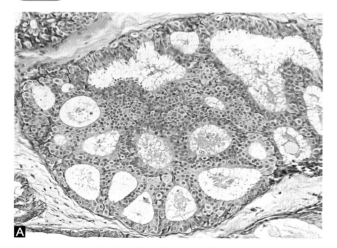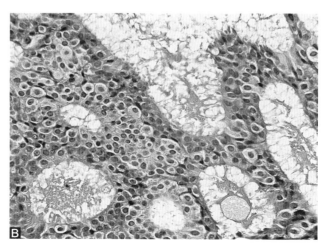

图 10-6-15　中级别导管原位癌。导管原位癌，癌细胞呈筛孔状增生，可见 2 种类型的细胞，即细胞质嗜酸性的细胞和细胞质空淡的细胞，前一种细胞多在腔面分布，后一种细胞夹杂其中，细胞核均具有中核级形态特征（A、B）

十一、泡沫状导管原位癌

病例 16

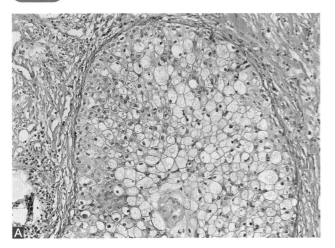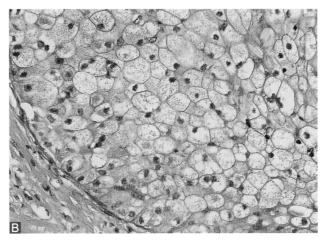

图 10-6-16 中级别导管原位癌。导管原位癌，癌细胞呈实性增生，细胞界限清楚，细胞质呈泡沫状，细胞核均具有中核级形态特征（类似于泡沫状组织细胞，可能是变异型大汗腺细胞）（A、B）

十二、导管原位癌伴管周弹力组织增生

病例 17

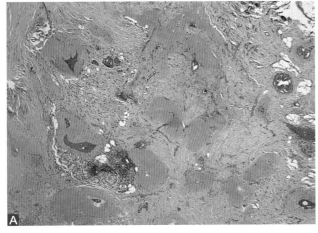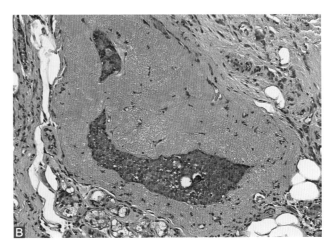

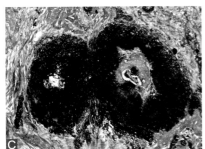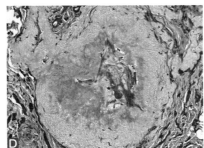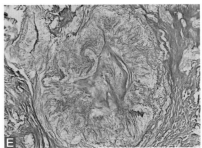

图 10-6-17 中级别导管原位癌。导管原位癌，管周弹力纤维组织增生退变，呈均质嗜酸性，有细颗粒感，其内可见散在梭形细胞及玻璃样变性的胶原纤维，局部区域间质有淋巴细胞浸润（A、B）。特殊染色显示：弹力纤维染色导管周围呈深蓝色，可见绳状弹力纤维（C），Masson 三色染色呈浅暗红色至无色，其周围纤维胶原组织呈亮绿色（D），网织纤维染色可见黑色丝网状（E）

十三、导管原位癌管周毛细血管袖套状增生

病例 18

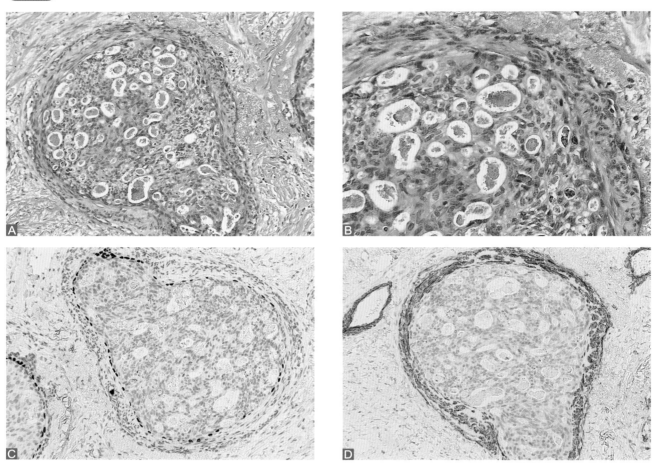

图 10-6-18　中级别导管原位癌。导管原位癌，癌细胞呈不规则筛孔状增生，腔内可见坏死物，细胞核具有中核级形态特征，管周毛细血管增生明显，呈袖套状（A、B）。免疫组化染色显示：p63 管周肌上皮细胞呈阳性（C），SMA 管周增生的毛细血管呈阳性，亦可见 SMA 呈阳性的肌上皮细胞（D）

十四、含单核细胞及破骨细胞样巨细胞的导管原位癌

病例 19

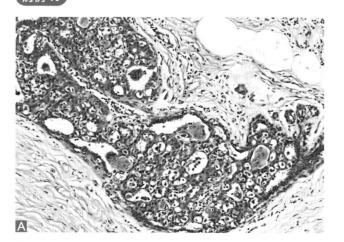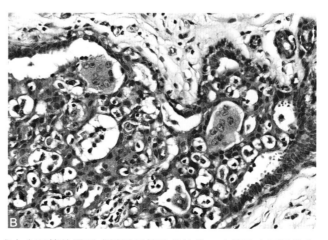

图 10-6-19　中级别导管原位癌。导管原位癌，癌细胞增生形成大小不等的圆形或椭圆形筛孔状结构，小筛孔内可见散在的单个核细胞，部分大筛孔内可见破骨细胞样巨细胞，细胞核呈中核级形态特征（A、B）。炎症细胞的浸润可掩盖导管原位癌细胞的特征，需与普通型导管增生进行鉴别

十五、导管原位癌累及外周神经

病例 20

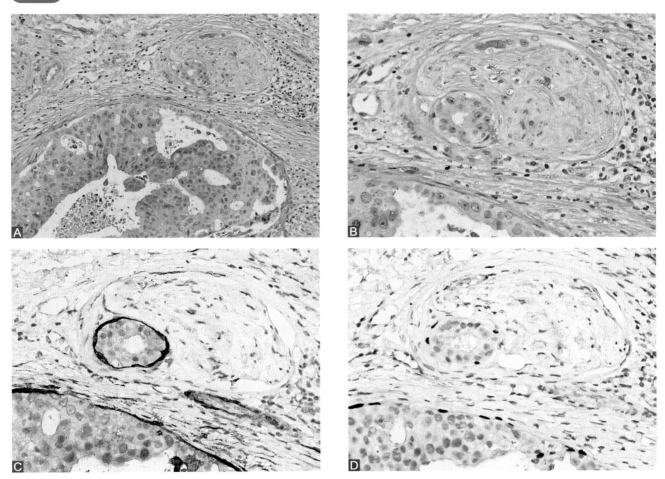

图 10-6-20 高级别导管原位癌。导管原位癌，癌细胞核具有高核级形态特征，其旁外周神经纤维束内有异型小腺体，细胞核形态与周边导管原位癌细胞相似（A、B）。免疫组化染色显示：calponin（C）和 p63（D）神经纤维束膜内癌细胞团周围肌上皮细胞呈阳性

第七节　免疫组化表型特殊的导管原位癌

病例 1

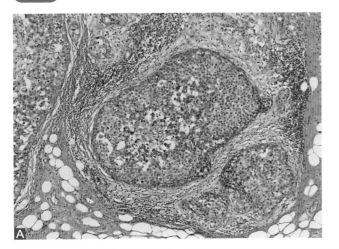
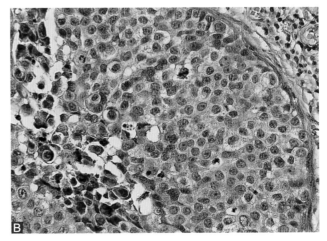

图 10-7-1 高级别导管原位癌。高级别导管原位癌，癌细胞呈实性增生，中央有坏死，细胞核具有高核级形态特征（A、B）

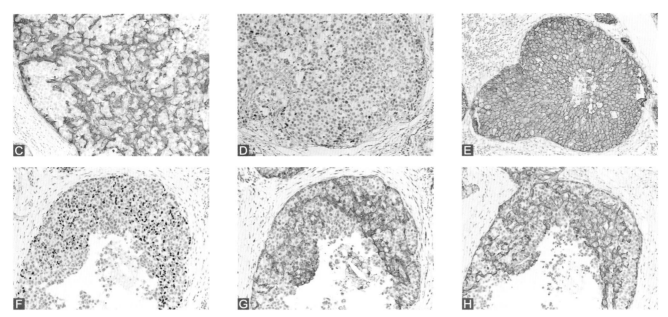

图 10-7-1　高级别导管原位癌（续图）。免疫组化染色显示：CK5/6 部分癌细胞和肌上皮细胞呈阳性（C），ER 呈散在弱阳性（D），HER2（3+）（E），p63（F）、calponin（G）及 SMMHC（H）部分癌细胞和肌上皮细胞呈阳性

病例 2

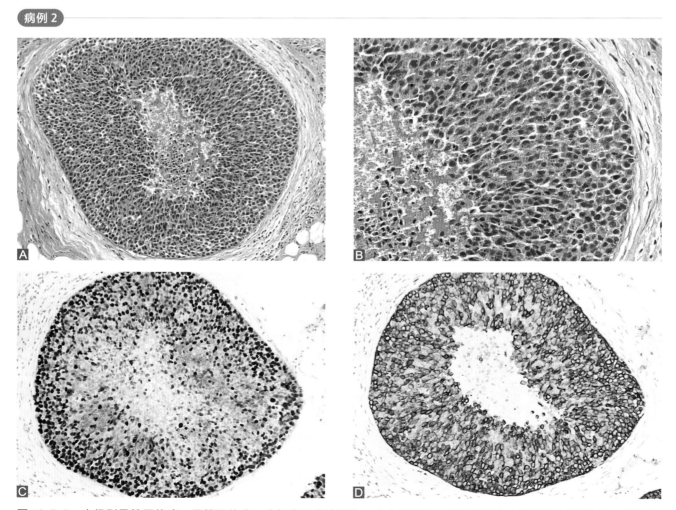

图 10-7-2　中级别导管原位癌。导管原位癌，癌细胞呈实性增生，中央有坏死，细胞核具有中核级形态特征（A、B）。免疫组化染色显示：ER 癌细胞呈克隆性弥漫强阳性（C），CK5/6 呈斑驳强阳性（D）

病例 3

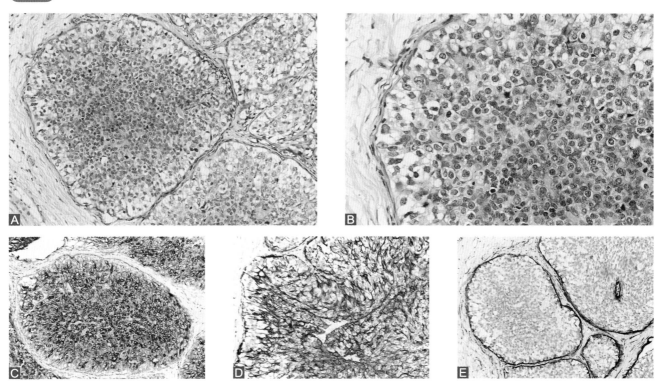

图 10-7-3 中级别导管原位癌。导管原位癌，癌细胞呈实性增生，周围区细胞质空淡，中央区细胞质红染，排列拥挤，细胞核具有中核级形态特征（A、B）。免疫组化染色显示：Syn 癌细胞呈弥漫强阳性（C），CK5/6 呈斑驳强阳性（D），SMA 管周肌上皮细胞呈阳性（E）

病例 4

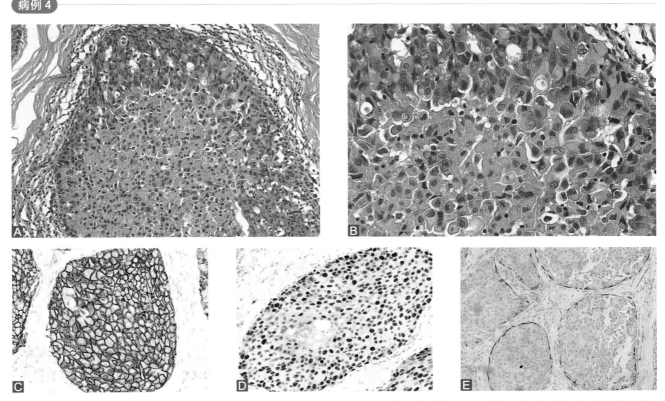

图 10-7-4 高级别导管原位癌。导管原位癌，癌细胞呈实性增生，细胞核具有高核级形态特征，细胞质丰富，呈明显嗜酸性，细胞多形性及异型性明显（A、B）。免疫组化染色显示：HER2 癌细胞（3+）（C），p63 呈弥漫阳性（D），CK5/6 管周肌上皮细胞呈阳性（E）

病例 5

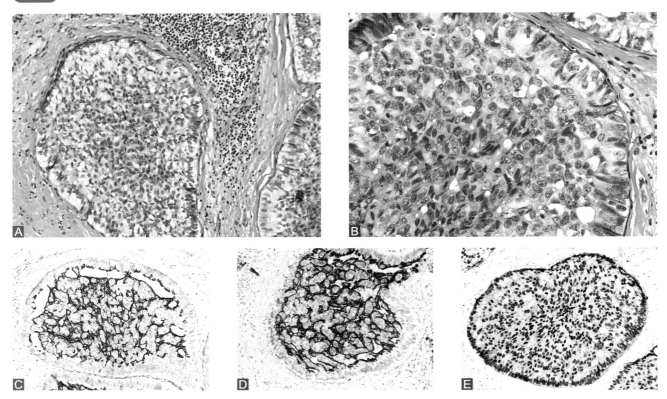

图 10-7-5　中级别导管原位癌。导管原位癌，癌细胞呈实性增生，周围区细胞呈柱状栅栏样排列，细胞核具有中核级形态特征，细胞多形性及异型性明显（A、B）。免疫组化染色显示：CK7（C）及 CK5/6（D）的阳性表达模式相似，癌细胞呈斑驳阳性，外周柱状细胞呈阴性，ER 呈克隆性弥漫强阳性（E）

病例 6

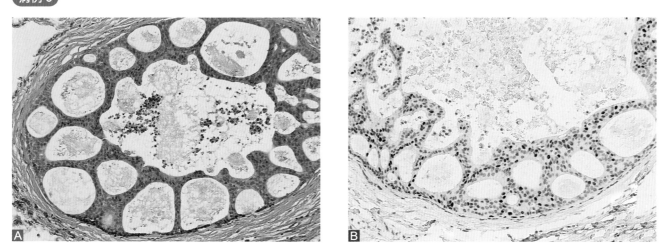

图 10-7-6　低级别导管原位癌。导管原位癌，癌细胞呈筛孔状增生，细胞核具有低核级形态特征，腔内可见坏死细胞及分泌物（A）。免疫组化染色显示：p63 癌细胞及管周肌上皮细胞呈阳性（B）

第八节　导管原位癌伴小叶癌化

小叶癌化（lobular cancerization）是指导管原位癌细胞沿腺管内播散，代替腺泡固有腺上皮细胞的过程。腺泡通常呈实性扩大，细胞与导管原位癌细胞类似，也可有坏死，存在腺泡肌上皮细胞层，小叶结构亦保存。高级别导管原位癌更常伴有小叶癌化，需与浸润性癌区别。

病例 1

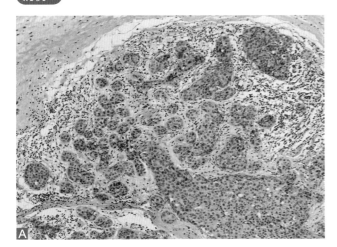 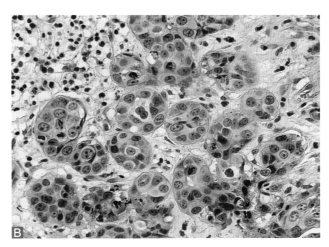

图 10-8-1　**高级别导管原位癌伴小叶癌化。**可见小叶结构，特殊间质内有较多淋巴细胞，终末小导管可见导管原位癌，癌细胞向小叶腺泡内扩散，腺泡固有腺上皮细胞被具有高核级形态的导管原位癌细胞取代（A、B）

病例 2

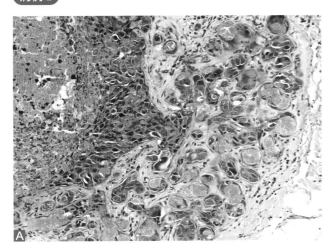 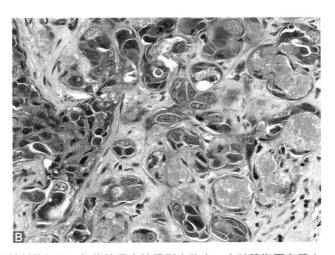

图 10-8-2　**高级别导管原位癌伴小叶癌化。**导管原位癌，可见粉刺状坏死，细胞核呈高核级形态改变，小叶腺泡固有腺上皮细胞被导管原位癌细胞取代，并可见凝固性坏死（A、B）

病例 3

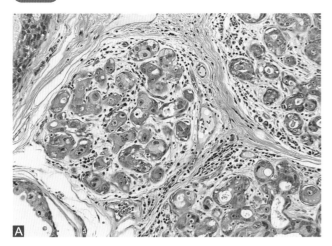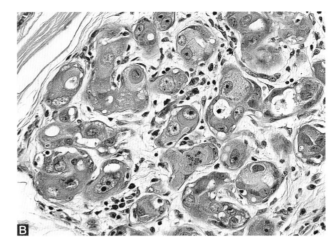

图 10-8-3　高级别导管原位癌伴小叶癌化。病变区内可见多个小叶结构，腺泡固有腺上皮细胞被具有高核级形态的导管原位癌细胞部分或完全取代，细胞多形性及异型性显著，可见病理性核分裂象（A、B）

第九节　诊断及鉴别诊断

WHO 乳腺肿瘤分类及众多乳腺病理学专著都列举了若干条导管原位癌的诊断标准，这些诊断标准对于初学者特别有用，但是不同的病例，其形态学改变千变万化，没有哪一条标准能够覆盖所有的病例，罗列这些标准（甚至应用 1 条或几条标准）去诊断乳腺导管原位癌，总是会出现各种各样的问题，甚至发生误诊。

1. 提示为导管原位癌的形态学改变　以下几种形态学改变提示为导管原位癌。

（1）细胞有不同程度异型性　细胞异型性是肿瘤细胞克隆性增生出现的异常细胞学改变，在判断导管增生性病变的性质时，增生细胞存在异型性是诊断导管原位癌的最基本的条件。细胞异型性的程度主要体现在核级上，低级别导管原位癌细胞具有低核级，细胞有轻度异型性。与普通型导管增生细胞比较，低级别导管原位癌细胞最具特征性的改变是细胞之间的黏附性减弱和分布的均匀一致性，其形态学改变表现为：细胞界限清楚（细胞膜清楚），细胞核可稍有增大，大小一致、形状规整（呈圆形或卵圆形），松散排列、分布均匀（细胞核不拥挤，有一定的核间距），细胞核染色质细腻，核仁不明显或有小核仁，细胞质呈伊红色细颗粒状，淡染、透明或出现大小不等的空泡。普通型导管增生细胞缺乏细胞异型性，具有明显的细胞黏附性及异质性，形态学改变表现为：细胞可增大，界限不清（呈合体细胞样），细胞密集拥挤（细胞核重叠），大小不一致、形状不规则，排列杂乱、分布无规律，细胞核染色质呈颗粒状，常有明确的核仁，细胞质呈均质伊红色（缺乏淡染、透明、空泡状细胞质）。

（2）存在结构异型性　结构异型性是肿瘤细胞克隆性增生出现的异常组织结构。低级别导管原位癌的诊断通常需要结合结构异型性。肿瘤性增生出现结构异型性的主要原因是肿瘤细胞之间的黏附性减弱和极向分布。其形态学表现为：形成张力性筛孔状、拱形、僵硬的细胞桥、条索状及微乳头状等几何图形样的结构，肿瘤细胞核离开腺腔呈放射状排列，在细胞桥上呈垂直排列。另外，肿瘤细胞呈均匀一致（细胞大小、形态、分布）的实性排列是低级别（低核级）导管原位癌结构异型性的另一种表现。如果增生细胞有轻度异型性（低核级），且出现明显的结构异型性，在病变达到一定的范围（超过 2 个独立的导管或直径大于 2 mm）时，可诊断为低级别导管原位癌。普通型导管增生缺乏极向排列，增生细胞具有黏附性强的特征，细胞核重叠，大小、形状不一，细胞界限不清，形成复层、柔性细胞桥、肾小球样结构、边窗及

"成熟"现象，细胞沿腔隙或细胞桥呈平行排列。

（3）常出现坏死　导管原位癌常见有坏死，即便是低级别导管原位癌也可有坏死，而普通型导管增生通常缺乏坏死，因此，如果导管增生性病变内出现坏死，其诊断思路应该首先考虑此病变可能为导管原位癌，但坏死不是确诊导管原位癌的唯一标准，需要结合导管原位癌其他有意义的形态学改变，才能确定诊断。少数良性导管增生性病变也可出坏死（良性坏死），形态与肿瘤性坏死类似，如复杂硬化性病变、乳头部腺瘤、某些旺炽性导管增生等。导管原位癌的肿瘤性坏死与普通型导管内增生的良性坏死的鉴别需要注意以下几点。①坏死的范围：中、高级别导管原位癌的坏死一般会累及比较多的导管，甚至涉及广泛的区域，常见粉刺状坏死；低级别导管原位癌的坏死累及的导管常比较少，坏死程度比较轻，常为点状、灶状或片状坏死；良性坏死的范围及程度常比导管原位癌小和轻，而且常有一定分布特点，复杂硬化性病变导管内的坏死一般出现在病变的深部，乳头部腺瘤的坏死往往出现在病变的皮肤侧。②坏死组织周边细胞的性质：在观察到导管增生性病变有坏死时，一定要仔细判断坏死周边细胞的性质，导管原位癌与良性坏死组织周边细胞的性质完全不同，导管原位癌坏死旁边的细胞是肿瘤细胞，细胞具有轻度至重度异型性的形态学改变，良性坏死周边为良性增生细胞，细胞具有良性增生的细胞学特征；另外，粉刺型导管原位癌可残留1层或几层细胞，或者腺腔完全被坏死物充填，而良性坏死的周围通常有数层良性增生细胞，一般不会只有1~2层细胞或缺乏细胞。③坏死导管周围的病变：良性坏死导管周围的病变通常仍是普通型导管上皮增生，而导管原位癌有坏死导管的周围一般是具有肿瘤性增生的导管，而且常见小叶癌化。

（4）常伴有钙化　钙化主要有2种形式，磷酸盐钙化及草酸盐钙化，前者更为常见。HE染色切片中，磷酸盐钙化呈蓝色，可表现为细砂样、粗颗粒状、砂砾体样、晶体块状等形态，显微镜下容易观察到；草酸盐钙化常呈无色半透明状，不仔细观察不容易被发现，缺乏经验者更是常常遗漏。导管原位癌常伴有钙化，而普通型导管增生一般没有钙化，砂砾体样钙化更是少见。因此，如果导管增生性病变出现钙化（特别是砂砾体样钙化），其诊断思路应该是首先考虑此病变可能为导管原位癌，然后，认真去寻找诊断导管原位癌的其他证据。如果乳房影像学发现有钙化灶，但手术切除病变送检标本的镜下没有查见钙化，其标本一定要多取材，甚至全部取材，仔细寻找钙化灶，因为一般情况下有钙化的地方就是病变所在的区域。另外，柱状细胞病变（如柱状细胞增生、平坦型上皮非典型增生）常会有明显的腺腔内钙化，影像学检查与癌性病灶不好区分，特别是在冷冻切片检查时，容易出现诊断问题，应该引起注意。

（5）神经内分泌分化　神经内分泌分化是指肿瘤细胞具有神经内分泌细胞的特征（CgA、Syn等神经内分泌标记物阳性）。如果导管增生性病变中出现明显的神经内分泌分化细胞，其诊断思路应该是首先考虑此病变可能为导管原位癌或实性乳头状癌。伴有神经内分泌分化的增生性病变有以下形态学特点。①结构特点：常呈实性乳头状增生模式，纤维血管轴心周围的细胞常呈栅栏状排列，常出现梭形细胞流水状排列，细胞间可有小的黏液湖。②细胞学特点：细胞异型性常不明显，常为低核级，细胞质常呈嗜酸性细颗粒状（可呈浆细胞样），可有细胞质内空泡和（或）黏液（呈"印戒"样）。组织化学及免疫组化染色特点：AB/PAS黏液染色常呈阳性，CgA、Syn、CD56等神经内分泌标记物呈阳性，ER及PR呈克隆性阳性，CK5/6一般呈阴性。

（6）细胞质内、外黏液　普通型良性导管增生细胞通常缺乏细胞质内空泡及黏液，如果增生细胞的胞质内出现比较多的空泡（特别是大的空泡）及黏液，提示该增生为恶性病变。细胞外黏液在普通型导管增生中偶有发现，但非常有限。如果导管内增生细胞之间形成多个小的黏液湖，需寻找其他证据，排除恶性。

（7）腺腔内特殊结晶物　在少数情况下，导管原位癌（特别是低级别导管原位癌）的管腔内可出现半透明积木样结晶体，此种结晶体类似前列腺癌腺腔的结晶样物，呈方形、长方形、棱形、不规则形等各种各样的形状。此种结晶体尚未发现存在于良性增生性病变，因此，观察到此种结晶体，提示存在导管原位癌的可能性。

2. 中级别导管原位癌与普通型导管增生　中级别导管原位癌形态学改变比较宽泛且呈多样性，与普通型导管增生在形态学上有某些相似之处，其鉴别诊断中常会遇到困难，应该引起重视。①细胞异型性：中级别导管原位癌与普通型导管增生细胞核的特征似乎有某些重叠。中级别导管原位癌的细胞可排列拥挤，细胞核的形状可不规则、染色质呈颗粒状，亦可有小的核仁，与普通型导管增生细胞相似；普通型导管增生细胞的排列可较为松散，细胞核可比较大，也可呈空泡状，染色质粗，核仁明显，类似于中级别导管原位癌的细胞。但是，中级别导管原位癌细胞界限清楚；细胞核的多形性更明显，而且有显著异型性，细胞核呈明显空泡状，核膜厚且不规则，染色质亦可呈块状，核仁更加突出，可有更明显的核分裂象，亦可有异常核分裂象；细胞质可呈嗜酸性细颗粒状，亦可有空泡状细胞质或透明状细胞质。普通型导管增生细胞缺乏异型性，呈合体细胞样，细胞界限不清；细胞质为均质嗜酸性；细胞核更为拥挤、分布紊乱，可有更明显的核沟，亦可有嗜酸性包涵体，通常缺乏核分裂活性。②结构异型性：中级别导管原位癌的细胞极性可不明显，结构异型性可不典型，亦可不形成完好的筛孔状结构；普通型导管增生有时也会出现不典型的细胞桥、筛孔状结构等，两者需要区别。普通型导管增生缺乏典型的结构异型性、坏死及钙化，可出现边窗、"成熟"现象等。如果普通型导管增生细胞的核有超出良性增生的改变，存在细胞及结构异型性，出现细胞极性及细胞黏附性缺失，以及有坏死和（或）核分裂活性，在诊断时就要考虑导管原位癌。③免疫组化表型：中级别导管原位癌细胞 CK5/6 常为阴性，ER 和 PR 常为阳性，但不一定呈典型克隆性阳性特征。普通型导管增生细胞 CK5/6 一般呈斑驳阳性，ER 和 PR 呈非克隆性阳性。不典型病例中两者的表达状况会有重叠。

3. 导管原位癌及导管原位癌样浸润性癌　乳腺有一类浸润性（膨胀浸润性）癌呈圆形或卵圆形大巢状，边缘光滑，与导管原位癌非常类似，亦可呈筛孔状、实性乳头状、乳头状，也可有粉刺样坏死。某些病例，可出现"二态"性细胞，癌巢周围的细胞核呈梭形且深染，类似于肌上皮细胞。有时癌巢周边的毛细血管内皮细胞呈袖套状增生，亦可与肌上皮细胞相似。导管原位癌与导管原位癌样浸润性癌的鉴别常遇到困难，需要依靠免疫组化染色确定有无肌上皮细胞存在，来判定是否有浸润。类似于导管原位癌的浸润性癌，其癌巢一般密集排列呈大的结节状或片状，常有不规则、相互吻合的细胞巢，周围缺乏黏液样特化性间质，亦没有小叶癌化的表现及残存的乳腺组织，肌上皮细胞标记物（一组抗体，通常包括 p63）的免疫组化染色缺乏外层肌上皮细胞。值得注意的是，部分导管原位癌的外周肌上皮可以在一个切面或多个切面上部分或完全缺失，在与导管原位癌样浸润性癌做鉴别时，诊断医师常会产生困惑。通常情况下，导管原位癌中缺少肌上皮细胞的导管在众多导管原位癌中通常为散在分布，局部只有 1~2 个导管缺少肌上皮细胞，一般不会出现多数聚集或成片的导管肌上皮细胞均有缺失的现象；与小叶癌化（腺泡有肌上皮）有关的导管缺少肌上皮细胞不能作为诊断浸润性癌的依据；导管外围肌上皮的位置有 1 个或 2 个 p63 阳性的细胞，不能判为肌上皮细胞缺失；同一个导管，一个切面（层面）上没有肌上皮，另一个切面上有肌上皮，亦不能判为肌上皮细胞缺失。

第十一章
乳腺小叶性肿瘤

丁华野　郭双平

章目录

乳腺小叶性肿瘤（lobular neoplasia）是指发生于终末导管小叶单位的一种肿瘤性病变，通常以黏附性差、单一形态的小细胞增生为特点，伴或不伴终末小导管的累及。非典型小叶增生和经典型小叶原位癌的区别在于单个小叶单位受累的范围及腺泡膨大的程度不同。绝大多数小叶性肿瘤免疫组化染色 E-cadherin 呈阴性，p120-catenin 在细胞质呈弥漫阳性。但约有 15% 的病例可有 E-cadherin 表达，细胞膜呈不连续线状或点状着色，而且染色浅淡。另外，小叶性肿瘤细胞可出现 p63 和 CK5/6 的反常表达。

第一节　非典型小叶增生

乳腺非典型小叶增生（atypical lobular hyperplasia）表现为终末导管小叶单位呈单形性肿瘤细胞增生，低于 50% 的腺泡受累，出现不同程度增大，有或无终末小导管的受累。怎样判断腺泡是否受累膨大？有学者认为可从两个方面观察判断：①与周边未受累的小叶的腺泡相比，如果受累小叶的腺泡增大，即视为腺泡膨大；②估算受累的腺泡内增生细胞的数量，如受累的单个腺泡直径线上的细胞大于 8 个，即视为腺泡膨大。

病例 1

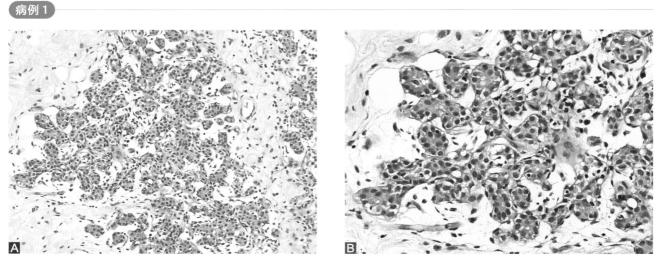

图 11-1-1　非典型小叶增生。小叶增生并融合，腺泡大小不等，部分稍有增大，增生细胞排列较为松散，细胞核小，且大小一致，染色质细，核仁不明显，细胞质呈嗜酸性、淡染，有的可见细胞质空泡，异型性不明显（A 型细胞）（A、B）

病例 2

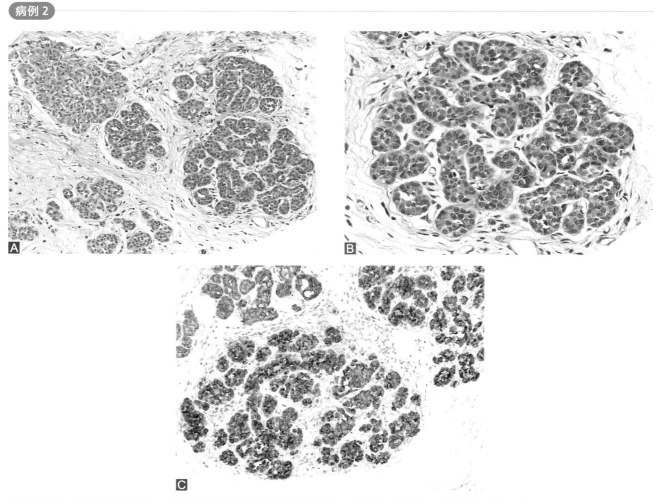

图 11-1-2　非典型小叶增生。病变累及多个终末导管小叶单位，部分小叶增大，腺泡有轻度扩大（与周边未累及的小叶比较），腺泡内细胞松散，细胞核较大、稍有不规则，染色质细，有小核仁（B 型细胞）（A、B）。免疫组化染色显示：p120 肿瘤细胞质呈弥漫阳性（C）

第二节　小叶原位癌

乳腺小叶原位癌（lobular carcinoma in situ）是一种起源于终末导管小叶单位的非浸润性肿瘤性增生，超过 50% 的腺泡受累，受累的腺泡呈实性膨大，细胞黏附性差，有或无终末小导管的累及。小叶原位癌是一种异质性肿瘤，除经典型小叶原位癌（A 型和 B 型）外，还有多形性小叶原位癌、旺炽型小叶原位癌。根据细胞形态的不同，还可有透明细胞亚型、印戒细胞亚型、大汗腺细胞亚型，如果有坏死亦可称为中央坏死型小叶原位癌。常有腺管内派杰样生长，可累及普通型导管增生、腺病、复杂硬化性病变 / 放射状瘢痕、乳头状病变、纤维上皮性肿瘤和胶原小球病等。

一、经典型小叶原位癌

经典型小叶原位癌（classic lobular carcinoma in situ）通常为实性膨大，缺乏腺腔，一般由 A 型和 B 型两类失黏附性的肿瘤细胞构成。A 型细胞：细胞核小且一致，核均质深染。B 型细胞：细胞核较大，有明显小核仁，细胞多形性不明显。经典型小叶原位癌的核分裂象少见，很少有细胞凋亡、坏死及钙化。免疫组化染色显示，ER 常呈弥漫阳性，HER2 一般无过表达及突变，Ki67 增殖指数低。

（一）经典型小叶原位癌（A 型）

病例 1

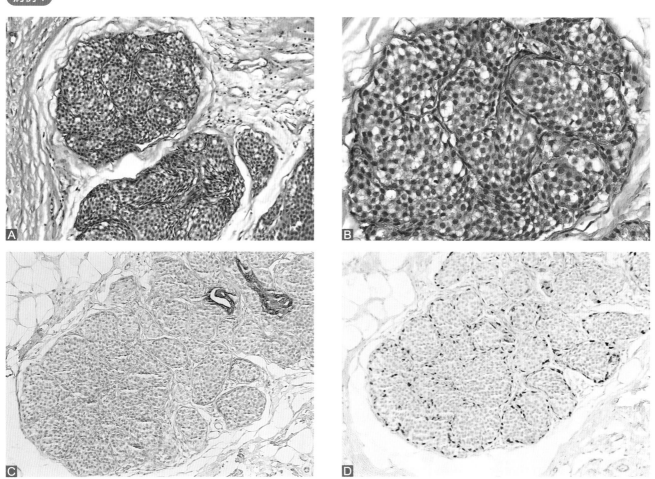

图 11-2-1　经典型小叶原位癌（A 型）。小叶增大融合，腺泡呈实性，大小不等，部分明显膨大，腺泡内增生细胞黏附性较差，均匀而一致，细胞核小、呈圆形，染色深，核仁不明显，细胞质呈嗜酸性（A、B）。免疫组化染色显示：E-cadherin 癌细胞呈阴性（C），p63 腺泡周围肌上皮细胞呈阳性（D）

病例 2

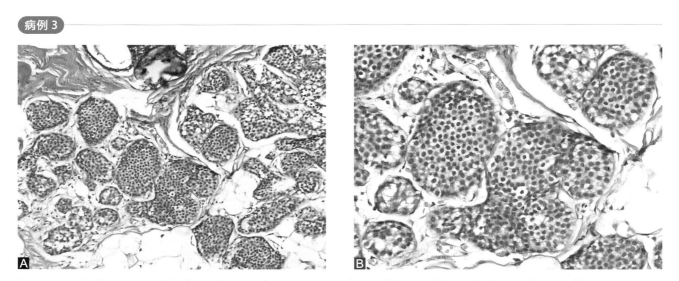

图 11-2-2　经典型小叶原位癌（A 型）。小叶增大融合，腺泡呈实性，大小不等，部分明显膨大，腺泡内增生细胞黏附性较差，均匀而一致，细胞核小，呈圆形，染色深，核仁不明显，细胞质嗜酸性（A、B）。免疫组化染色显示：E-cadherin 癌细胞呈阴性，腺泡周围肌上皮细胞呈阳性（C），p120 细胞质呈弥漫强阳性（D），ER 细胞核呈弥漫强阳性（E）

病例 3

图 11-2-3　经典型小叶原位癌（A 型）。小叶腺泡明显膨大、变形，增生细胞均匀一致，细胞松散分布，细胞核呈圆形、小而一致，染色质细，核仁不明显，细胞质较少而淡染，局部可见细胞质内空泡，小叶外局部可见钙化（A、B）

（二）经典型小叶原位癌（B型）

病例 4

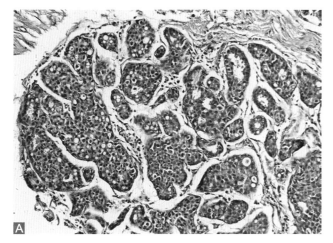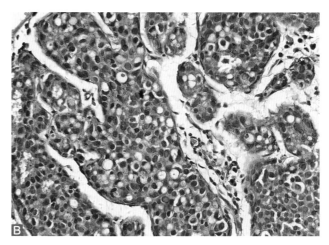

图 11-2-4　经典型小叶原位癌（B型）。小叶增大，其中腺泡明显膨大、形状不规则，少数较小的腺泡可见腺腔，腺泡内增生的细胞黏附性差，松散分布，部分细胞的胞质呈嗜酸性，部分细胞质内可见大小不等的空泡，细胞核深染、不规则，部分细胞呈"印戒"样（A、B）

病例 5

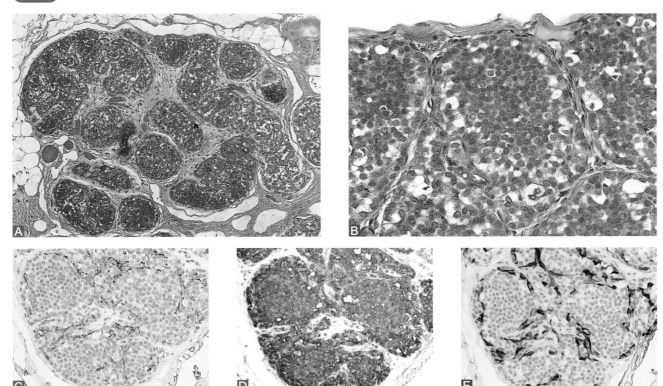

图 11-2-5　经典型小叶原位癌（B型）。小叶明显扩大，腺泡显著膨大，腺泡内增生的细胞黏附性差，松散分布，细胞核呈圆形、较一致，染色质呈细颗粒状，可见小核仁，细胞质呈嗜酸性或空淡（A、B）。免疫组化染色显示：E-cadherin 癌细胞呈阴性，部分肌上皮细胞呈阳性（C），p120 细胞质呈弥漫阳性（D），CK5/6 呈阴性，部分肌上皮细胞呈阳性（E）

病例 6

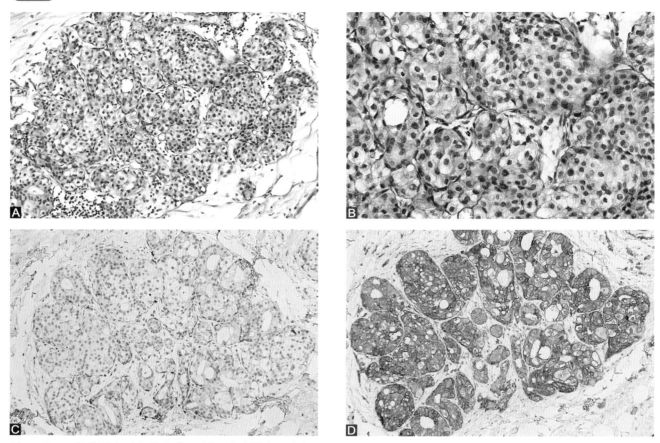

图 11-2-6　经典型小叶原位癌（B 型）。小叶增大，腺泡不同程度膨大，排列拥挤，细胞胞质呈嗜酸性细颗粒状或淡染，细胞核呈圆形至卵圆形，染色质细，可见小核仁（A、B）。免疫组化染色显示：E-cadherin 癌细胞呈阴性（C），p120 细胞质呈弥漫阳性（D）

二、旺炽型小叶原位癌

旺炽型小叶原位癌（florid lobular carcinoma in situ）的特征是终末小叶单位明显膨大（内有 40~50 个细胞或更多），密集呈融合性分布，腺管中央常会有坏死和钙化（又称中央坏死型小叶原位癌），间质稀少。常伴有浸润性小叶癌。ER 常呈弥漫阳性，HER2 一般无过表达及突变，Ki67 增殖指数低，p53 通常无突变。

（一）实性旺炽型小叶原位癌

病例 7

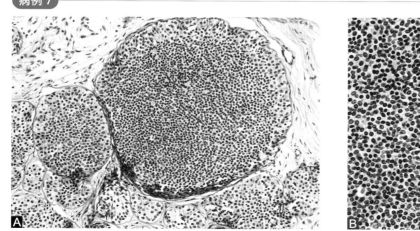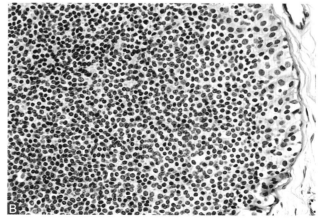

图 11-2-7　实性旺炽型小叶原位癌。病变累及小叶，腺泡极度实性膨大，细胞旺炽性增生，大小、形状均匀一致，周围细胞稍大，细胞核呈圆形至卵圆形，染色质细，可见小核仁，中间的细胞体积小，细胞排列紧密，细胞核呈圆形，小而深染，核仁不明显，细胞质稀少，细胞具有 A 型细胞特征（A、B）

病例 8

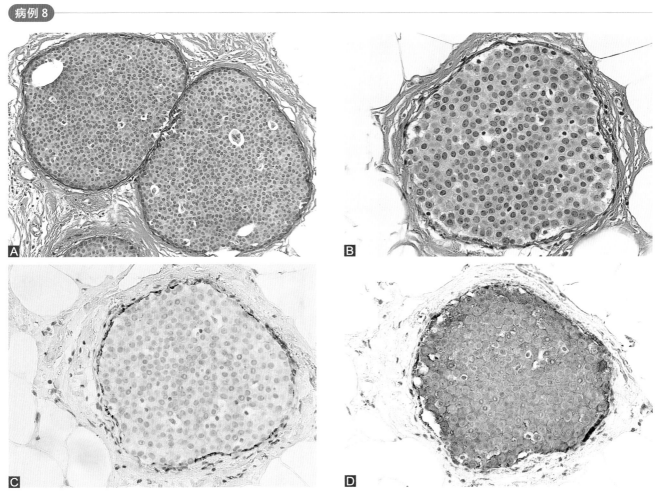

图 11-2-8　实性旺炽型小叶原位癌。病变累及小叶，腺泡极度实性膨大，旺炽性增生的细胞界限较清楚，大小、形状均匀一致，细胞核呈圆形至卵圆形，染色质细，有明显小核仁，细胞质呈嗜酸性细颗粒状，细胞具有 B 型细胞特征（A、B）。免疫组化染色显示：E-cadherin 癌细胞呈阴性，部分肌上皮细胞呈阳性（C），p120 细胞质呈弥漫阳性（D）

病例 9

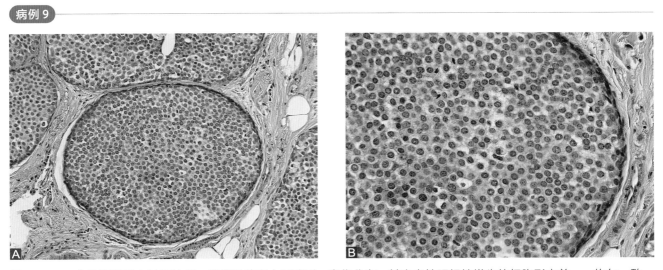

图 11-2-9　实性旺炽型小叶原位癌。腺管显著膨大呈球形，密集分布，其内实性旺炽性增生的细胞形态单一、均匀一致，细胞体积中等，界限清楚，细胞核呈圆形，染色质呈颗粒状，可见核仁，细胞质中等量、淡染、细颗粒状，部分可见细胞质内空泡，细胞具有 B 型细胞特征，异型性相对较明显（A、B）

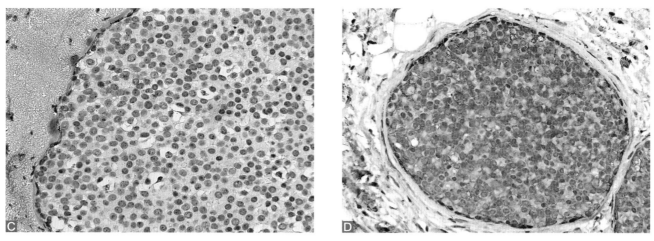

图 11-2-9　实性旺炽型小叶原位癌（续图）。免疫组化染色显示：E-cadherin 癌细胞呈阴性（C），p120 细胞质呈弥漫阳性（D）

（二）旺炽型小叶原位癌伴坏死

病例 10

图 11-2-10　旺炽型小叶原位癌伴坏死。腺管显著实性膨大，密集分布，细胞呈旺炽性增生，多个腺管中央可见粉刺样坏死（A、B）；细胞中等大小、形态一致、分布均匀且松散，细胞间有裂隙，细胞核呈圆形至卵圆形，有小核仁，胞质淡染或空淡，细胞具有 B 型细胞特征，坏死组织中可见细胞残影（C）。免疫组化染色显示：E-cadherin 癌细胞呈阴性（D）

病例 11

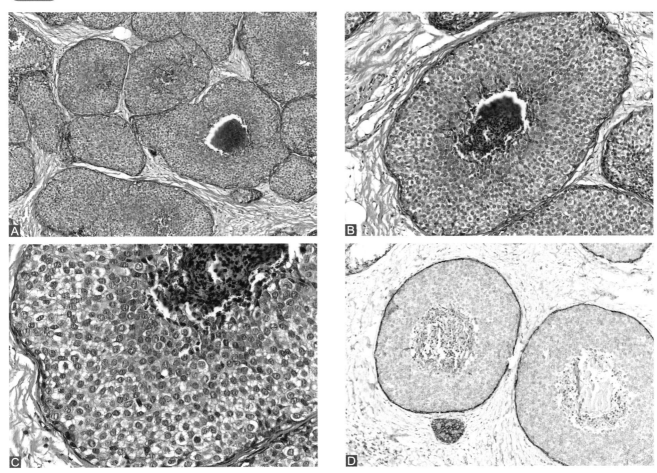

图 11-2-11　旺炽型小叶原位癌伴坏死。腺管明显实性膨大，密集分布，细胞呈旺炽性增生，某些腺管中央可见灶状或粉刺样凝固性坏死（A、B）；肿瘤细胞中等大小，细胞核呈圆形至卵圆形，染色质呈颗粒状，核仁易见，细胞质空淡，细胞具有 B 型细胞特征，坏死组织中可见核碎片（C）。免疫组化染色显示：E-cadherin 癌细胞呈阴性，肌上皮细胞呈阳性，腺管周围增生细胞膜呈阳性（D）

病例 12

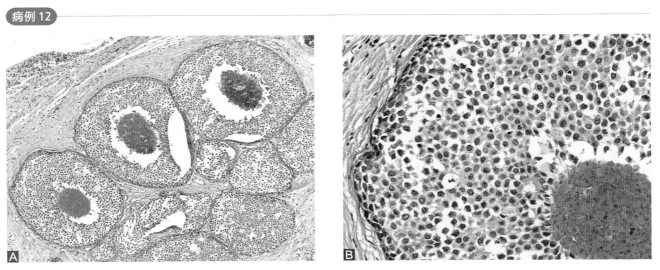

图 11-2-12　旺炽型小叶原位癌伴坏死。图为 2 个病例组合。腺管明显膨大、密集，癌细胞呈实性旺炽性增生，黏附性差，中央可见粉刺状坏死，细胞具有经典型小叶原位癌形态特征（A、B）

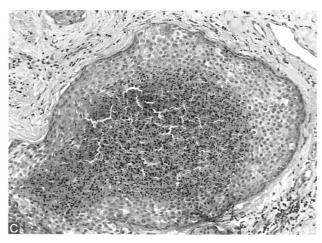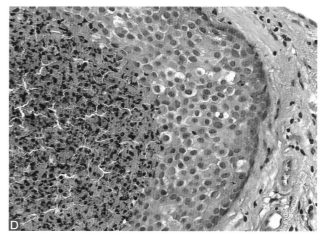

图 11-2-12 旺炽型小叶原位癌伴坏死（续图）。腺管明显膨大，中央可见碎屑样粉刺状坏死，癌细胞质丰富，呈明显嗜酸性，细胞核偏位（小肌样细胞），细胞具有经典型小叶原位癌形态特征（C、D）

三、多形性小叶原位癌

多形性小叶原位癌（pleomorphic lobular carcinoma in situ）是指肿瘤细胞大，形态多样，有明显多形性及异型性，常有坏死和钙化，形态类似于高级别导管原位癌细胞的一类小叶原位癌。常伴有浸润性小叶癌。ER 常呈阴性，AR 可呈阳性，HER2 可有过表达及突变，Ki67 呈中 - 高增殖指数，p53 可有突变。约 10% 的病例为 ER、PR、HER2 阴性。

（一）实性多形性小叶原位癌

病例 13

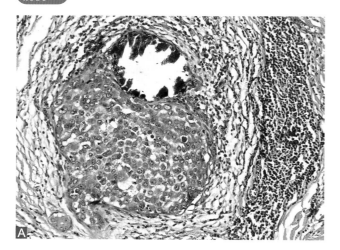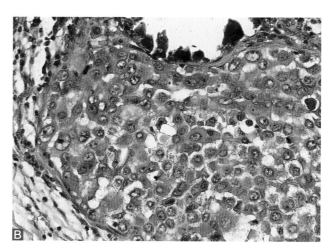

图 11-2-13 实性多形性小叶原位癌。腺管呈实性膨大，周边的腺泡有钙化，间质有淋巴细胞浸润（A）；细胞松散，细胞核大小不等，呈空泡状，染色质粗，核仁明显，细胞质丰富、呈嗜酸性，细胞有明显多形性和异型性（B）

病例 14

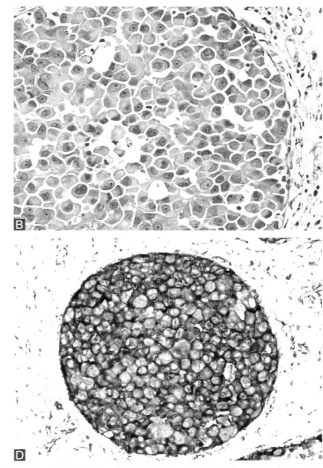

图 11-2-14　实性多形性小叶原位癌。腺管明显呈实性膨大，呈球状，细胞松散，细胞核大小、形状不等，可见多核，有的偏位，核染色质粗，核仁明显，细胞质丰富、显著嗜酸性，细胞有明显多形性和异型性（肌细胞样）（A、B）；周围可见多形性浸润性小叶癌，细胞和原位癌细胞有类似的形态（C）。免疫组化染色显示：p120 癌细胞胞质呈弥漫阳性（D）

病例 15

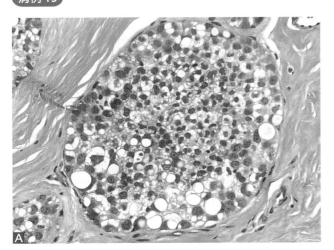
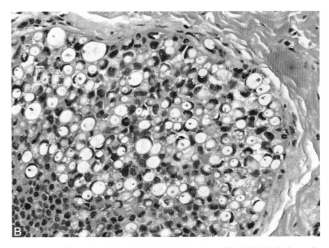

图 11-2-15　实性多形性小叶原位癌。腺管明显呈实性膨大，细胞大小不等，部分细胞胞质内有大小不等的黏液空泡，有的空泡中央可见小红球，细胞核深染，形状不规则，细胞有明显多形性及异型性，间质玻璃样变性（A，B）

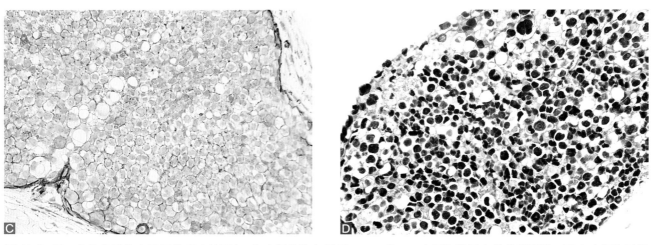

图 11-2-15 实性多形性小叶原位癌（续图）。免疫组化染色显示：E-cadherin 癌细胞膜呈点线状弱阳性，肌上皮细胞呈阳性（C），ER 癌细胞核呈弥漫强阳性（D）

（二）间变型多形性小叶原位癌

病例 16

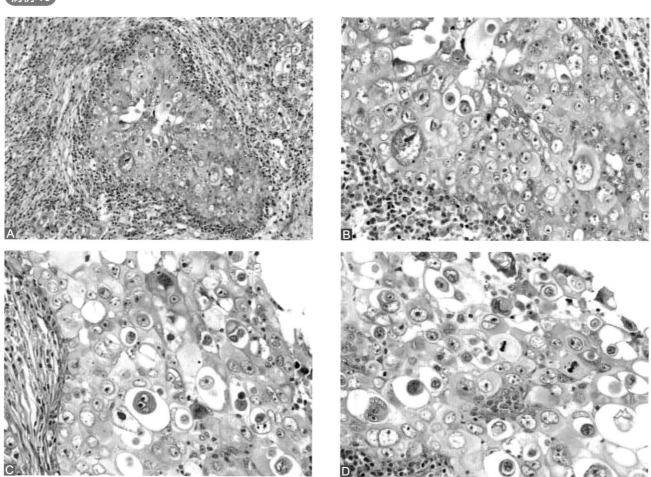

图 11-2-16 间变型多形性小叶原位癌。腺管明显实性膨大，周围可见多形性浸润性小叶癌及炎症细胞浸润（A）；腺管内肿瘤细胞巨大，细胞核大小差异大，呈空泡状，可见明显的大核仁，细胞质丰富淡染，细胞多形性和异型性明显，可见奇异型瘤巨细胞（B）；部分肿瘤细胞离散，可见双核、多核细胞，核仁大而明显（类似于 R-S 细胞），核分裂象易见（C、D）

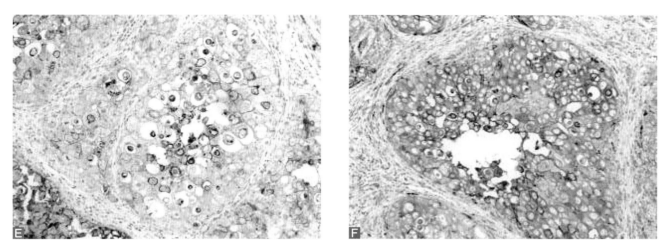

图 11-2-16　间变型多形性小叶原位癌（续图）。免疫组化染色显示：E-cadherin 癌细胞胞膜呈局灶间断弱阳性（E），p120 细胞质呈弥漫阳性（F）

（三）多形性小叶原位癌伴坏死

病例 17

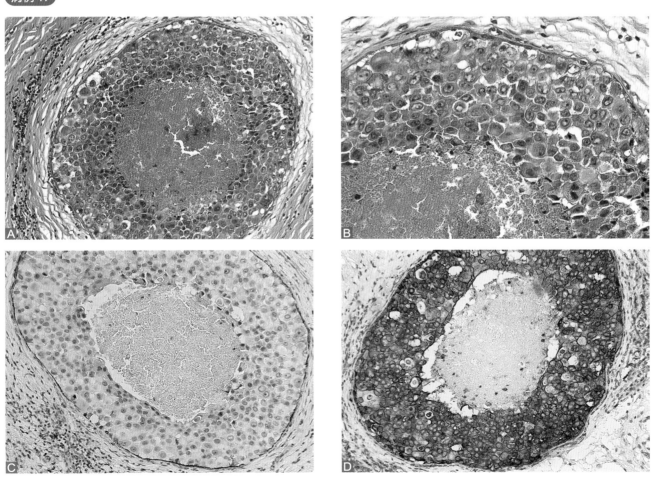

图 11-2-17　多形性小叶原位癌伴坏死。腺管明显实性膨大，中央有粉刺样坏死，坏死周围的细胞有明显多形性和异型性（A、B）。免疫组化染色显示：E-cadherin 癌细胞呈阴性，肌上皮细胞呈阳性（C），p120 细胞胞质呈弥漫强阳性（D）

病例 18

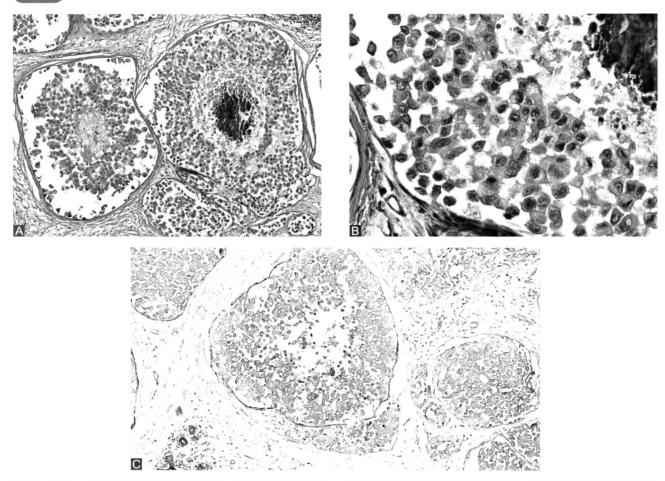

图 11-2-18 多形型小叶原位癌伴坏死。腺管显著实性膨大，腺腔中央可见粉刺样坏死及钙化，坏死周围的细胞松散分布，具有多形性小叶癌细胞特征（A、B）。免疫组化染色显示：p120 癌细胞质呈弥漫阳性（C）

四、大汗腺型小叶原位癌

病例 19

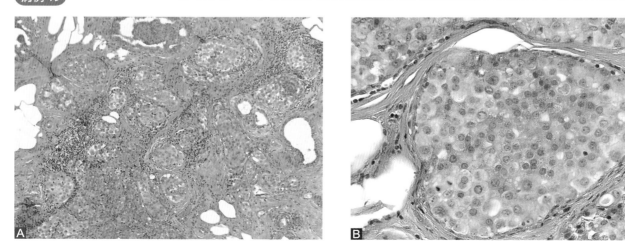

图 11-2-19 大汗腺型小叶原位癌。小叶内的腺泡有不同程度的膨大，增生细胞具有大汗腺细胞特征，有异型性，间质内有灶状淋巴细胞浸润（A、B）

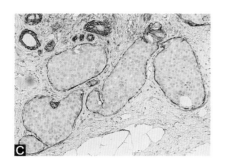
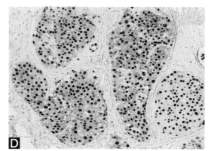
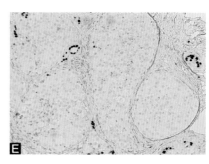

图 11-2-19 大汗腺型小叶原位癌（续图）。免疫组化染色显示：E-cadherin 癌细胞呈阴性，肌上皮细胞及残存腺上皮细胞呈阳性（C），AR 细胞核呈弥漫阳性（D），ER 呈阴性，残存腺上皮细胞核呈阳性（E）

五、印戒细胞型小叶原位癌

病例 20

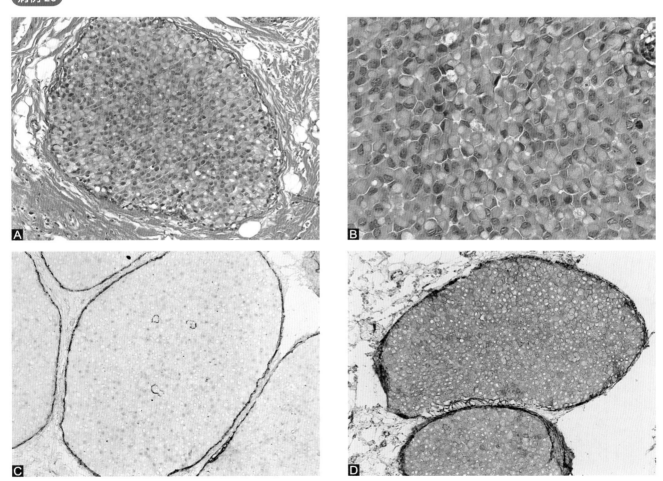

图 11-2-20 印戒细胞型小叶原位癌。腺管显著膨大呈球形，肿瘤细胞实性增生，细胞呈"印戒"样，细胞核偏位，具有中核级形态特征，可见核分裂象，细胞质内含有黏液（A、B）。免疫组化染色显示：E-cadherin 癌细胞呈阴性，肌上皮细胞呈阳性（C），p120 细胞质呈弥漫阳性（D）

六、黏液型小叶原位癌

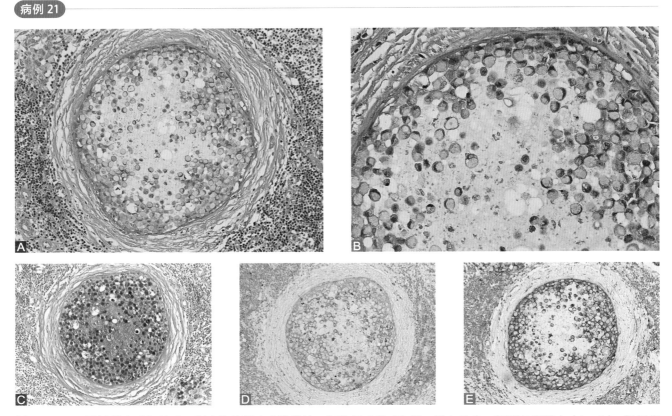

图 11-2-21　黏液型小叶原位癌。膨大的腺管内充满黏液，细胞呈"印戒"样，散在分布、漂浮在黏液中（A、B）。组织化学染色显示：AB-PAS 染色癌细胞呈阳性，AB 染色管腔内黏液呈阳性（C）。免疫组化染色显示：E-cadherin 癌细胞膜呈点状弱阳性（D），p120 细胞质呈弥漫阳性（E）

七、透明细胞型小叶原位癌

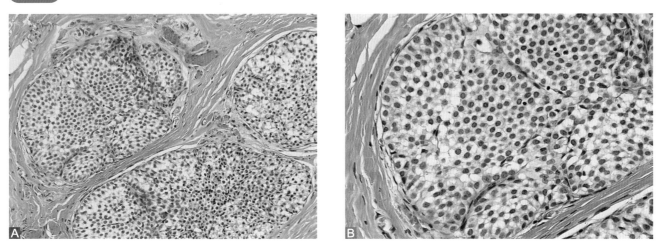

图 11-2-22　透明细胞型小叶原位癌。腺管显著实性膨大，细胞中等大小，形态一致，分布均匀，细胞核呈圆形至卵圆形，染色质细，隐约可见小核仁，细胞界限相对清楚，细胞质空淡呈水洗样，细胞具有典型 B 型细胞特征（A、B）

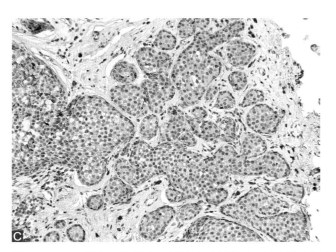
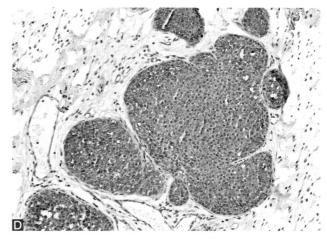

图 11-2-22　透明细胞型小叶原位癌（续图）。免疫组化染色显示：E-cadherin 癌细胞呈阴性（C），p120 细胞质呈弥漫阳性（D）

八、小叶原位癌中 p63 及 CK5/6 的反常表达

　　小叶原位癌 p63 免疫组化染色，正常在腺泡外围的肌上皮细胞核呈阳性，但在部分病例中，p63 呈阳性的细胞位于实性增生的肿瘤细胞内部，腺泡外围呈阴性（肌上皮部位）或只有少数阳性细胞。小叶原位癌细胞 CK5/6 通常阴性，腺泡肌上皮细胞可呈阳性，少数病侧小叶原位癌细胞 CK5/6 呈弥漫强阳性。p63 和 CK5/6 在小叶原位癌出现的反常表达（abnormal expression）现象，目常尚无满意的解释，p63 反常表达可能是肌上皮细胞内移所致，此种现象有助于诊断小叶原位癌。

病例 23

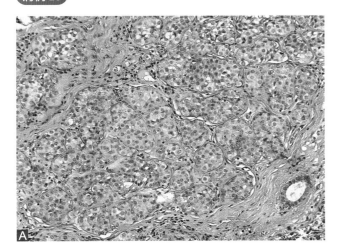
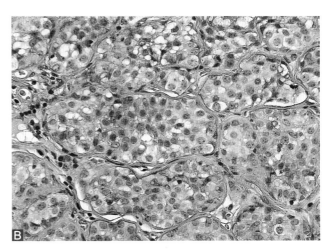

图 11-2-23　小叶原位癌中 p63 的反常表达。小叶增大，腺泡呈不同程度膨大，腺泡内增生细胞具有经典型小叶原位癌细胞（B 型）形态特征（A、B）

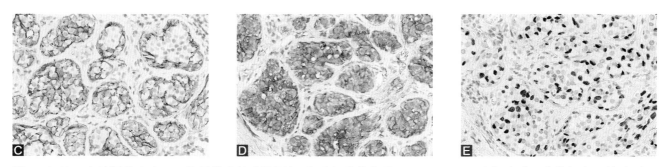

图 11-2-23　小叶原位癌中 p63 的反常表达（续图）。免疫组化染色显示：E-cadherin 癌细胞膜呈点状间断阳性（C），p120 细胞质呈阳性（D），p63 部分细胞核呈阳性（E）

病例 24

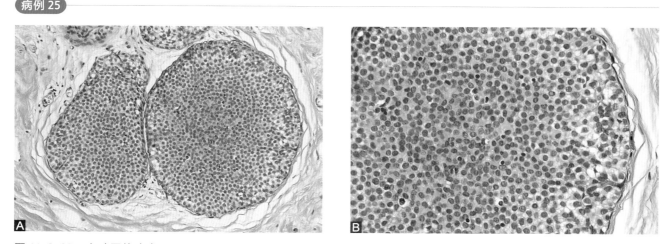

图 11-2-24　小叶原位癌中 p63 及 CK5/6 的反常表达。小叶增大，腺泡呈不同程度膨大，间质灶状淋巴细胞浸润，腺泡内增生细胞具有经典型小叶原位癌细胞（B 型）形态特征（A、B）。免疫组化染色显示：E-cadherin 癌细胞呈阴性（C），p63 部分细胞呈阳性（D），CK5/6 呈弥漫强阳性（E）

病例 25

图 11-2-25　小叶原位癌中 p63 及 CK5/6 的反常表达。旺炽型小叶原位癌，腺管极度膨大，旺炽性增生细胞具有 B 型细胞特征（A、B）

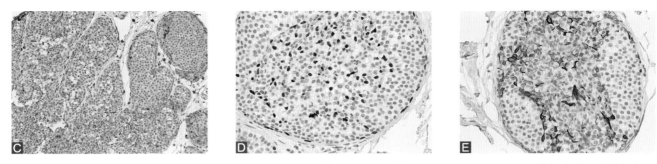

图 11-2-25　小叶原位癌中 p63 及 CK5/6 的反常表达（续图）。免疫组化染色显示：E-cadherin 部分癌细胞膜呈点状间断弱阳性（C），p63 部分肿瘤细胞呈阳性，肌上皮细胞呈阳性（D），CK5/6 部分细胞呈阳性（E）

九、混合型小叶原位癌

病例 26

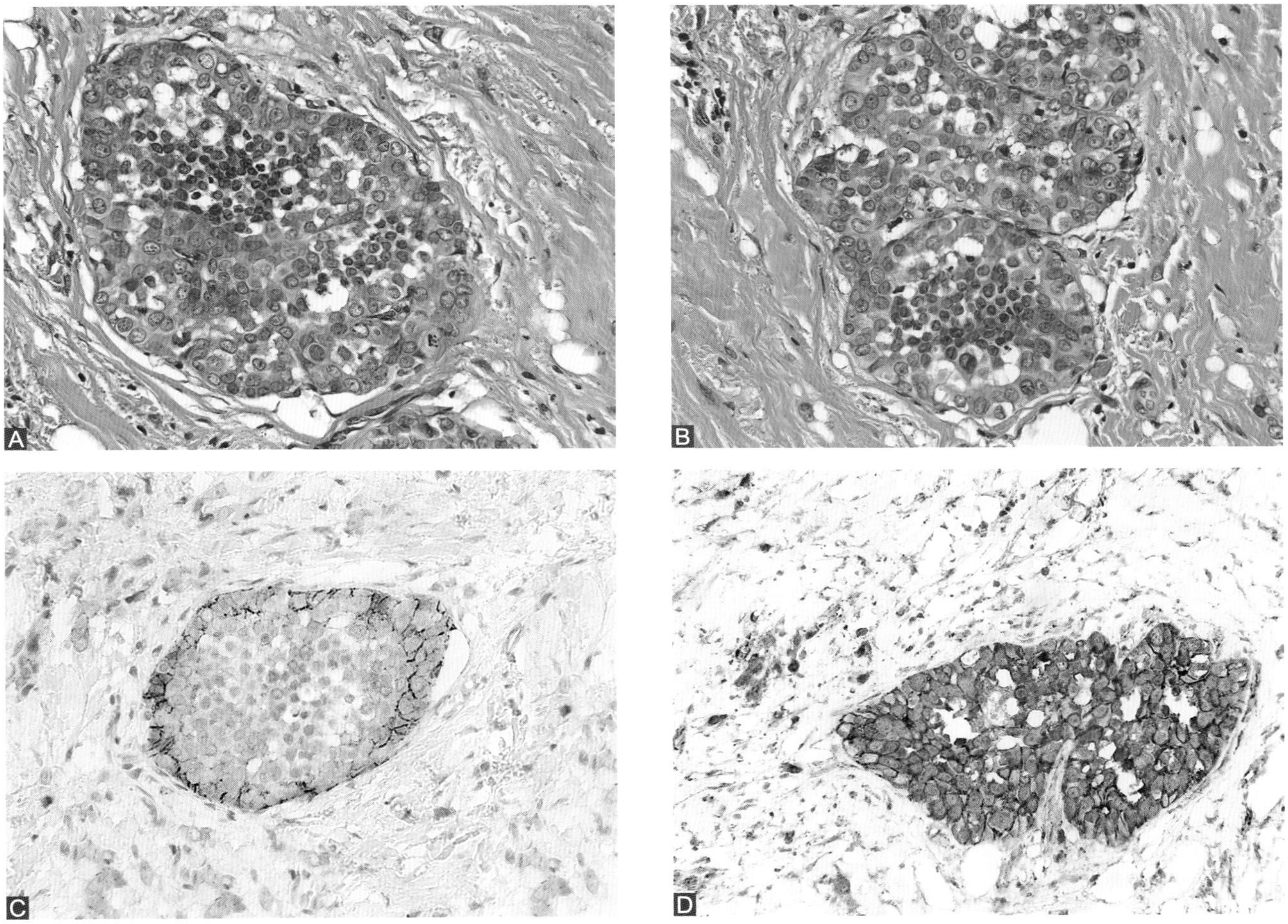

图 11-2-26　混合型小叶原位癌。小叶原位癌，由经典型小叶癌细胞及多形性细胞混合组成（A、B）。免疫组化染色显示：E-cadherin 癌细胞呈阴性，外周细胞呈间断膜阳性（C），p120 细胞质呈弥漫阳性（D）

病例 27

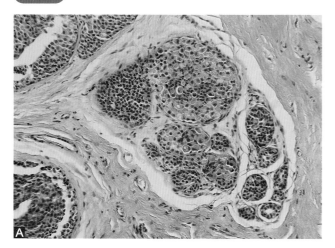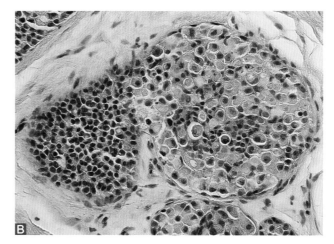

图 11-2-27　混合型小叶原位癌。小叶原位癌，由经典型小叶癌细胞及多形性细胞混合组成（A、B）

病例 28

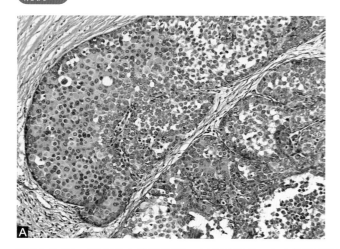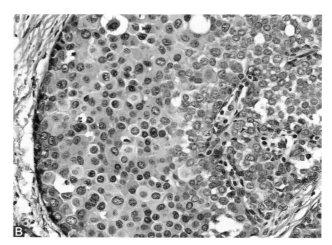

图 11-2-28　混合型小叶原位癌。小叶原位癌，由大汗腺样细胞、多形性细胞及经典型小叶癌细胞混合组成（A、B）

第三节　小叶原位癌伴腺管内播散（派杰样播散）

派杰样播散（pagetoid involvement）最初是描述小叶原位癌细胞在腺管腺上皮细胞和肌上皮细胞之间蔓延生长，类似派杰病的一种腺管内浸润方式。腺管内的播散是小叶原位癌的常见现象，可累及乳腺增生症、导管内乳头状瘤、导管内增生性病变及纤维上皮性肿瘤等。目前，派杰样播散这个诊断名词已经广泛应用，导管原位癌出现类似的腺管内浸润，亦可称为派杰样播散（浸润）。

一、三叶草样结构

三叶草样结构（cloverleaf pattern）是小叶原位癌累及终末小导管的一种特殊形态改变。

病例 1

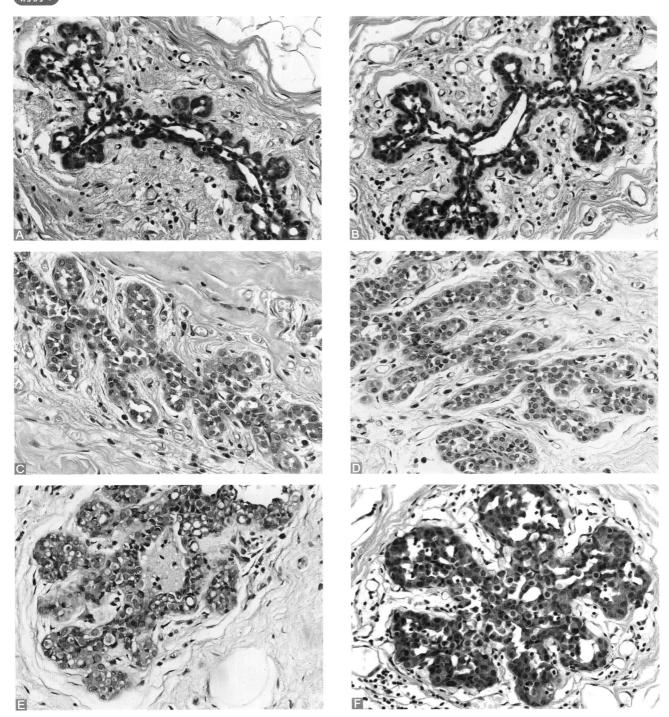

图 11-3-1　三叶草样结构。图为 3 个病例组合。小叶原位癌累及终末小导管，围绕小导管向外突出形成三叶草样结构，小叶原位癌细胞呈 A 型或 B 型细胞形态，有的核深染，有的可见小核仁，有的细胞质红染，有的细胞质内有空泡（A~F）

二、小叶原位癌伴腺管内播散累及小导管

病例 2

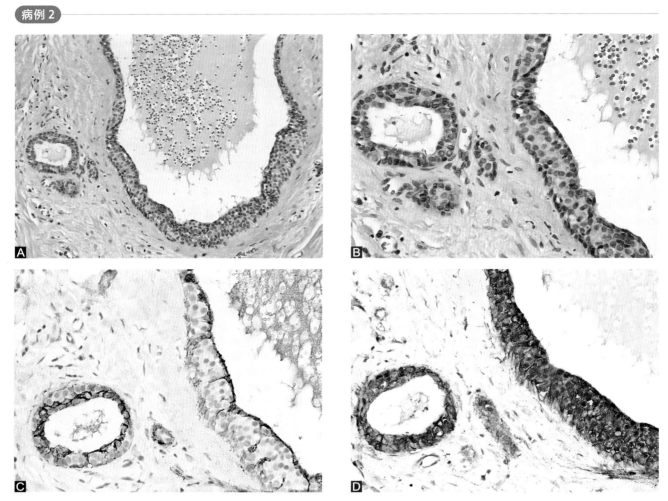

图 11-3-2　小叶原位癌伴腺管内播散累及小导管。终末小导管腺上皮细胞及肌上皮细胞之间可见小叶原位癌细胞呈派杰样播散，细胞层数增多（A、B）。免疫组化染色显示：E-cadherin 派杰样播散的癌细胞呈阴性，残留腺上皮细胞呈阳性（C），p120 癌细胞质呈弥漫阳性，残留腺上皮细胞膜呈阳性（D）

病例 3

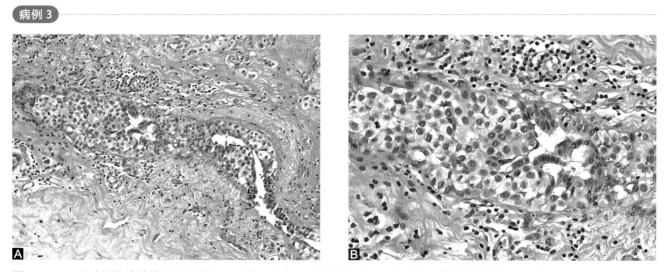

图 11-3-3　小叶原位癌伴腺管内播散累及导管。图为 2 个病例组合。示小叶间导管管腔的大部被经典型小叶癌细胞占据，腔面残存固有柱状细胞（A、B）；示输乳管腺上皮与肌上皮细胞之间可见多形性小叶癌细胞，腔面固有腺上皮细胞呈扁平状（C、D）

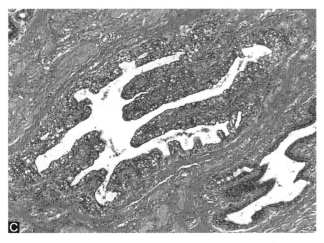
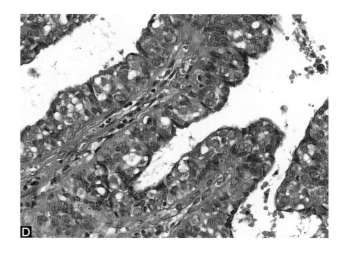

图 11-3-3　小叶原位癌伴腺管内播散累及小导管（续图）

三、小叶原位癌伴腺管内播散累及柱状细胞增生的腺管

病例 4

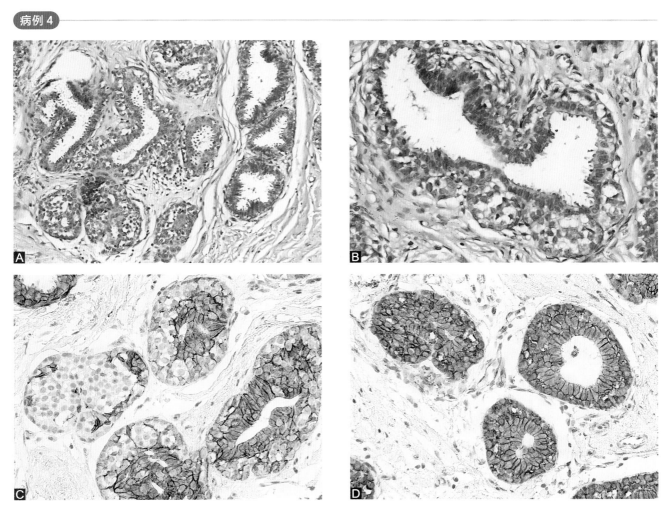

图 11-3-4　小叶原位癌伴腺管内播散累及柱状细胞增生的腺管。腺管内衬的柱状细胞增生，部分柱状上皮细胞和肌上皮细胞之间可见小叶原位癌细胞浸润，呈派杰样改变（类似于增生的肌上皮细胞）（A、B）。免疫组化染色显示：E-cadherin 腺管外侧癌细胞呈阴性，内侧柱状细胞膜呈阳性（C），p120 外侧癌细胞质呈弥漫阳性，内侧柱状细胞膜呈阳性（D）

四、小叶原位癌伴腺管内播散累及普通型增生的腺管

病例 5

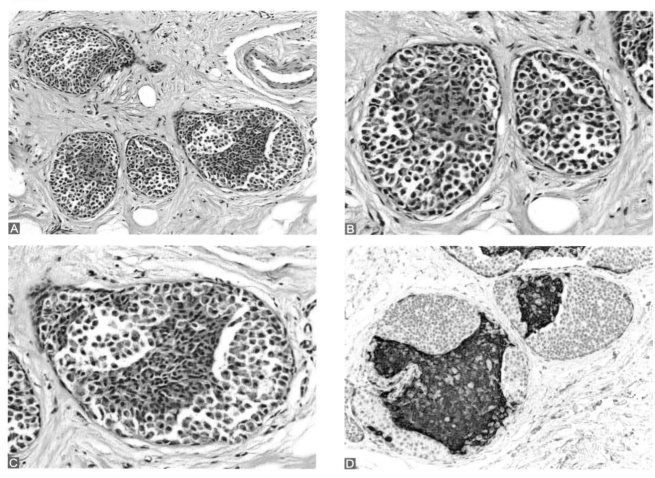

图 11-3-5　小叶原位癌伴腺管内播散累及普通型增生的腺管。多个小导管呈实性膨大，形状呈圆形至卵圆形（A）；每个小导管内有两种细胞成分，中央为普通型导管增生细胞，细胞连接紧密，细胞大小和形态不一，细胞无异型性，而周围为小叶原位癌细胞，细胞排列疏松，形态较一致，细胞核深染、不一致，可见偏位核，细胞质红染（B、C）。免疫组化染色显示：E-cadherin 普通型导管增生的细胞膜呈阳性，周围癌细胞呈阴性，灶状肌上皮细胞呈阳性（D）。为冷冻后的石蜡切片

五、小叶原位癌伴腺管内播散累及胶原小球病

病例 6

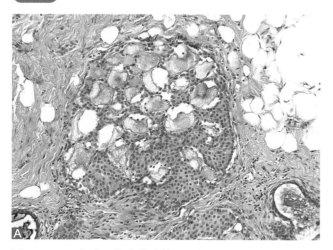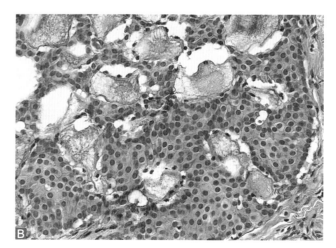

图 11-3-6　小叶原位癌伴腺管内播散累及胶原小球病。腺管明显膨大，增生的细胞内有大小不等的筛孔，筛孔内有淡蓝色丝状物质，中央可见圆形粉染区（胶原小球），其间有经典型小叶癌细胞（A、B）

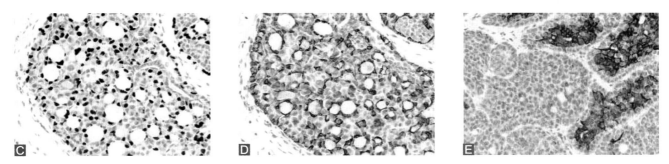

图 11-3-6 小叶原位癌伴腺管内播散累及胶原小球病（续图）。免疫组化染色显示：p63（C）及 calponin（D）胶原小球周围肌上皮细胞呈阳性，E-cadherin 癌细胞呈阴性，周围增生腺上皮细胞膜呈阳性（E）

六、小叶原位癌伴腺管内播散累及导管原位癌

病例 7

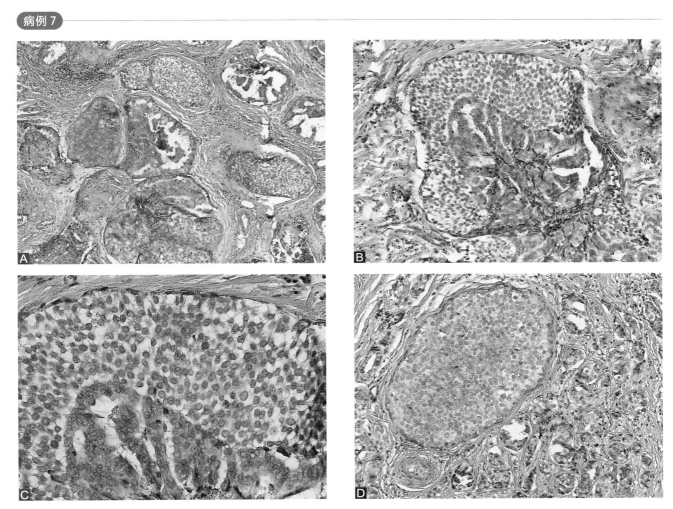

图 11-3-7 小叶原位癌伴腺管内播散累及导管原位癌。可见小叶原位癌及导管原位癌（A）；导管原位癌内可见小叶原位癌细胞累及（B、C）；小叶原位癌周围可见浸润性导管癌（D）

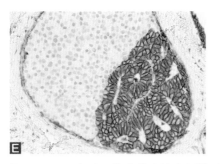
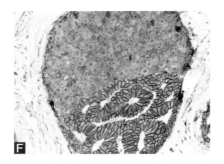
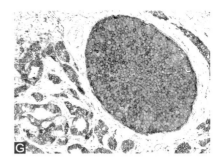

图 11-3-7 小叶原位癌伴腺管内播散累及导管原位癌（续图）。免疫组化染色显示：E-cadherin 小叶原位癌细胞呈阴性，导管原位癌细胞膜呈阳性，部分肌上皮细胞呈阳性（E），p120 小叶原位癌细胞质呈弥漫阳性，导管原位癌细胞膜呈阳性（F），p120 小叶原位癌细胞质呈弥漫阳性，浸润性导管癌细胞膜呈阳性（G）

第四节　小叶原位癌伴导管原位癌

病例 1

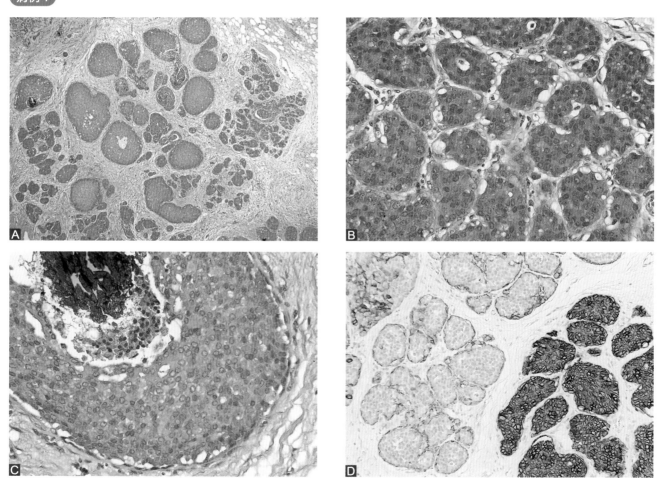

图 11-4-1 小叶原位癌伴导管原位癌。图示小叶原位癌及导管原位癌两种类型原位癌同时存在（A）；部分为经典型小叶原位癌（B 型）（B）；部分为中级别导管原位癌，伴坏死及钙化（C）。免疫组化染色显示：E-cadherin 小叶原位癌细胞呈阴性，肌上皮细胞呈阳性，导管原位癌细胞膜呈阳性（D）

病例 2

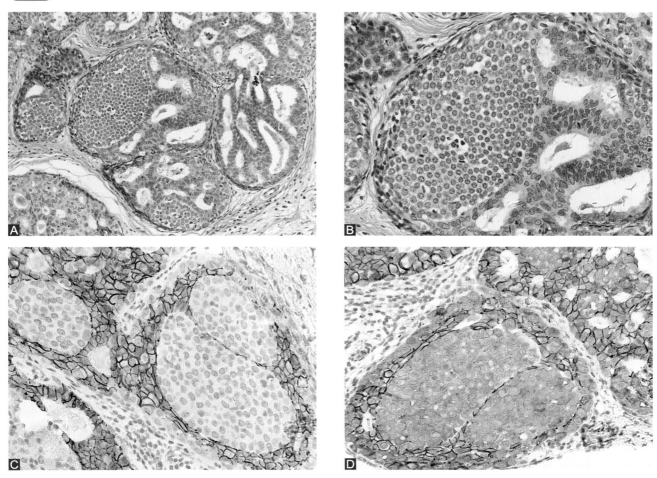

图 11-4-2 小叶原位癌伴导管原位癌。同一腺管内具有小叶原位癌（B 型）及导管原位癌两种成分（A、B）。免疫组化染色显示：E-cadherin 小叶原位癌细胞呈阴性，导管原位癌细胞膜呈阳性（C），p120 小叶原位癌细胞质呈弥漫阳性，导管原位癌细胞膜呈阳性（D）

第五节　诊断及鉴别诊断

1. 小叶原位癌的组织学特征　小叶原位癌及导管原位癌均起源于终末导管小叶单位，有共同的发生发展途径，其分子开关可能是 E-cadherin。E-cadherin 与某些传导通路相互作用，共同影响肿瘤的发展方向。E-cadherin 下调时，肿瘤向小叶型细胞发展；E-cadherin 上调时，肿瘤向导管型细胞发展，导致有不同组织学特征及免疫组化表型的小叶原位癌和导管原位癌。由于某些因素影响，一些原位癌可同时具有小叶原位癌和导管原位癌的某些特征，出现介于两者之间、有非典型的形态学改变及免疫组化表型的小叶原位癌或导管原位癌。为了便于与导管原位癌进行比较，笔者仍然从细胞间黏附性、细胞极向、细胞异型性及结构异型性几个方面对小叶原位癌形态学特点进行简述。①细胞间黏附性。普通型导管增生细胞的黏附性最强，导管原位癌细胞较普通型导管增生的黏附性减弱，小叶原位癌细胞较导管原位癌有更差的黏附性，这是小叶原位癌最重要的形态学特征之一。组织学上表现为细胞分离、松散排列，细胞间存在可识别的间隙，在细胞聚集的中心区域，间隙最为明显。但是，这种黏附性差的程度在不同病例并不完全相同，某些时候细胞分离现象非常轻微，而少数病例则没有失黏附性现象。②细胞极向。普通型导管增生常呈无极向分布，细胞拥挤、杂乱排列。导管原位癌（特别是低级别）常有腺腔形成，细胞呈放射状或垂直于腺腔的极向排列。中、高级别导管原位癌可缺乏极向。小叶原位癌细胞堆集，细胞一致而松散，呈复层 - 实性占据腺泡，无腺腔形成能力及极向排列方式，缺乏细胞极向分布是小叶原位癌的另一个基本特征。③细胞异型性。普通型导管增生，细胞缺乏异型性。与导管原位癌一样，小叶原位癌的细胞学异型性程度在不同病例之间也各不相同。经典型小叶原位癌细胞核增大不明显或稍有增大，染色质细腻或分散，核仁不清楚或有小核仁，细胞质有轻度增多，可见细胞质内空泡，细胞形态特征符合低度异型性。多形性小叶原位癌，细胞可有明显多形性及异型性，类似于导管原位癌细胞，极少数病例细胞可出现明显间变特征。④结构异型性。普通型导管增生可有不同的模式，但缺乏结构异型性。导管原位癌常有极向（特别是低级别导管原位癌），常形成诸如筛孔状、微乳头状、乳头状、小梁状和桥状等结构。小叶原位癌通常无极向，细胞呈均匀一致的实性增生、腺泡膨大是小叶原位癌结构异型性的唯一表现。因此，如果存在真正的筛孔状（及其变异结构）或微乳头状等结构，即可排除小叶原位癌。但是，少数导管原位癌可以表现为实性一致的细胞增生，小叶原位癌亦可偶见类似于导管原位癌结构异型性的生长方式。

2. 非典型小叶增生与小叶原位癌　小叶性肿瘤是发生在终末导管小叶单位的一种肿瘤性腺上皮增生性病变，包括非典型小叶增生和小叶原位癌。两者在形态学上和生物学行为上是连续的谱系病变，均以小叶内腺泡实性增生为特点，增生细胞缺乏黏附性及极向分布特征，其区别仅在于累及腺泡的数量（范围）及程度不同。如果一个小叶内有超过 50%（有的定为 75%）的腺泡完全被肿瘤细胞占据，腺泡膨大、变形，诊断为小叶原位癌。如果少于 50% 的腺泡受累，则诊断为不典型小叶增生。在日常工作中，还会遇到以下几种情况：①小叶内有超过 50% 的腺泡受累，但腺泡内仍可见残存腺上皮；②小叶内肿瘤累及超过 50% 的腺泡，但腺泡膨大不明显；③小叶萎缩，小叶内腺泡少而小，虽有小叶内肿瘤受累，但腺泡没有足够的膨大；④小灶状几个腺管有小叶性肿瘤，范围很小或腺管膨大不明显。以上几种情况可酌情（每个病例的情况不同）考虑诊断为非典型小叶增生。另外，非典型小叶增生及小叶原位癌均会累及终末小导管，终末小导管的受累不能作为诊断小叶原位癌的唯一指标。

由于非典型小叶增生与经典型小叶原位癌的区别仅在于累及腺泡的数量（范围）不同，所以诊断往往带有主观因素，即便是同一病例，不同人的观察，也会有不同的判断，但一般不会引起更多的医疗问题，因为两者的临床处置是相同的。重要的是要明确诊断旺炽型小叶原位癌（特别是伴有中央坏死）及多形性小叶原位癌，因为其与经典型小叶原位癌发生浸润性癌的概率及临床处置不同。

3. 小叶性肿瘤的免疫组化诊断　大部分小叶性肿瘤的诊断并不困难，但是，旺炽型及多形性小叶原位癌在与导管原位癌区别时常需辅助 E-cadherin 免疫组化染色。其结果的正确解释，既需要充分理解正常细胞和癌细胞的染色特点，又需要掌握小叶性肿瘤的形态学特征，进行综合判断。通常情况下，E-cadherin 免疫组化染色，导管原位癌细胞膜呈连续一致强阳性，正常腺上皮细胞、柱状上皮细胞及普通型导管增生细胞中 E-cadherin 亦可有类似的表达，肌上皮细胞也可出现不同程度的阳性。而绝大多数小叶性肿瘤细胞中 E-cadherin 呈阴性，但在部分病例中 E-cadherin 可有不同程度的表达，出现细胞膜不连续线状或点状表达，甚至出现连续膜阳性，但一般表达都比较弱。再有，小叶性肿瘤常会有派杰样播散，和其他类型的细胞混合存在，E-cadherin 的表达会出现更复杂的情况。少数导管原位癌（特别是高级别导管原位癌）亦可呈 E-cadherin 阴性。因此，在进行 E-cadherin 免疫组化染色的同时，联合使用 p120、CK5/6、ER 及 p63 等，能够更好地进行各种情况的鉴别。因为肿瘤可能同时向小叶型细胞及导管型细胞分化，所以免疫组化染色会出现不典型的染色结果。

4. 肌上皮增生与小叶性肿瘤派杰样播散的鉴别　许多良性病变都可引起小叶内及小叶外腺管的肌上皮增生，特别是小叶外腺管的肌上皮细胞增生，可在基膜及腺上皮细胞之间形成单层或者多层增生的肌上皮细胞，其细胞质呈嗜酸性或透明，类似于小叶性肿瘤的派杰样生长。两者的鉴别需要仔细观察细胞学特征和结合免疫组化染色结果进行综合判断。以下特征有助于鉴别增生的肌上皮细胞与经典型小叶原位癌细胞。①细胞的核质比：增生的肌上皮细胞通常较小叶性肿瘤细胞具有更多的细胞质和更低的核质比。②细胞形状：增生的肌上皮细胞外形较小叶性肿瘤细胞具有更大变化。③细胞核的改变：增生的肌上皮细胞核常含有明显的核仁，而一般的小叶原位癌细胞没有显著的核仁。④细胞间黏附性：肌上皮细胞不会像小叶性肿瘤细胞那样缺乏黏附性。⑤细胞周围胶原：增生的肌上皮细胞周围常可见到带状胶原围绕，小叶性肿瘤细胞周围缺乏胶原。但是，小叶性肿瘤是具有异质性的肿瘤，细胞的黏附性、细胞的大小、细胞质的多少、细胞核的形状均可有比较大的差别。某些小叶性肿瘤细胞可以有一定的黏附性，细胞有更多的胞质、细胞核较大及有明显的核仁。此外，小叶性肿瘤细胞常与残存的良性细胞混合存在，肿瘤细胞团内的细胞并不均匀一致。小叶性肿瘤细胞以上的变化和增生的肌上皮细胞在形态及分布特征上有重叠，单纯从组织形态学上鉴别两者有一定困难，采用 E-cadherin 与肌上皮细胞标记物（如 p63）联合的免疫组化染色，常有助于诊断。

5. 小叶原位癌与导管原位癌的鉴别　小叶原位癌细胞缺乏细胞黏附性和细胞极向分布，形成了独特的形态学模式，因此，典型病例不难诊断。然而，部分小叶原位癌细胞可有黏附性，亦可具有与导管癌细胞类似的多形性，出现坏死和钙化，因此，旺炽型及多形性小叶原位癌（特别是伴有坏死）与实性导管原位癌的鉴别常出现困难。借助 E-cadherin 和 p120 联合免疫组化染色，多数病例都可做出明确诊断。但是，极少数病例的染色会出现无法解释的反常结果，此时只能主要依据 HE 切片做出诊断。例如，具有典型的导管原位癌结构但 E-cadherin 染色阴性的原位癌，可诊断为 E-cadherin 表达丢失的导管原位癌，而不是罕见类型的小叶原位癌。E-cadherin 阴性时，具有高级别原位癌的特征，既可能是小叶原位癌，也可能是导管原位癌。

6. 小叶原位癌与小叶癌化　小叶癌化是导管原位癌细胞沿腺管内播散，替代腺泡固有腺上皮细胞的过程。小叶结构通常存在，腺泡可有不同程度的膨大，呈实性或有腺腔（筛孔），充填细胞与导管原位癌细胞类似，黏附性较强，多形性及异型性明显，常见有坏死及钙化。周围常有高级别导管原位癌和（或）浸润性导管癌，免疫组化染色显示，E-cadherin 及 p120 细胞膜阳性。小叶原位癌的腺泡通常为实性膨大，一般无腺腔，细胞缺乏黏附性，细胞较小而一致，少有坏死及钙化。免疫组化染色显示，E-cadherin 呈阴性，p120 在细胞质呈弥漫阳性。

7. 小叶原位癌伴浸润性小叶癌　超过一半的浸润性小叶癌伴有小叶原位癌。如果确诊了小叶原位癌，特别是在冷冻切片中，一定要注意观察周围间质内的改变。浸润性小叶癌细胞离散，异型性常不明显，间质反应亦常较轻微或缺乏间质反应，容易漏诊。

（空军军医大学西京医院许秀丽参加了本章编写）

第十二章

乳腺乳头状肿瘤

丁华野　张智弘

章目录

　　乳腺乳头状肿瘤（papillary neoplasms）包括具有乳头状结构的良性、非典型性和恶性疾病。其共同特征是形成具有纤维血管轴心的乳头，乳头可呈指突状、分枝状或叶状。不同病变的纤维血管轴心多少、粗细不等（可呈硬化玻璃样变性，腺体呈不同程度的增生），表面被覆不同状态的腺上皮（可增生形成复杂的形态），肌上皮细胞存在或缺失。常见的乳头状肿瘤包括导管内乳头状瘤、导管内乳头状瘤伴非典型导管增生、导管内乳头状瘤伴导管原位癌、导管内乳头状癌、实性乳头状癌、包裹性乳头状癌及浸润性乳头状癌。

第一节　导管内乳头状瘤

　　导管内乳头状瘤（intraductal papilloma）是一种位于乳腺导管内的良性肿瘤，以具有纤维血管轴心的乳头状结构，表面被覆有腺上皮和肌上皮双层细胞为特征。通常分为中央型和周围型。中央型一般为单发，常发生于大导管；周围型一般为多发，常发生于小导管。导管内乳头状瘤还可以分为Ⅰ型和Ⅱ型2种结构类型。Ⅰ型：有清晰的树枝状乳头状结构，被覆单层或复层立方状与柱状腺上皮细胞及肌上皮细胞，因结构单一，又被称为单纯型。Ⅱ型：乳头表面及导管被覆的腺上皮细胞呈微乳头状、腺样或实性旺炽性增生，充满乳头间隙，而且可伴有大汗腺化生增生及鳞状化生，因结构复杂，又被称为复杂型。

　　2002年WHO乳腺肿瘤分类指出，非典型导管内乳头状瘤的特征是，存在灶状具有低级别核级的非典型腺上皮细胞的增生，类似于非典型导管增生或低级别导管原位癌。2012年WHO乳腺肿瘤分类中有关导管内乳头状瘤伴非典型导管增生及导管原位癌的论述主要是针对Ⅱ型导管内乳头状瘤，其特征是导管内乳头状瘤的局部出现形态和结构类似于低级别导管原位癌的均匀一致的细胞（细胞具有低核级），肌上皮细胞稀少或缺失。而且推荐用病变的大小或范围直径（3 mm）来区分非典型导管增生及导管原位癌。当肿瘤细胞为中 - 高核级时，则不用考虑病变的大小或范围直径。2019年WHO乳腺肿瘤分类仍然将3 mm作为阈值，区分导管内乳头状瘤伴非典型导管增生和伴导管原位癌。至于Ⅰ型导管内乳头状瘤伴不典型增生及原位癌的诊断，目前尚没有统一的意见及公认的诊断标准。

一、中央型导管内乳头状瘤

中央型导管内乳头状瘤（central intraductal papilloma）常发生于大导管，一般为单发。

（一）中央型导管内乳头状瘤（Ⅰ型）

病例 1

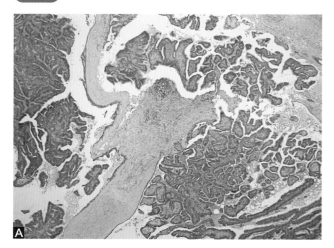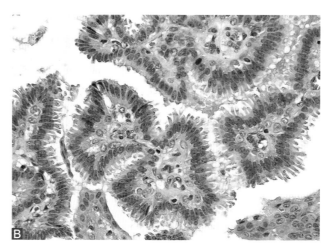

图 12-1-1　中央型导管内乳头状瘤（Ⅰ型）。大导管明显扩大，腔内可见树枝状乳头状结构，乳头粗大，外形呈多边形，纤维血管轴心较为宽大，乳头表面被覆柱状上皮细胞，有胞突，形态温和，周围肌上皮细胞明显，细胞核较大呈空泡状，可见核仁（A、B）

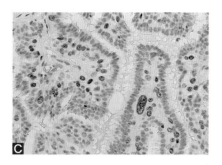
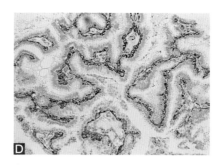
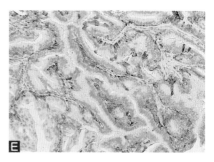

图 12-1-1　中央型导管内乳头状瘤（Ⅰ型）（续图）。免疫组化染色显示：p63（C）、calponin（D）及 CK5/6（E）轴心侧肌上皮细胞呈阳性

病例 2

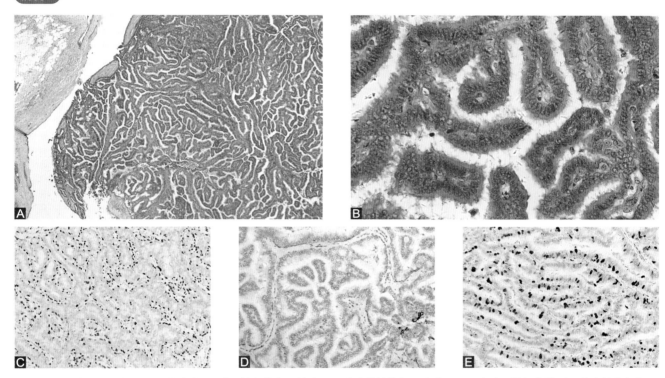

图 12-1-2　中央型导管内乳头状瘤（Ⅰ型）。扩张的大导管内可见乳头状结构相互吻合，呈"迷路"样紧密排列，乳头较为细长，其纤维血管轴心较纤细，间质成分较少，乳头表面被覆柱状上皮细胞，细胞核呈卵圆形，排列拥挤，细胞质呈嗜酸性，界限不清，肌上皮不明显（A、B）。免疫组化染色显示：p63 肌上皮细胞呈阳性（C），CK5/6 呈局灶阳性（D），Ki67 增殖指数较高（E）

病例 3

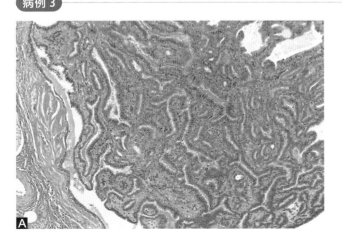
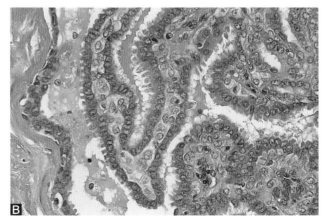

图 12-1-3　中央型导管内乳头状瘤（Ⅰ型）。大导管内乳头状瘤，由树枝状乳头状结构组成，排列规律，部分纤维血管轴心较为宽大，乳头表面被覆腺上皮与肌上皮双层细胞，腺上皮细胞呈柱状，形态温和，其下可见肌上皮细胞非常显著，细胞体积较大，细胞质丰富淡染，细胞核呈空泡状，呈卵圆形或不规则形，可有小核仁（A、B）

（二）中央型导管内乳头状瘤（Ⅱ型）

病例 4

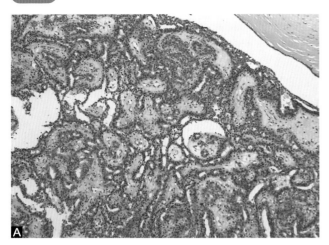
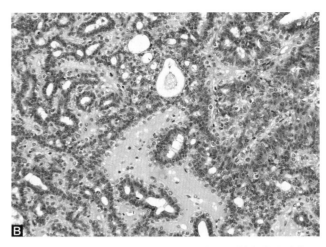

图 12-1-4 中央型导管内乳头状瘤（Ⅱ型）。大导管内乳头状瘤，呈复杂乳头状结构，纤维血管轴心内可见增生的小腺体，乳头表面及腺管被覆立方状与低柱状的腺上皮及肌上皮双层细胞，局部形成筛网状结构，肌上皮细胞中偶见核分裂象（A、B）

病例 5

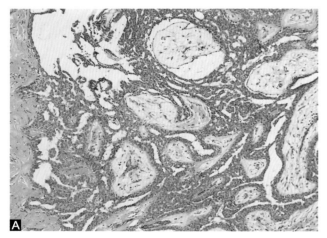
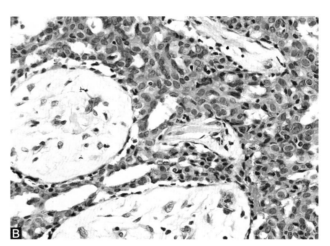

图 12-1-5 中央型导管内乳头状瘤（Ⅱ型）。大导管内乳头状瘤，可见大小不等的乳头状结构，纤维血管轴心宽大，间质呈明显水肿样改变，乳头表面的腺上皮显著增生，充填乳头间的空隙，使分离的乳头相互连接，形成片状增生细胞区，其内有不规则腔隙，细胞形态及结构与普通型导管增生类似（A、B）

病例 6

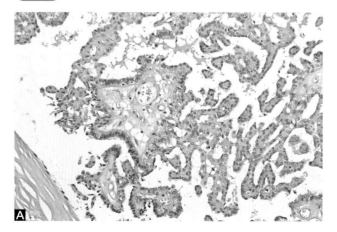
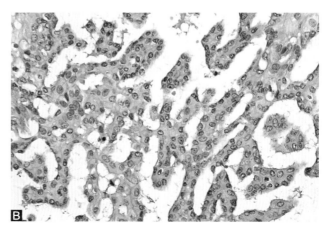

图 12-1-6 中央型导管内乳头状瘤（Ⅱ型）。大导管内乳头状瘤，可见大小不等的乳头状结构，大乳头有宽大的纤维血管轴心，表面腺上皮增生形成众多微乳头，微乳头相互连接形成网格状结构，细胞形态及结构与普通型导管增生类似（A、B）

（三）中央型导管内乳头状瘤、肌上皮细胞标记物阴性

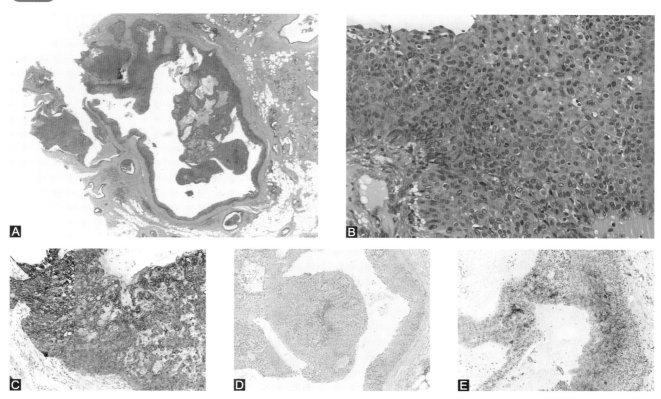

图 12-1-7　中央型导管内乳头状瘤（Ⅱ型）。大导管内乳头状瘤，可见宽大的纤维血管轴心，其内有出血和渗出，腔面及乳头被覆上皮旺炽性增生，在乳头之间形成实性细胞区，增生的细胞黏附性强，缺乏极向排列，无细胞及结构异型性，具有普通型导管增生细胞形态特征（A、B）。免疫组化染色显示：CK5/6 增生细胞呈斑驳阳性（C），p63（D）及 SMMHC（E）导管外侧及乳头轴心未见阳性细胞。SMA、CD10 及 calponin 亦呈阴性

二、周围型导管内乳头状瘤

乳腺周围型导管内乳头状瘤（peripheral intraductal papilloma）常发生于终末导管小叶单位内、外的小导管，一般为多发。

（一）周围型导管内乳头状瘤（Ⅰ型）

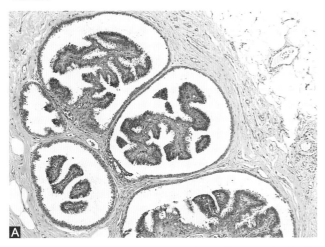
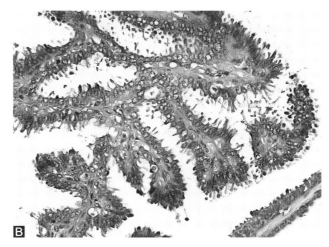

图 12-1-8　周围型导管内乳头状瘤（Ⅰ型）。可见多发性小导管扩张，内有树枝状乳头状结构，有明显纤维血管轴心，蒂部与管周间质相连，乳头表面被覆单层柱状上皮，细胞界限不清，细胞核呈空泡状，排列拥挤，有胞突，可见肌上皮细胞（A、B）

病例 9

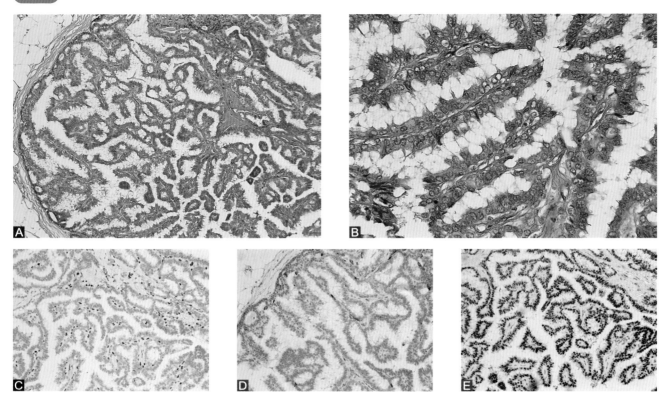

图 12-1-9　周围型导管内乳头状瘤（Ⅰ型）。小导管内乳头状瘤，呈树枝状，相互吻合，排列紧凑，有的乳头细长，纤维血管轴心纤细，乳头表面被覆柱状上皮，细胞形态温和，无异型性，肌上皮不明显（A、B）。免疫组化染色显示：p63 乳头肌上皮细胞呈阳性（C），CK5/6 少数肌上皮细胞呈阳性，柱状上皮细胞呈阴性（D），ER 柱状上皮细胞呈一致强阳性（E）

病例 10

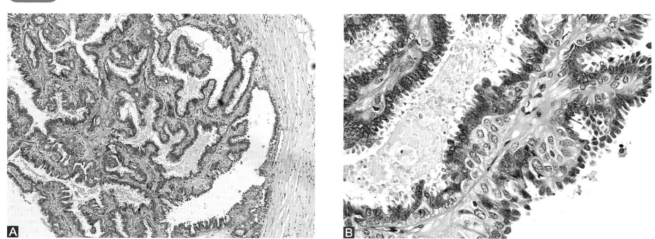

图 12-1-10　周围型导管内乳头状瘤（Ⅰ型）。小导管内的乳头状瘤，乳头呈树枝状，相互连接，可见粗大的纤维血管轴心，腔内有分泌物，乳头表面被覆良性柱状上皮，部分呈"鞋钉"状、肌上皮细胞显著增生，局部呈团巢状，细胞核大呈空泡状、形状不规则，核染色质粗，可见小核仁，细胞质淡染（A、B）

病例 11

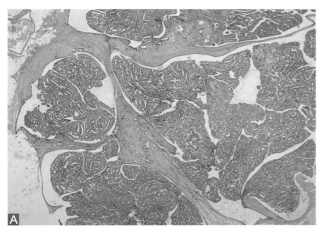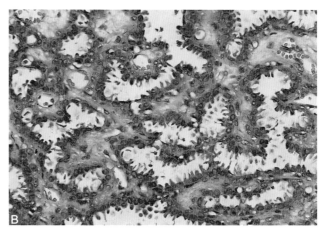

图 12-1-11　周围型导管内乳头状瘤（Ⅰ型）。多个小导管显著扩张，其内充满乳头状肿瘤（A）；增生的乳头相互连接，纤维血管轴心互相贯通，形成"迷宫"样改变，乳头表面被覆立方状或柱状上皮细胞，有胞突，部分细胞呈"鞋钉"状（B）

（二）周围型导管内乳头状瘤（Ⅱ型）

病例 12

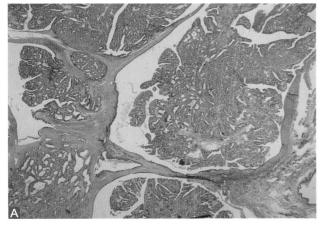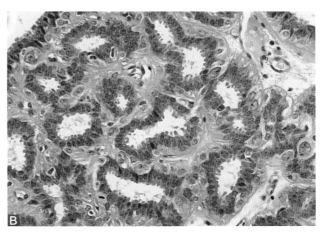

图 12-1-12　周围型导管内乳头状瘤（Ⅱ型）。多发性导管内乳头状瘤，乳头的纤维血管轴心内可见增生的小腺管，乳头表面及增生的腺管均被覆形态良善的柱状上皮，肌上皮显著增生，细胞核大、不规则，可见核仁，细胞质红染，柱状上皮及肌上皮均可见核分裂象（A、B）

病例 13

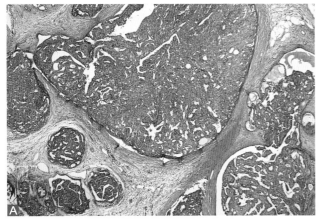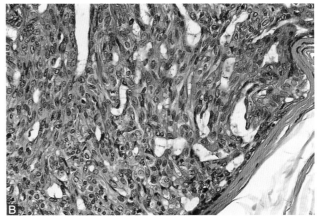

图 12-1-13　周围型导管内乳头状瘤（Ⅱ型）。多发性导管乳头状瘤，结构复杂，形态多样，部分导管内可见上皮呈旺炽性增生及不规则腔隙，细胞呈普通型导管增生形态特征（A、B）

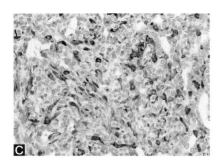
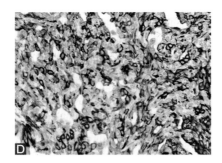
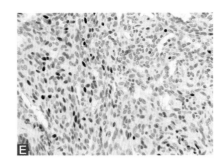

图 12-1-13 周围型导管内乳头状瘤（Ⅱ型）（续图）。免疫组化染色显示：calponin 部分增生细胞呈阳性（C），CK5/6 呈斑驳阳性（D），ER 呈非克隆性阳性（E）

病例 14

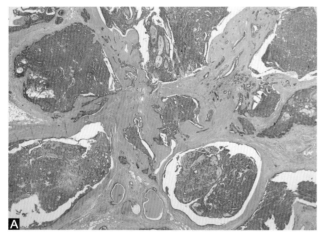
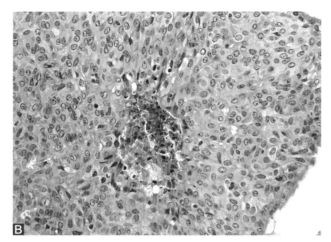

图 12-1-14 周围型导管内乳头状瘤（Ⅱ型）。多发性导管内乳头状瘤，扩张的导管内可见复杂乳头状结构，管周纤维化，其中可见变形腺体（A）；部分导管内上皮呈旺炽性显著增生，中央可见坏死，周围细胞呈普通型导管上皮增生形态特征（B）

三、硬化型导管内乳头状瘤

病例 15

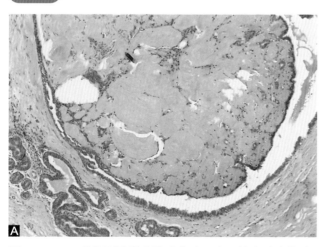
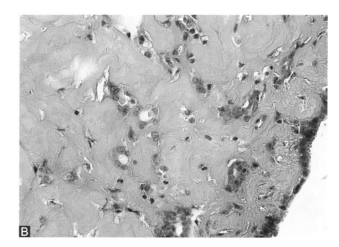

图 12-1-15 硬化型导管内乳头状瘤。大导管内乳头状瘤，间质明显胶原化及玻璃样变性，其中残留散在变形的腺体及细胞簇，细胞无异型性（A、B）

病例 16

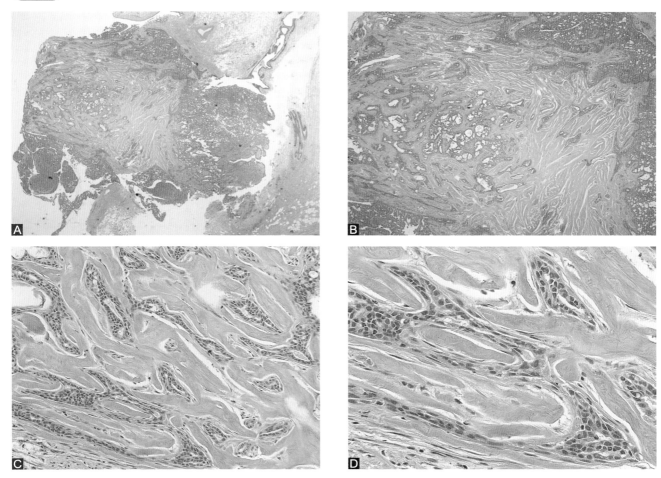

图 12-1-16　硬化型导管内乳头状瘤。大导管内乳头状瘤，中央区纤维化及硬化，其内分布有变形腺体，硬化区周围可见旺炽性导管增生（A、B）；纤维硬化的间质中可见扭曲变形的腺体及细胞巢，其排列方向与胶原的分布方向大致相同，腺体及细胞巢周围为玻璃样变性的间质，肌上皮不明显（C、D）

病例 17

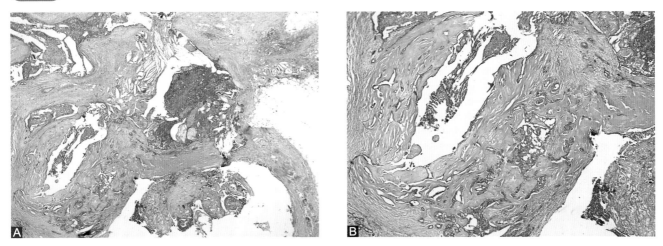

图 12-1-17　硬化型导管内乳头状瘤。周围型导管内乳头状瘤，部分肿瘤及导管壁有明显纤维化及玻璃样变性，其间有变形的腺体（A、B）

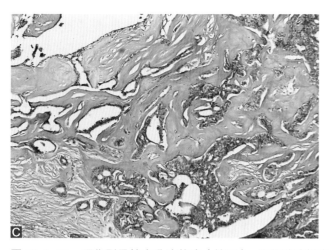
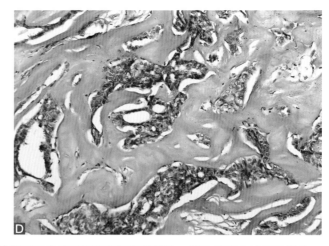

图 12-1-17　硬化型导管内乳头状瘤（续图）。硬化玻璃样变性的间质中埋陷有变形扭曲的腺体，增生的腺上皮无异型性，腺体及细胞巢周围肌上皮不明显（C、D）

病例 18

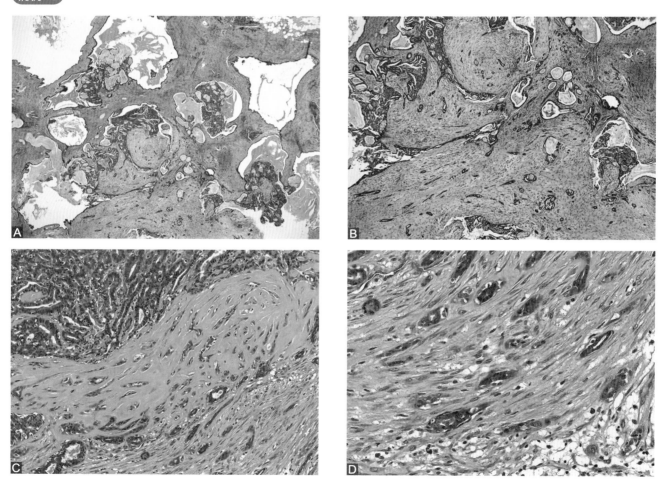

图 12-1-18　硬化型导管内乳头状瘤。周围型导管内乳头状瘤，肿瘤及周围间质均有明显纤维化（A、B）；纤维化的间质中可见扭曲变形的小腺体，有的成角，有的呈实性或呈腺鳞状增生形态改变，周围间质细胞丰富（类似于浸润性癌的反应性间质）（C、D）

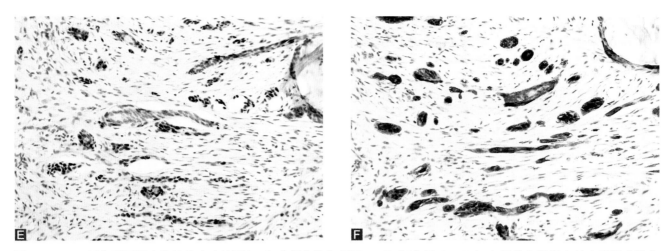

图 12-1-18　硬化型导管内乳头状瘤（续图）。免疫组化染色显示：p63（E）及 CK5/6（F）纤维化组织中的变形扭曲腺体及上皮细胞巢均呈阳性

四、导管内乳头状瘤伴梗死

病例 19

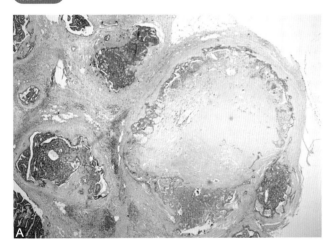
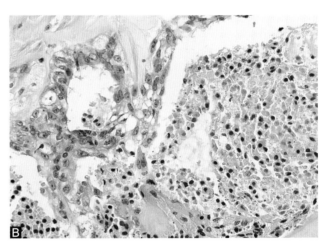

图 12-1-19　导管内乳头状瘤伴梗死。周围型导管内乳头状瘤，其中一个较大的导管内发生梗死及纤维化，导管周边可见残留的腺体，上皮增生，细胞核大，形状不一，核仁清楚（A、B）

病例 20

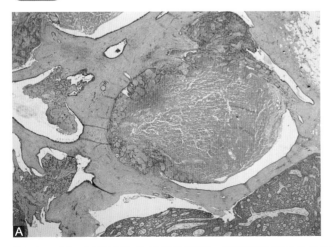
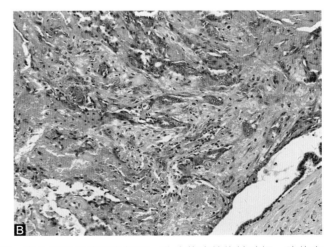

图 12-1-20　导管内乳头状瘤伴梗死。周围型导管内乳头状瘤，多个导管内伴出血梗死，乳头状瘤结构被破坏，腺体变形，分布紊乱（A、B）

五、导管内乳头状瘤伴非典型导管增生

病例 21

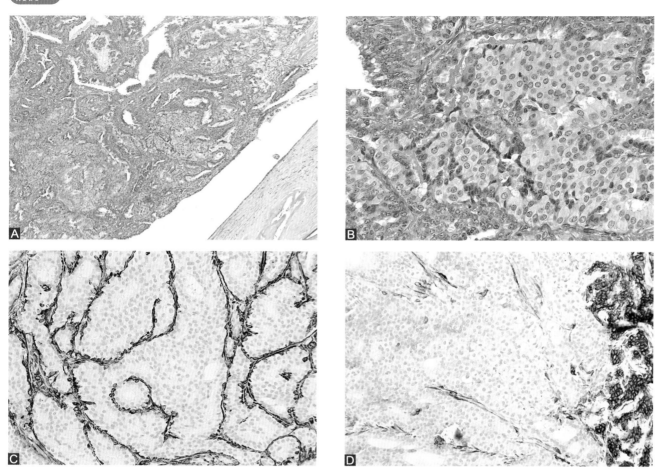

图 12-1-21　导管内乳头状瘤伴非典型导管增生。导管内乳头状瘤，形成复杂乳头状结构，局部区域可见导管上皮呈实性增生，细胞均匀一致，界限清楚，细胞核呈圆形，可见小核仁，为低核级，呈低级别导管原位癌形态及结构改变，范围最大直径小于 3 mm，周围可见柱状细胞增生及普通型导管增生（A、B）。免疫组化染色显示：p63 低级别导管原位癌区域外周肌上皮细胞呈阳性（C），CK5/6 低级别导管原位癌区域呈阴性，周围普通型导管增生细胞呈阳性（D）

六、导管内乳头状瘤伴导管原位癌

病例 22

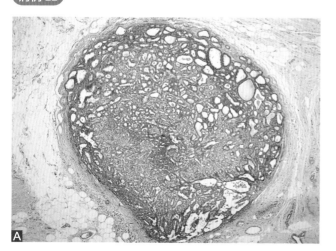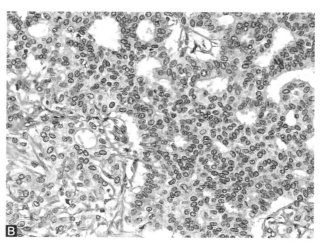

图 12-1-22　导管内乳头状瘤伴导管原位癌。导管内乳头状瘤，结构复杂，部分区域（染色较深区）呈筛孔状－腺管样，范围最大直径大于 3 mm，筛孔相对较圆、僵硬，周围细胞均匀一致，呈极性排列，细胞核呈圆形至卵圆形，大小、形态一致，核染色质较均匀，核仁不明显或可见小核仁，呈低核级形态改变，符合低级别导管原位癌（A、B）

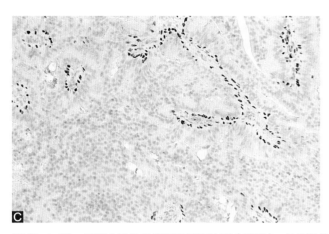
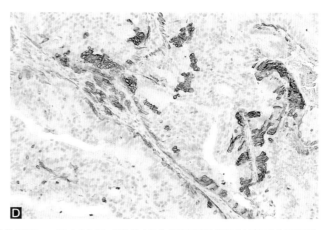

图 12-1-22　导管内乳头状瘤伴导管原位癌（续图）。免疫组化染色显示：p63（C）及 CK5/6（D）低级别导管原位癌区域呈阴性

病例 23

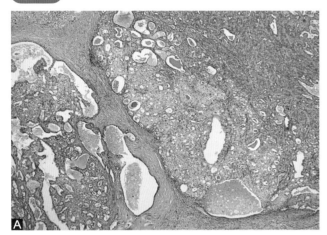
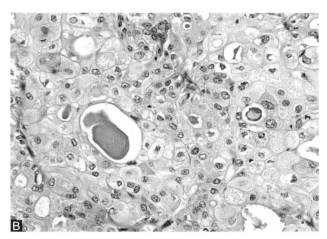

图 12-1-23　导管内乳头状瘤伴导管原位癌。多发性导管内乳头状肿瘤，结构复杂，可见大片淡染区，呈实性增生且有筛孔状结构，周边为密集增生的腺管，淡染区增生细胞界限清楚，细胞质丰富、淡染，呈细颗粒状，细胞核大小、形状不一，核膜厚，染色质呈粗颗粒状，有小核仁，并可见核分裂象，呈中核级改变，亦有小的钙化，符合中级别导管原位癌的诊断标准（A、B）

七、导管 / 小叶原位癌累及导管内乳头状瘤

（一）导管原位癌累及导管内乳头状瘤

病例 24

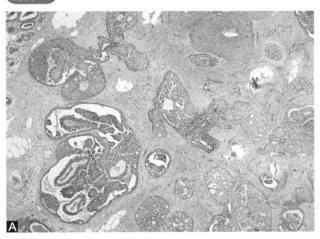
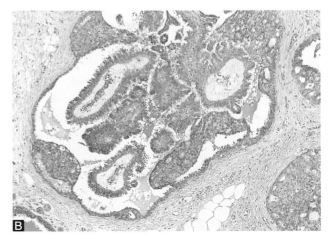

图 12-1-24　导管原位癌累及导管内乳头状瘤。多发性导管内乳头状瘤，周围可见导管原位癌（A）；1 个具有乳头状结构的导管，可见具有宽大水肿样纤维血管轴心的乳头，表面被覆柱状上皮，管壁内侧有多个"山丘"样实性细胞区，细胞形态与旁边导管原位癌细胞（B 右下）类似（B）

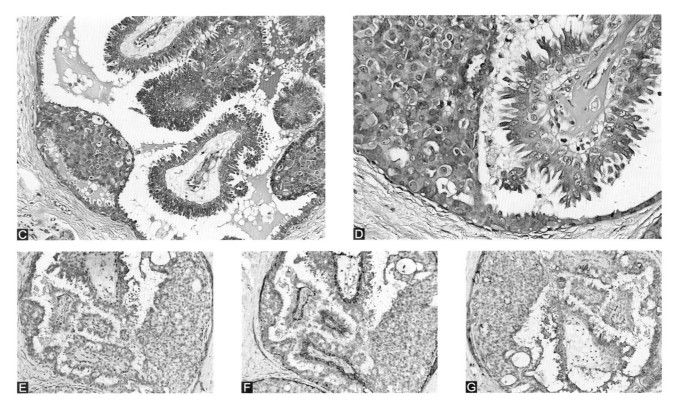

图 12-1-24 导管原位癌累及导管内乳头状瘤（续图）。增生的肿瘤细胞表面被覆立方状或柱状上皮，细胞核呈中等大小，核膜厚，染色质不均匀，核仁明显，具有中核级改变，细胞质宽，红染，细颗粒状，呈中级别导管原位癌细胞特征，乳头表面被覆柱状上皮，其下可见肌上皮细胞（C、D）。免疫组化染色显示：p63（E）及 calponin（F）乳头状结构中的肌上皮细胞呈阳性，CK5/6 少数增生细胞呈阳性，癌细胞及柱状上皮细胞呈阴性（G）

（二）小叶原位癌累及导管内乳头状瘤

病例 25

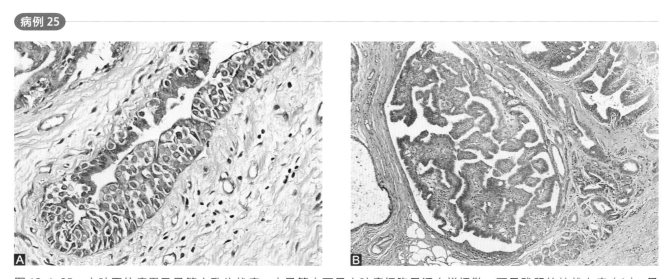

图 12-1-25 小叶原位癌累及导管内乳头状瘤。小导管内可见小叶癌细胞呈派杰样播散，可见残留的柱状上皮（A）；导管内乳头状瘤，呈树枝状乳头状结构，纤维血管轴心较宽大，乳头表面被覆柱状上皮，轴心有肿瘤细胞浸润，呈小巢状分布，细胞黏附性差，松散排列，细胞质淡染，细胞核呈中等大小，核膜不规则，部分细胞可见明显的小核仁，具有细胞异型性，呈小叶癌细胞形态改变（B~D）

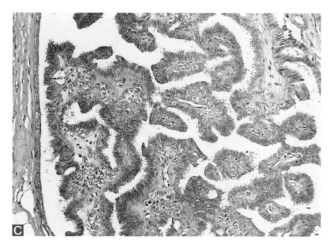
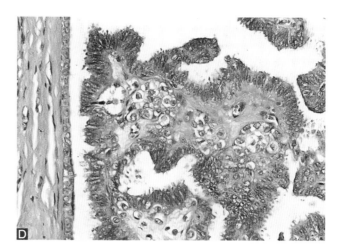

图 12-1-25　小叶原位癌累及导管内乳头状瘤（续图）

第二节　导管内乳头状癌

　　乳腺导管内乳头状癌（intraductal papillary carcinoma）发生在乳腺导管 - 小叶系统，是一种以具有纤维血管轴心的乳头状结构为特征、局限于管腔内的肿瘤性上皮增生性病变，即一种具有乳头状结构的导管原位癌（乳头状导管原位癌）。其与导管内乳头状瘤伴导管原位癌不同，不存在导管内乳头状瘤的成分。导管内乳头状癌与导管内乳头状瘤一样，主要包括 Ⅰ 型和 Ⅱ 型 2 种形态学类型，两者常混合存在。2003 年 WHO 乳腺肿瘤分类指出，诊断导管内乳头状癌的标准为大于 90% 的乳头完全缺乏肌上皮（不管是否存在上皮增生）或病变中有大于 90% 的可识别低级别导管原位癌。2012 年及 2019 年 WHO 乳腺肿瘤分类仍然基本沿用 2003 年诊断导管内乳头状癌的标准。

一、导管内乳头状癌（Ⅰ型）

病例 1

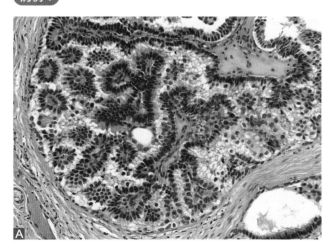
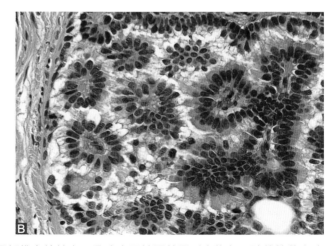

图 12-2-1　导管内乳头状癌（Ⅰ型）。导管内乳头状癌，可见纤维血管轴心，乳头表面被覆单层形态均匀一致的柱状上皮细胞，细胞核呈卵圆形、深染、核仁不明显，具有低 - 中核级形态特征，细胞质呈嗜酸性细颗粒状，有明显顶浆分泌性胞突，上皮下缺少肌上皮细胞（A、B）

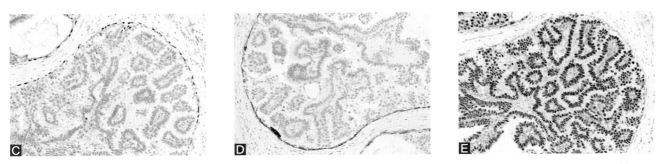

图 12-2-1　导管内乳头状癌（Ⅰ型）（续图）。免疫组化染色显示：p63（C）及 CK5/6（D）乳头纤维血管轴心呈阴性，导管周围可见阳性肌上皮细胞，CK5/6 亦可见导管内少数细胞呈阳性，ER 呈弥漫强阳性（E）

病例 2

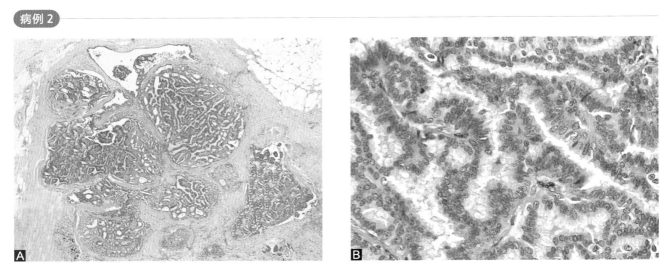

图 12-2-2　导管内乳头状癌（Ⅰ型）。导管内乳头状癌，可见纤细的树枝状纤维血管轴心，乳头表面被覆单层 - 假复层柱状细胞，细胞核呈卵圆形，可见小核仁，具有低 - 中核级形态特征，细胞质呈嗜酸性，有顶浆分泌性胞突，上皮下缺少肌上皮细胞（A、B）。此例肌上皮细胞标记物免疫组化染色呈阴性

病例 3

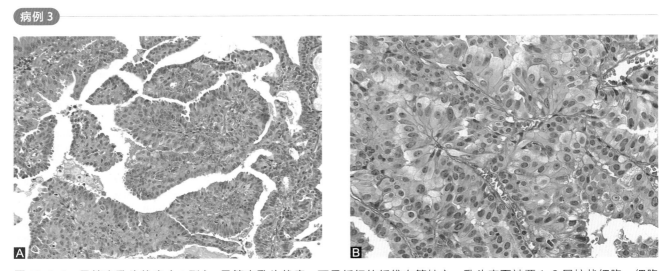

图 12-2-3　导管内乳头状癌（Ⅰ型）。导管内乳头状癌，可见纤细的纤维血管轴心，乳头表面被覆 1~2 层柱状细胞，细胞界限较清楚，细胞质呈嗜酸性细颗粒状，可见短胞突，细胞核呈卵圆形，核仁清楚，具有中 - 高核级形态特征，上皮下缺少肌上皮细胞（A、B）

病例 4

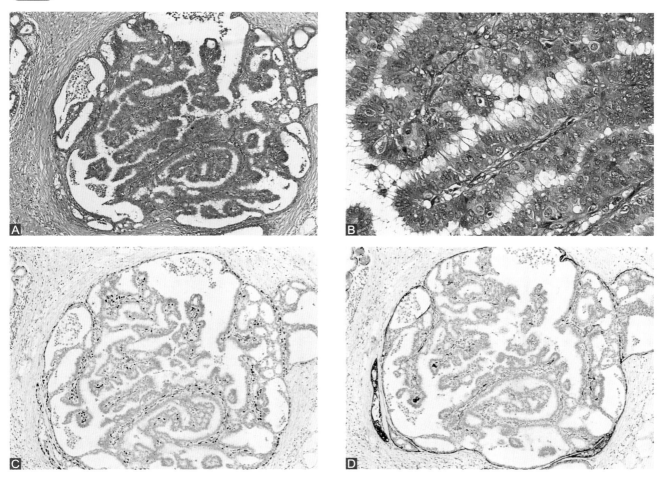

图 12-2-4　导管内乳头状癌（Ⅰ型）。导管内乳头状癌，可见纤细的纤维血管轴心，乳头表面被覆 1~2 层柱状细胞，细胞界限欠清楚，细胞质呈嗜酸性细颗粒状，可见长的胞突，细胞核呈卵圆形至长圆形，核仁明显，具有中－高核级形态特征，细胞有明显异型性（A、B）。免疫组化染色显示：p63（C）及 CK5/6（D）纤维血管轴心及导管外周肌上皮细胞呈阳性

二、导管内乳头状癌（Ⅱ型）

病例 5

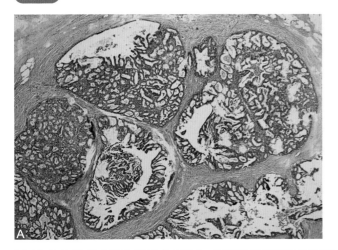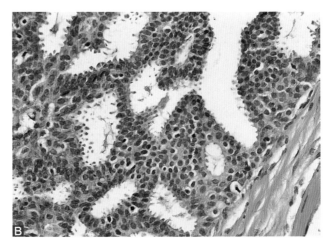

图 12-2-5　导管内乳头状癌（Ⅱ型）。多发性导管内乳头状癌，可见复杂树枝状乳头状结构，乳头及管腔表面被覆的上皮增生，形成细胞桥，相互连接形筛孔状结构，细胞一致，细胞核具有低核级形态特征（A、B）

病例 6

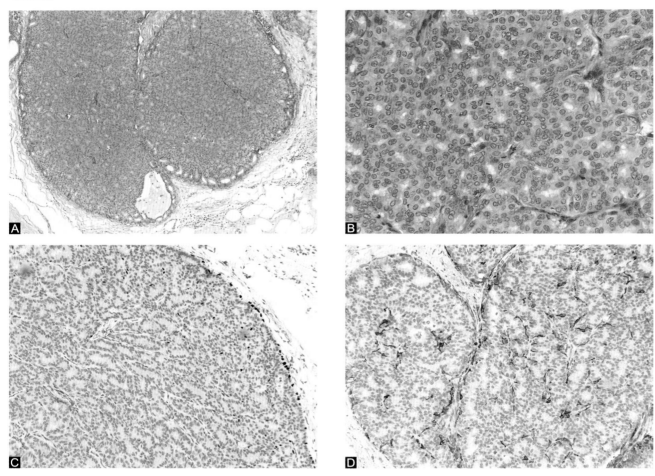

图 12-2-6 导管内乳头状癌（Ⅱ型）。导管内乳头状癌，细胞围绕纤维血管轴心生长，呈实性、小筛孔状，充满乳头间的空隙，肿瘤细胞形态一致，细胞核具有低核级特征，细胞呈低级别导管原位癌形态改变（A、B）。免疫组化染色显示：p63 管周肌上皮细胞呈阳性，轴心侧少数肌上皮细胞呈阳性（C），calponin 管周及轴心侧肌上皮细胞呈不同程度的阳性（D）

病例 7

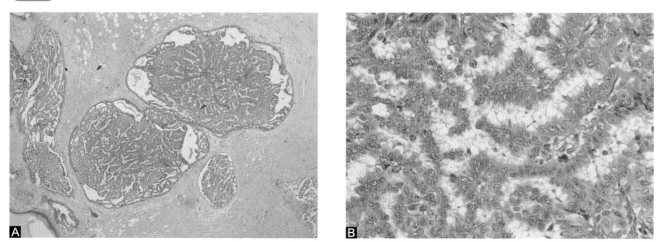

图 12-2-7 导管内乳头状癌（Ⅱ型）。导管内乳头状癌，可见复杂乳头状结构，乳头及管腔表面被覆的柱状上皮增生，形成微乳头并相互连接，细胞一致，细胞核呈圆形或卵圆形，核仁清楚，具有中核级形态特征（A、B）

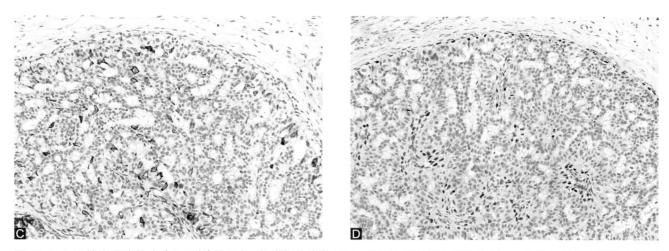

图 12-2-7 导管内乳头状癌（Ⅱ型）（续图）。免疫组化染色显示：CK5/6 散在细胞阳性（C），p63 乳头纤维血管轴心及导管周围肌上皮细胞呈阳性（D）

病例 8

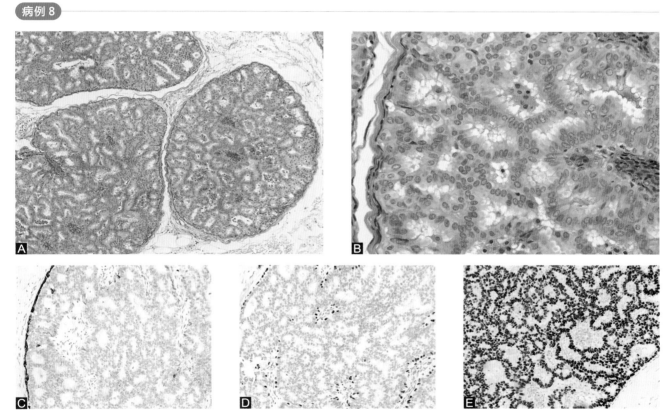

图 12-2-8 导管内乳头状癌（Ⅱ型）。导管内乳头状癌，细胞围绕纤维血管轴心呈筛网状结构，细胞呈单层立方状至柱状，细胞质呈嗜酸性细颗粒状，有胞突，细胞核具有中核级形态改变（A、B）。免疫组化染色显示：CK5/6 癌细胞呈阴性，管周肌上皮细胞呈阳性（C），p63 导管外周及轴心肌上皮细胞呈阳性（D），ER 癌细胞呈弥漫强阳性（E）

三、"二态性"导管内乳头状癌

病例 9

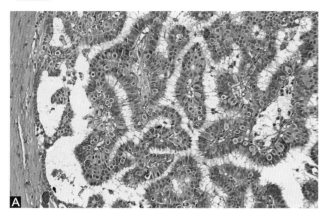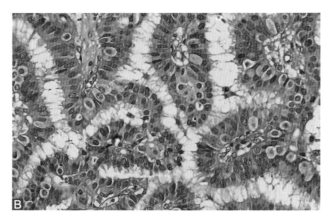

图 12-2-9 "二态性"导管内乳头状癌。导管内乳头状癌，乳头可见纤细的纤维血管轴心，被覆于乳头的细胞表现为"二态性"，即具有 2 种明显不同的形态特点，表面细胞呈柱状，细胞质呈嗜酸性，有顶浆分泌性胞突，另一种细胞多靠近基底部，呈单个或簇状分布，细胞核呈圆形至卵圆形，细胞质淡染、略透明（A、B）

病例 10

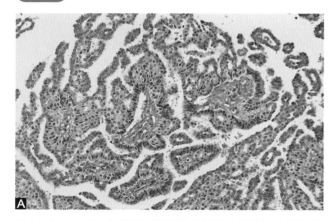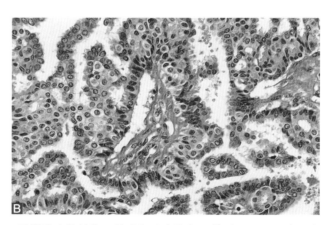

图 12-2-10 "二态性"导管内乳头状癌。导管腔内乳头状癌，可见微乳头状结构，肿瘤细胞多为复层排列，可见 2 种形态的肿瘤细胞群：细胞质明显淡染的细胞主要位于基底部，细胞质呈嗜酸性的柱状细胞被覆于乳头外周，具有顶浆分泌性胞突，细胞具有中度异型性（A、B）

四、导管内乳头状癌伴巨大纤维血管轴心

病例 11

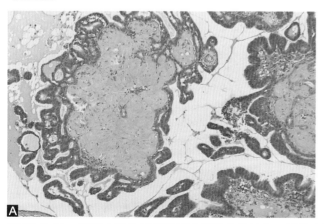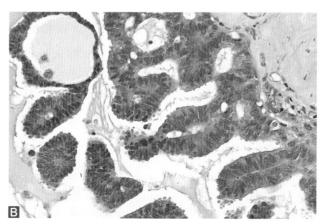

图 12-2-11 导管内乳头状癌伴巨大纤维血管轴心。导管内乳头状癌，纤维血管轴心巨大，且纤维组织增生、胶原化玻璃样变性，其中有少数变形腺体，乳头表面柱状上皮细胞增生，形成微乳头，有的呈腺样、腔内有水肿液，有的相互融合呈筛孔状，细胞核呈中核级形态特征，细胞质呈嗜酸性，细胞具有中度异型性（A、B）

五、导管内乳头状癌伴 p63 阳性

病例 12

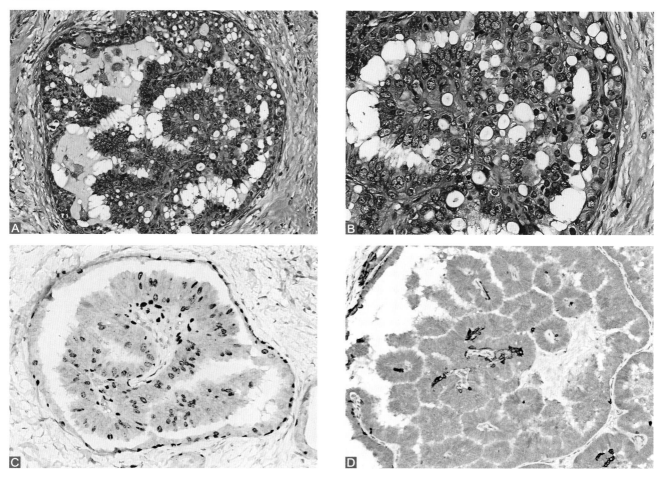

图 12-2-12　导管内乳头状癌伴 p63 阳性。导管内乳头状癌，纤维血管轴心较为纤细，表面被覆细胞核呈高核级形态改变，部分细胞的胞质内可见大空泡，细胞具有明显多形性及异型性（A、B）。免疫组化染色显示：p63 部分癌细胞核呈阳性，导管周围及局部乳头轴心肌上皮细胞核呈阳性（C），CK5/6 在乳头轴心局部肌上皮细胞胞质呈阳性（D）

第三节　实性乳头状癌

乳腺实性乳头状癌（solid papillary carcinoma）是一种以形成实性乳头状结节（膨胀性生长）为特点的特殊类型乳头状癌，常伴有神经内分泌分化及黏液分泌。2012 年和 2019 年 WHO 乳腺肿瘤分类将实性乳头状癌分为原位型实性乳头状癌（solid papillary carcinoma in situ）及实性乳头状癌伴浸润（solid papillary carcinoma with invasion）两种类型。分类对后者的解释是，在实性乳头状结节以外存在局限性浸润性导管癌、浸润性小叶癌、黏液癌或其他类型癌。实性乳头状癌是一种 II 型乳头状肿瘤；其中一种是实性乳头状结节外围有肌上皮细胞，分类定义为原位型实性乳头状癌（导管原位癌）；还有一种是实性乳头状结节周围缺少肌上皮细胞，部分结节形状不规整，局部可呈地图样边缘，这一类型应该是非原位型，非原位型实性乳头状癌与实性乳头状癌伴浸润不是一个概念，我们称之为膨胀浸润型实性乳头状癌（solid papillary carcinoma with expansible invasion）。2019 年 WHO 乳腺肿瘤分类还描述了一种浸润性实性乳头状癌（invasive solid papillary carcinoma），此种浸润性癌罕见，在形态学表现上，实性乳头状结节周围没有肌上皮细胞，结节大小、形状不一致，呈地图样分布，具有纤维组织增生性间质。

一、原位型实性乳头状癌

病例 1

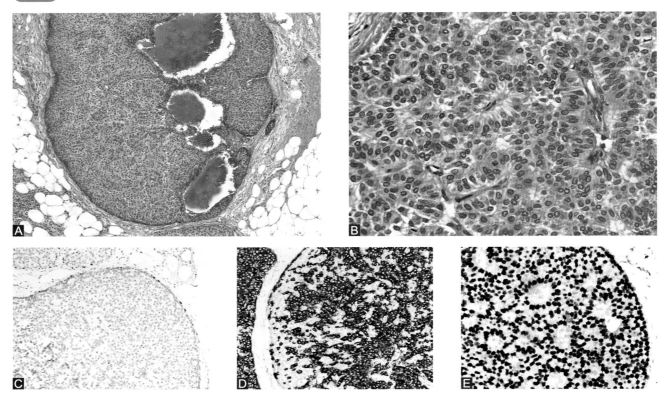

图 12-3-1　原位型实性乳头状癌。肿瘤呈实性结节状生长，与周围组织界限清晰，实性增生的细胞内散布纤细的纤维血管轴心，呈实性乳头状结构，其中有大小不等的血湖（A）；围绕轴心的细胞呈栅栏状排列，细胞大小、形态较一致，细胞核呈圆形或卵圆形，有的隐约可见小核仁，细胞质呈嗜酸性细颗粒状，细胞具有轻度异型性（B）。免疫组化染色显示：p63 癌巢周围可见阳性肌上皮细胞（C），Syn 癌细胞呈阳性（D），ER 呈弥漫强阳性（E）

病例 2

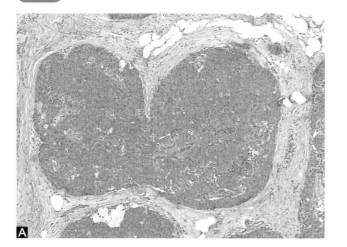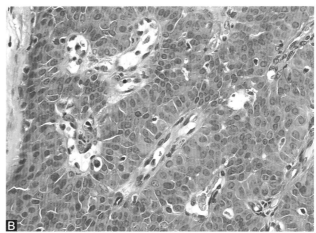

图 12-3-2　原位型实性乳头状癌。肿瘤呈大小、形状不同的实性结节状，界限清楚，增生的细胞中可见纤维血管轴心，呈实性乳头状结构，围绕轴心的细胞大小、形态较一致，排列整齐，细胞核呈圆形 - 卵圆形，核染色质细腻，可见小核仁，细胞质呈嗜酸性细颗粒状，细胞具有轻度异型性（A、B）

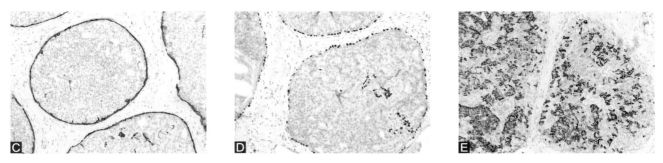

图 12-3-2　原位型实性乳头状癌（续图）。免疫组化染色显示：CK5/6（C）及 p63（D）癌巢周围及实性乳头的轴心可见阳性肌上皮细胞，Syn 癌细胞呈阳性（E）

病例 3

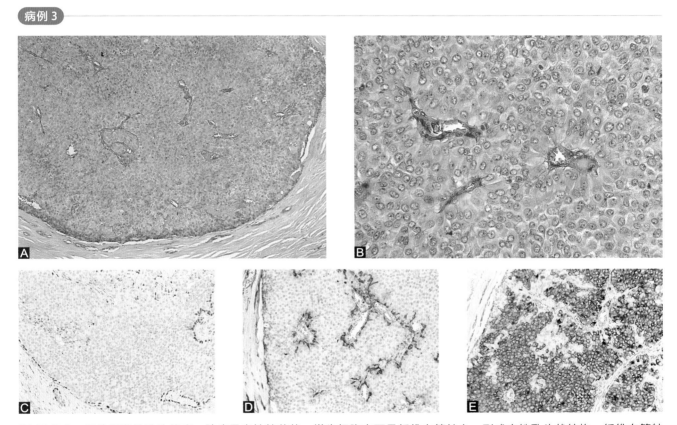

图 12-3-3　原位型实性乳头状癌。肿瘤呈实性结节状，增生细胞中可见纤维血管轴心，形成实性乳头状结构，纤维血管轴心周围细胞呈放射状排列，细胞大小、形态较一致，细胞核呈圆形或卵圆形，轻度增大，核染色质细腻，有小核仁，并可见个别核分裂象，细胞质呈嗜酸性细颗粒状，细胞具有中度异型性（A、B）。免疫组化染色显示：p63（C）及 SMA（D）部分实性乳头的轴心及癌细胞巢周围可见阳性肌上皮细胞，Syn 癌细胞呈阳性（E）

二、膨胀浸润型实性乳头状癌

病例 4

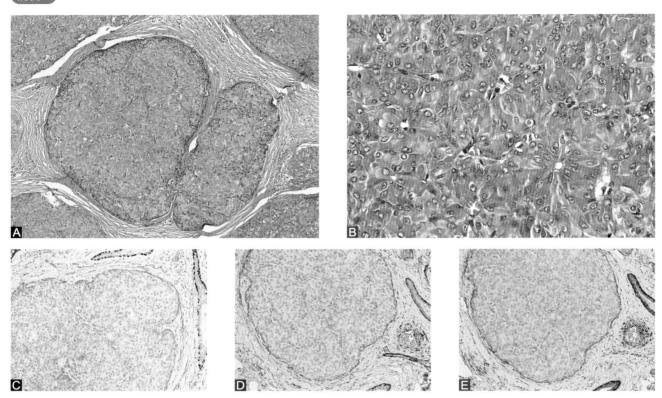

图 12-3-4　膨胀浸润型实性乳头状癌。肿瘤呈多结节状，形成实性乳头状结构，细胞围绕纤维血管轴心呈放射状排列，有的呈假菊形团样，细胞大小、形态较一致，呈圆形或卵圆形，可见小核仁，细胞质呈嗜酸性细颗粒状，细胞具有轻度异型性（A、B）。免疫组化染色显示：p63（C）、SMMHC（D）及 calponin（E）癌结节内及周围均呈阴性

病例 5

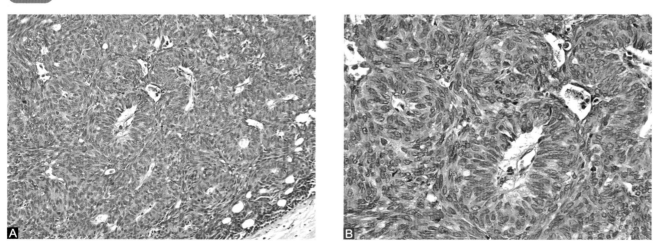

图 12-3-5　膨胀浸润型实性乳头状癌。肿瘤呈结节状膨胀性生长，界限清楚，细胞增生形成实性乳头状结构，纤维血管轴心被覆多层上皮细胞，呈放射状排列，细胞核大小、形态较一致，呈卵圆形或胖梭形，核染色质细腻，可见小核仁，细胞具有轻－中度异型性（A、B）

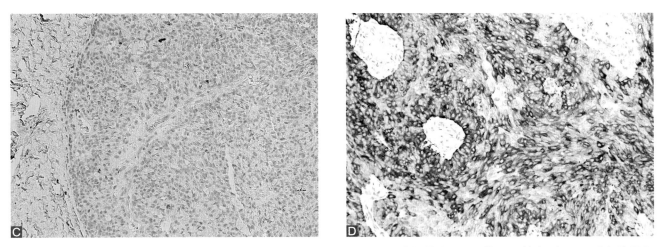

图 12-3-5　膨胀浸润型实性乳头状癌（续图）。免疫组化染色显示：p63 癌结节内及周围均呈阴性（C），Syn 癌细胞呈阳性（D）

病例 6

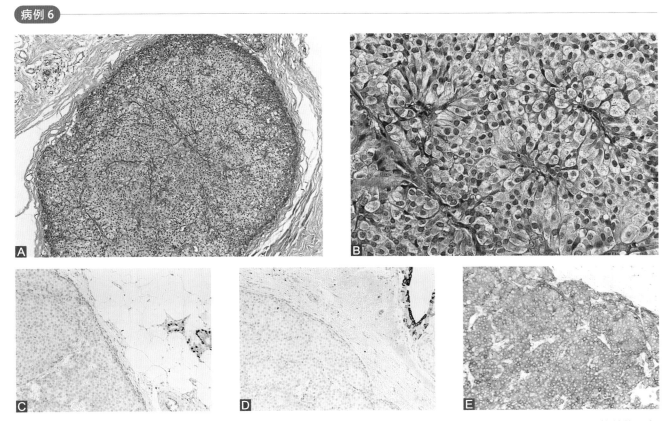

图 12-3-6　膨胀浸润型实性乳头状癌。肿瘤呈结节状膨胀性生长，与周围组织界限清晰，细胞增生呈实性乳头状结构，纤维血管轴心形成树枝状的乳头状支架，轴心被覆拥挤的多层上皮细胞，细胞围绕纤维血管轴心呈极性放射状排列，具有假菊形团样结构特征，细胞界限清楚，大小、形态较一致，细胞质丰富、淡染－透明，细胞核相对较小，呈圆形－卵圆形，核染色质细腻，核仁不明显，细胞具有轻度异型性（A、B）。免疫组化染色显示：p63（C）和 SMMHC（D）癌结节内及周围均呈阴性，Syn 癌细胞呈阳性（E）

病例 7

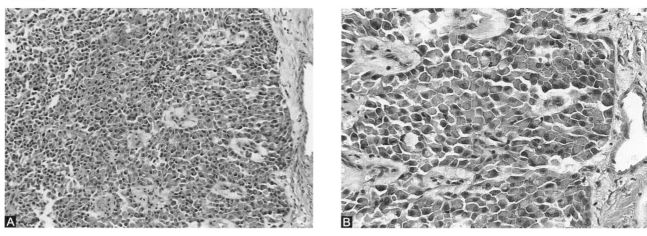

图 12-3-7 膨胀浸润型实性乳头状癌。肿瘤呈结节状膨胀性生长，界限清楚，细胞增生呈实性乳头状结构，纤维血管轴心之间的细胞形态较一致，排列较松散，细胞质丰富、呈嗜酸性，细胞核呈多角形，偏位深染，呈浆细胞样（A、B）。此例 p63、calponin、SMMHC 及 CK5/6 免疫组化染色均呈阴性

三、实性乳头状癌变异型

（一）印戒细胞型

病例 8

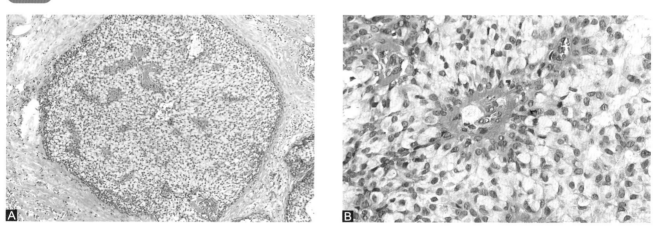

图 12-3-8 印戒细胞型实性乳头状癌。肿瘤为原位型，呈多结节状，界限清楚，细胞增生呈实性乳头状，纤维血管轴心周围的细胞呈放射状排列，实性增生的细胞胞质富含黏液，细胞核被推挤至一侧，细胞呈 "印戒" 样（A、B）

病例 9

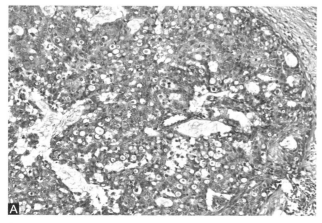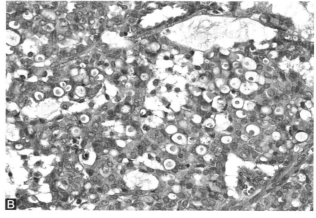

图 12-3-9 印戒细胞型实性乳头状癌。肿瘤为膨胀浸润型，呈界限清楚的多结节状，细胞增生呈实性乳头状，细胞质内有大小不等的黏液空泡，其内可见嗜酸性小球状物，细胞核被推挤至一侧，细胞呈 "印戒" 样，细胞之间可见小黏液湖（A、B）

（二）黏液型

病例 10

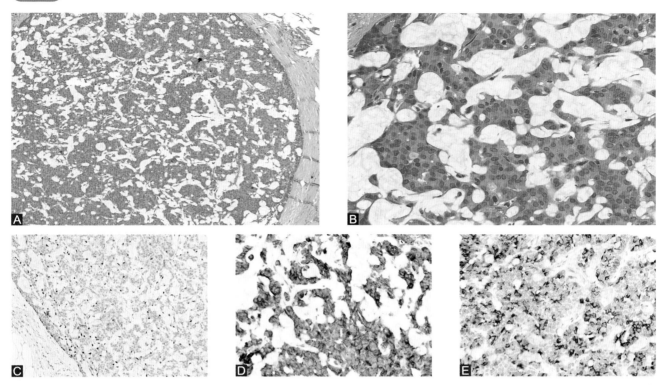

图 12-3-10　黏液型实性乳头状癌。肿瘤为原位型，呈结节状，界限清楚，具有实性乳头状结构，细胞外黏液聚集，分离细胞呈岛状，形成黏液湖，细胞具有轻度异型性（A、B）。免疫组化染色显示：p63 癌结节内和边缘可见阳性肌上皮细胞（C），Syn（D）及 CgA（E）癌细胞呈弥漫强阳性

病例 11

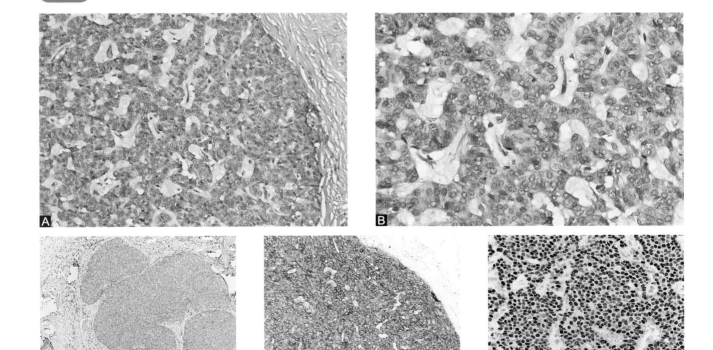

图 12-3-11　黏液型实性乳头状癌。肿瘤为膨胀浸润型，呈结节状，界限相对清楚，细胞增生呈实性乳头状，有轻度至中度异型性，纤维血管轴心及细胞间可见黏液聚集，形成小的黏液湖（A、B）。免疫组化染色显示：p63 癌结节内、外呈阴性（C），Syn（D）及 ER（E）癌细胞呈弥漫阳性

（三）梭形细胞型

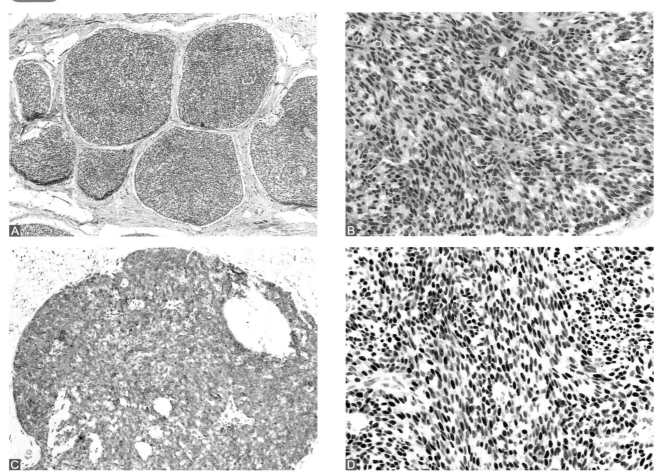

图 12-3-12　梭形细胞型实性乳头状癌。肿瘤为原位型，呈圆形结节状，界限清楚，实性增生的细胞呈流水状排列，细胞呈梭形，围绕纤维血管轴心的细胞呈栅栏状排列，细胞异型性不明显（A、B）。免疫组化染色显示：Syn 癌细胞呈阳性（C），ER 呈弥漫强阳性（D）

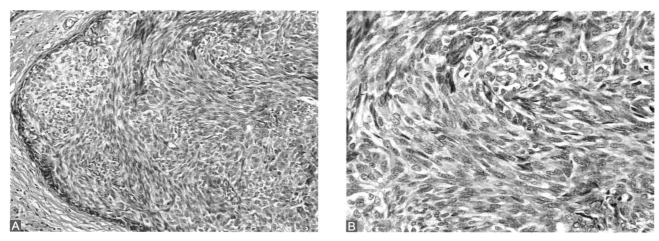

图 12-3-13　梭形细胞型实性乳头状癌。肿瘤为膨胀浸润型，呈界限清楚的结节状，形成实性乳头状结构，细胞呈梭形，呈束状流水状排列，大部分细胞核呈梭形，核染色质呈细颗粒状，可见小核仁，细胞具有轻度至中度异型性（A、B）

（四）实性乳头状癌伴 CK5/6 阳性

病例 14

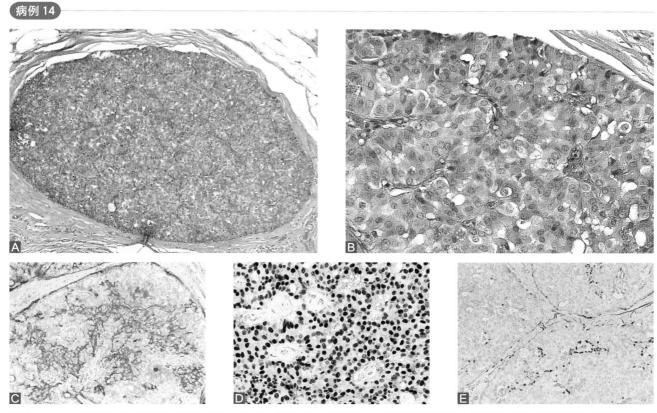

图 12-3-14　实性乳头状癌伴 CK5/6 阳性。肿瘤为原位型，呈结节状，细胞围绕纤维血管轴心呈放射状排列，细胞大小、形态较一致，呈圆形或卵圆形，可见小核仁，细胞质呈嗜酸性细颗粒状，细胞具有轻度异型性（A、B）。免疫组化染色显示：CK5/6 部分癌细胞呈阳性（C），ER 呈弥漫强阳性（D），p63 癌结节周围及轴心肌上皮细胞呈阳性（E）

四、实性乳头状癌伴浸润

病例 15

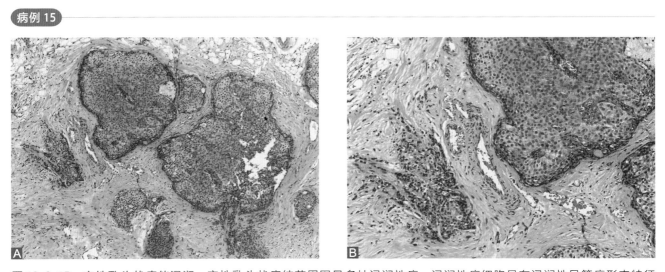

图 12-3-15　实性乳头状癌伴浸润。实性乳头状癌结节周围见多灶浸润性癌，浸润性癌细胞具有浸润性导管癌形态特征（A、B）

五、浸润性实性乳头状癌

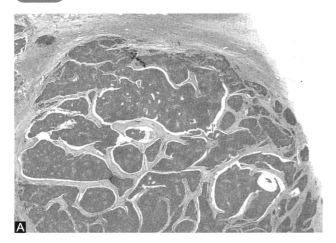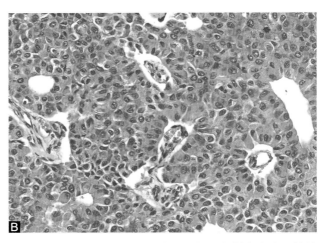

图 12-3-16　浸润性实性乳头状癌。病灶呈结节状地图样分布，结节大小形状不规则，间质有促纤维组织增生改变，结节内部呈实性乳头状，癌细胞核呈低 - 中核级形态特征，胞质呈红染细颗粒状，结节外周缺乏肌上皮细胞（A、B）

第四节　包裹性乳头状癌

　　乳腺包裹性乳头状癌（encapsulated papillary carcinoma）在 2003 年 WHO 乳腺肿瘤分类中被称为囊内（intracystic）乳头状癌，作为导管内乳头状肿瘤的一种类型。2012 年 WHO 乳腺肿瘤分类将其改为包裹性乳头状癌，作为导管内乳头状病变的一种类型。2019 年 WHO 乳腺肿瘤分类沿用包裹性乳头状癌的名称，作为乳头状肿瘤（而不是导管内乳头状肿瘤或病变）的一种类型，其细胞核通常为低 - 中核级，并认为高核级类似的肿瘤不应包括其中，而应归类于浸润性癌。

一、包裹性乳头状癌（Ⅰ型）

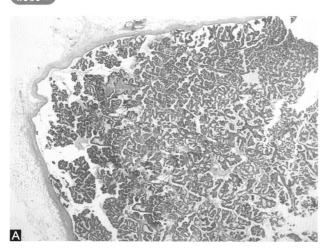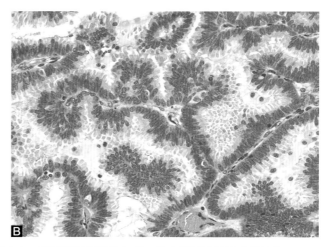

图 12-4-1　包裹性乳头状癌（Ⅰ型）。肿瘤界限清楚，呈囊实性改变，周围可见纤维性包膜，肿瘤呈树枝状乳头状结构，可见纤细的纤维血管轴心，乳头表面被覆单层或假复层柱状上皮细胞，呈极性排列，有明显胞突，细胞呈轻度异型性，腺上皮下无肌上皮细胞（A、B）

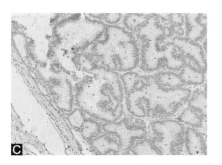
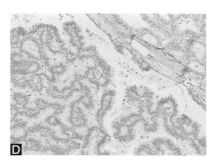
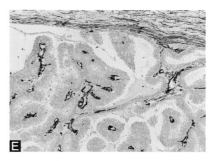

图 12-4-1　包裹性乳头状癌（Ⅰ型）（续图）。免疫组化染色显示：CK5/6（C）、p63（D）及 SMA（E）肿瘤边缘及内部乳头状结构缺乏阳性的肌上皮细胞

病例 2

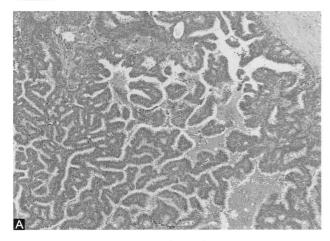
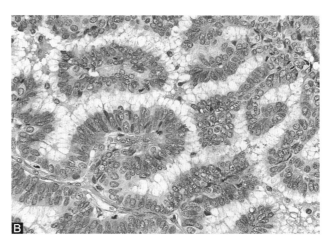

图 12-4-2　包裹性乳头状癌（Ⅰ型）。肿瘤界限清楚，周围可见纤维性包膜，肿瘤呈树枝状乳头状生长方式，乳头可见纤细的纤维血管轴心，乳头表面被覆单层或假复层柱状上皮细胞，呈极性排列，胞突相互连接呈丝网状，细胞呈中度异型性形态改变（A、B）

二、包裹性乳头状癌（Ⅱ型）

病例 3

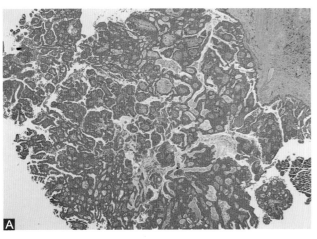
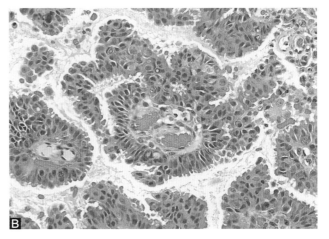

图 12-4-3　包裹性乳头状癌（Ⅱ型）。肿瘤呈囊实性，周围可见纤维性包膜，肿瘤呈复杂乳头状生长方式，可见多少不等的纤维血管轴心，乳头表面被覆上皮增生，细胞呈复层，形成微乳头，许多细胞含有胞质内黏液，有的细胞呈"印戒"样，细胞呈中度异型性形态改变（A、B）

病例 4

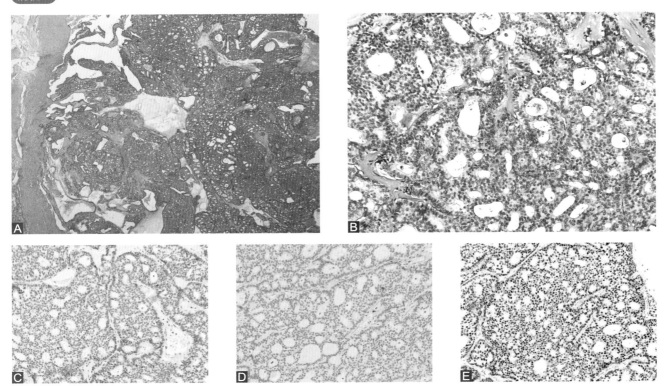

图 12-4-4　包裹性乳头状癌（Ⅱ型）。肿瘤呈囊实性结节状，有纤维性包膜，可见宽大的纤维血管轴心，轴心被覆的细胞增生，充填乳头间的空隙，形成筛孔状 - 腺样复杂结构，细胞具有中度异型性（A、B）。免疫组化染色显示：CK5/6（C）及 p63（D）癌组织呈阴性，ER 癌细胞呈弥漫阳性（E）

病例 5

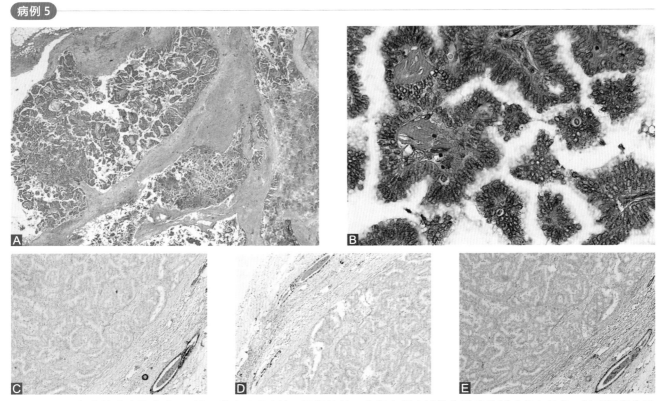

图 12-4-5　包裹性乳头状癌（Ⅱ型）。肿瘤呈囊实性，界限清楚，中间有粗大纤维将肿瘤分割成多个结节，肿瘤呈复杂乳头状 - 微乳头状生长方式，乳头被覆柱状上皮细胞，细胞核具有低核级特征，细胞无明显异型性（A、B）。免疫组化染色显示：CK5/6（C）、p63（D）及 calponin（E）肿瘤性结节内、外均呈阴性

三、"二态性"包裹性乳头状癌

病例 6

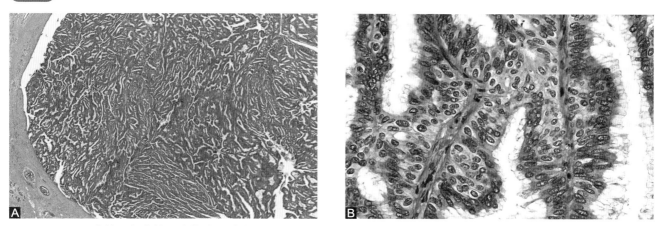

图 12-4-6　"二态性"包裹性乳头状癌。肿瘤呈结节状，周围可见纤维性包膜，肿瘤呈复杂乳头状生长方式，可见纤维血管轴心，乳头表面被覆单层或假复层柱状上皮细胞，有明显胞突，亦可见靠近乳头轴心呈簇状或小团状分布的细胞，细胞核呈卵圆形，细胞质淡染（类似于肌上皮分化特点），与柱状上皮细胞之间有移行过渡，呈"二态性"改变，细胞具有较明显异型性（A、B）

四、高核级包裹性乳头状癌

病例 7

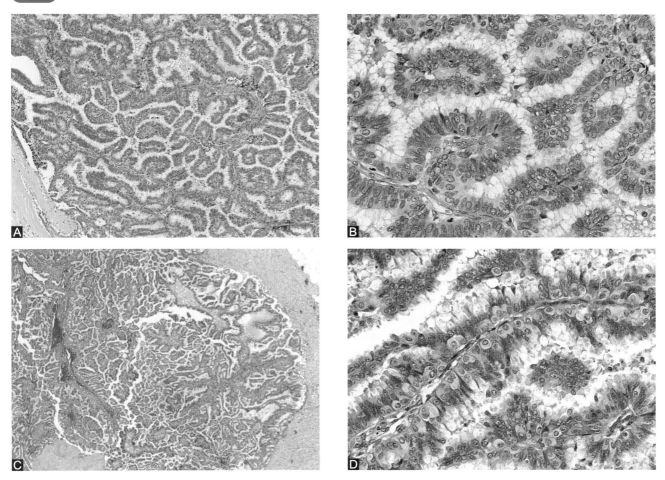

图 12-4-7　高核级包裹性乳头状癌。图为 2 个病例组合。均呈大结节状，有纤维性包膜，纤细的纤维血管轴心被覆 1 至数层柱状细胞，有明显胞突，细胞核呈高核级改变，细胞异型性显著（A~D）；病例 2 中肿瘤细胞具有"二态性"特征，底层细胞核圆、胞质空淡（D）

第五节　浸润性乳头状癌

乳腺浸润性乳头状癌（invasive papillary carcinoma）是一种具有乳头状结构（超过 90%）的浸润性癌。诊断浸润性乳头状癌时，需先排除实性乳头状癌、包裹性乳头状癌及导管内乳头状癌。

一、浸润性乳头状癌（Ⅰ型）

病例 1

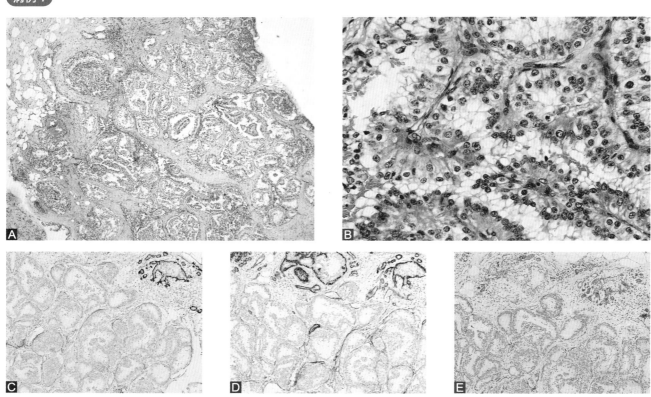

图 12-5-1　浸润性乳头状癌（Ⅰ型）。肿瘤呈导管内乳头状癌样，排列较密集，乳头有纤细的纤维血管轴心，表面被覆单层或假复层柱状上皮细胞，细胞核偏腔缘侧分布，细胞质空淡或呈嗜酸性，胞突于腔内形成蜂窝状结构，细胞具有轻度至中度异型性（A、B）。免疫组化染色显示：p63（C）、calponin（D）及 CK5/6（E）肿瘤乳头状结构内、外均呈阴性

二、浸润性乳头状癌（Ⅱ型）

病例 2

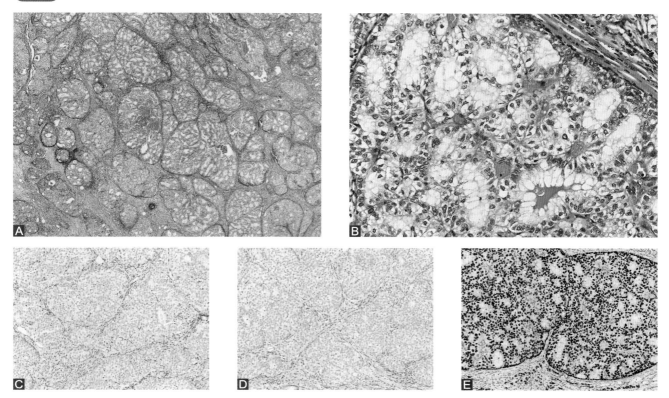

图 12-5-2　浸润性乳头状癌（Ⅱ型）。肿瘤呈大小不等的结节状，边界比较清楚，紧密排列，呈导管内乳头状癌样膨胀性浸润生长模式，乳头及腺管表面被覆和衬覆单层柱状上皮细胞，排列具有一定极性，细胞质空淡，有胞突，细胞核不规则，染色质粗，可见核仁，细胞有中度异型性，局部腔内有伊红色分泌物（A、B）。免疫组化染色显示：CK5/6（C）及 p63（D）肿瘤乳头状结构内、外均呈阴性，ER 呈弥漫阳性（E）

三、浸润性乳头状癌伴 p63 阳性

病例 3

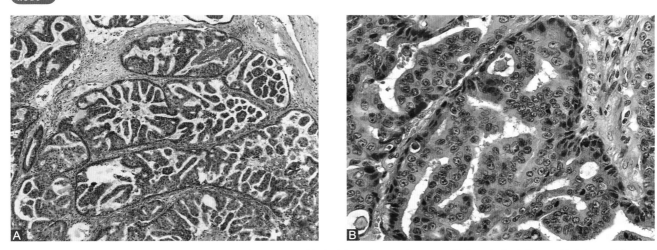

图 12-5-3　浸润性乳头状癌伴 p63 阳性。肿瘤呈大小不等结节状，排列紧密，呈导管内乳头状癌样浸润性生长，结节内肿瘤细胞核具有高核级形态特征，细胞具有明显异型性，结节表面可见一层胞质红染的肿瘤细胞，细胞核不规则且深染，类似于肌上皮细胞（A、B）

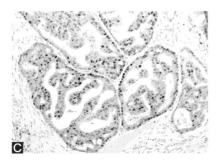
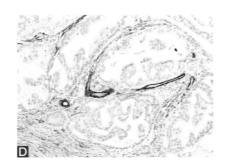
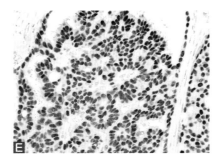

图 12-5-3　浸润性乳头状癌伴 p63 阳性（续图）。免疫组化染色显示：p63 癌细胞呈阳性（C），SMA 呈阴性（D），ER 呈弥漫阳性（E）

第六节　诊断及鉴别诊断

1.“乳头”状的一般性概念及病理诊断的相关术语　“乳头”状是形态学诊断的术语，通常是指腺管的上皮（腺上皮及肌上皮）向管腔内增生，并带入周围的间质，在中央形成具有纤维血管轴心的指突状、树枝状或叶状结构，表面被覆腺上皮及肌上皮双层细胞。这种有纤维血管轴心支持的“乳头”又称“真性乳头”。在临床工作中，带“乳头”的病理诊断已经超出了“真性乳头”的范畴，如微乳头、乳头 - 微乳头、实性乳头、网状 - 腺样乳头等。微乳头是腺上皮增生形成的细胞突起，体积小，缺乏纤维血管轴心。乳头 - 微乳头是乳头表面被覆的腺上皮呈微乳头状增生，可脱落形成游离的微乳头。实性乳头是乳头及腺管表面被覆和衬覆的上皮呈旺炽性增生，相互连接，呈实性充满管腔，但仍可见纤维血管轴心。网状 - 腺样乳头是乳头及腺管表面被覆和衬覆的上皮增生，在乳头之间形成网状或腺样结构。

2. 乳头状肿瘤的组织学类型　乳头状肿瘤的组织学类型特征是形成 2 种类型的乳头状结构。一种类型是由真性乳头组成，表现为指突状、树枝状或叶状乳头，亦可融合或连接成树枝状 - 网状乳头状结构，乳头中央有纤维血管轴心，表面被覆腺上皮（常具有柱状上皮细胞特征）及肌上皮双层细胞，其结构比较简单，又被称为Ⅰ型（单纯型）乳头状结构。另一种类型是乳头纤维血管轴心内的腺管增生和（或）乳头及腺管表面被覆和衬覆的上皮增生，形成多种改变相混杂的复杂乳头状结构，又被称为Ⅱ型（复杂型）乳头状结构。乳头状肿瘤中，除实性乳头状癌只表现为Ⅱ型（复杂型）乳头状结构外，导管内乳头状瘤、导管内乳头状癌、包裹性乳头状癌及浸润性乳头癌均表现有Ⅰ型（单纯型）和Ⅱ型（复杂型）乳头状结构特征。

3. Ⅰ型（单纯型）良、恶性乳头状肿瘤的鉴别　主要根据乳头是否存在肌上皮细胞及被覆腺上皮细胞有无非典型性来判断。导管内乳头状肿瘤，如果乳头被覆的腺上皮缺乏非典型性以及有完整的肌上皮细胞，则诊断为导管内乳头状瘤。如果超过 90% 的乳头无肌上皮细胞，但导管周围有肌上皮细胞，通常无须参考细胞的核级，诊断为导管内乳头状癌。如果为大的囊性 - 实性界限清楚的结节性乳头状肿瘤，病变内、外无肌上皮细胞，且细胞具有异型性（通常为低度至中度），则诊断为包裹性乳头状癌。如果为浸润性（常为膨胀性浸润）乳头状肿瘤，乳头状结构内、外均无肌上皮细胞，细胞具有异型性，则诊断为浸润性乳头状癌。至于Ⅰ型（单纯型）导管内乳头状瘤伴非典型增生或原位癌的诊断，目前尚无明确的定义和诊断标准。有人以肌上皮细胞缺失的程度为指标，少于 33% 的乳头有肌上皮细胞的缺失，诊断为非典型性乳头状瘤；而 33%~90% 的乳头无肌上皮细胞，且被覆的柱状细胞有非典型性，则诊断为导管内乳头状瘤伴乳头状癌（起源于导管内乳头状瘤的乳头状癌）。2019 年 WHO 乳腺肿瘤分类也没有对 3 mm 标准是否适用于Ⅰ型（单纯型）导管内乳头状瘤做出解释。还有人认为，当乳头被覆的柱状上皮细胞出现细胞学的轻度异型性（其形态特征类似于平坦型上皮非典型增生）时，即便没有肌上皮细胞的缺失，也可诊断为导管内乳头状瘤伴平坦型上皮非典型增生。当柱状上皮细胞有明显细胞异型性（高核级）时，不用去考虑肌上皮细胞状况，可直接诊断为导管内乳头状癌。遇到类似的病例，诊断时肯定会有困难与争议，应更为谨慎地对待。

4. **Ⅱ型（复杂型）良、恶性乳头状肿瘤的鉴别** 主要根据细胞异型性（核级）及肌上皮细胞的状态及结构特征进行判断。导管内乳头状肿瘤，如果出现低级别导管原位癌的改变，还需结合其范围进行诊断。如细胞无异型性，有经验的病理医师通常无须参考肌上皮细胞的状况，就可诊断为导管内复杂型增生或复杂型导管内乳头状瘤，初学者及经验不足的病理医师常需要进行免疫组化染色。当具有低级别导管原位癌特征的区域占据导管内乳头状肿瘤 90% 以上的空间时，则诊断为导管内乳头状癌。诊断导管内乳头状瘤伴非典型增生或导管原位癌时，则需要参考具有低级别导管原位癌区域的大小。导管内乳头状瘤伴非典型导管增生和导管内乳头状瘤伴导管原位癌的诊断缺乏统一的标准。2012 年和 2019 年 WHO 乳腺肿瘤分类均采用具有低级别导管原位癌形态特征区域的大小为标准，用 3 mm 作为区分是导管内乳头状瘤伴非典型增生还是伴导管原位癌的阈值。然而在临床工作中，应用以上标准有较大的主观性。另外，3 mm 的阈值可能更适合诊断大导管的复杂型乳头状病变，对于诊断小导管的多发性乳头状病变却不容易掌握。而在粗针穿刺活检中，由于取材存在局限性，会有更多的诊断困难，还可能出现假阴性的结果。

实性乳头状癌是一种Ⅱ型（复杂型）乳头状肿瘤，常类似导管内增生性病变，呈多结节性分布，乳头表面及腺腔（或周围）被覆和衬覆的上皮细胞呈实性增生，其中可见比较纤细或不明显的纤维血管轴心，肿瘤细胞均匀一致，呈圆形或梭形，细胞核常呈低核级形态特征，细胞异型性常不明显，通常需要行免疫组化染色（肌上皮细胞标记物、CK5/6、ER、神经内分泌标记物等）来区分是原位型还是膨胀浸润型实性乳头状癌。此外，实性乳头状癌亦需要与呈实性乳头状增生的导管内乳头状瘤做鉴别，后者的纤维血管轴心更为明显，细胞形态呈多样性，细胞界限不清，细胞质较少，呈均质嗜酸性，缺少黏液分泌及神经内分泌分化。

包裹性乳头状癌通常为 1 个体积大的、囊实性界限清楚的结节性病灶，很少有 2 个病灶，可出现复杂型乳头状增生病变的各种形态学改变，肿瘤内、外通常缺乏肌上皮细胞。一般认为浸润性乳头状癌很少见。但笔者根据自己的经验认为，浸润性乳头状癌常为膨胀性浸润模式，可呈导管内乳头状癌样，或为界限比较清楚的结节状，形态学表现与导管内乳头状癌及包裹性乳头状癌有重叠，人们在诊断时更愿意考虑后两者。在临床工作中，如果遇到导管内乳头状癌样病变，且形态不典型（缺乏小叶分布的模式，无特化性间质、小叶癌化，形状更不规则和拥挤，周围有小的浸润性细胞团或细胞巢等）时，应该想到通过免疫组化染色，排除浸润性乳头状癌。由于浸润性乳头状癌常有膨胀浸润的特点，容易与包裹性乳头状癌混淆，浸润性乳头状癌是浸润性生长模式，虽然界限常比较清楚，但具有浸润性边缘，肿瘤常被纤维组织分割成多个形状、大小不等的膨胀浸润性结节，肿瘤性结节亦可呈导管原位癌样密集分布，而不是局限于囊内或有包膜的乳头状肿瘤。包裹性乳头癌通常为 1 个大的囊实性结节，内部常留有无细胞的空间，而且常有厚的纤维性包膜，包膜及包膜外常有明显的反应改变，有的病例大结节内被纤维隔分成多个小结节，造成多结节膨胀浸润性病变的假象。

5. **乳头状病变的免疫组化诊断** 乳腺导管内乳头状病变的诊断及鉴别诊断，常需进行免疫组化染色辅助诊断，常用的标记物包括：一组肌上皮细胞标记物（p63 必选）、CK5/6、ER、PR、HER2 及 Ki67 等。与转移性乳头状癌做鉴别时，还需增加一些特殊标记物（如卵巢癌的标记物）。通常情况下，在良性乳头状肿瘤（多指复杂型）中，p63 和 CK5/6 呈阳性，ER 呈非克隆性不均匀阳性；在恶性乳头状病变中，p63 和 CK5/6 通常呈阴性，ER 如为阳性，则呈克隆性阳性。但是，特别是在单纯型乳头状病变中，乳头表面常被覆不同状态的柱状上皮，不管是良性还是恶性，CK5/6 均呈阴性，ER 亦常呈弥漫强阳性。有文献报道，干细胞标记物 CD44 和 CD133 的表达缺失，可能有助于诊断恶性乳头状肿瘤。此外，少数病例可能出现反常的免疫组化表达，应有合理的解释。

　　鉴别Ⅰ型（单纯型）良、恶性乳头状病变时，首先应认真分析形态学信息，通过肌上皮细胞标记物（p63必选）免疫组化染色，参考肌上皮细胞缺失的范围，判断是导管内乳头状瘤、导管内乳头状瘤伴非典型增生、导管内乳头状瘤伴原位癌还是导管内乳头状癌［详见前Ⅰ型（单纯型）良、恶性乳头状肿瘤的鉴别］。导管内乳头状癌的腺管周围通常有肌上皮细胞，少数情况下肌上皮细胞可缺乏，此时需和导管内乳头状癌样浸润性乳头状癌做鉴别。部分实性乳头状癌存在肌上皮，称为原位型。包裹性乳头状癌和浸润性乳头状癌一般缺乏肌上皮。肌上皮细胞的存在或缺失是区别良性或恶性乳头状肿瘤重要参考指标，但不是唯一标准，需结合形态改变综合分析诊断。乳头状肿瘤纤维血管轴心表面常被覆柱状腺上皮细胞，CK5/6在柱状细胞通常呈阴性，但有时在肌上皮细胞中亦可有阳性表达。ER及PR在柱状上皮常呈弥漫强阳性。因此，这两种标记物的表达状况对良、恶性的鉴别通常无诊断价值。某些病例中HER2及Ki67的表达状况有一定参考价值。

　　鉴别Ⅱ型（复杂型）良、恶性乳头状肿瘤时，需结合肌上皮细胞标记物的免疫组化表型与CK5/6、ER、PR等的状况综合分析。导管内乳头状癌的腺管周围有肌上皮细胞，内部结构缺乏肌上皮。导管内乳头状瘤伴非典型增生或导管原位癌，其肌上皮的状况是根据纤维血管轴心的多少和分布来决定的，可区域性缺少肌上皮。Ⅱ型（复杂型）导管内乳头状瘤，旺炽性增生的细胞具有普通型导管增生的细胞形态特征，CK5/6呈斑驳阳性，ER呈非克隆性表达，有时亦可表达肌上皮细胞标记物。非典型增生及低级别导管原位癌细胞的CK5/6通常呈阴性，ER呈克隆性弥漫强阳性。需要注意的是，大汗腺细胞CK5/6呈阴性，ER亦呈阴性。其中增生的柱状上皮细胞CK5/6呈阴性，ER常呈弥漫强阳性。这两种细胞常和普通型增生的细胞混杂，有时也可呈片状分布，在没有掌握形态学特征时，容易引起误判。

　　实性乳头状癌的肌上皮细胞标记物表达有两种情况，即阳性或阴性。阳性者为原位型，此型纤维血管轴心亦可有肌上皮；阴性者为膨胀浸润型，结节内外肌上皮均阴性。ER呈克隆性弥漫强阳性。CK5/6通常呈阴性，但某些病例除肌上皮外，一些肿瘤细胞中CK5/6也可散在呈阳性（用残存良性增生细胞不能完全解释）。包裹性乳头状癌及浸润性乳头状癌的肌上皮细胞标记物及CK5/6通常呈阴性，少数可有表达，ER如为阳性，则呈克隆性阳性。

　　6. 导管原位癌或小叶原位癌累及导管内乳头状瘤　　与导管内乳头状瘤伴非典型增生、导管原位癌及导管内乳头状癌的概念不同，这类病变是导管原位癌或小叶原位癌细胞呈派杰样腺管内播散，从而出现在导管内乳头状瘤内，通常表现为导管衬覆上皮内和近管壁的腺腔内出现小叶原位癌或导管原位癌细胞。在某些周围型导管内乳头状瘤中，可能导管原位癌或小叶原位癌的累及，比导管内乳头状瘤伴非典型增生或导管原位癌更为常见，遇到这类病变，一定不能忽视对导管内乳头状瘤周围的腺管性质的判断。

丁华野　魏　兵　步　宏

▌章目录

乳腺微小浸润癌（microinvasive carcinoma）的诊断标准在既往文献中缺乏一致性，近年则逐渐统一使用美国癌症联合委员会（American Joint Committee on Cancer，AJCC）在乳腺癌分期手册中推荐的定义，即最大径不超过 1 mm 的浸润性癌，单发病灶或多发病灶均可。多灶性微小浸润癌的各病灶的大小不累加，pT 分期仅取决于最大病灶的最大径。绝大多数乳腺微小浸润癌伴随高级别导管原位癌出现。导管原位癌肿块体积越大，微小浸润癌发生的可能性越高。目前观点认为，诊断微小浸润癌时不要求癌细胞浸出特化性小叶间质，原因是导管原位癌病变背景的存在通常会导致小叶内外间质难以准确区分。微小浸润癌的组织学类型主要为浸润性导管癌，偶见黏液癌、小管癌或小叶癌等。如果 HE 切片中微小浸润癌形态明确，即使其在免疫组化染色切片或 HE 连续切片中消失，也应当确立诊断。病灶不典型或可疑时，可根据 2012 年 WHO 乳腺肿瘤分类推荐诊断为"缺乏肯定微小浸润癌证据的原位癌"。肿块充分取材是诊断乳腺微小浸润癌的重要保障。由于对微小浸润癌的认识尚不充分，该组肿瘤缺乏国际疾病肿瘤学分类（ICD-O）编码。

第一节 微小浸润癌的形态学改变

一、微小浸润癌

病例 1

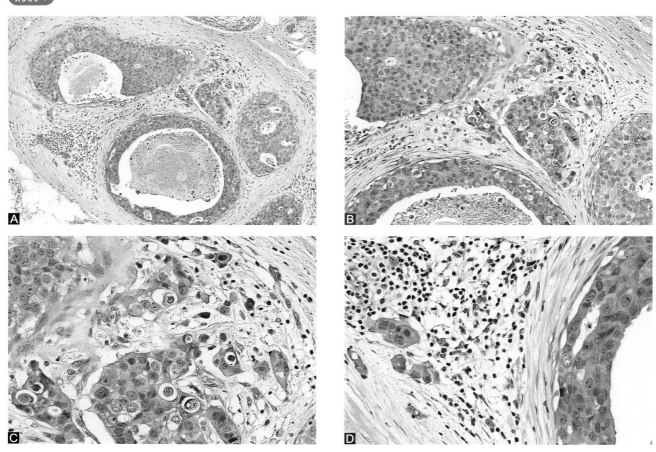

图 13-1-1 多灶性微小浸润癌。背景病变中存在高级别导管原位癌，呈实体、筛孔状，高核级，伴有粉刺样坏死，其旁可见 2 个微浸润癌病灶（最大径均小于 1 mm）（A）；其中一个病灶，间质中有呈团巢、簇状及散在分布的癌细胞，异型性明显（B、C）；另一个病灶，导管原位癌旁的间质内有较多淋巴细胞浸润，其中可见两小团癌细胞（D）

病例 2

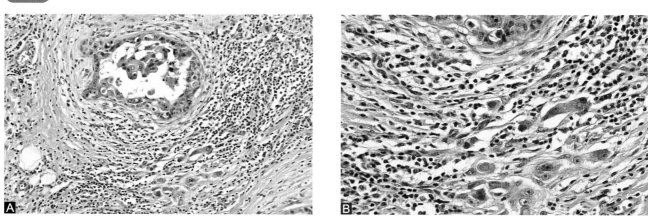

图 13-1-2 多灶性微小浸润癌。高级别导管原位癌，微乳头状，高核级，有坏死，周围有大量淋巴细胞浸润，其中可见多灶性小簇状和单个离散癌细胞（病灶最大径均小于 1 mm），细胞有较明显异型性，周围缺乏显著促纤维间质反应（A~D）。以此生长模式为特点的微小浸润癌并不少见，低倍镜下容易被忽略，需要至少中倍镜仔细观察，以避免漏诊。背景病变中有大量淋巴细胞、浆细胞浸润，对发现微小浸润癌具有提示价值，应仔细观察这些区域

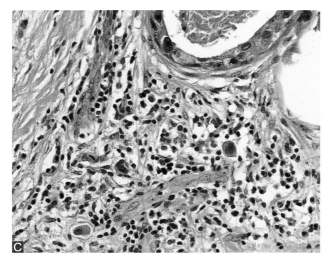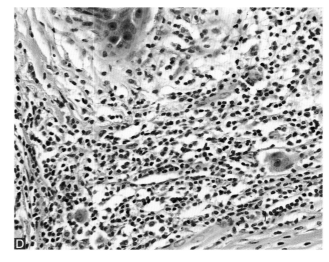

图 13-1-2　多灶性微小浸润癌（续图）

二、微乳头黏液型微小浸润癌

病例 3

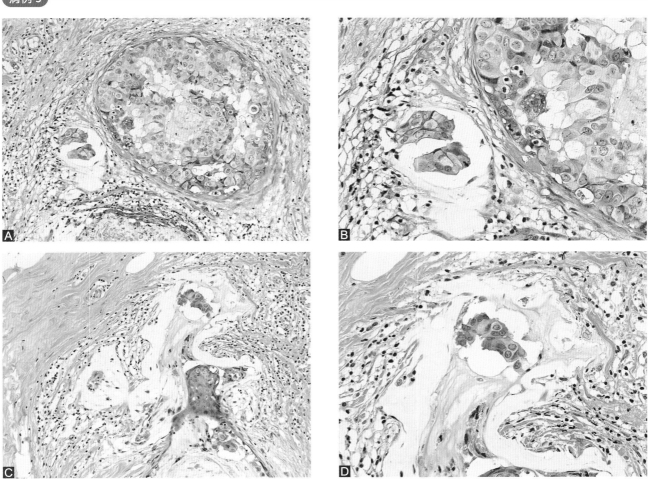

图 13-1-3　多灶性微乳头黏液型微小浸润癌。可见高级别导管原位癌，微乳头黏液型，高核级，坏死不明显，管腔内可见黏液分泌，导管周围有轻度纤维化，亦可见多发性、轮廓不规则的小黏液湖（最大径均小于 1 mm），黏液较为稀薄、染色淡，周围有较多炎症细胞浸润，其内可见呈微乳头状结构的癌细胞漂浮，具有中级别核，可见核分裂象（A~D）。微浸润性黏液癌的大小测量取决于包含黏液在内的整个病灶，而不是仅仅测量肿瘤细胞团巢间的最大径。黏液湖内无漂浮肿瘤细胞，不能算作浸润。微浸润性黏液癌需要与伴有上皮增生的黏液囊肿样病变的上皮随同黏液被动溢出做鉴别。诊断高级别微乳头型导管原位癌时，一定要多取材、多切片，仔细寻找浸润灶

三、HER2 阳性的微小浸润癌

病例 4

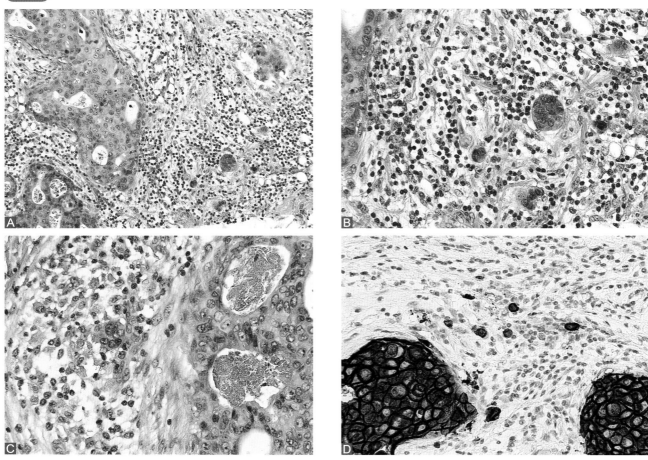

图 13-1-4　多灶性微小浸润癌。高级别导管原位癌，筛孔状型，高核级，有粉刺状坏死，周围有明显淋巴细胞、浆细胞浸润，其中可见呈单个散在、小簇状和团巢状浸润的癌细胞（A~C）。免疫组化染色显示：HER2 导管原位癌细胞膜及微浸润癌细胞膜（3+）（D）。由于微浸润癌细胞胞质可能偏少，因此用 HER2 染色区分胞膜或胞质着色有时会比较困难，胞膜呈强阳性时，通常也会带上细胞质，导致病理医师难以给出准确的判读结果。另外，HER2 免疫组化染色有助于确定不易观察到的微浸润癌细胞。微浸润癌细胞也需要与间质中体积稍大的组织细胞、转化淋巴细胞及增生的血管内皮细胞做鉴别

四、微小浸润癌双重免疫组化染色

病例 5

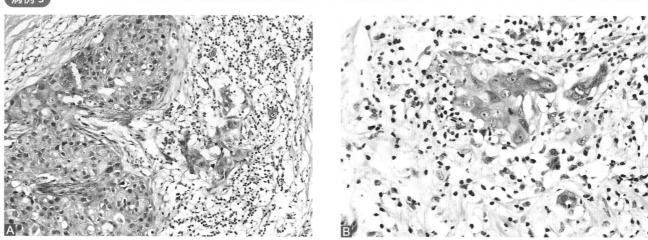

图 13-1-5　微小浸润癌。微小浸润癌病灶形态不规则，在有淋巴细胞背景的间质中呈浸润性生长，其周围无纤维组织增生，伴发导管原位癌的轮廓不规则（A）；微小浸润癌细胞异型性显著，核仁突出，可见核分裂象，肿瘤团巢周围缺乏易识别的肌上皮层（B）

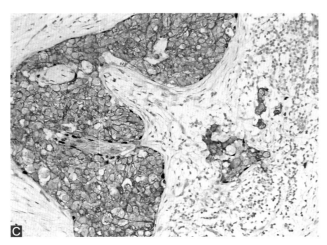
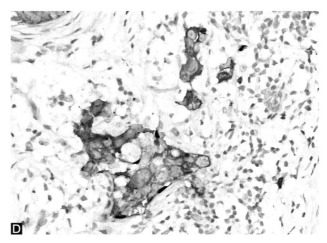

图 13-1-5　微小浸润癌（续图）。CK、p63 双重免疫组化染色显示：肿瘤细胞呈胞质红染，肌上皮细胞核呈棕黄色。原位癌周围肌上皮层完整连续（C、D），图中体积较大的肿瘤团巢，尽管形态不规则，但边缘部分区域有 p63 阳性染色的肌上皮细胞，因此这是否代表浸润需要审慎判定。体积较小的肿瘤团巢周围缺乏肌上皮，微浸润性质明确（D）

第二节　诊断及鉴别诊断

1. 微小浸润癌的组织学特点　诊断微小浸润癌的最大径上限是 1 mm，多病灶、最大径接近 1 mm 的微小浸润癌更容易被发现。当微小浸润癌表现为散在单个细胞或仅数个细胞形成小簇状团巢，特别是伴有大量炎症细胞浸润背景时，HE 切片和肌上皮标记免疫组化染色切片中均容易发生漏诊。这些微小病灶往往缺乏间质反应。浸润病灶周围出现间质收缩裂隙以及轮廓不规则是诊断微小浸润癌最有价值的形态学特点。文献报道，提示出现微小浸润癌的其他组织学指标包括：病变范围大、导管原位癌呈高核级、伴有粉刺样坏死、广泛钙化、导管原位癌间质纤维化及明显淋巴、浆细胞浸润、广泛累及小叶腺泡等。根据笔者经验，在伴有显著慢性炎症细胞浸润的高核级肿块型导管原位癌中，几乎总是能够找到微小浸润癌病灶，而且常是多灶性。组织学观察到的单个异型性上皮细胞并非一定是微小浸润癌细胞，此类细胞可有肌上皮包绕。微小浸润癌的细胞学特点常常与伴随的原位癌细胞相似。

2. 微小浸润癌与导管原位癌的鉴别诊断　由于绝大多数微小浸润癌总是伴随导管原位癌出现，因此只要确诊了导管原位癌，寻找有无微小浸润癌就是病理医师必须完成的诊断步骤。导管原位癌可以出现各种类似微浸润或浸润的形态学假象，包括导管原位癌的小叶化、导管原位癌出芽分枝、导管原位癌周纤维化致假浸润、导管原位癌周反应性泡沫状组织细胞及血管内皮细胞增生、导管原位癌细胞穿刺后移位埋陷、导管原位癌累及或起源于腺病/复杂硬化性病变等。对于上述最后两种情况，即使是经验丰富的病理医师，也可能会出现过诊断问题。因为导管原位癌周围纤维组织增生、玻璃样变而形成的假浸润是导致误诊为浸润癌的常见原因，所以它也常常成为免疫组化染色筛查浸润的重点病灶，而真正需要深入工作确诊的微小浸润癌却被忽略。值得注意的是，纤维化导致的假浸润病灶周围的肌上皮细胞可以减少，甚至局灶缺失，此时肌上皮细胞标记物的染色结果需要结合整个肿瘤综合评估。当导管原位癌与腺病（如硬化性腺病、大汗腺型腺病等）和放射硬化性病变（如放射状瘢痕、复杂硬化性病变）并存时，诊断浸润或微浸润需慎重，肌上皮免疫组化染色结果具有重要的鉴别诊断价值。

3. 微小浸润癌与大于 1 mm 的浸润癌鉴别　导管原位癌伴有灶性浸润、局部浸润或早期浸润等缺乏规范的诊断用语仍常见于病理报告中。镜下测量意识不足和取材不够规范是导致上述状况出现的主要原因，同时导致肿瘤的 pT 分期不能准确进行，影响了患者的临床治疗选择。通过目镜测微尺或透明塑料尺进行显微镜下测量，能够解决多数微小浸润癌与最大径大于 1 mm 的小灶浸润癌的鉴别诊断。微小浸润癌镜下的大小测量宜选取浸润病灶的最大径进行，而不是浸润灶与某个原位癌导管基膜的最远距离。当较多最大径小于 1 mm 的微小浸润病灶散布在原位癌导管之间时，将其视作多灶微浸润还是作为合并的单病灶，目前尚缺乏统一认识。如果诊断前者，需要在报告中注明微浸润病灶的分布范围，为患者的治疗提供更多的信息。

4. **免疫组化辅助诊断**　肌上皮标记染色在微小浸润癌诊断中具有重要作用。尽管可选择的免疫组化染色标记物很多，但 p63 具有最佳的特异性和敏感性。CK5/6 在肌上皮中表达不稳定，因此使用时需要慎重，但其在高核级导管原位癌周围总是稳定地表达，与间质细胞等缺乏交叉反应，且呈细胞质连续阳性染色，某些时候甚至优于 p63。需要注意的是，导管原位癌细胞也可以呈 p63 和（或）CK5/6 阳性，影响结果判读，此时需要结合其他肌上皮细胞标记物，甚至只能基于形态学加以判定。虽然可以联合使用多个肌上皮细胞标记物，但费用高，且微浸润病例往往需要对多张 HE 切片行肌上皮标记染色以确定有无微小浸润癌，因此选择适当的肌上皮细胞标记物和待染组织块很重要。对于使用自动免疫组化染色仪器的病理科，可以选择在 1 张玻片上裱 2 块组织同时染色，经济实用。S-100 蛋白和基膜标记（如 laminin、Ⅳ型胶原）在微小浸润癌诊断中缺乏价值。当微小浸润癌病灶太小，以致识别困难时，单纯肌上皮标记染色可能导致漏诊，辅助上皮标记（如 PCK）染色可以提高微小浸润癌检出率。同时标记上皮和肌上皮的鸡尾酒免疫组化染色在微小浸润癌诊断中具有优势，如 PCK/p63、CK18/p63、CK/SMA 或 ADH-5（含 CK7/CK18、CK5/CK14/p63），更容易发现隐藏存在的癌细胞。当导管原位癌呈 HER2（3+）时，该病例 HER2 染色的功效可以类似于上皮标记，有助于寻找微小浸润癌，因为浸润癌细胞很可能表现为 HER2 阳性染色（3+）的不规则细胞团巢。某些病灶轮廓规则但其周围肌上皮标记染色呈阴性，可能是由于肌上皮数量减少（但并非完全缺乏）、组织切面导致的，因此其性质判定还需要综合考虑。

5. **肿瘤标志物**　文献报道，微小浸润癌的 ER 阳性率为 25%~66.3%、PR 阳性率为 38%~57%，HER2 阳性率为 31%~50%，Ki67 阳性率为 35% 左右。由于微小浸润癌病灶微小、细胞数量也少，免疫组化染色切片中常常难以准确评估其肿瘤标志物状态，此时病理医师需要报告邻近微小浸润癌的原位癌肿瘤标志物染色结果，其中，原位癌的 HER2 状态可以参考浸润性癌标准进行判定，或对染色结果进行客观描述。

6. **需要强调的地方**　寻找微小浸润癌需要多取材、多切片，甚至全部取材（一般很难达到）。而且要花费一定的时间，要有足够的耐心，仔细观察。一般情况下，浸润癌大小范围的判断只是根据 1 个组织切面所观察到的情况做出的，如果将组织块做连续切片，不同切面上浸润癌的大小范围可能会有比较大的差别，诊断微小浸润癌的病灶连切后可能发现有更大范围的浸润，诊断浸润癌的病灶连切后可能只够诊断微小浸润癌了。因此，应根据实际情况，在诊断微小浸润癌时留有余地，特别是在工作不充分时。

乳腺浸润性导管癌

丁华野　石慧娟

章目录

2019 年 WHO 乳腺肿瘤分类将非特殊类型浸润性癌定义为一大类异质性浸润性乳腺癌，但在形态学上无法归入任何一种特殊的组织学类型。同义词为浸润性导管癌（invasive ductal carcinoma）。本书仍然采用传统浸润性导管癌的诊断名称，便于从概念上和导管原位癌相联系，以及与浸润性小叶癌相对应。浸润性导管癌是一组最常见的、异质性很强的浸润性乳腺癌。组织学上缺乏有规律的特征性改变。肿瘤细胞排列可呈小管 - 腺管、巢状、条索状、结节状或实性片状，形态可类似浸润性小叶癌、导管原位癌，亦可出现腺病样及双相结构等形态表现。细胞可呈立方状 - 柱状、圆形 - 多边形 - 梭形、也可呈合体细胞样，甚至出现巨细胞及多核巨细胞。细胞核在大小、形状、染色质、核仁及核分裂象等方面均有差异，构成不同核级的形态特征。细胞质也因含有线粒体、溶酶体、糖原、脂质、神经内分泌颗粒或黏液等成分的不同，出现不同的变化，有些细胞胞质呈嗜酸性细颗粒状或透明状，有些则呈泡沫状、明显嗜酸性或含有黏液空泡等特点。另外，浸润性导管癌间质也有明显的异质性，间质成分多少不等，可表现为促纤维组织增生性间质，也可表现为水肿、黏液样变、弹力组织变性或为纤维化玻璃样变性的间质；间质内亦可有多少不等的炎症细胞（特别是淋巴细胞）浸润，甚至出现反应性肉芽肿。2019 年 WHO 乳腺肿瘤分类对肿瘤间质反应类型及微环境的变化进行了强调，这对间质淋巴细胞浸润面积的估算、对肿瘤的治疗及预后的判断均有意义。

近年来，虽然有很多关于浸润性乳腺癌治疗及预后生物学标记物表达的相关研究，但目前只有 ER、PR、HER2 及 Ki67 免疫组化染色在日常工作中被广泛应用，并作为指导临床治疗和判断预后的可靠指标。基因谱分析表明，有以下 5 种类型：①管腔 A 型：ER 阳性、PR 阳性、HER2 阴性、Ki67 增殖指数低。②管腔 B 型（HER2-negative）：ER 阳性、HER2 阴性，且至少具有 Ki67 增殖指数高和 PR 阴性或低表达中的 1 项。③管腔 B 型（HER2-positive）：ER 阳性、HER2 过表达或扩增，Ki67 任意增殖指数，PR 任何表达。④ HER2 阳性型（HER2-positive、非管腔）：HER2 过表达或扩增，ER 和 PR 缺乏表达。⑤三阴性（triple-negative）：ER 和 PR 缺乏表达、HER2 阴性。三阴性癌在伴有 CK5/6 和（或）EGFR 阳性表达时称基底样癌，因在组织学上有某些可识别的特征，故单独一节进行展示。

此外，大部分浸润性导管癌细胞 E-cadherin 及 p120 呈细胞膜阳性，与浸润性小叶癌的典型模式 E-cadherin 呈阴性、p120 细胞质呈阳性不同。

第一节　浸润性导管癌的组织学分级

对乳腺浸润性导管癌进行组织学分级（histological grade）有明确的预后价值，其组织学分级是重要的独立预后因素。2019 年 WHO 乳腺肿瘤分类认为所有的浸润性乳腺癌都应进行组织学分级，病理报告中应有组织学分级诊断。目前普遍应用的是改良 Elston-Ellis 分级法，通过分析小管 - 腺管的形成、细胞核的多形性和核分裂象计数 3 项指标将乳腺癌分为Ⅰ、Ⅱ、Ⅲ级（参见 WHO 乳腺肿瘤分类）。

一、浸润性导管癌 I 级

病例 1

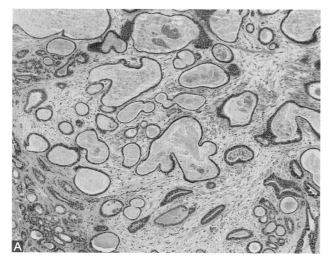
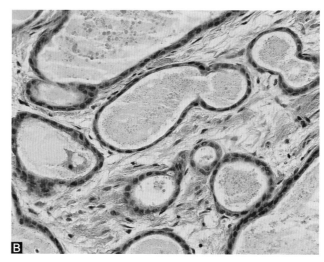

图 14-1-1　浸润性导管癌 I 级［1+1+1=3（分）］。浸润性癌细胞排列成大小、形状不规则的腺管状，内衬细胞呈立方状 - 扁平状，细胞核呈圆形 - 长圆形，染色质细，细胞质呈嗜酸性细颗粒状，细胞异型性不明显，管腔内可见分泌物，间质呈黏液样改变（A、B）

病例 2

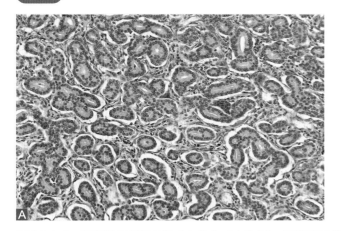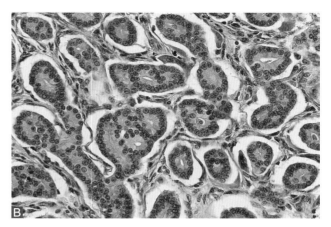

图 14-1-2　浸润性导管癌 I 级 [1+2+1=4（分）]。癌细胞排列呈小管状（A）；小管腺腔狭小，癌细胞呈极性排列，细胞核呈圆形，中等大小，形态较一致，染色质呈颗粒状，核仁较明显，核分裂象少见，呈低 - 中核级改变（B）

病例 3

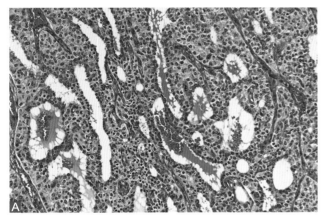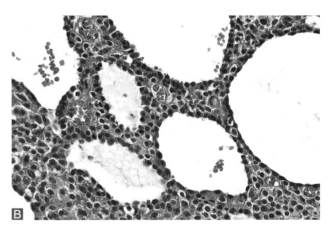

图 14-1-3　浸润性导管癌 I 级 [2+1+1=4（分）]。癌细胞排列呈囊腺样，腺腔开放、扩张，呈圆形、长腺管状或不规则形，部分腔内可见红染的分泌物（A）；肿瘤细胞体积小，细胞核呈圆形或卵圆形，分布较均匀，染色深，核仁不明显，核分裂象少见，呈低核级改变（B）

二、浸润性导管癌 II 级

病例 4

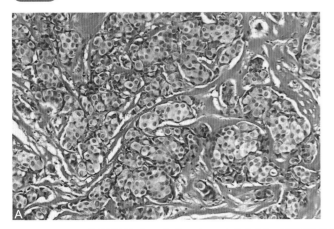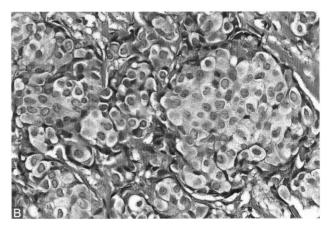

图 14-1-4　浸润性导管癌 II 级 [3+2+1=6（分）]。癌细胞排列呈不规则的腺泡 - 巢状，浸润生长，间质玻璃样变性（A）；大部分癌细胞较大，界限清楚，细胞质淡染、透亮或呈嗜酸性细颗粒状，细胞核中等大小，呈圆形或卵圆形，较一致，核染色质细，部分细胞可见小核仁，核分裂象少见，呈中核级改变，另见部分癌细胞核呈不规则形，深染，结构不清，细胞质强嗜酸性，类似于肌上皮细胞（B）

病例 5

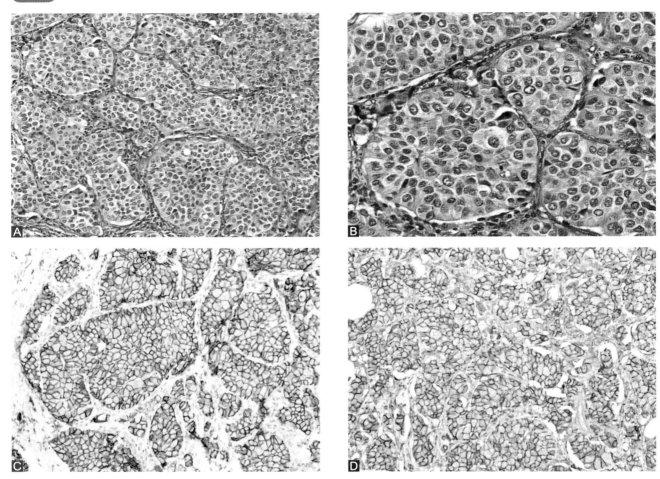

图 14-1-5　浸润性导管癌 II 级 [3+3+1=7（分）]。癌细胞排列呈不规则的团巢状，巢周界限较清楚，间质内可见少量散在分布的淋巴细胞（A）；肿瘤细胞体积中等偏大，细胞核较大，核膜增厚、不规则，染色质粗、可见核仁，核分裂象少见，呈中 - 高核级改变（B）。免疫组化染色显示：E-cadherin（C）和 p120（D）癌细胞膜呈阳性

病例 6

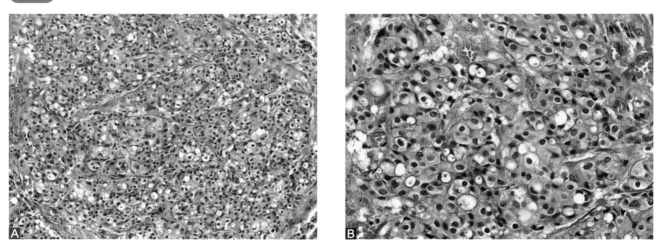

图 14-1-6　浸润性导管癌 II 级 [3+2+1=6（分）]。癌细胞排列呈团巢状（A）；细胞界限较清楚，细胞质丰富红染，部分癌细胞胞质内可见大小不等的空泡，部分空泡内有红染小球，细胞核呈小至中等大小，形状不规则，染色深，部分可见小核仁，呈中核级改变（B）

三、浸润性导管癌Ⅲ级

病例 7

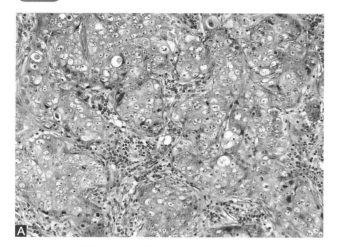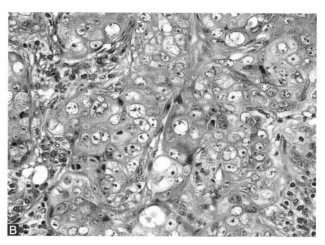

图 14-1-7　浸润性导管癌Ⅲ级［3+3+3=9（分）］。癌细胞排列呈不规则的团巢状，巢周间质内可见较多淋巴细胞、浆细胞浸润（A）；癌细胞体积大，细胞核大、呈空泡状，可见明显核仁，核分裂象易见，呈高核级形态改变，细胞多形性及异型性明显（B）

病例 8

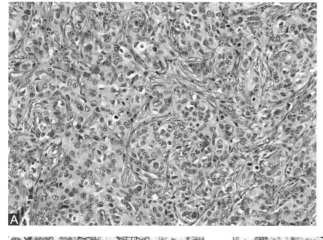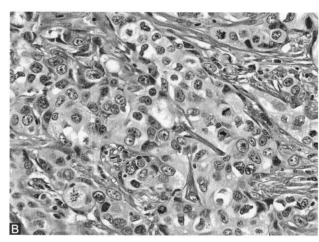

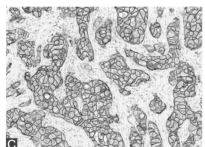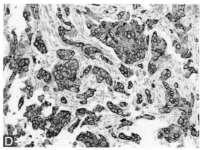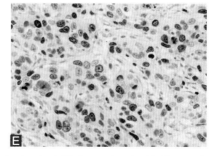

图 14-1-8　浸润性导管癌Ⅲ级［3+3+3=9（分）］。癌细胞排列呈密集分布的团巢状（A）；细胞核大、不规则，核膜厚，染色质粗，核仁显著，病理性核分裂象多见，呈高核级形态改变，细胞多形性及异型性明显（B）。免疫组化染色显示：HER2癌细胞（3+）（C），CK5/6 阳性（D），Ki67 增殖指数高（E）

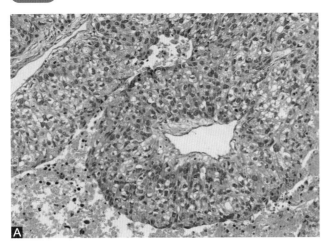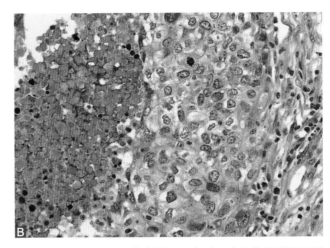

图 14-1-9　浸润性导管癌Ⅲ级［3+3+2=8（分）］。癌细胞围绕血管呈浸润生长，可见肿瘤性坏死（A）；癌细胞核形状不规则，大小不等，核分裂象较多见，呈高核级形态改变，细胞多形性及异型性明显（B）

第二节　浸润性导管癌的常见组织学改变

乳腺浸润性导管癌是一组异质性很大的浸润性乳腺癌。它们在组织结构和细胞形态上均可呈现多种多样的表现，缺乏特征性的、有规律的组织学特点。需要指出的是，这些错综复杂的组织学形态，并不是同时出现在每一个肿瘤中，具体到某一个病例来说，可能是以其中一种构型为主，也可能是其中数种构型的混合体，且每种构型所占的比例在每一个肿瘤中也可能是不同的。

一、腺管型浸润性导管癌

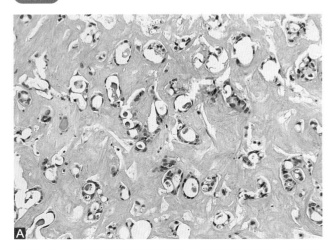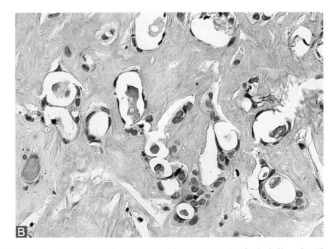

图 14-2-1　腺管型浸润性导管癌。癌细胞排列呈小腺管状，杂乱分布，呈浸润性生长，部分管腔内可见红染分泌物，间质硬化，小腺管被覆单层细胞，呈扁平状至立方状，细胞大小、形态有差别，异型性不明显，周围未见肌上皮层（A、B）。此例需与微腺体腺病及小管癌进行鉴别

病例 2

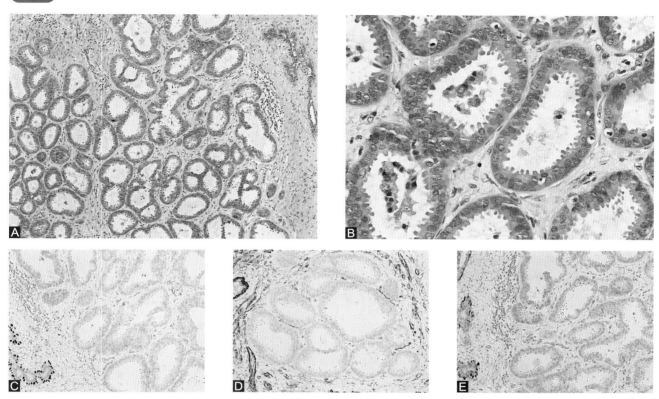

图 14-2-2　腺管型浸润性导管癌。癌细胞排列呈腺管状，内衬柱状上皮，细胞质呈嗜酸性，可见明显胞突，细胞核拥挤，大小不等，染色质粗，可见 1~2 个核仁，细胞具有较明显的异型性，部分管腔内可见脱落的肿瘤细胞及钙化（A、B）。免疫组化染色显示：p63（C）、actin（D）和 CK5/6（E）癌组织均呈阴性。此例应和盲管型腺病、平坦型上皮非典型增生进行鉴别

病例 3

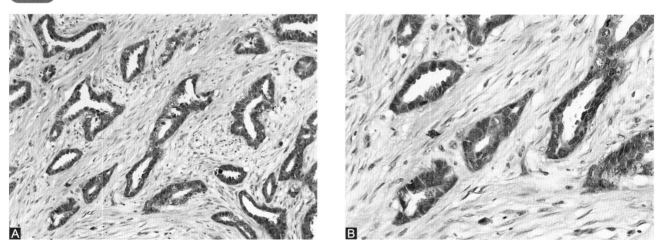

图 14-2-3　腺管型浸润性导管癌。癌细胞浸润性生长，呈腺管状结构，腺管的大小、形状均不一致，呈单管状或有分支，多数可见成角，腺管被覆单层低柱状上皮，部分细胞有明显胞突，细胞核具有明显的多形性及异型性，间质促纤维组织增生，局部可见单个浸润的癌细胞（A、B）。此例需和小管癌进行鉴别

病例 4

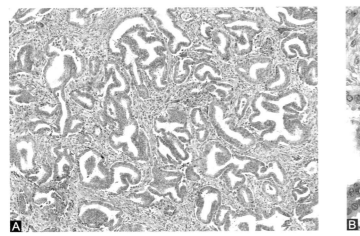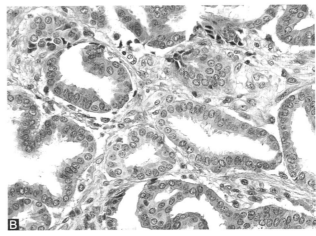

图 14-2-4　腺管型浸润性导管癌。癌组织内可见较密集分布的腺管状结构，腺管的大小、形状均不一致，多数为成角状或有分支，腺管被覆单层上皮，细胞核增大，染色质粗，部分细胞有多个核仁，细胞质呈嗜酸性颗粒状，有胞突，细胞具有较明显的异型性，间质有明显促纤维增生反应，其内可见单个浸润的癌细胞（A、B）

二、实性弥漫型浸润性导管癌

病例 5

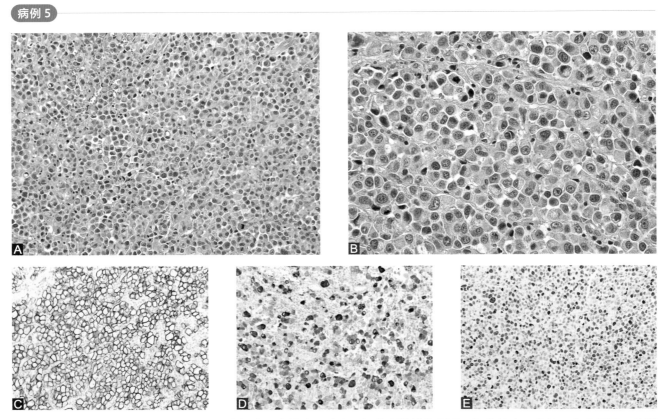

图 14-2-5　实性弥漫型浸润性导管癌。癌细胞呈实性弥漫分布，细胞呈镶嵌状排列，细胞核大、偏位，染色质粗，核膜厚，核仁为 1 个或多个，细胞质丰富呈嗜酸性细颗粒状，细胞异型性明显（A、B）。免疫组化染色显示：E-cadherin 癌细胞膜呈阳性（C），GCDFP-15 细胞质呈阳性（D），TopoIIa 细胞核呈阳性（E）。此例需与淋巴瘤及恶性黑色素瘤进行鉴别

病例 6

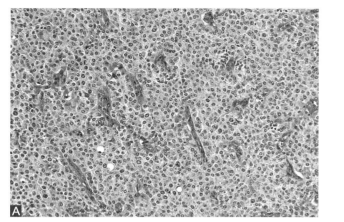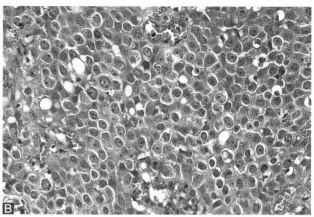

图 14-2-6 实性弥漫型浸润性导管癌。癌细胞呈实性弥漫分布，间质富于血管，细胞界限较清楚，细胞核大，核膜厚，核仁明显，有 1 个或多个，细胞质呈嗜酸性细颗粒状，部分细胞质内有黏液空泡，细胞异型性明显（A、B）。此例需与淋巴瘤及恶性黑色素瘤进行鉴别

病例 7

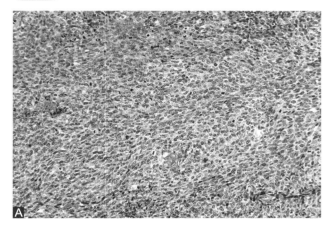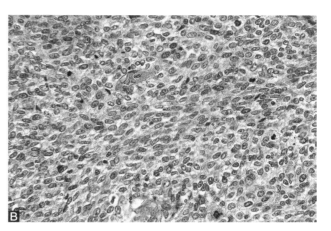

图 14-2-7 实性弥漫型浸润性导管癌。癌细胞呈实性弥漫分布，细胞密集排列，界限相对清楚，细胞核呈卵圆形，似流水状排列，核膜厚，核仁清楚，核分裂象易见，细胞具有较明显的异型性（A、B）。此例需与软组织肉瘤进行鉴别

三、结节型浸润性导管癌

病例 8

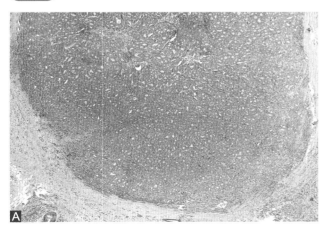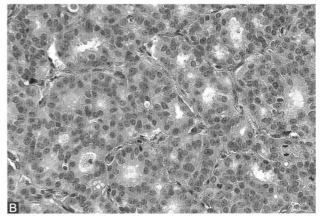

图 14-2-8 结节型浸润性导管癌。癌组织为结节状，呈推挤、膨胀性浸润，边界清楚（A）；结节内为密集分布的腺体，可见共壁生长、筛孔状或融合成小团巢，细胞核略有增大，染色质细，可见小核仁，细胞质呈嗜酸性细颗粒状，细胞具有轻度异型性，可见纤细的纤维血管间质（B）

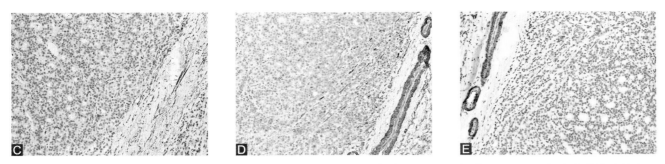

图 14-2-8　结节型浸润性导管癌（续图）。免疫组化染色显示：p63（C）、calponin（D）和 SMMHC（E）结节状癌灶内、外均呈阴性

病例 9

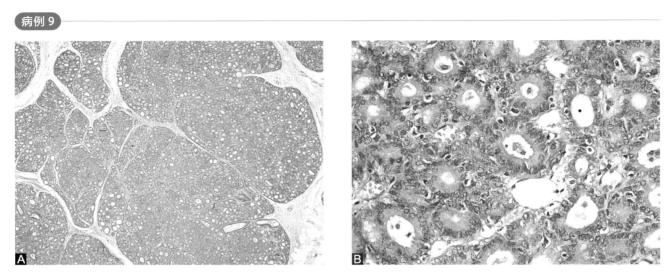

图 14-2-9　结节型浸润性导管癌。癌组织为多结节状，呈膨胀性浸润性生长，结节边界较圆润（A）；结节内为密集分布的圆形腺体，可见共壁生长，内衬细胞呈立方状至柱状，细胞质呈丰富嗜酸细颗粒状，细胞核呈空泡状，拥挤不规则，可见 1 个或多个小核仁，细胞具有异型性（B）。此例需与结节性腺病进行鉴别

四、梁索型浸润性导管癌

病例 10

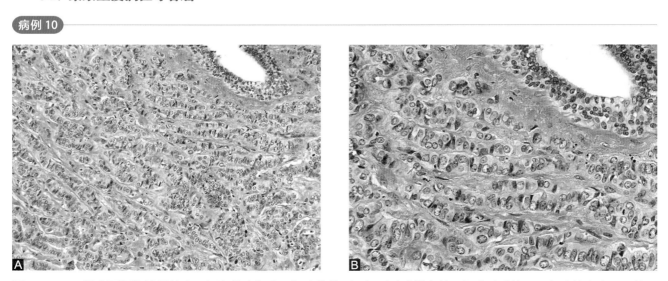

图 14-2-10　梁索型浸润性导管癌。浸润的癌细胞呈梁索状排列，间质玻璃样变性，细胞黏附性强，细胞核大小、形状不规则，有 1 个或多个小核仁，细胞具有较明显的异型性（A、B）

病例 11

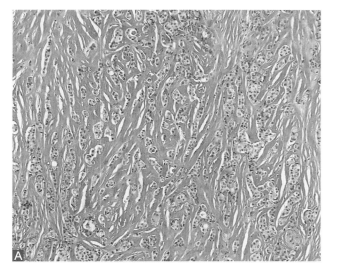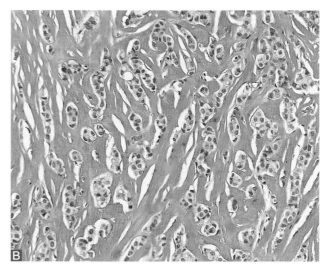

图 14-2-11　梁索型浸润性导管癌。癌细胞呈梁索状排列，浸润生长，细胞异型性不显著，间质明显硬化玻璃样变性（A、B）。此例类似于假血管瘤样间质增生

病例 12

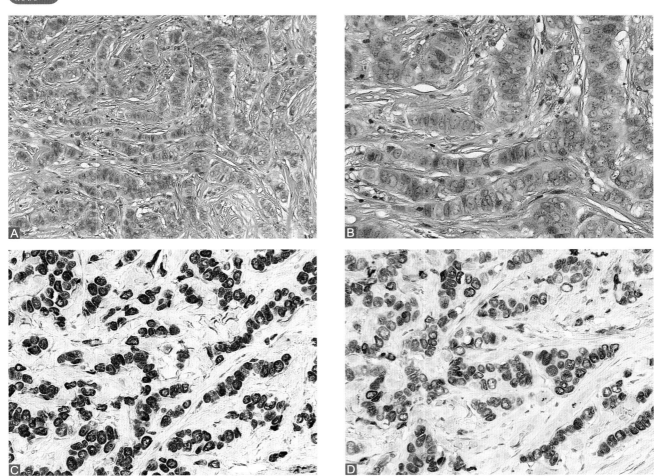

图 14-2-12　梁索型浸润性导管癌。癌细胞呈梁索状或缎带状排列，细胞排列密集拥挤，具有明显异型性，玻璃样变性间质内可见少数梭形细胞（A、B）。免疫组化染色显示：ER（C）和 PR（D）癌细胞呈弥漫阳性

五、小巢状浸润性导管癌

病例 13

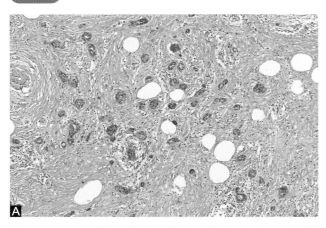
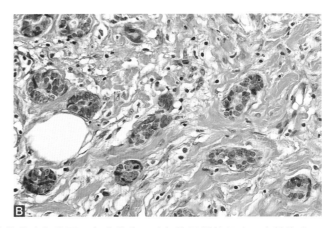

图 14-2-13　小巢状浸润性导管癌。乳腺组织中可见小巢状结构的癌细胞团，杂乱分布，癌细胞团巢体积小，实性为主，破坏胶原纤维，细胞核不规则，有的深染，有的可见核仁，细胞有异型性，间质促纤维组织增生（A、B）。此例需与粗针穿刺所致的上皮移位埋陷进行鉴别

病例 14

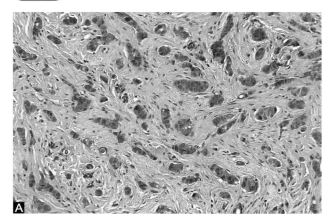
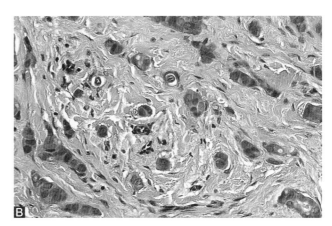

图 14-2-14　小巢状浸润性导管癌。癌细胞排列成大小、形状不一的小巢状，可见 2~3 个细胞组成的微细胞巢（细胞簇），细胞异型性较明显，浸润破坏间质胶原（A、B）。此例低倍镜下类似于硬化性腺病

六、浸润性小叶癌样浸润性导管癌

病例 15

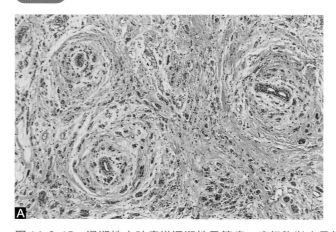
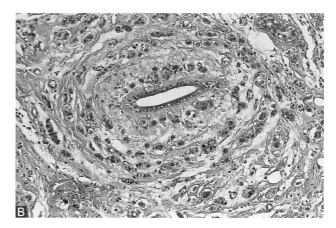

图 14-2-15　浸润性小叶癌样浸润性导管癌。癌细胞以小导管为中心浸润生长，呈“洋葱皮”样分布，类似于浸润性小叶癌浸润方式，细胞具有黏附性，部分聚集成小团巢，细胞具有一定异型性，且具有导管癌细胞的形态特点（A、B）。此例 E-cadherin 及 p120 癌细胞膜呈阳性

病例 16

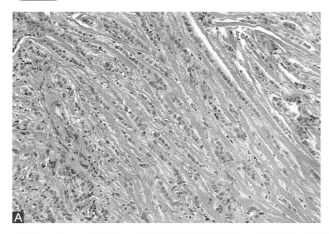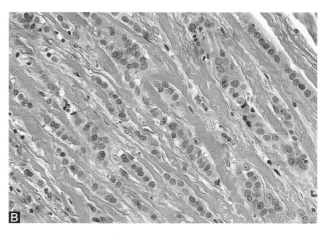

图 14-2-16　浸润性小叶癌样浸润性导管癌。浸润性生长的癌细胞呈流水状排列，类似于浸润性小叶癌的生长方式，但是线形结构由 1~2 层细胞组成（细胞不呈单列），细胞黏附性强（细胞不离散），细胞具有浸润性导管癌细胞的形态特征，间质玻璃样变性（A、B）。此例 E-cadherin 及 p120 癌细胞膜呈阳性

病例 17

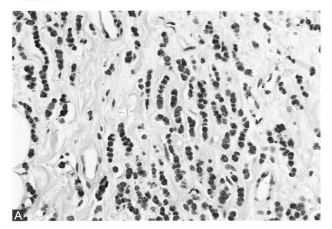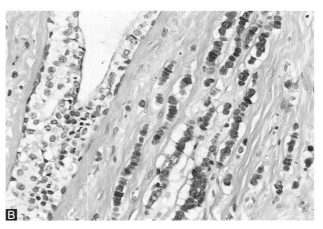

图 14-2-17　浸润性小叶癌样浸润性导管癌。癌细胞在玻璃样变性的间质内浸润性生长，排列呈长短不一的细索条状，1~2 层细胞，细胞黏附性强，排列拥挤，细胞质宽且透亮，癌细胞具有浸润性导管癌细胞的典型特征，可见导管原位癌（A、B）

七、导管原位癌样浸润性导管癌

病例 18

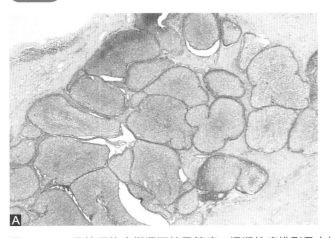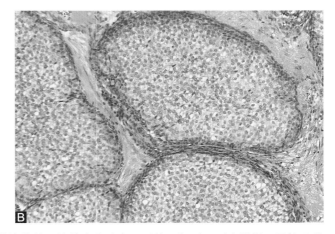

图 14-2-18 导管原位癌样浸润性导管癌。浸润性癌排列呈实性结节状，结节密集分布、形状不规则，形态类似于导管原位癌（A）；实性结节内的癌细胞铺砖样排列，胞质空淡，核中等大小，有小核仁，可见核分裂象，结节表面光滑，周围毛细血管的内皮细胞不同程度增生，类似于导管外周的肌上皮细胞（B）

病例 19

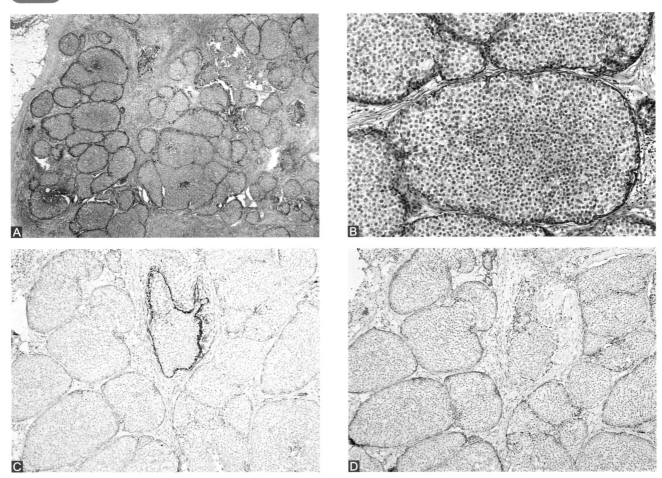

图 14-2-19 导管原位癌样浸润性导管癌。癌细胞排列呈实性巢状，细胞巢外围可见一层深染细胞，细胞核呈梭形，形似肌上皮层，形态类似于导管原位癌，巢内细胞有轻度至中度异型性（A、B）。免疫组化染色显示：calponin（C）及 p63（D）实性癌巢呈阴性

八、腺病样浸润性导管癌

病例 20

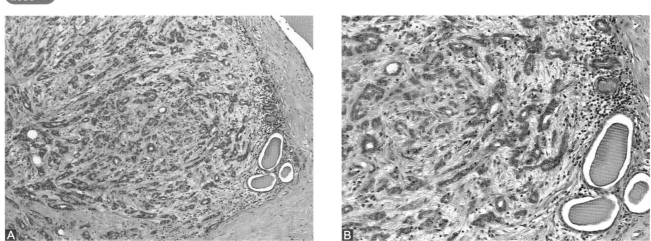

图 14-2-20 腺病样浸润性导管癌。病灶可见较清楚的边界，似乎存在小叶结构，边缘有扩张的腺管（A）；其中可见形状不规则的腺体，呈浸润性生长，切割破坏间质胶原纤维，细胞具有异型性（B）

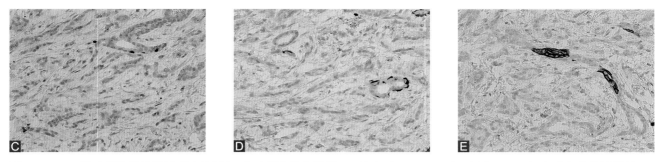

图 14-2-20 腺病样浸润性导管癌（续图）。免疫组化染色显示：p63（C）、SMMHC（D）及 CK5/6（E）癌细胞均呈阴性

病例 21

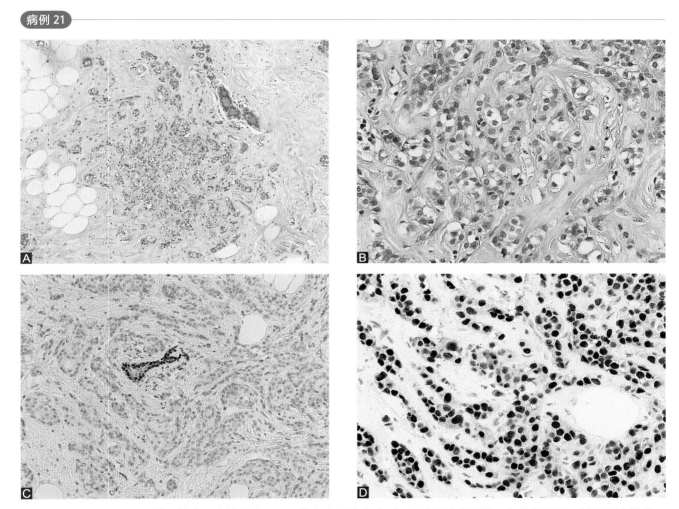

图 14-2-21 腺病样浸润性导管癌。病灶较为局限，似有小叶轮廓（A）；细胞具有异型性，细胞质空淡，排列呈小巢状，呈浸润性生长，间质反应不明显（B）。免疫组化染色显示：p63 癌细胞呈阴性，残存腺管肌上皮细胞呈阳性（C），ER 呈弥漫强阳性（D）

九、以脉管内癌栓为特征的浸润性导管癌

病例 22

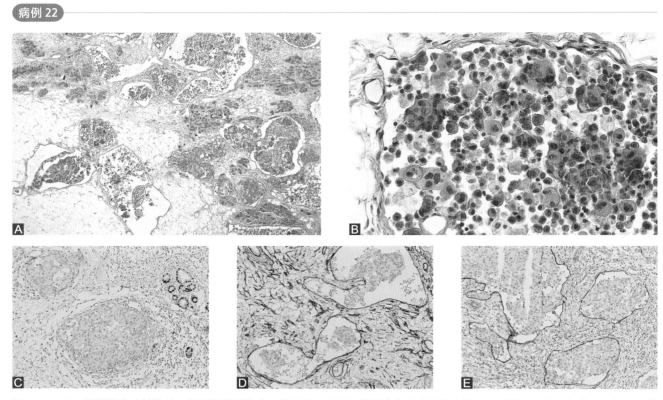

图 14-2-22 以脉管内癌栓为特征的浸润性导管癌。乳腺组织内广泛弥漫分布有脉管内癌栓，间质内无明确浸润癌，局部可见较多淋巴细胞浸润，脉管衬覆波浪状核形的内皮细胞，管壁可见少量红染的平滑肌细胞，脉管内癌细胞松散，有明显异型性（A、B）。免疫组化染色显示：p63 癌细胞巢呈阴性，周围腺管肌上皮细胞呈阳性（C），CD34（D）和 D2-40（E）脉管内皮细胞呈阳性

病例 23

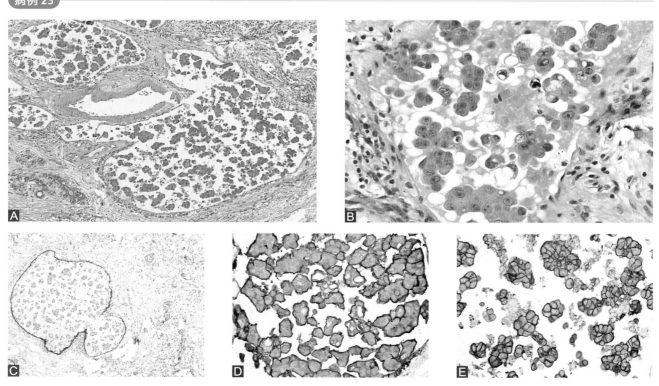

图 14-2-23 以脉管内癌栓为特征的浸润性导管癌。浸润性病变不明显，小叶旁小动脉周围的脉管内有广泛性癌栓，脉管衬覆扁平内皮细胞，癌细胞呈微乳头状，中 – 高核级，有的管腔内可见淋巴液和红细胞（A、B）。免疫组化染色显示：D2-40 脉管内皮细胞呈阳性（C），EMA 微乳头外侧呈阳性（极性倒置）（D），HER2 癌细胞呈阳性（E）。形态类似于导管内微乳头状癌

病例 24

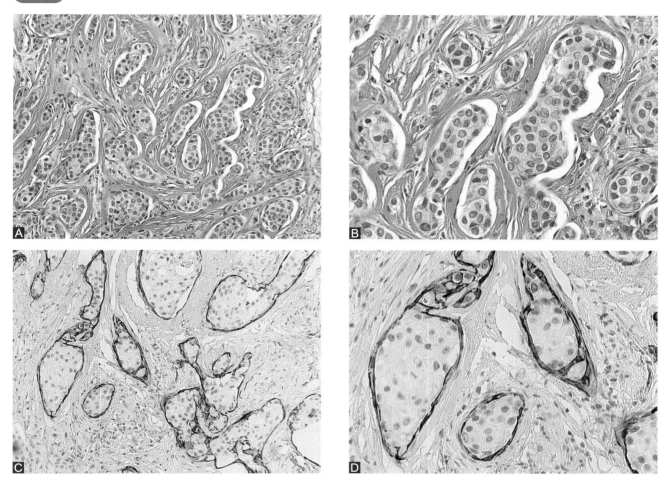

图 14-2-24 以脉管内癌栓为特征的浸润性导管癌。癌细胞在纤维组织内浸润性生长，呈不规则巢状，有的周围有腔隙，腔隙表面内衬有扁平状内皮细胞，其内没有红细胞，细胞具有较明显的异型性，形态类似于浸润性导管癌（A、B）。免疫组化染色显示：D2-40 内皮细胞呈阳性（C、D）

十、p63 阳性的浸润性导管癌

病例 25

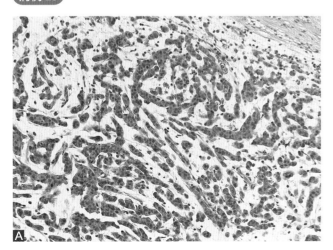
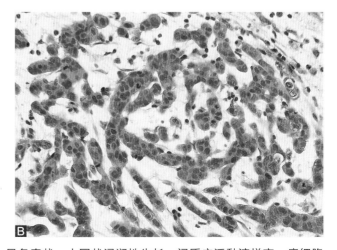

图 14-2-25 p63 阳性的浸润性导管癌。癌细胞排列较密集，呈条索状、小团状浸润性生长，间质广泛黏液样变，癌细胞体积中等，界限不清，细胞质丰富呈嗜酸性，细胞核染色深，具有浸润性导管癌 II 级形态特征（A、B）

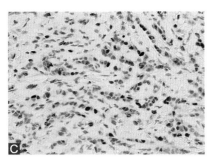
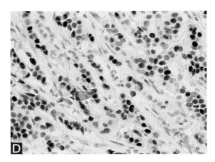
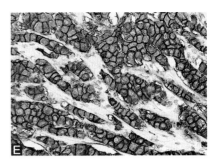

图 14-2-25　p63 阳性的浸润性导管癌（续图）。免疫组化染色显示：p63 癌细胞广泛呈阳性（C），ER（中+，约 70%）（D），HER2（3+）（E）

病例 26

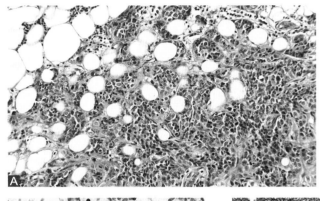
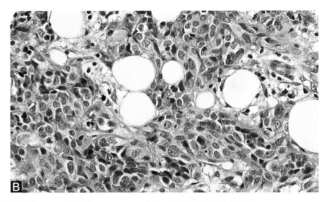

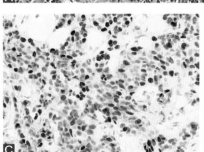
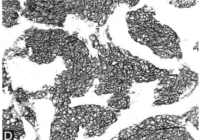
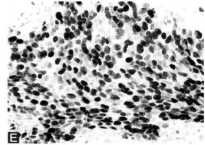

图 14-2-26　p63 阳性的浸润性导管癌。癌细胞浸润脂肪组织，局部可见较多淋巴细胞，癌细胞胞质淡染或部分透亮，核形不规则，部分可见明显核仁，为浸润性导管癌 III 级（A、B）。免疫组化染色显示：p63 癌细胞广泛呈阳性（C），HER2（3+）（D），Ki67 增殖指数高（E）

十一、胞质富含黏液空泡的浸润性导管癌

病例 27

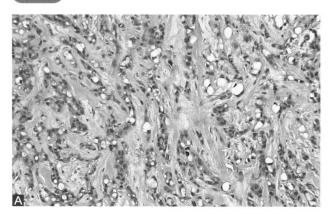
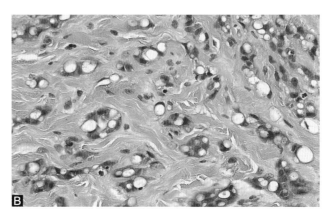

图 14-2-27　胞质富含黏液空泡的浸润性导管癌。癌细胞呈小条索状浸润生长，细胞胞质内可见大小不等的空泡，空泡透亮或可见均质淡蓝染分泌物，细胞核被挤到一侧，细胞呈"印戒"样，有的细胞条索相互连接，间质玻璃样变性（A、B）

病例 28

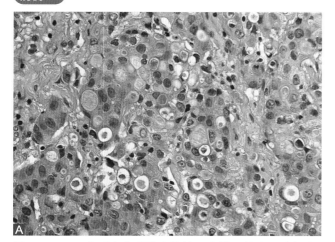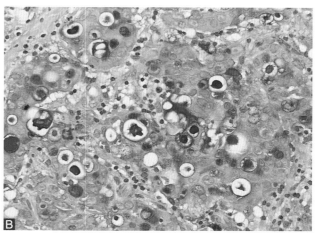

图 14-2-28　胞质富含黏液空泡的浸润性导管癌。癌细胞浸润性生长，细胞界限不清，细胞质丰富呈双嗜性，许多细胞质内可见大小不等的空泡，空泡内为淡红染或蓝染的黏液分泌物，有的呈小球状，细胞核具有较明显的异型性（A）。组织化学染色显示：AB-PAS 染色癌细胞呈阳性，部分呈鸟眼状（B）

病例 29

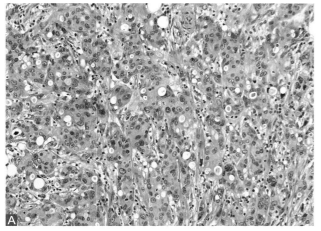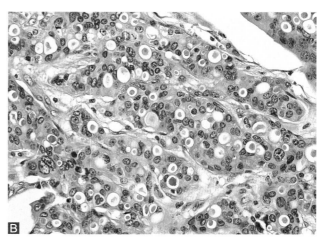

图 14-2-29　胞质富含黏液空泡的浸润性导管癌。癌细胞呈实性片状分布，癌细胞界限不清，细胞质丰富呈嗜酸性，多数癌细胞胞质内可见大小不等的空泡，空泡内为均质红染的黏液分泌物或小红球样物，细胞核大小不等，异型性明显（A、B）

十二、间质富于淋巴细胞的浸润性导管癌

病例 30

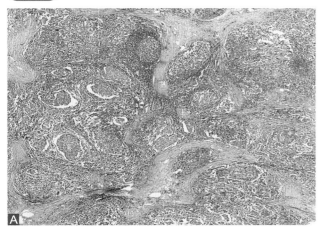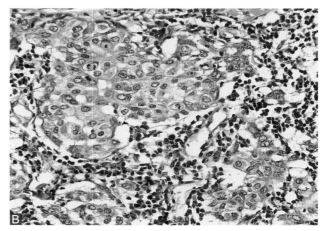

图 14-2-30　间质富于淋巴细胞的浸润性导管癌。肿瘤内见弥漫分布的淋巴细胞浸润伴淋巴滤泡形成，在淋巴细胞间可见团巢状排列的癌细胞，细胞质丰富淡红染，细胞核呈中核级形态改变，核分裂象易见，细胞具有较明显的异型性（A、B）

病例 31

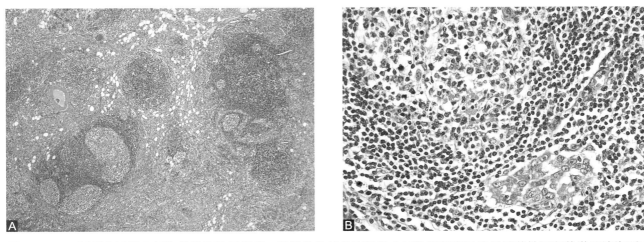

图 14-2-31 间质富于淋巴细胞的浸润性导管癌。浸润性生长的癌组织内见淋巴细胞呈弥漫结节性浸润伴淋巴滤泡形成（A）；淋巴滤泡旁癌细胞呈巢状分布，细胞核大、呈泡状，核膜不规则增厚，核仁明显，细胞质呈嗜酸性细颗粒状，细胞有较明显异型性（B）

十三、胞质透明的浸润性导管癌

病例 32

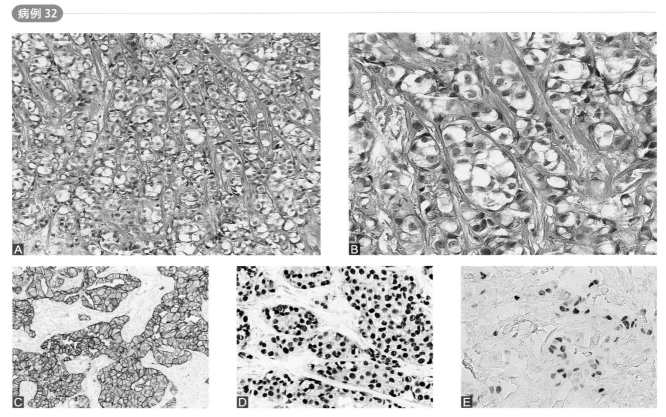

图 14-2-32 胞质透明的浸润性导管癌。癌细胞被纤细的纤维组织包绕成腺泡状或小巢状，分布密集，细胞质丰富且透亮，细胞核不规则，具有较明显异型性（A、B）。免疫组化染色显示：HER2 癌细胞（3+）（C），ER 弥漫强阳性（D），p63 部分癌细胞呈阳性（E）

病例 33

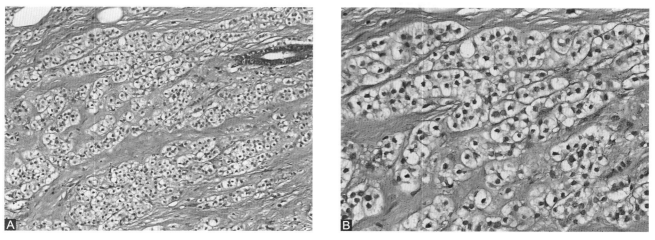

图 14-2-33 胞质透明的浸润性导管癌。癌细胞浸润性生长，呈密集腺泡状分布，细胞界限较清楚，细胞质丰富透亮，细胞核较深染，小而均匀，核仁不清，间质纤维化玻璃样变性（A、B）

病例 34

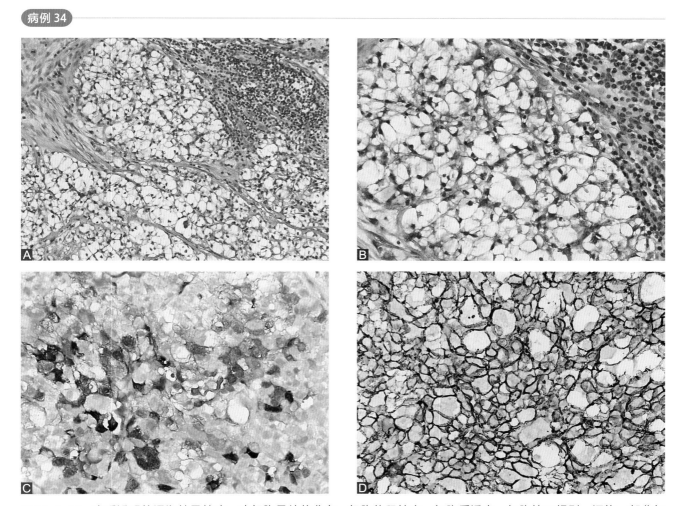

图 14-2-34 胞质透明的浸润性导管癌。癌细胞呈片状分布，细胞体积较大，细胞质透亮，细胞核不规则、深染，部分细胞呈"印戒"样（类似于泡沫状组织细胞），间质促纤维组织增生，并可见较多淋巴细胞浸润（A、B）。免疫组化染色显示：GCDFP-15 癌细胞呈阳性（C），HER2（3+）（D）

十四、具有双相结构的浸润性导管癌

病例 35

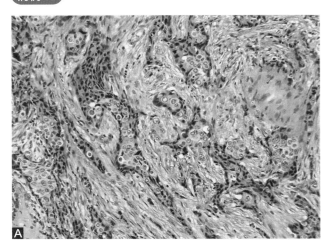 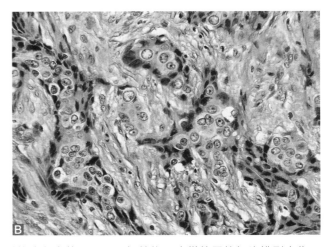

图 14-2-35　具有双相结构的浸润性导管癌。癌细胞排列呈团巢状或条索状，呈现双相结构，癌巢外周的细胞排列密集，呈合体细胞样，细胞核呈梭形，染色深，细胞质嗜酸性（类似于肌上皮细胞），癌巢内部的细胞质淡染，细胞核呈空泡状，可见明显核仁，细胞具有较明显的异型性，间质明显促纤维组织增生（A、B）

病例 36

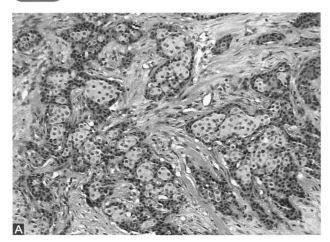 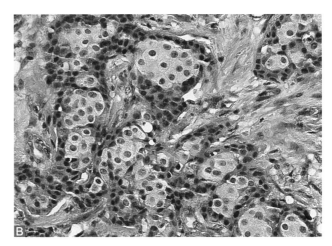

图 14-2-36　具有双相结构的浸润性导管癌。癌细胞排列呈团巢状，呈现双相结构，由两种癌细胞构成。癌巢外周的细胞排列密集，细胞核深染，细胞质呈嗜酸性，癌巢内部的细胞质丰富淡染，细胞核呈空泡状，部分可见核仁，细胞轻度异型性，间质可见促纤维组织增生（A、B）。此例需与腺肌上皮肿瘤进行鉴别

第三节　浸润性导管癌的变异型

　　浸润性导管癌的结构、细胞形态及间质存在异质性，形成了某些少见的形态学特殊的变异型浸润性导管癌，包括多形性癌、伴破骨细胞样间质巨细胞的癌、伴绒毛膜癌特征的癌以及伴黑色素瘤特征的癌等。2019 年 WHO 乳腺肿瘤分类认为早年分类中的某些特殊类型的乳腺癌，如髓样癌、富于糖原的透明细胞癌、嗜酸细胞癌、富于脂质的癌及皮脂腺癌，只是浸润性导管癌分化谱系的一部分，尽管具有特殊形态学改变，但没有足够的临床证据将其归入特殊类型乳腺癌。此外，本章还介绍了一些形态较特殊，但尚未明确组织学分类的浸润性癌，如淋巴上皮瘤样癌、伴有反应性肉芽肿的浸润性癌及组织细胞样癌等。

一、嗜酸细胞癌

乳腺嗜酸细胞癌（oncocytic carcinoma）是一种细胞质呈明显嗜酸性颗粒状，电镜下细胞质内含大量线粒体，或线粒体标记物免疫组化染色有超过 50% 的细胞呈强阳性的浸润性导管癌。

病例 1

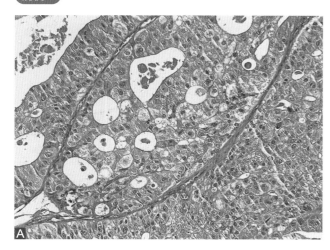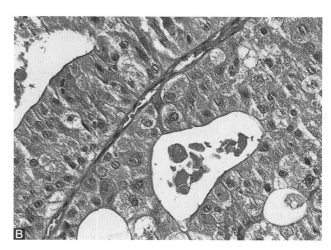

图 14-3-1 嗜酸细胞癌。浸润的癌细胞呈腺样排列，细胞呈多边形，界限清楚，细胞质丰富，呈弥漫嗜酸性颗粒状，嗜酸性颗粒均匀一致分布，细胞核呈圆形或卵圆形，染色质呈颗粒状，可见小核仁，具有中核级形态特征（A、B）。此例电镜下癌细胞的胞质内含有大量线粒体

二、富于脂质的癌

乳腺富于脂质的癌（lipid-rich carcinoma）是一种超过 90% 的细胞胞质内含有大量中性脂质，细胞质呈泡沫状（组织化学染色：苏丹Ⅲ或油红 O 阳性，AB-PAS 阴性）的浸润性导管癌。证实细胞质内含有中性脂肪，需在冷冻切片上进行脂肪染色，亦可通过 adipophilin 免疫组化染色加以证实。

病例 2

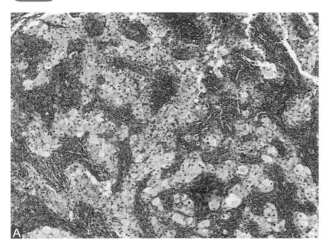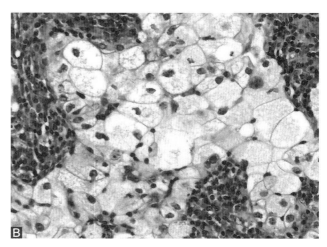

图 14-3-2 富于脂质的癌。癌细胞淡染，排列呈不规则的团状或片状，间质内有明显淋巴细胞浸润。肿瘤细胞宽大，界限清楚，细胞质丰富，淡染、呈泡沫状，细胞核不规则，部分可见小核仁，细胞具有较明显的异型性（A、B）。此例病理诊断考虑为富于脂质的癌，但没有组织化学或免疫组化染色加以证实

三、富于糖原的透明细胞癌

乳腺富于糖原的透明细胞癌（glycogen-rich clear cell carcinoma）是一种至少 90% 的细胞胞质透亮且富含糖原（PAS 阳性，d-PAS 转阴性）的浸润性导管癌。

病例 3

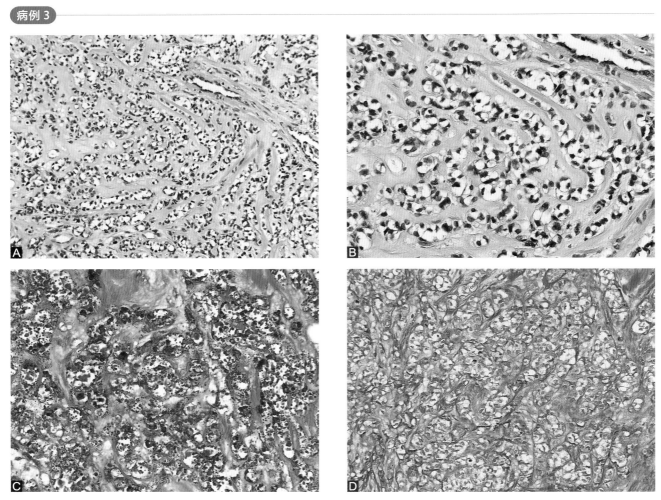

图 14-3-3　富于糖原的透明细胞癌。癌细胞围绕小导管呈腺泡状浸润性生长，细胞质丰富、透亮，细胞核不规则，染色深，细胞具有较明显的异型性，间质硬化（A、B）。组织化学染色显示：癌细胞胞质内充满 PAS 染色呈阳性的糖原颗粒（C），淀粉酶消化后，PAS 呈阴性（D）

病例 4

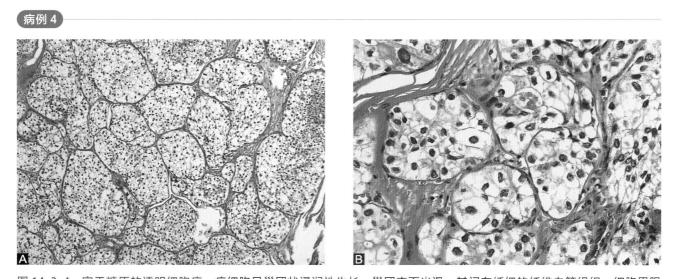

图 14-3-4　富于糖原的透明细胞癌。癌细胞呈巢团状浸润性生长，巢团表面光滑，其间有纤细的纤维血管组织，细胞界限清楚，细胞质透亮，细胞核呈圆形或卵圆形，具有中 - 高核级形态特征，细胞具有明显的异型性（A、B）

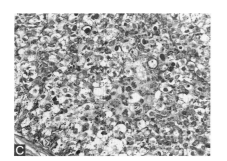
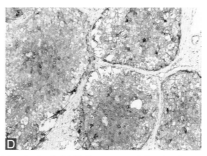
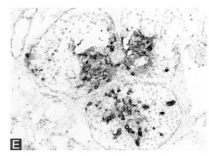

图 14-3-4　富于糖原的透明细胞癌（续图）。组织化学染色显示：癌细胞质 PAS 染色呈弥漫颗粒状阳性（淀粉酶消化后转阴性）（C）。免疫组化染色显示：CgA 癌细胞呈阳性（D），GCDFP-15 呈局灶阳性（E）

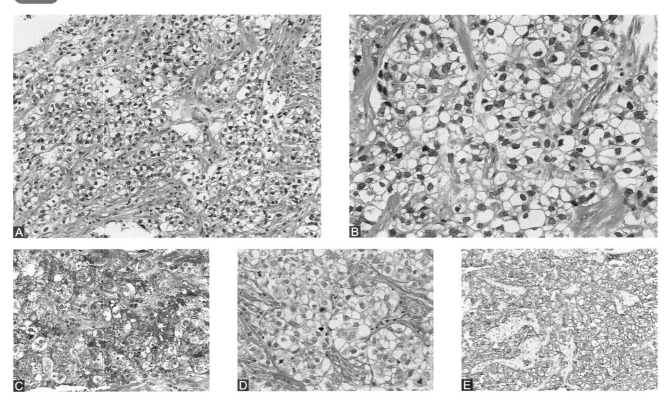

图 14-3-5　富于糖原的透明细胞癌。癌细胞呈巢状至片状分布，细胞质透明，细胞核不规则，呈中核级形态特征，细胞具有较明显的异型性（A、B）。组织化学染色显示：癌细胞质 PAS 染色呈弥漫颗粒状阳性（C），d-PAS 阴性（D），HER2（3+）（E）

四、皮脂腺癌

乳腺皮脂腺癌（sebaceous carcinoma）是一种起源于乳腺实质，而且有着显著的皮脂腺细胞分化的浸润性导管癌。

病例 6

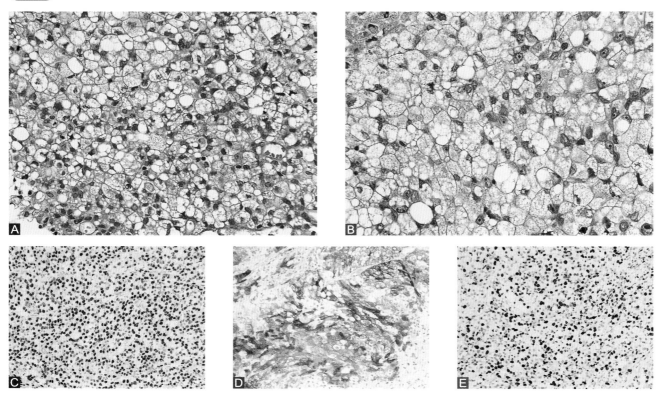

图 14-3-6　皮脂腺癌。癌细胞呈片状分布，细胞密集，细胞质丰富，呈泡沫状，有的细胞质内有空泡，挤压细胞核呈月牙状，细胞核大小、形状不一，核膜不规则，可见小核仁，细胞具有皮脂腺细胞特征，具有较明显的异型性（A、B）。免疫组化染色显示：ER 弥漫强阳性（C），MG 局灶阳性（D），Ki67 增殖指数高（E）。此例 AB-PAS 染色呈阴性。错配修复蛋白：MSH6 阴性。分子病理检测：*BAT-25*、*BAT-26*、*CAT-25* 及 *MONO27* 突变

五、具有髓样癌特征的浸润性癌

　　2019 年的 WHO 乳腺肿瘤分类认为髓样癌不是独立的形态学类型，并建议把髓样癌视为富于淋巴细胞的浸润性导管癌谱系，称为具有髓样癌特征的浸润性癌（infiltrating carcinoma with medullary features）。免疫组化染色常为基底样癌表型。

病例 7

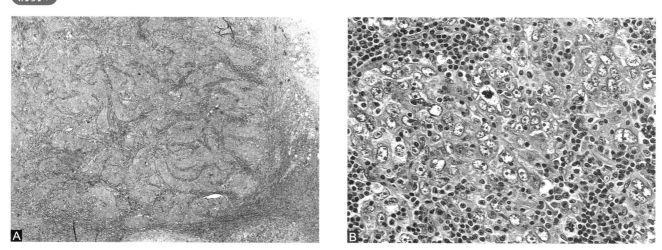

图 14-3-7　具有髓样癌特征的浸润性癌。此例最初诊断为典型髓样癌。肿瘤呈实性结节状，界限清楚，伴大量淋巴组织浸润及淋巴滤泡形成，结节内癌细胞呈实性巢状，缺乏腺样结构，间质内可见大量淋巴细胞、浆细胞浸润，癌细胞呈合体细胞样生长方式，细胞质呈嗜酸性，细胞核呈空泡状，有多个明显大小不等的核仁，核分裂象易见，细胞具有显著的多形性及异型性（A、B）

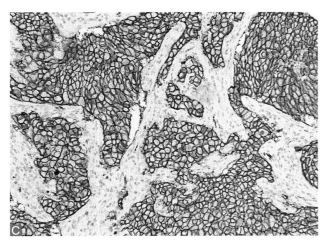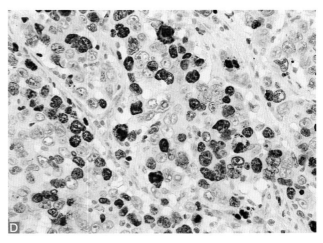

图 14-3-7　具有髓样癌特征的浸润性癌（续图）。免疫组化染色显示：HER2 癌细胞呈（3+）（C），Ki67 增殖指数高（D）。此例 ER 及 PR 呈阴性

病例 8

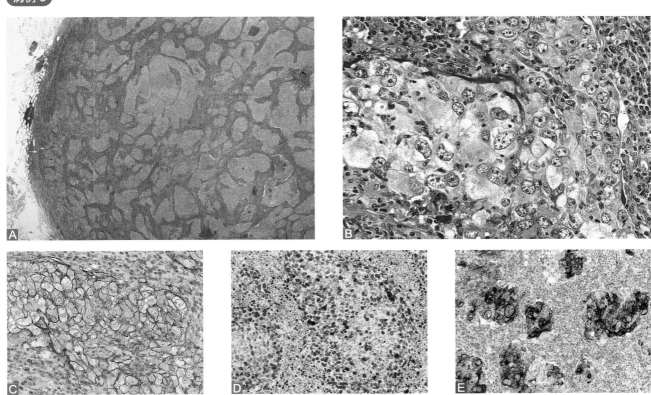

图 14-3-8　具有髓样癌特征的浸润性癌。此例原诊断为不典型髓样癌。肿瘤呈结节状，界限清楚，癌细胞呈不规则实性巢状分布，其间可见明显的淋巴细胞、浆细胞浸润，细胞核呈空泡状，含 1 个或多个核仁，可见核分裂象，细胞具有明显的异型性（A、B）。免疫组化染色显示：HER2 癌细胞（2+）（C），FISH 检测无扩增，Ki67 增殖指数高（D），CK5/6 呈阳性（E）。此例 ER 及 PR 呈阴性

六、伴神经内分泌分化的浸润性癌

2019 年 WHO 乳腺肿瘤分类把是否具有神经内分泌肿瘤的组织学特征，以及神经内分泌的标记物是否一致呈弥漫阳性（大于 90% 的肿瘤细胞），作为鉴别诊断神经内分泌肿瘤与伴神经内分泌分化的浸润性癌（infiltrating carcinoma with neuroendocrine differentiation）的标准。如果神经内分泌肿瘤的组织学特征和神经内分泌的标记物表达不明显或不一致，就不能归为神经内分泌瘤和癌（本书统称为神经内分泌癌），应称为伴神经内分泌分化的浸润性癌。

病例 9

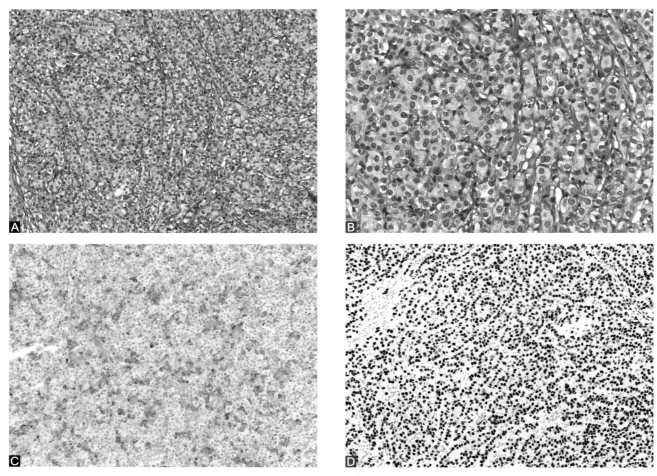

图 14-3-9　伴神经内分泌分化的浸润性癌。浸润性癌呈小巢状 – 腺泡状，密集分布，细胞中等大小，界限清楚，细胞质淡染，细胞核呈圆形且较为一致，染色质呈细颗粒状，可见小核仁，细胞具有中度异型性（A、B）。免疫组化染色显示：Syn 部分癌细胞呈不均匀阳性（C），ER 呈弥漫强阳性（D）

病例 10

图 14-3-10　伴神经内分泌分化的浸润性癌。浸润性癌呈巢状 – 片状，密集排列，有纤细的纤维血管分割，细胞质空淡，细胞核具有中核级形态特征（A、B）

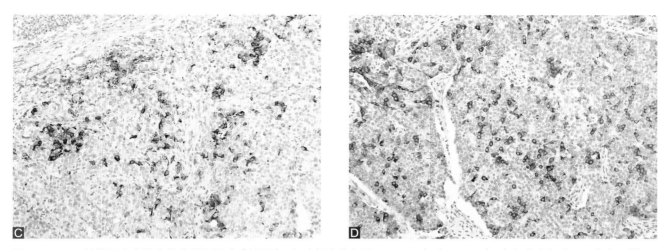

图 14-3-10　伴神经内分泌分化的浸润性癌（续图）。免疫组化染色显示：CgA（C）及 Syn（D）部分癌细胞呈不均匀阳性

病例 11

图 14-3-11　伴神经内分泌分化的浸润性癌。浸润性癌围绕残存的导管呈实性巢状排列，细胞呈中等大小，界限不清，细胞核呈圆形或椭圆形，染色质细，可见小核仁，细胞质呈嗜酸性细颗粒状，细胞具有中度异型性，间质有纤维硬化（A、B）。免疫组化染色显示：p63 癌细胞呈阴性（C），Syn 部分细胞呈不均匀阳性（D）

七、基底样癌

乳腺基底样癌（basal-like carcinoma）是基于基因表达谱确定的一种浸润性导管癌，与基底细胞是完全不同的概念。乳腺基底样癌的组织学具有异质性，形态多样，可有推挤性边缘，癌细胞有显著多形性及异型性，呈合体细胞样或基底细胞样，核分裂象和细胞凋亡均多见，中央常见瘢痕或无细胞区，坏死

亦常见，呈粉刺样或地图样，间质成分多少不等，可伴显著的淋巴细胞浸润。免疫组化上通常 ER、PR、HER2 呈阴性，Ki67 增殖指数高，CK5/6、EGFR 有不同程度表达，p63 可有表达。肿瘤为高级别，恶性程度高，侵袭性强，预后差。

这一节展示的病例均为高级别浸润性导管癌，ER、PR、HER2 均为阴性，Ki67 增殖指数高，CK5/6 和（或）EGFR 呈阳性。

病例 12

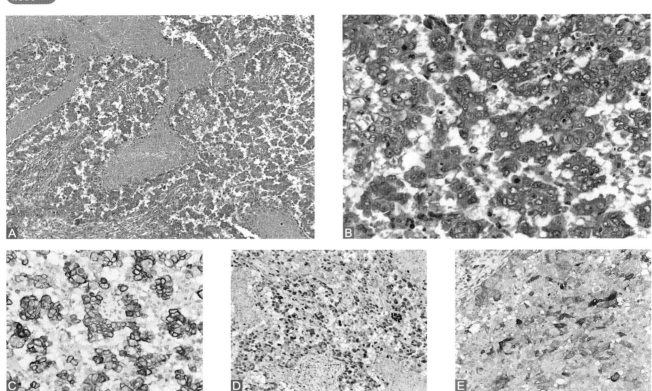

图 14-3-12　基底样癌。浸润性癌组织呈片状分布，可见明显地图样坏死，细胞聚集成微乳头簇状，细胞界限不清，细胞质呈嗜酸性，细胞核具有高核级形态特征，核分裂象和细胞凋亡均多见，细胞异型性明显（A、B）。免疫组化染色显示：CK5/6 癌细胞呈阳性（C），Ki67 增殖指数高（D），calponin 部分呈阳性（E）

病例 13

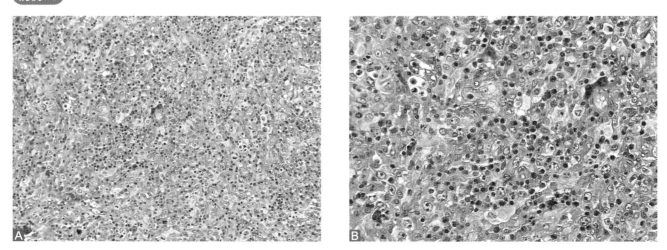

图 14-3-13　基底样癌。浸润性癌呈实性弥漫分布，间质成分稀少，细胞界限不清，细胞质丰富呈嗜酸性，细胞核具有高核级形态特征，细胞异型性明显，间质内可见大量嗜酸性粒细胞浸润（A、B）

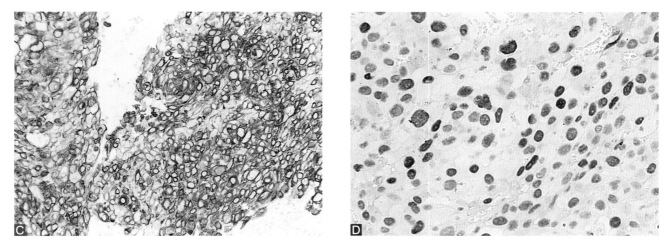

图 14-3-13　基底样癌（续图）。免疫组化染色显示：CK5/6（C）和 p63（D）癌细胞呈弥漫阳性

病例 14

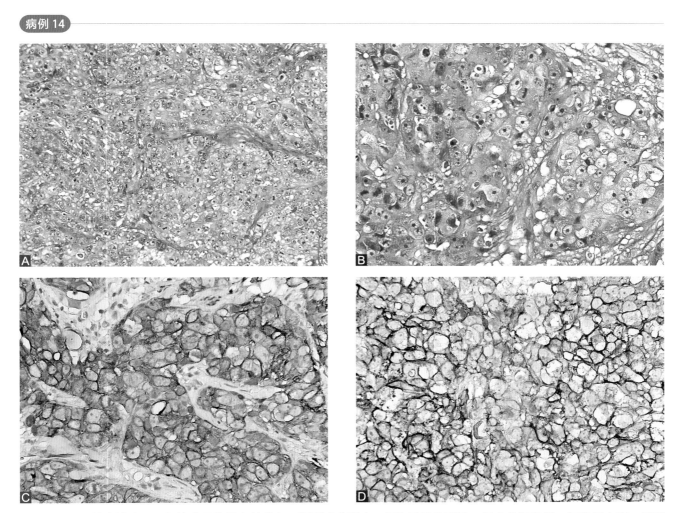

图 14-3-14　基底样癌。浸润性癌呈弥漫实性分布，间质成分稀少，细胞异型性明显，呈合体细胞样，细胞质丰富，呈嗜酸性颗粒状或淡染，细胞核大、核仁明显，核分裂象和细胞凋亡均多见，细胞多形性显著（A、B）。免疫组化染色显示：CK5/6（C）和 EGFR（D）癌细胞呈弥漫阳性

病例 15

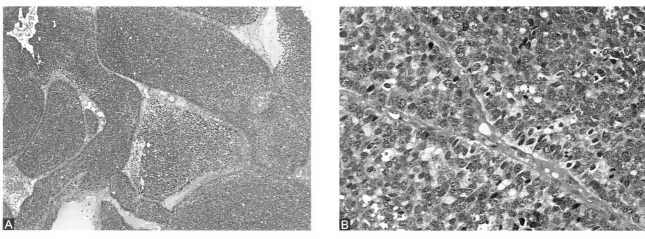

图 14-3-15　基底样癌。浸润性癌呈实性巢或多结节状分布，间质成分稀少，富于血管，癌巢周围细胞呈栅栏状排列，内部细胞密集，细胞质少，细胞核呈卵圆形或圆形，染色质呈粗颗粒状，可见小核仁，可见核分裂象，细胞凋亡易见，形似基底细胞，异型性明显（A、B）

病例 16

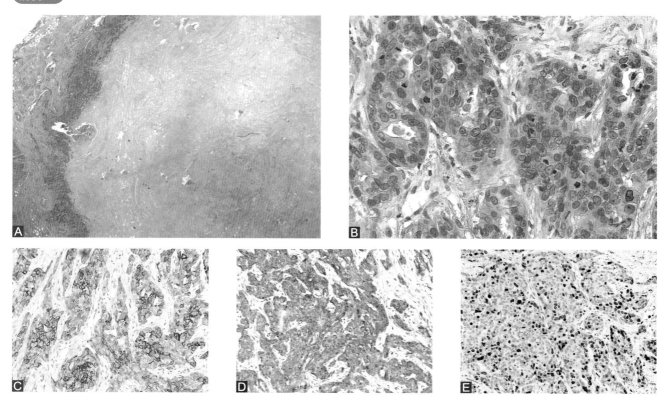

图 14-3-16　基底样癌。肿瘤组织界限较清楚，中央为大片淡粉染的退变坏死区，局部有纤维化，坏死周边围绕着蓝染细胞区，坏死区周围癌细胞排列密集，核质比大，细胞核呈空泡状，核仁和核分裂象易见，细胞异型性明显（A、B）。免疫组化染色显示：CK5/6（C）及 EGFR（D）癌细胞呈阳性，Ki67 增殖指数较高（E）。有报道将此种类型的浸润性癌称为中央坏死性癌

八、伴破骨细胞样间质巨细胞的浸润性癌

乳腺伴破骨细胞样间质巨细胞的浸润性癌（infiltrating carcinoma with osteoclast-like stromal giant cells）是一种间质内有破骨细胞样巨细胞的浸润性癌，多见于浸润性导管癌 I 级和 II 级，常伴随间质出血、纤维组织增生及炎症细胞浸润。没有预后意义。

病例 17

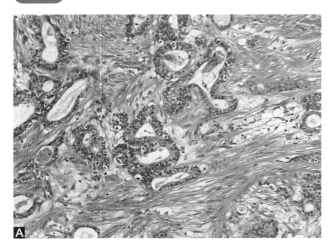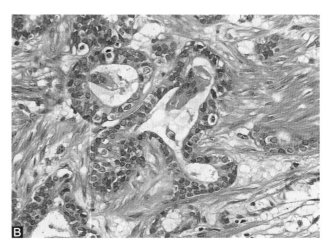

图 14-3-17　伴破骨细胞样间质巨细胞的浸润性癌。浸润性导管癌呈不规则腺管状，癌细胞核呈中核级形态改变，细胞质呈嗜酸性细颗粒状或空淡，腺腔内可见稀薄分泌物及破骨细胞样巨细胞，间质内有平滑肌化生（A、B）

病例 18

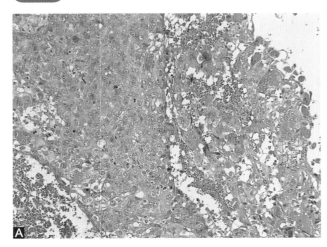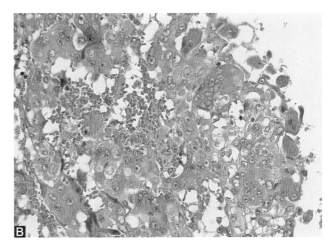

图 14-3-18　伴破骨细胞样间质巨细胞的浸润性癌。低分化浸润性导管癌，癌细胞核大、呈空泡状，核仁显著，细胞质呈嗜酸性细颗粒状，细胞有明显异型性，间质内有灶状出血区，周围见大量破骨细胞样巨细胞（A、B）

九、多形性癌

2012 年 WHO 乳腺肿瘤分类将多形性癌（pleomorphic carcinoma）列为浸润性导管癌的一种变异型。病变特征是在腺癌或腺癌伴梭形细胞化生、鳞状细胞分化的背景上，出现多形性、奇异核及多核瘤巨细胞，占肿瘤细胞的 50% 以上。肿瘤为高级别，癌细胞分化差，核分裂象多见。常具有基底样癌免疫组化表型。预后不良。

病例 19

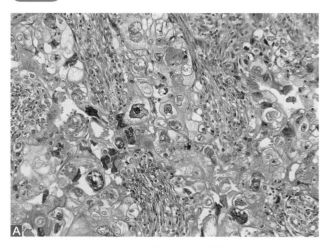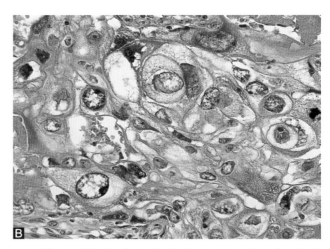

图 14-3-19　多形性癌。浸润性癌呈巢片状分布，细胞多形性明显，并可见较多核形怪异的瘤巨细胞（多形性和瘤巨细胞超过瘤细胞的 50%），癌细胞界限较清楚，细胞质红染或透亮，细胞核大小、形态差异最多约达 10 倍，可见粗大、显著的核仁（A、B）

病例 20

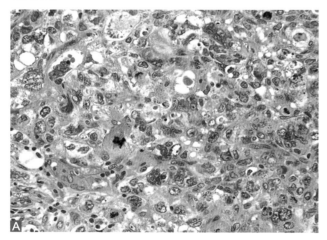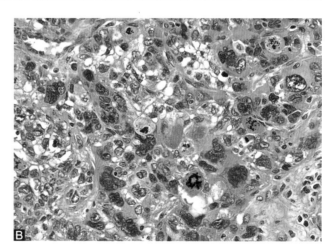

图 14-3-20　多形性癌。癌细胞弥漫分布，多形性明显，核分裂象多见，并可见大量核形怪异的瘤巨细胞，癌细胞质呈嗜酸性，细胞核大小、形态差异最多超过 10 倍，还可见多量病理性核分裂象（A、B）

病例 21

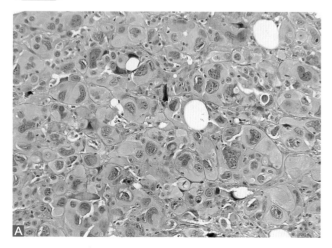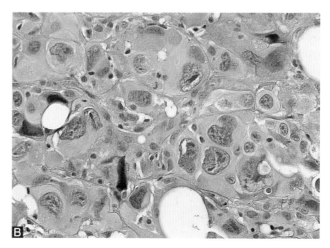

图 14-3-21　多形性癌。癌细胞呈巢状弥漫分布，排列密集，多形性明显，可见大量核形怪异的瘤巨细胞，癌细胞质丰富、呈双嗜性，可见胞质大空泡，核大小、形态差异最多超过 10 倍，染色质粗糙，核仁明显（A、B）

十、具有绒毛膜癌特征的浸润性癌

2012 年乳腺肿瘤分类将具有绒毛膜癌特征的浸润性癌（infiltrating carcinoma with choriocarcinomatous features）列为浸润性导管癌的一种变异型。诊断的标准是肿瘤在组织学上具有绒毛膜癌样形态特征，如果无形态学依据，仅在血清中检测到 HCG 升高和（或）免疫组化显示癌细胞表达 HCG，均不能诊断为这一亚型。

病例 22

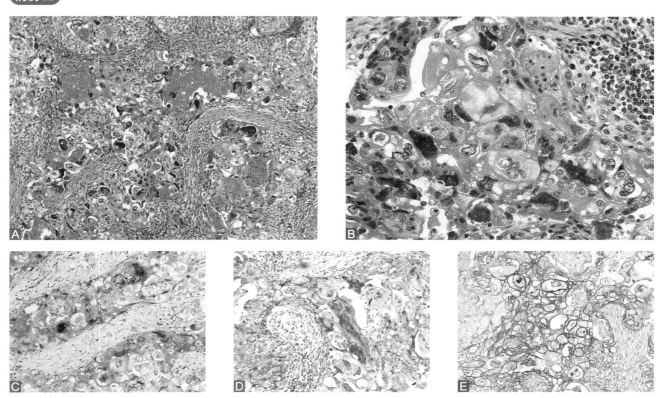

图 14-3-22　具有绒毛膜癌特征的浸润性癌。癌细胞排列呈不规则的巢状－片状结构，可见多灶性坏死，细胞大，细胞质丰富呈嗜酸性，部分淡染，细胞核大、畸形，深染结构不清，瘤巨细胞易见，细胞形态类似于绒毛膜癌细胞，间质可见较多淋巴细胞浸润（A、B）。免疫组化染色显示：HCG（C）和 ALP（D）畸形癌细胞呈阳性，EGFR（E）部分癌细胞呈阳性

病例 23

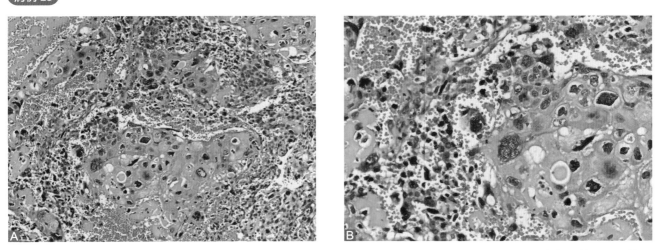

图 14-3-23　具有绒毛膜癌特征的浸润性癌。癌细胞呈巢状－片状分布，可见多灶性出血坏死，细胞多形性及异型性明显，其中可见合体样单核或多核瘤巨细胞，细胞大，细胞质丰富，呈嗜酸性，细胞核大、畸形，深染结构不清，细胞形态类似于绒毛膜癌细胞（A、B）

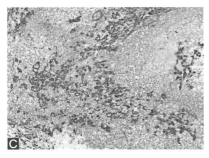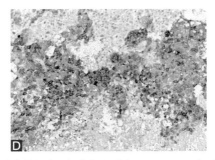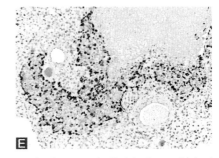

图 14-3-23 具有绒毛膜癌特征的浸润性癌（续图）。免疫组化染色显示：HCG（C）、EMA（D）及 p63 部分癌细胞呈阳性（E）

十一、具有黑色素瘤特征的浸润性癌

2012 年乳腺肿瘤分类中将具有黑色素瘤特征的浸润性癌（infiltrating carcinoma with melanotic features）列为浸润性导管癌的一种变异型。可能是乳腺浸润性癌细胞异向分化（化生）的结果。

病例 24

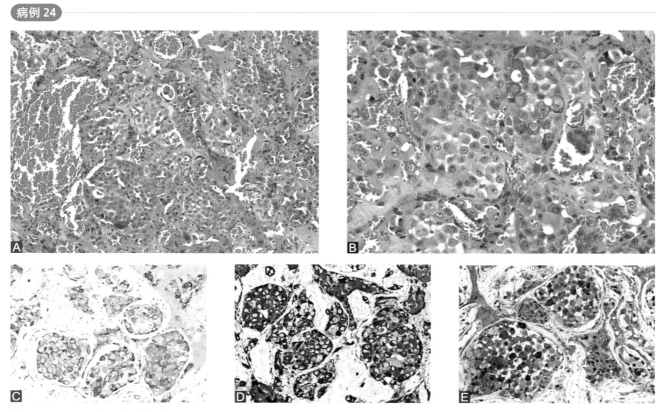

图 14-3-24 具有黑色素瘤特征的浸润性癌。癌细胞呈巢状分布，细胞大，界限清楚，细胞质丰富，呈嗜酸性细颗粒状，部分细胞质内含有黑色素颗粒，细胞核大，呈圆形－卵圆形，核膜厚不规则，染色质粗，核仁显著，1 个到多个，可见双核和多核癌细胞，细胞有明显异型性（A、B）。免疫组化染色显示：AE1/AE3（C）、HMB45（D）和 S-100（E）癌细胞呈阳性

十二、淋巴上皮瘤样浸润性癌

乳腺淋巴上皮瘤样浸润性癌（lymphoepithelioma-like invasive carcinoma）是一种形态学上类似于鼻咽部淋巴上皮瘤样癌的浸润性导管癌，文献中很少有报道。病变常呈多结节状，结节内淋巴组织呈弥漫性增生，癌细胞埋没在淋巴细胞之中，呈单个、小簇状或小巢状分散分布，细胞中等大小，细胞核呈空泡状，核仁明显，细胞质透亮或呈嗜酸性细颗粒状，细胞形态类似于浸润性导管癌细胞。免疫组化染色显示，E-cadherin 及 p120 癌细胞膜呈阳性。

病例 25

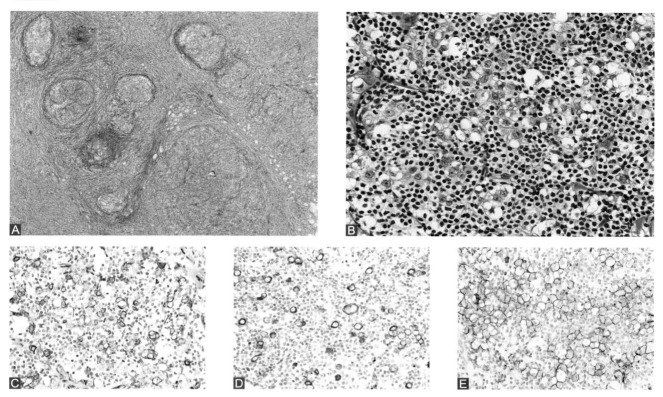

图 14-3-25　淋巴上皮瘤样浸润性癌。病变为多结节状，结节内有弥漫分布的淋巴细胞，其中可见单个或小灶状癌细胞，细胞体积大，细胞质丰富，淡染或略呈嗜酸性，细胞核呈空泡状，核仁明显，核分裂象偶见（A、B）。免疫组化染色显示：CK5/6（C）及 CK8/18（D）癌细胞阳性，E-cadherin 癌细胞膜呈阳性（E）

病例 26

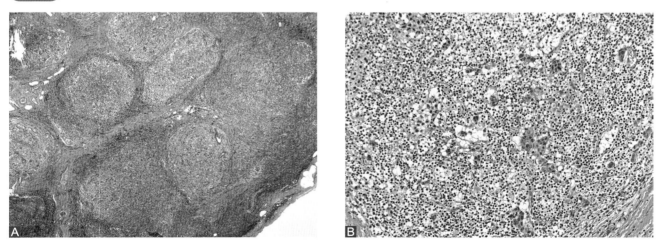

图 14-3-26　淋巴上皮瘤样浸润性癌。病变呈多结节状，结节内可见弥漫分布的淋巴细胞伴淋巴滤泡形成，癌细胞淹没在淋巴细胞中，呈簇状－小巢状，细胞体积中等大小，细胞质较为丰富，透亮或呈嗜酸性，细胞核呈空泡状，核仁明显，可见核分裂象（A~C）

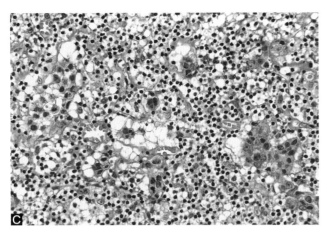
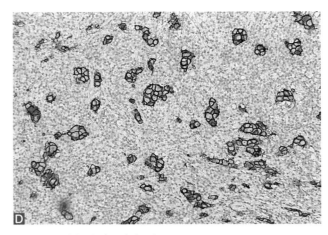

图 14-3-26　淋巴上皮瘤样浸润性癌（续图）。免疫组化染色显示：HER2 癌细胞（3+）（D）

十三、伴反应性肉芽肿的浸润性癌

乳腺伴反应性肉芽肿的浸润性癌（invasive carcinoma with reactive granuloma）的特征是浸润性癌组织内出现反应性肉芽肿。浸润癌的类型可为浸润性导管癌、浸润性小叶癌或其他类型的癌。反应性肉芽肿围绕癌细胞巢散在分布，引流淋巴结内亦可出现类似病变。

病例 27

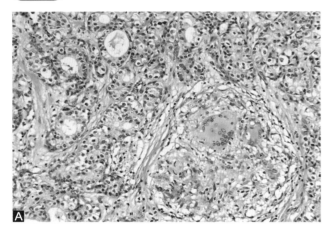
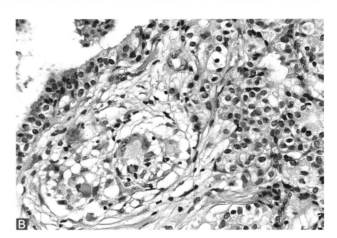

图 14-3-27　伴反应性肉芽肿的浸润性癌。浸润性导管癌，间质内可见结节状肉芽肿病灶，肉芽肿病灶内可见上皮样细胞及多核巨细胞，部分细胞呈朗汉斯巨细胞样（A、B）

病例 28

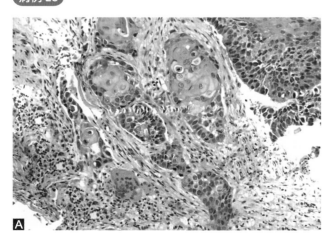
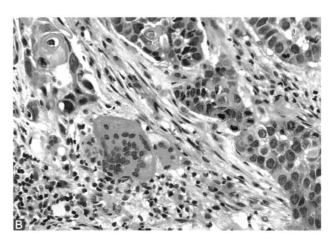

图 14-3-28　伴反应性肉芽肿的浸润性癌。浸润性腺鳞癌，间质促纤维组织增生，其内可见灶性多核巨细胞伴淋巴细胞、浆细胞浸润构成的肉芽肿（A、B）

十四、组织细胞样癌

乳腺导管型组织细胞样癌（histiocytoid carcinoma）是一种浸润的癌细胞类似于组织细胞的浸润性导管癌。

病例 29

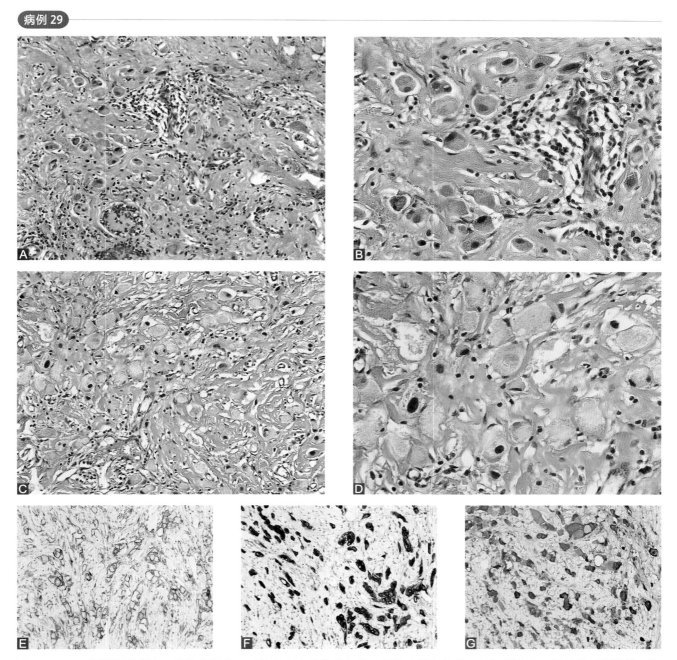

图 14-3-29 组织细胞样癌。乳腺组织内可见体积宽大的肿瘤细胞，呈单个散在分布，细胞质丰富，呈嗜酸性颗粒状，细胞核偏位，染色较深，呈圆形 - 卵圆形或不规则形，细胞呈肌母细胞样（A、B）；部分区域癌细胞胞质丰富淡染、呈细颗粒状 - 泡沫状，细胞核不规则、偏位，呈组织细胞样，间质纤维化（C、D）。免疫组化染色显示：p120（E）癌细胞膜呈阳性，CK7 呈阳性（F），GCDFP-15 呈阳性（G）

十五、混合型浸润性癌

2019 年 WHO 乳腺肿瘤分类指出，如果特殊类型浸润癌占肿瘤的 10%~90%，则为混合型浸润性癌（mixed infiltrating carcinoma），并建议报告两种类型癌所占百分比。如果特殊类型浸润癌小于 10%，则应诊断为浸润性导管癌（非特殊型浸润性癌）。如果特殊类型浸润癌大于 90%，则应诊断为特殊类型的浸润癌。最常见的混合型浸润性癌是浸润性导管癌与浸润性小叶癌的混合。

病例 30

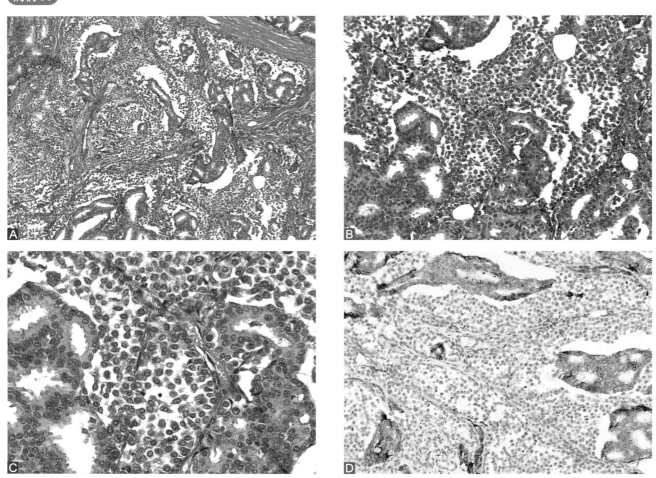

图 14-3-30　混合型浸润性癌。肿瘤由两种浸润性癌构成：一部分为中级别浸润性导管癌，呈腺管样结构，另一部分为浸润性小叶癌，细胞有多形性（A~C）。免疫组化染色显示：E-cadherin 浸润性导管癌细胞膜呈阳性，浸润性小叶癌细胞呈阴性（D）

第四节　诊断及鉴别诊断

乳腺浸润性癌主要需要与良性病变进行鉴别。大多数浸润性癌具有明显异型性和典型的浸润性生长的特征，即便是初学者，明确诊断也不会有太大的困难。但是，某些高分化浸润性癌，具有假良性的形态学改变（细胞及结构异型性不明显），也缺乏癌的典型浸润方式（穿透或包绕乳腺固有腺体，破坏切割间质胶原束，促间质纤维组织增生），与良性病变做鉴别有一定的困难。本节将从以下几个方面讨论浸润性癌与良性硬化性病变的鉴别诊断问题。

1. **肿瘤侵袭生长的模式**　不同级别、不同类型的导管原位癌和小叶原位癌发展为浸润性癌的风险不同，当癌细胞突破乳腺腺管的基膜，进入周围间质内，即发展成为浸润性乳腺癌。癌细胞在乳腺实质的局部增殖，并促使间质纤维组织增生，形成占位性肿块（新生物）。癌细胞像树根插入土壤一样，向周围组织浸润性生长，因此，肿块常呈不规则形或星芒状。随着纤维组织增生胶原增多，肿块外形更加不规则，某些病变可具有放射状结构。虽然癌性放射状结构与放射状瘢痕 / 复杂硬化性病变有相似之处，但是两者的本质不同。癌是新生物，呈侵袭性生长，挤压或分割周围乳腺组织。放射状瘢痕 / 复杂硬化性病变是将周围组织向中央瘢痕区牵拉。两者的内部结构、腺体特征及腺体 - 间质的关系也有所不同。某些浸润性癌可能并不会形成肿块或结节，癌性腺体只是在固有乳腺组织内呈浸润性生长，表现为分化好的小腺体聚积，也不一定会引起组织反应，或只有轻微组织反应，形态可类似于扭曲的小叶或腺病的病灶。某些情况下，癌细胞生长比较缓慢，呈膨胀性浸润模式，表现为异常增生的腺体密集排列，间质稀少，推挤、压迫周围组织，呈局限性、结节状，界限清楚，可有假包膜，形状可类似于结节性腺病等良性病变。

2. **浸润性癌与肿瘤间质** 浸润性癌在乳腺实质内形成肿块（新生物），内部结构表现为明显的异质性，无一定的内部构型就是浸润性癌的结构特征。高分化浸润性导管癌在乳腺固有组织内浸润，主质是分化比较好的癌性腺体，间质常呈促纤维组织增生改变，并混杂不同数量的、相对正常的乳腺组织，通常不会形成特殊的结构特征。硬化性腺病常具有潜在的小叶结构，腺体排列通常更为密集、拥挤，中央腺泡明显受挤压、周围仍可见大小、形状正常和（或）扩大的腺泡，而且与周围间质的界限也比较清楚，腺体与间质形成一种有序的关系。典型放射状瘢痕 / 复杂硬化性病变具有中央瘢痕区和周围增生区的分区改变。

3. **浸润性癌与良性病变的假浸润** 癌性病灶内的上皮和间质特征也与良性硬化性病变不同。①上皮变化：高分化浸润性导管癌，呈浸润性生长的腺体大小和形态均不相同，通常为开放的管腔，许多腺体末端呈角状。腺病通常缺乏带角的腺体，硬化性腺病的腺体常因受挤压而呈闭塞状态，其间可见梭形细胞。另外，浸润性癌的细胞均会具有不同程度的异型性，高分化癌细胞的核级低、异型性程度低。与良性细胞相比，癌细胞稍有增大，细胞核轻度增大，核染色质均匀，核仁不明显或有小核仁，细胞质相对丰富。②间质改变：浸润性癌通常均表现为在间质内破坏性生长，切割分离胶原，使正常组织结构消失。而良性病变增生的腺管与间质胶原保持一种有序的关系。某些腺病（如旺炽性腺病和小管型腺病），虽然有时类似高分化浸润性导管癌，但腺病增生的腺体在间质内分布，均无癌细胞浸润破坏间质的形态学改变，增生腺体排列的方向通常与间质胶原的方向一致。浸润性癌的另一个间质变化的特点就是常呈促纤维结缔组织增生，这种间质反应在不同病例之间表现各不相同，主要表现在位于黏液样基质内和胶原束之间的纤维 - 成肌纤维细胞有不同程度的增生。良性硬化性病变（如放射状瘢痕 / 复杂硬化性病变及充分发育成形的硬化性腺病）通常不具有上述特征的间质反应性改变。少数浸润性癌的间质可由致密胶原、弹性组织和少量成纤维细胞组成。某些浸润性癌甚至不会引起任何间质反应。而一些尚未发育成熟的良性硬化性病变的间质可比较幼稚，类似浸润癌的反应性间质。当癌性腺体浸润脂肪组织时，反应性现象表现为局灶性脂肪坏死、炎症和纤维化，这些间质改变有助于区分癌性腺体与脂肪组织内的萎缩腺管。乳腺萎缩（腺体及间质萎缩）和微腺体腺病这两种良性病变的分布方式可能更类似不引起间质反应的浸润性癌。当间质萎缩时，脂肪组织取代纤维结缔组织，残留导管和腺泡被脂肪包绕；腺泡萎缩使残存的小团上皮细胞看似弥漫分布于致密纤维组织内；微腺体腺病由增生腺体组成，杂乱无章地分布在硬化的间质及脂肪组织内；均呈一种假浸润状态，容易与浸润性癌混淆。

4. **肌上皮细胞状态在病理诊断中的价值** 大多数浸润性癌缺少肌上皮细胞，因此，通常用上皮巢周围有无肌上皮围绕来区别真假浸润。对免疫组化染色结果的判断一定是建立在对常规 HE 切片认真全面观察的基础上，对肌上皮细胞标记物呈阴性或阳性的染色结果必须有合理的解释。青年学者经常将无肌上皮细胞围绕的上皮细胞团认定为浸润性和恶性病变，事实上，仅凭出现肌上皮缺失并不能判断上皮细胞已穿透基膜，也不能因此而确定为恶性病变。例如，某些放射状瘢痕 / 复杂硬化性病变中央瘢痕区内，及旺炽型导管增生之间的扭曲变形的腺管和假浸润的小腺管，有时也可缺乏肌上皮；微腺体腺病，其腺体周围亦无肌上皮；某些大汗腺囊性乳头状增生及柱状细胞病变，腺管周围也会出现肌上皮的缺失。另外，某些浸润性癌巢周围也会出现基膜样物质和（或）有肌上皮分化等，因此，要结合组织学特征和免疫组化染色结果进行综合判断。在诊断出现困难时，应该常规选择肌上皮细胞标记物（一组含 p63 肌上皮细胞标记物，常需加上 CK5/6 和 ER）免疫组化染色辅助诊断，其标记结果常能提示正确的诊断方向。然而也必须牢记，肌上皮的免疫组化染色仅代表整个分析过程的一个部分，必须结合传统的形态学特征进行解释。诊断浸润性癌需要具有细胞学的异型性和破坏性生长的传统组织学表现，绝不能仅凭肌上皮细胞缺失而诊断为恶性。另外，p63 阳性不一定就是肌上皮细胞，鳞状上皮、基底样细胞，甚至某些腺癌细胞都会出现阳性，p63 阳性时一定要确定阳性细胞是在肌上皮位置，还是在肿瘤细胞。

5. 肿瘤边缘观察有助于区别浸润性癌与良性硬化性病变　病灶边缘的状况，浸润性癌与良性硬化性病变不同，大多数浸润性导管癌的内部及邻近区域常伴有非典型导管增生和（或）导管原位癌。此外，癌性腺体常呈破坏性侵袭周围组织，甚至可累及更远的脂肪组织。典型放射状瘢痕/复杂硬化性病变呈分区改变，中央瘢痕区周围的增生区常伴有旺炽性导管增生，病变周围一般无肿瘤性导管增生。呈假浸润状态扭曲变形的腺体和小管通常仅局限于病变的中央瘢痕区内，不会出现在病变周围，很少累及脂肪组织。结节性腺病内密集排列的扭曲腺体，可类似于浸润性癌，但是，结节性腺病边缘的腺体与胶原束之间保持有序关系，不破坏胶原束走向。浸润性癌则不同，癌性腺体呈破坏性侵袭间质，会破坏胶原束走向。

6. 浸润性导管癌组织学分级的评分要点　目前，国内乳腺浸润性癌的组织学分级评估还存在一定的缺陷，分级偏低是较为普遍的现象。其组织学评分要点主要依据 3 项指标得分相加的结果确定，这 3 项指标需独立评估，每项指标的观察侧重点各有不同，需严格掌握评分标准，才能获得正确的组织学分级。此外，组织学分级还要结合患者预后进行综合评估。除了熟悉每项指标的计分阈值外，还需要通过在低倍镜下观察整个肿瘤的结构判断腺管的形成状态，且只计数有明确腺腔和有极向排列的肿瘤细胞包绕的腺管。对于细胞核多形性的评估要选取多形性最严重的区域，参考周围正常腺上皮细胞核的大小、规则性及形状，细胞核的不规则性，以及核仁的数目及大小都是有用的指标。核分裂象计数首先需要保证最佳的组织固定和切片制备，计数要选取浸润性癌的前沿且增殖最活跃的区域，而且只对明确清晰的核分裂象进行计数。计数值取决于视野的大小，由于不同显微镜的高倍视野直径不同，核分裂象计数必须根据显微镜高倍视野的直径进行校正（参见 2012 年乳腺肿瘤分类表 1.04）。2019 年 WHO 乳腺肿瘤分类推荐用 mm（视野直径）及 mm^2（视野面积）来对核分裂象进行计数（参见 2019 年 WHO 乳腺肿瘤分类表 1.01）。最终做出组织学 I 级的诊断时，还应参考免疫表型结果，组织学 I 级的浸润性导管癌细胞的 ER 和 PR 呈弥漫强阳性（超过 95% 细胞），而 HER2 呈阴性。

7. 乳腺癌淋巴细胞浸润状况的评估　在 HE 染色切片中，对乳腺癌淋巴细胞的浸润程度进行评估，可预测肿瘤（特别是三阴性癌及 HER2 阳性癌）的预后。国际肿瘤浸润淋巴细胞（TILS）工作小组提出以下几点建议：①对肿瘤内的间质进行全面评估，不能只关注热点区域；②排除坏死、玻璃样变性及粗针穿刺的反应区内的淋巴细胞；③评估细胞包括淋巴细胞及浆细胞，不包括中性粒细胞；④报告肿瘤内有淋巴细胞浸润间质所占的比率（%）。

8. 以腺管结构为主的浸润性导管癌　当浸润性癌以开放腺腔的、较整齐的小腺管结构为主，且癌细胞小而均匀时，容易被漏诊或误诊为小管型腺病、硬化性腺病等。后两者也易被误诊为浸润性癌。诊断要点包括以下几点。①低倍观察，浸润性癌通常具有缺乏小叶结构的生长分布模式，而硬化性腺病常具有小叶背景，小管型腺病可无小叶结构，也可结构不清并在脂肪内分布，诊断时应注意鉴别。②癌性腺管浸润生长，形态和排列常不规则，若切片中有正常乳腺小叶，应注意观察二者之间的关系，可见形态温和的癌性腺管出现在不正常的位置，癌细胞与正常乳腺小叶腺泡细胞的形态有差别，低核级的癌细胞均匀一致，具有轻度异型性，核染色质细、淡染；而腺病的腺上皮细胞形态并不均匀，呈立方状或扁平状，细胞核略不规则、较深染，染色质呈细颗粒状，无异型性。③癌性腺管由一层细胞围成，无肌上皮层；腺病的小管周围有肌上皮层，肌上皮细胞常扁平，细胞核小而深染。④癌性腺管一般呈开放的圆形 - 不规则形，边缘光滑，无硬化性腺病中条索状小腺体的挤压现象；而硬化性腺病时，由于间质纤维组织增生并玻璃样变性，挤压腺体可致肌上皮不明显，但仍可观察到腺体周围有基膜包绕。⑤仔细寻找聚集呈小团巢或小条索状的浸润性癌细胞成分，周围均无肌上皮层。⑥浸润性癌常有间质促纤维组织增生；而腺病的间质通常缺乏。⑦以上线索通常可寻找到 1 条或数条支持点，但更疑难的病例是癌性腺体形态和分布均匀，细胞异型性不明显，结构无明显破坏，未找到散在浸润癌细胞，此时最重要的关注点是腺体周围无肌上皮围绕，应提高警惕，加做肌上皮细胞标记物免疫组化染色有助于明确诊断。⑧腺病中只有微腺体腺病的小管周围无肌上皮，但这种病变具有特征性的形态。

9. **实性弥漫性结构为主的浸润性导管癌**　需注意与淋巴瘤鉴别，尤其是在冷冻切片中。浸润性导管癌和浸润性小叶癌均可表现为以实性弥漫性结构为主，前者的癌细胞有黏附性，仔细寻找巢状分布的区域可帮助诊断；而后者的癌细胞缺乏黏附性，和淋巴瘤一样可表现为大片无黏附性肿瘤细胞的分布，若在冷冻切片中寻找到原位癌的存在，且肿瘤细胞和原位癌细胞形态相似，则支持癌的诊断。另外，肿瘤细胞胞质有空泡、嗜酸性小红球等也支持浸润癌的诊断，如诊断不确定，宜待石蜡切片，加做免疫组化标记帮助明确诊断。

10. **团巢状及梁索状结构为主的浸润性导管癌**　当肿瘤以大量硬化性的间质为主，仅在间质裂隙中可见少量浸润生长的癌细胞，呈单行排列的梁索状或聚集成小团，似衬覆于裂隙表面，这时需与假血管瘤样间质增生做鉴别。后者的间质也是广泛的瘢痕样纤维组织增生，在其内的不规则裂隙腔中可见梭形细胞，若细胞明显增生可呈上皮样，聚集呈丛状。假血管瘤样间质增生常围绕乳腺小叶分布，不破坏乳腺小叶结构，而浸润性癌呈浸润性生长，破坏正常乳腺组织。必要时可加做免疫组化染色协助诊断，癌细胞表达上皮标记物，而假血管瘤样间质增生的细胞可不同程度表达 CD34、SMA 和 desmin。

11. **具有浸润性小叶癌结构的浸润性导管癌**　浸润性导管癌在浸润方式上可具有浸润性小叶癌的某些特征，如癌细胞以乳腺导管为中心浸润生长，呈靶环样、单行排列等。但在细胞学上仍具有浸润性导管癌细胞的显著特征，浸润的癌细胞更具黏附性，线状排列的细胞常出现 2 层改变。出现腺样、筛孔状、乳头状等结构及导管原位癌，更支持是浸润性导管癌。免疫组化染色有助于两者的区别，E-cadherin 和 p120 浸润性导管癌细胞膜弥漫阳性，而浸润性小叶癌通常不表达或少量表达 E-cadherin、p120 细胞质阳性。某些浸润性小叶癌细胞（如多形性浸润性小叶癌）可与导管癌细胞相似，但仍具有小叶癌的浸润特征。某些典型的浸润性小叶癌中 E-cadherin 可呈细胞膜阳性，但不影响对小叶癌的诊断。

12. **导管原位癌样浸润性导管癌**　浸润性导管癌的癌细胞排列呈多个实性巢、结节状或围成形态不规则的腺腔结构，边界清楚，形态类似于实性导管原位癌和平坦型导管原位癌，部分结节中央可见粉刺样坏死，形态类似于粉刺型导管原位癌。诊断要点包括：①这些癌巢的分布不规则，多为密集分布，无乳腺小叶结构的背景（特化性间质、小叶癌化等），缺乏正常的乳腺导管分布模式；②癌结节虽边界清楚，但周围被纤细的纤维组织紧密包绕，纤维细胞胞质红染、边界不清，细胞核呈长梭形，与结节外缘平行而有一定间隔地均匀排列，无肌上皮层；③类似平坦型导管原位癌的开放扩张腺腔，周围亦无肌上皮层围绕；④肿瘤间质为非正常乳腺间质，有时呈明显促纤维组织增生；⑤免疫组化可协助诊断，p63 和 calponin 等可证实浸润性癌巢周围无肌上皮层；⑥还需注意的一个诊断"陷阱"是，由于导管原位癌细胞膨胀生长，可导致导管扩张，肌上皮细胞变扁平、细胞连接松散，免疫组化染色显示肌上皮细胞呈间断的表达模式，由于切面问题，有时在一个导管周围仅见少数肌上皮细胞，这时勿将导管原位癌过诊断为浸润癌。另外在极少量的导管原位癌周围，免疫组化染色显示肌上皮呈阴性，对这些病例需注意观察癌巢的形态、分布、与周围组织的关系，有无破坏性浸润，以及有无间质反应等，综合判断，不能仅根据免疫组化有无显示肌上皮层判断是否为浸润性癌。

13. 胞质富含黏液空泡的浸润性癌　浸润性小叶癌细胞最常出现胞质空泡及空泡内小红球。浸润性导管癌细胞也会有类似的改变。需和肺、胃肠道等转移性癌进行鉴别。有原位癌病灶、癌细胞免疫组化染色表达 ER、PR、GCDFP-15、MG、GATA3，支持乳腺原发肿瘤；若呈三阴性且无原位癌病灶时，可加染 SOX10，必要时加做 TTF-1、CK20、CDX-2 等相关免疫标记以明确诊断。而当癌细胞呈小条索状不规则分布，胞质内可见透亮空泡，甚至空泡中可见小红球时，形态类似于上皮样血管内皮瘤，可加做内皮细胞标记物以明确诊断。

14. 胞质透明的浸润性导管癌　浸润性导管癌细胞的胞质常有不同程度的淡染，其中富于糖原的透明细胞癌、富于脂质的癌、皮脂腺癌等浸润性癌的胞质可呈泡沫状 - 透明样。某些特殊类型癌，如大汗腺癌、分泌性癌、神经内分泌癌、鳞状细胞癌等也可有明显的透明样胞质。肿瘤性肌上皮细胞的胞质完全可以呈透明样。另外，转移性肿瘤，如肾细胞癌、卵巢癌及黑色素瘤等的胞质亦可透明。反应性泡沫状组织细胞也可类似于胞质透明浸润的癌细胞。特别是在冷冻和粗针穿刺切片诊断时，更要紧密联系临床及影像学变化，仔细观察切片，必要时行组织化学、免疫组化染色和进行分子检测加以区别。

15. 胞质呈嗜酸性的浸润性导管癌　浸润性导管癌的细胞质常为不同程度的嗜酸性细颗粒状。嗜酸细胞癌的胞质有更强的嗜酸性，嗜酸性颗粒均匀弥漫分布，线粒体抗体阳性。某些特殊类型癌，如神经内分泌癌、鳞状细胞癌及唾液腺型浸润性癌细胞的细胞质嗜酸性可比较明显，但形态学和免疫组化表型都各具特点。颗粒细胞瘤，其细胞质嗜酸性强，嗜酸性颗粒粗大，均匀分布于胞质，S-100 蛋白呈强阳性。

第十五章
乳腺浸润性小叶癌

丁华野　郭双平

章目录

乳腺浸润性小叶癌（invasive lobular carcinoma）是一种细胞缺乏黏附性的浸润性癌，占浸润性乳腺癌的 5%~15%，发病率呈上升趋势，但临床及影像学表现常隐匿，难以评估。

第一节　基本组织细胞学特征

乳腺浸润性小叶癌的生长方式与众不同，常呈跳跃式、多灶性分布，由于癌细胞缺乏黏附性，所以浸润性小叶癌细胞彼此分离，散布（撒石头子样）于间质中，常呈单列线状（列兵样）排列，围绕腺管呈靶环样分布，大多数病例（85% 以上）有小叶原位癌。浸润性小叶癌细胞缺乏黏附性的分子遗传学基础，原因是位于 16q22.1 上的 *CDH1* 基因发生了突变，从而导致其编码蛋白 E-cadherin 表达缺失。这也是大多数浸润性小叶癌 E-cadherin 免疫组化染色呈阴性的原因。除了典型小而一致的细胞，浸润性小叶癌还可以出现类似于导管癌细胞的各种多形性及异型性明显的细胞，如透明细胞、"印戒"样细胞、肌样细胞、组织细胞样细胞和巨细胞等。浸润性小叶癌常以隐匿的方式浸润间质及脂肪，间质可以缺乏促纤维组织增生性间质反应或反应很轻微。

一、双侧乳腺病变

5%~19% 的浸润性小叶癌同时累及双侧乳腺。

病例 1

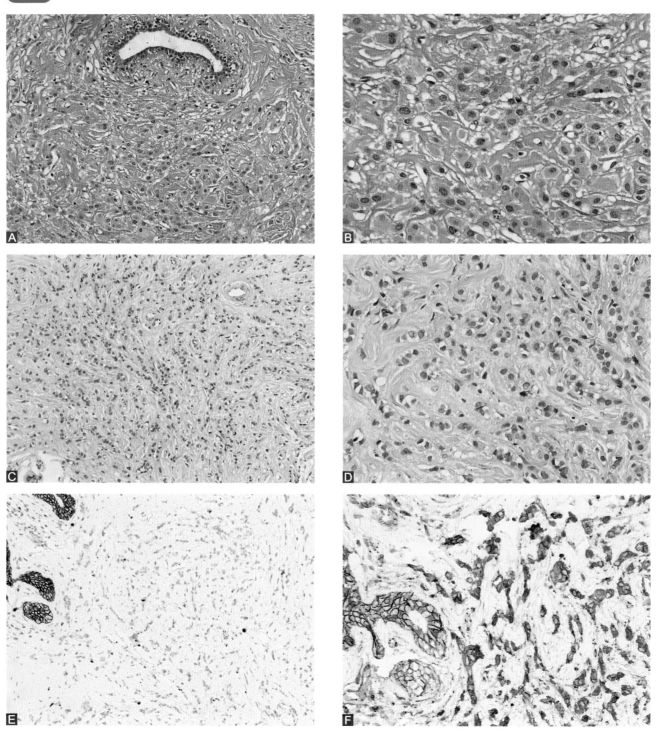

图 15-1-1　双侧乳腺病变。右侧乳腺为经典型浸润性小叶癌，细胞较小而一致，散布于间质中呈破坏性浸润性生长（A、B）；左侧乳腺亦为经典型浸润性小叶癌，细胞质较为空淡（C、D）。免疫组化染色显示（左侧）：E-cadherin 癌细胞呈阴性（E），p120 细胞质呈弥漫阳性，导管上皮细胞膜呈阳性（F）

二、病变呈多灶性、跳跃式分布

病例 2

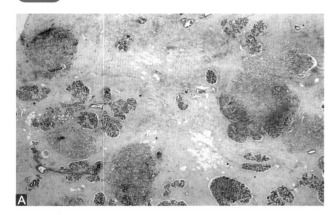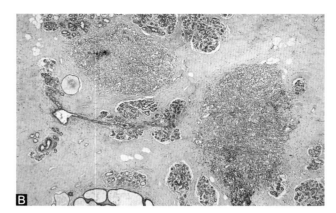

图 15-1-2　病变呈多灶性、跳跃式分布。浸润性小叶癌，病变呈多灶性、跳跃式分布，有的围绕乳腺小叶，有的在间质内形成浸润性结节，其间有相对正常的乳腺小叶（A、B）

三、小叶内外浸润，残存小叶结构

病例 3

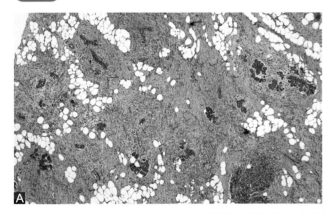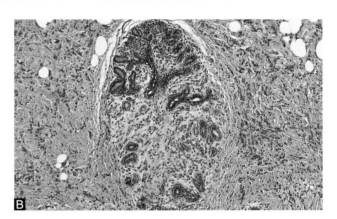

图 15-1-3　小叶内外浸润，残存小叶结构。浸润性小叶癌细胞在小叶内、小叶间及脂肪组织中呈弥漫性浸润，病变内可见残存的乳腺小叶（A、B）

四、细胞黏附性差，散在分布

病例 4

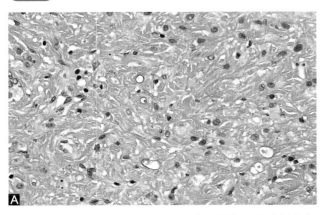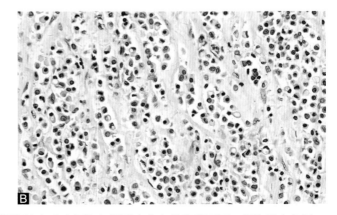

图 15-1-4　细胞黏附性差，散在分布。图为 4 个病例组合。浸润性小叶癌细胞在间质内分布的密度不同，细胞形态各异，其共同的特点是细胞缺乏黏附性，表现为细胞离散分布，其间有多少不等的间质成分（A~D）

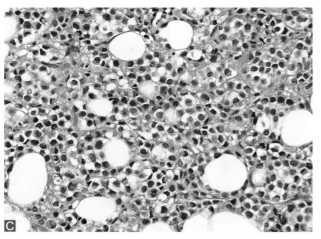

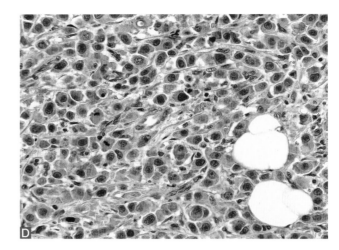

图 15-1-4　细胞黏附性差，散在分布（续图）

五、列兵样、线状、流水状排列

病例 5

图 15-1-5　列兵样、线状、流水状排列。图为 4 个病例组合。浸润性小叶癌细胞的形态及核级不同，但浸润的癌细胞均呈单列线状（列兵样或流水状）排列，细胞之间留有间隙（A~D）

六、靶样、"洋葱皮"样、线盘状分布

病例 6

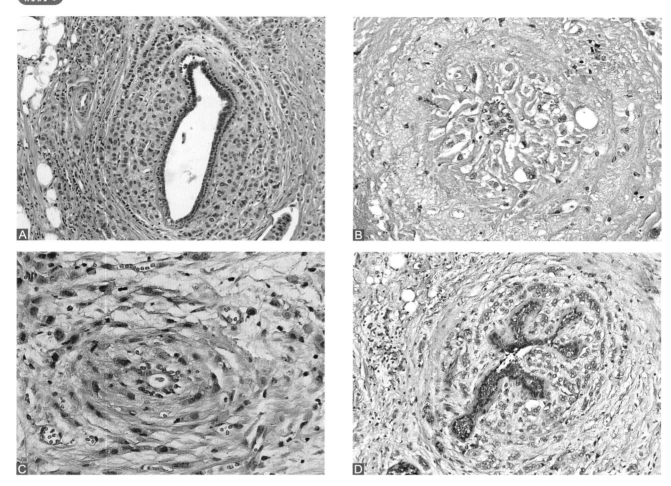

图 15-1-6　靶样、"洋葱皮"样、线盘状分布。图为 4 个病例组合。浸润性小叶癌细胞围绕残存的腺管呈"洋葱皮"样、放射状或线盘状分布，形成靶样改变（A~D）

七、细胞学呈异质性改变

病例 7

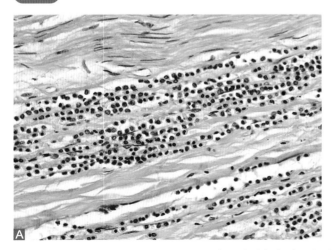
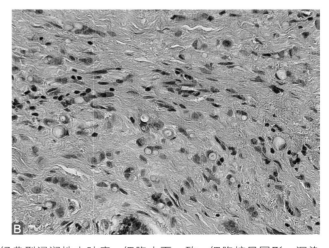

图 15-1-7　细胞学呈异质性改变。图为 4 个病例组合，均为经典型浸润性小叶癌。细胞小而一致，细胞核呈圆形、深染（A）；细胞质内有黏液空泡，其内常见嗜酸性小球状物，细胞核偏位呈月牙状，细胞呈"印戒"样（B）

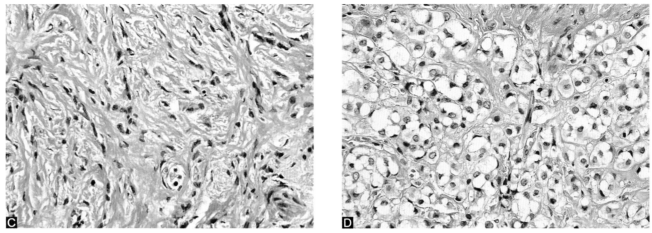

图 15-1-7　细胞学呈异质性改变（续图）。细胞核呈扁圆形，染色质细，细胞质稀少（C）；细胞质透明，细胞核呈圆形，可见小核仁（D）

病例 8

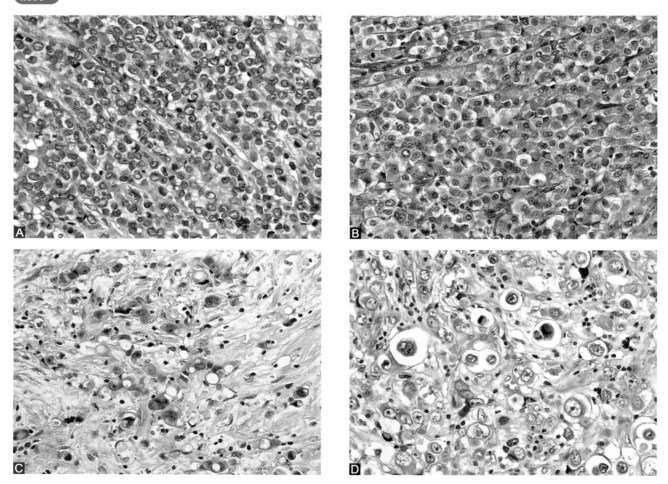

图 15-1-8　细胞学呈异质性改变。图为 4 个病例组合，均为多形性浸润性小叶癌，细胞核大于 4 个小淋巴细胞。核形状不规则，核膜粗糙，染色质细，核仁不明显，有的可见核沟（A）；细胞质丰富、红染，细胞核不规则，有的偏位，呈肌样细胞形态特征（B）；细胞核呈多形性，细胞质内有黏液空泡，其内可见嗜酸性小球状物，细胞呈"印戒"样（C）；细胞核巨大，呈空泡状，核膜厚，核仁明显，可见多核细胞，细胞质少，呈嗜酸性；有的细胞间有空晕（D）

八、以隐匿的方式在间质内浸润

病例 9

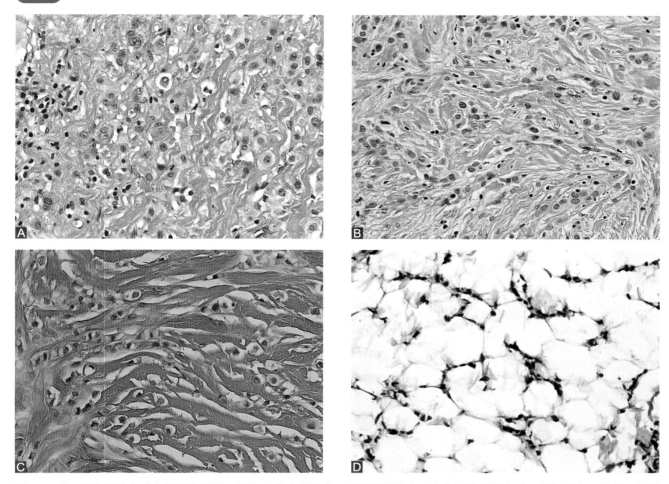

图 15-1-9　以隐匿的方式在间质内浸润。图为 4 个病例组合。显示浸润性小叶癌隐匿的浸润方式，仔细观察可发现，间质内浸润性的小叶癌细胞分割破坏胶原纤维（A~C）；在脂肪细胞间浸润生长，不易被发现（D）

九、缺乏促纤维组织增生性间质反应

病例 10

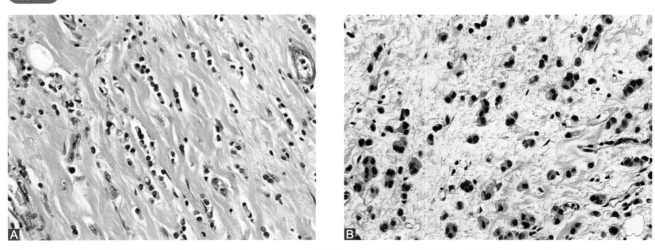

图 15-1-10　缺乏促纤维组织增生性间质反应。图为 4 个病例组合。分别为纤维硬化性间质、疏松水肿样间质、黏液样间质及间质内有大量淋巴细胞浸润，均缺乏促纤维组织增生性间质反应（A~D）

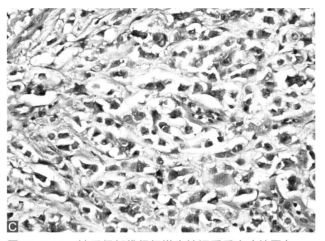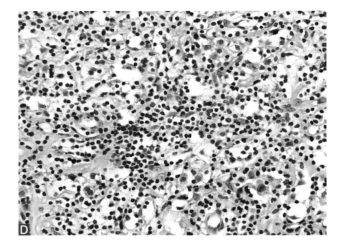

图 15-1-10　缺乏促纤维组织增生性间质反应（续图）

十、常伴有小叶原位癌

病例 11

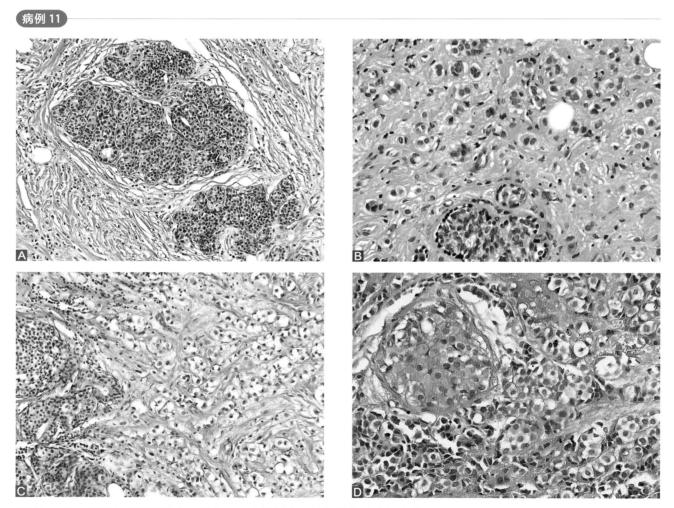

图 15-1-11　常伴有小叶原位癌。图为 4 个病例组合。浸润性小叶癌细胞的形态及核级不同，但局部均能见到小叶原位癌，浸润的癌细胞与原位癌细胞形态相同（A~D）

十一、免疫组化表型

绝大多数（85% 以上）乳腺浸润性小叶癌 E-cadherin 癌细胞呈阴性，p120 癌细胞胞质呈弥漫阳性。基因谱分析显示，85% 的浸润性小叶癌为管腔 A 型，少数为管腔 B 型，极少数为 HER2 阳性型或基底样亚型。

病例 12

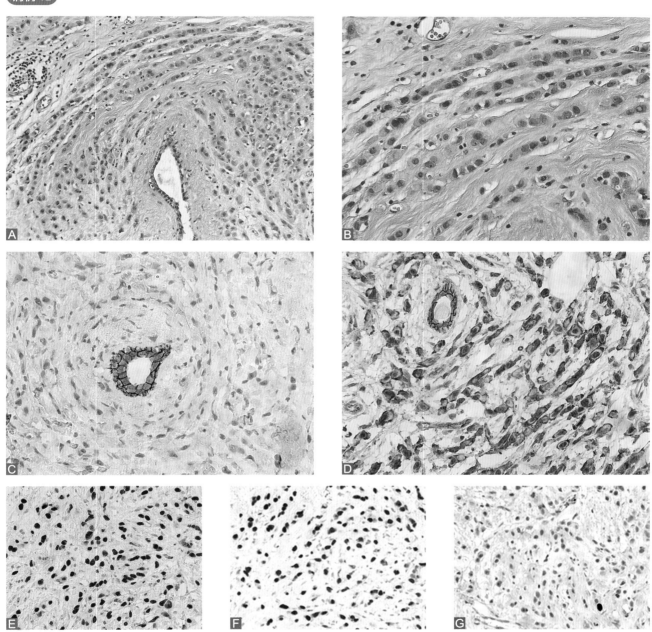

图 15-1-12　免疫组化表型。经典型浸润性小叶癌，细胞散布，呈列兵样排列（A、B）。免疫组化染色显示：E-cadherin 癌细胞呈阴性（C），p120 细胞质呈弥漫阳性（D），ER（E）及 PR（F）呈克隆性弥漫强阳性，Ki67 增殖指数低（G）

病例 13

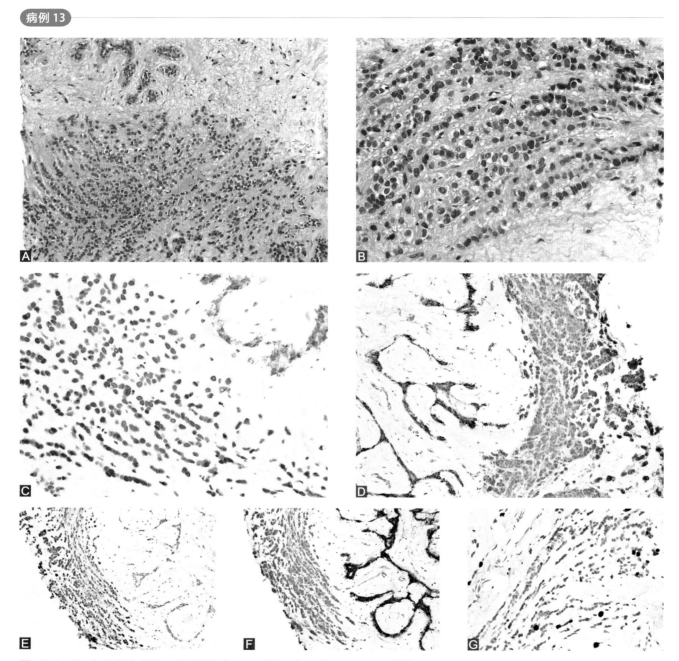

图 15-1-13　免疫组化表型。经典型浸润性小叶癌，细胞散布，呈列兵样排列（A、B）。免疫组化染色显示：E-cadherin 癌细胞呈阴性（C），p120 细胞质呈弥漫阳性（D），ER 呈中等弥漫阳性（E），CK5/6 呈阳性（F），Ki67 增殖指数低（G）

病例 14

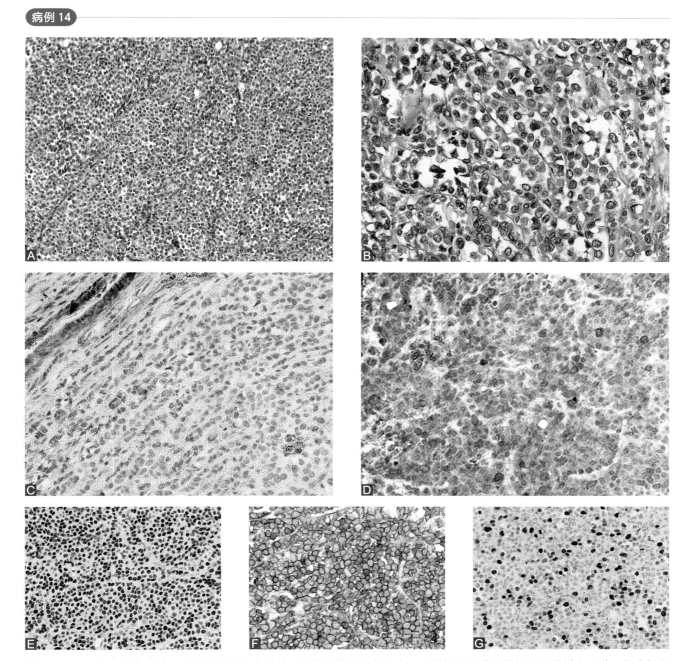

图 15-1-14　免疫组化表型。多形性浸润性小叶癌，细胞呈弥漫实性分布，有较明显的多形性及异型性（A、B）。免疫组化染色显示：E-cadherin 癌细胞呈阴性（C），p120 细胞质呈弥漫阳性（D），ER 呈克隆性弥漫阳性（E），HER2（3+）（F），Ki67 增殖指数中等（G）

病例 15

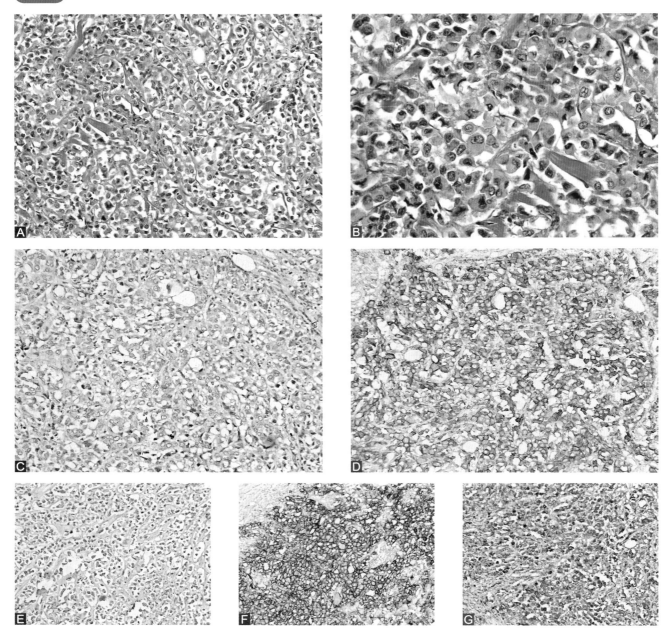

图 15-1-15　免疫组化表型。多形性浸润性小叶癌，细胞呈弥漫实性分布，有明显的多形性及异型性（A、B）。免疫组化染色显示：E-cadherin 癌细胞呈阴性（C），p120 细胞质呈弥漫阳性（D），ER 呈阴性（E），HER2（3+）（F），GCDFP-15 呈阳性（G）

病例 16

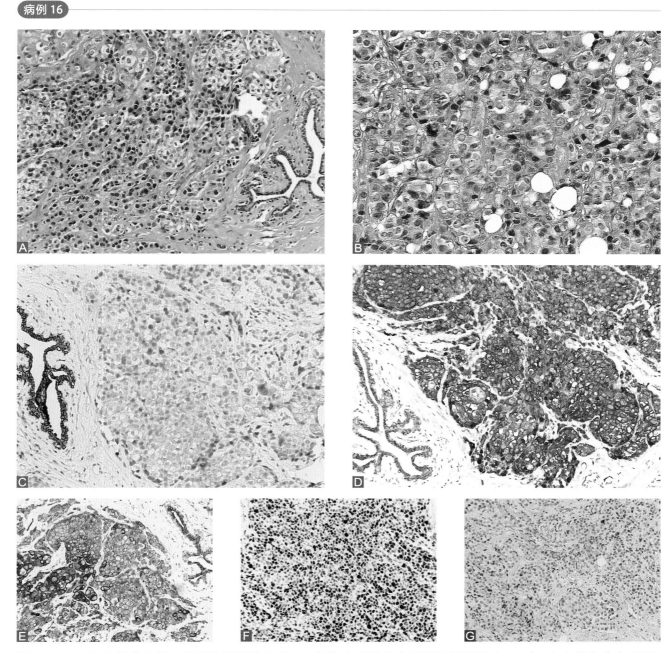

图 15-1-16 免疫组化表型。多形性浸润性小叶癌，细胞有明显的多形性及异型性（A、B）。免疫组化染色显示：E-cadherin 癌细胞膜呈微弱间断着色（C），p120 细胞质呈弥漫阳性（D），CK5/6 呈阳性（E），Ki67 增殖指数高（F），HER2（0）（G）。此例 ER、PR 亦呈阴性，提示为分子分型的基底样亚型

第二节　浸润性小叶癌的组织学类型

乳腺浸润性小叶癌的组织学改变呈明显异质性。组织学类型除典型外，还有腺泡型、印戒细胞型、黏液型、实性型、硬化型、基底样及多形性等多种亚型。不同的组织学类型常混合存在于同一个病例中。对浸润性小叶癌进行细分型是为了更好地了解浸润性小叶癌形态学变化的特点。

一、经典型浸润性小叶癌

乳腺经典型浸润性小叶癌（classic invasive lobular carcinoma）以纤维间质中单个散在或呈单列线性排列的非黏附性肿瘤细胞为特征，细胞形态与经典型小叶原位癌细胞类似，细胞大小、形态一致，仅有轻度至中度异型性。

病例 1

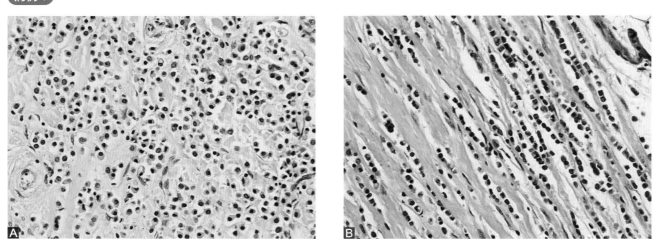

图 15-2-1　经典型浸润性小叶癌。癌细胞小、形态一致、黏附性差，散在分布于硬化性纤维间质中，呈列兵样排列，无间质反应，细胞核小、深染，细胞质少、红染，部分细胞核偏位，类似浆细胞样，细胞异型性不明显（A、B）

病例 2

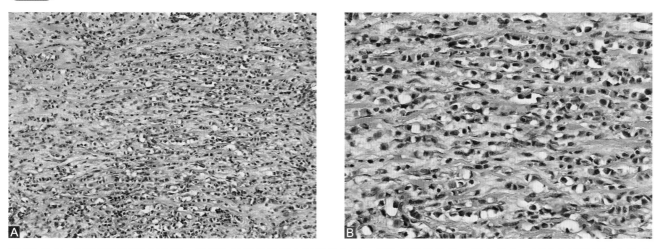

图 15-2-2　经典型浸润性小叶癌。癌细胞于纤维间质中浸润性生长，细胞间黏附性差，散在分布，呈流水状排列，细胞大小及形态较为一致，细胞核深染、稍显不规则，细胞质红染，部分细胞可见胞质内空泡，细胞呈"印戒"样（A、B）

病例 3

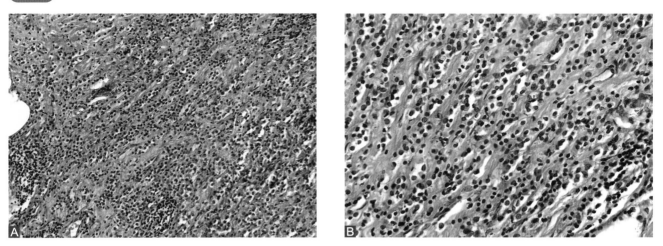

图 15-2-3　经典型浸润性小叶癌。癌细胞浸润性生长，淋巴细胞呈灶状分布，细胞黏附性差，呈线性排列或散在分布于纤维间质内，细胞形态一致，体积小，细胞核深染，细胞质稀少，类似淋巴细胞样，但细胞核较淋巴细胞稍大和不规则（A、B）

病例 4

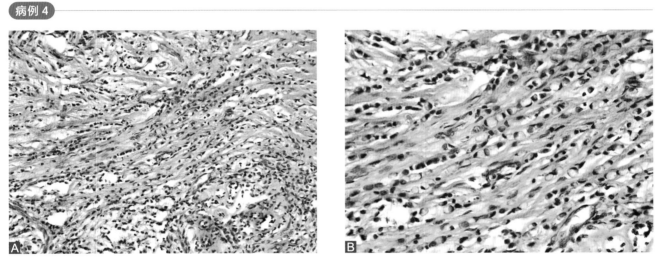

图 15-2-4　经典型浸润性小叶癌。癌细胞散在分布，呈线性排列，在纤维间质中浸润性生长，细胞核深染，稍不规则，细胞质少、红染，许多细胞的胞质内含黏液空泡，细胞核被挤压偏位呈月牙状，细胞呈"印戒"样（A、B）

病例 5

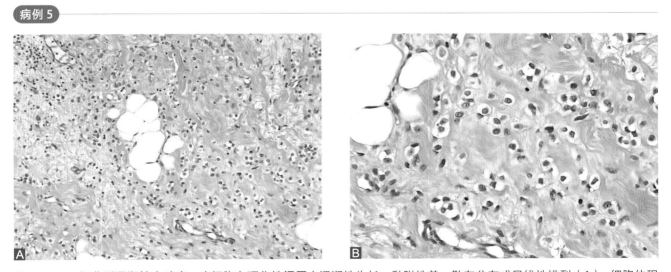

图 15-2-5　经典型浸润性小叶癌。癌细胞在硬化性间质中浸润性生长，黏附性差，散在分布或呈线性排列（A）；细胞体积小而一致，细胞质透明，具有轻度异型性（B）

二、腺泡型浸润性小叶癌

乳腺腺泡型浸润性小叶癌（alveolar invasive lobular carcinoma）主要表现为小叶癌细胞呈腺泡状排列，腺泡间为薄层纤维组织间隔，细胞形态与经典型小叶癌细胞类似。

病例 6

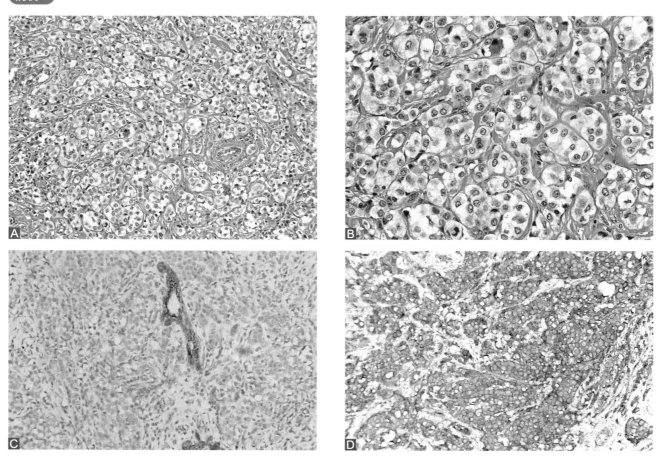

图 15-2-6　腺泡型浸润性小叶癌。癌细胞浸润性生长，被薄层纤维间质分隔呈大小不等的腺泡状或团巢状，细胞黏附性差，形态较一致，细胞质丰富、淡染，局部呈空泡状，细胞核呈圆形 - 卵圆形，染色质细，可见小核仁，细胞具有轻度异型性（A、B）。免疫组化染色显示：E-cadherin 癌细胞呈阴性（C），p120 细胞质呈弥漫阳性（D）

病例 7

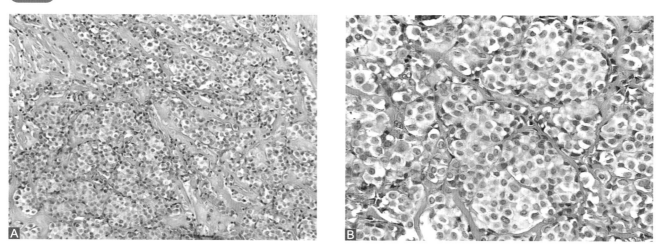

图 15-2-7　腺泡型浸润性小叶癌。癌细胞在间质内浸润生长，排列呈大小不一的腺泡状，细胞黏附性差，大小较一致，细胞质较丰富、淡染，细胞核呈圆形 - 卵圆形，隐约可见小核仁，细胞具有轻度异型性，部分腺泡外围细胞核小而深染，呈扁平或不规则状（类似于肌上皮细胞）（A、B）

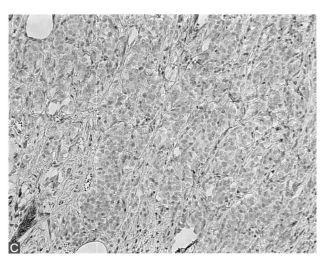
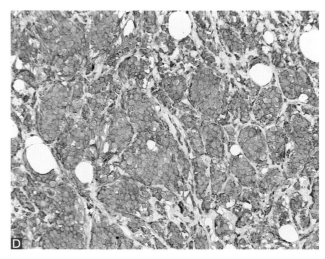

图 15-2-7　腺泡型浸润性小叶癌（续图）。免疫组化染色显示：E-cadherin 癌细胞呈阴性（C），p120 细胞质呈弥漫阳性（D）

三、印戒细胞型浸润性小叶癌

乳腺印戒细胞型浸润性小叶癌（invasive lobular carcinoma with signet ring cell features）主要由"印戒"样癌细胞构成，细胞质内含黏液空泡，空泡内常见有红染小球状物质，细胞核被挤压偏位，细胞呈"印戒"样形态，黏液染色可显示胞质内黏液成分。

病例 8

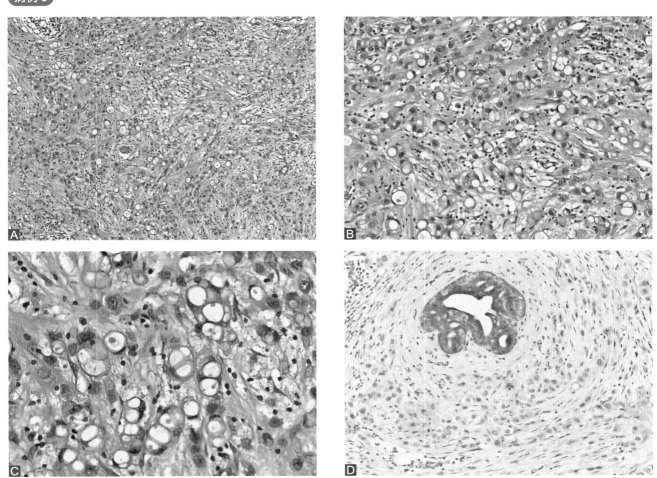

图 15-2-8　印戒细胞型浸润性小叶癌。癌细胞在纤维间质内浸润性生长，散在分布或呈线性排列，细胞质内有黏液空泡，部分空泡内可见嗜酸性小球状物，细胞核受挤压偏位呈月牙状，细胞呈"印戒"样，有较明显的异型性（A~C）。免疫组化染色显示：E-cadherin 癌细胞呈阴性（D）

病例 9

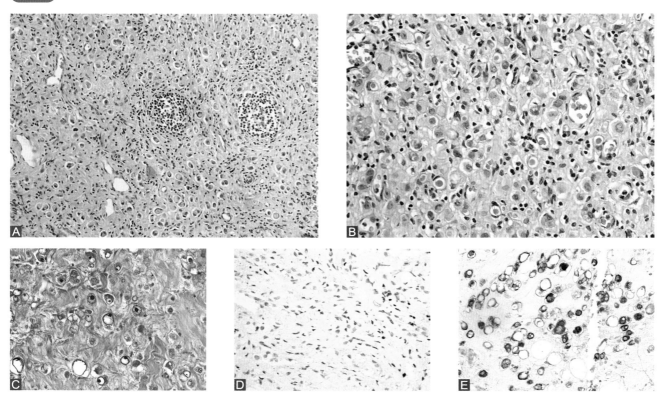

图 15-2-9 印戒细胞型浸润性小叶癌。纤维间质中浸润的癌细胞黏附性差，散在分布，细胞质内富含大小不等的黏液空泡，部分空泡内含有嗜酸性小球状物，细胞核被挤压偏位呈月牙状，细胞呈 "印戒" 样，具有一定异型性（A、B）。AB-PAS 组织化学染色显示：癌细胞呈阳性，亦可见阳性小球状物（C）。免疫组化染色显示：E-cadherin 癌细胞呈阴性（D），p120 细胞质呈弥漫阳性（E）

四、黏液型浸润性小叶癌

乳腺黏液型浸润性小叶癌（mucoid invasive lobular carcinoma）表现为有大量细胞外黏液，癌细胞漂浮于黏液湖中，亦可有细胞内黏液，细胞呈 "印戒" 样。

病例 10

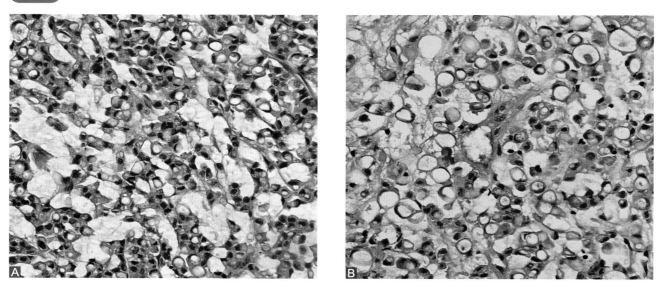

图 15-2-10 黏液型浸润性小叶癌。图为 2 个病例组合。浸润性生长的癌细胞周围有大量黏液，形成黏液湖，其内部分漂浮细胞可见胞质黏液空泡，细胞核偏位呈月牙状，细胞呈 "印戒" 样，有一定异型性（A、B）

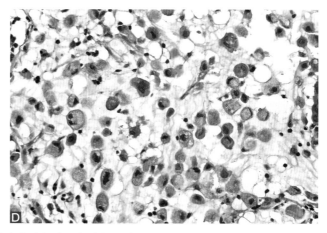

图 15-2-10　黏液型浸润性小叶癌（续图）。黏液湖内见散离分布的癌细胞，细胞核深染、偏位，细胞质呈淡蓝色或嗜酸性（C、D）。此 2 例 E-cadherin 癌细胞呈阴性，p120 细胞质弥漫阳性

五、实性型浸润性小叶癌

乳腺实性型浸润性小叶癌（solid invasive lobular carcinoma）的细胞呈弥漫实性生长，细胞缺乏黏附性，既可以是经典型浸润性小叶癌的一种表现形式，也可是多形性浸润性小叶癌的一种浸润方式。

病例 11

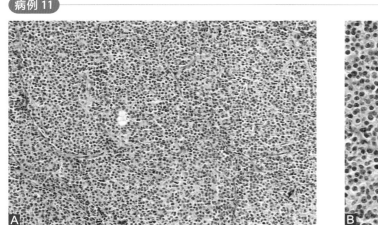
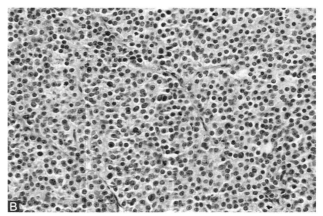

图 15-2-11　实性型浸润性小叶癌。浸润的癌细胞呈实性浸润性生长，弥漫分布，间质稀少，细胞缺乏黏附性，小而一致，核染色质呈细颗粒状，核仁不清，细胞质少而淡染，细胞异型性不明显，类似于淋巴细胞（A、B）

病例 12

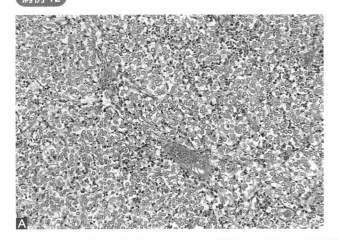
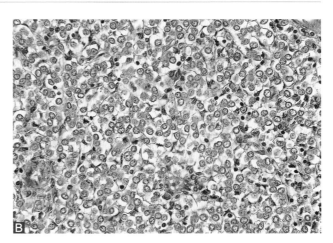

图 15-2-12　实性型浸润性小叶癌。浸润的癌细胞呈实性浸润性生长，弥漫分布，细胞黏附性差，大小较一致，细胞核呈圆形－卵圆形，呈空泡状，核膜厚，可见小核仁，细胞质少、呈嗜酸性，细胞有轻度至中度异型（A、B）

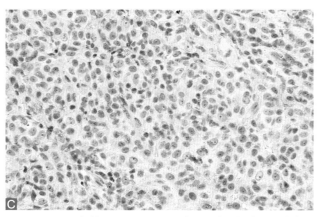
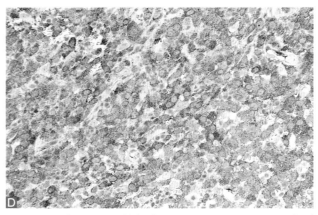

图 15-2-12　实性型浸润性小叶癌（续图）。免疫组化染色显示：E-cadherin 癌细胞呈阴性（C），p120 细胞质呈弥漫阳性（D）

六、硬化型浸润性小叶癌

　　乳腺硬化型浸润性小叶癌（sclerosing invasive lobular carcinoma）是指浸润性小叶癌的间质呈显著硬化玻璃样变性，癌细胞少而散布其中。

病例 13

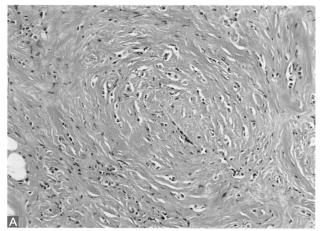
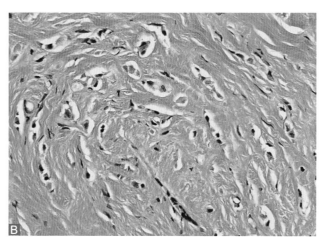

图 15-2-13　硬化型浸润性小叶癌。间质纤维组织增生，呈显著硬化玻璃样变性，其中浸润的癌细胞少，分散分布，围绕闭塞的小导管呈靶环状排列（A、B）

病例 14

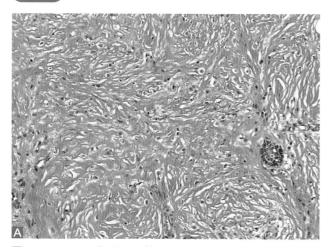
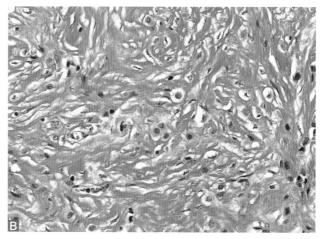

图 15-2-14　硬化型浸润性小叶癌。间质呈显著胶原化玻璃样变性，其中浸润的癌细胞稀少，分散分布，细胞异型性不明显（A、B）

病例 15

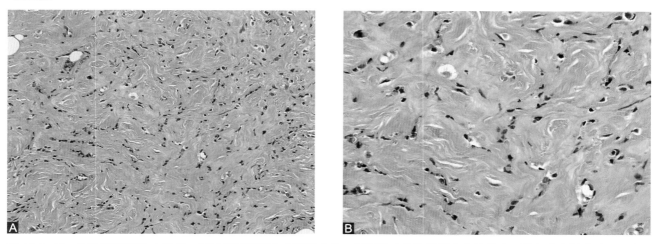

图 15-2-15　硬化型浸润性小叶癌。间质呈显著硬化玻璃样变性，浸润的癌细胞类似小血管分支，散在分布其中（A、B）

七、组织细胞样浸润性小叶癌

乳腺组织细胞样浸润性小叶癌（histiocytoid invasive lobular carcinoma）常为多形性浸润性小叶癌的一种形态学变异型，浸润的癌细胞形态类似于组织细胞。

病例 16

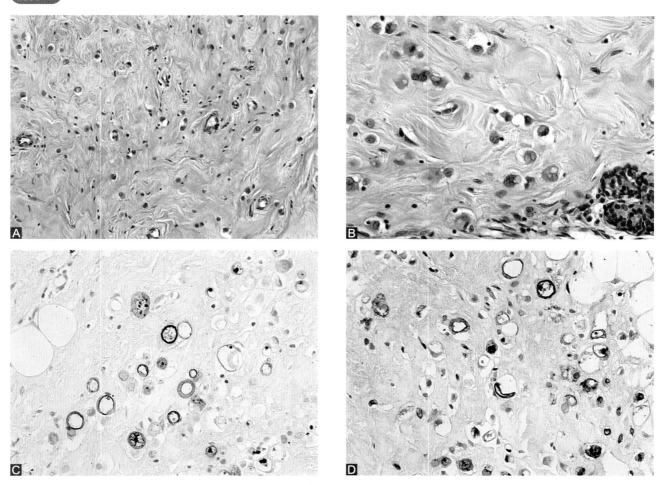

图 15-2-16　组织细胞样浸润性小叶癌。癌细胞浸润性生长，散布于玻璃样变性的间质中，肿瘤细胞体积大，细胞质丰富，呈双嗜性，有的可见胞质空泡，细胞核大、有的偏位，核仁易见，偶见双核，细胞呈组织细胞样，有一定异型性，有的细胞周围有空隙（A、B）。免疫组化染色显示：GCDFP-15 癌细胞呈阳性（C），MG 呈阳性（D）

病例 17

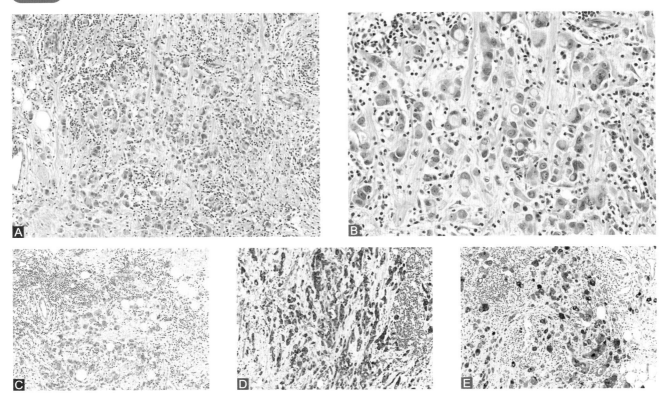

图 15-2-17　组织细胞样浸润性小叶癌。间质内有黏附性差的癌细胞浸润，细胞体积大，细胞质丰富，呈双嗜性，有的可见胞质内的黏液空泡，细胞核大、有的偏位，染色质细，可见小核仁，细胞呈组织细胞样，有一定异型性（A、B）。免疫组化染色显示：E-cadherin 癌细胞膜呈间断弱着色（C），p120 细胞质呈弥漫阳性（D），GCDFP-15 呈阳性（E）

病例 18

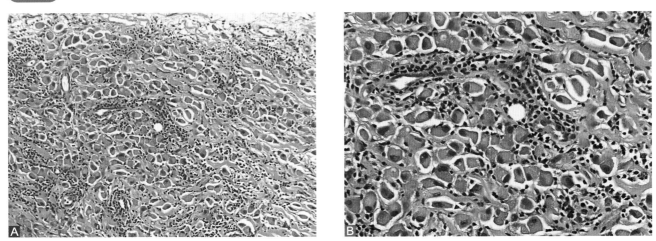

图 15-2-18　组织细胞样浸润性小叶癌。间质内浸润的癌细胞黏附性差，细胞体积较大，细胞质丰富，呈明显嗜酸性，细胞核偏位、深染，形状不规则，细胞呈肌细胞样、组织细胞样，有较明显的多形性及异型性，间质内有灶性淋巴细胞浸润（A、B）

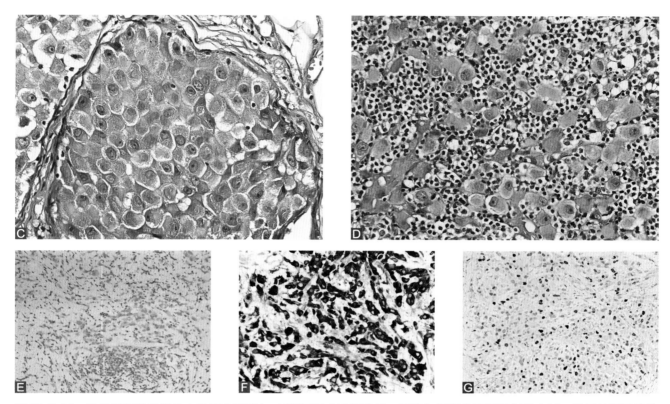

图 15-2-18 组织细胞样浸润性小叶癌（续图）。局部可见小叶原位癌，细胞与浸润的癌细胞相似（C）；淋巴结可见癌转移，细胞与浸润的癌细胞类似（D）。免疫组化染色显示：E-cadherin 癌细胞呈阴性（E），p120 细胞质呈阳性（F），AR 细胞核呈阳性（G）

八、多形性浸润性小叶癌

乳腺多形性浸润性小叶癌（pleomorphic invasive lobular carcinoma）是指具有经典型浸润性小叶癌的生长方式的浸润性癌，但细胞学上类似于浸润性导管癌细胞，细胞核增大（是淋巴细胞的 4 倍以上），而且具有显著多形性，核分裂活跃，具有高核级形态特征。常见有多形性小叶原位癌，可有大汗腺分化，出现组织细胞样细胞及含有"印戒"样细胞。

病例 19

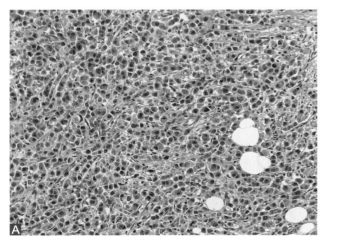
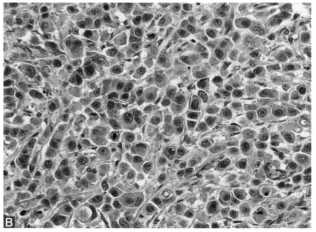

图 15-2-19 多形性浸润性小叶癌。癌细胞呈弥漫分布，在纤维脂肪组织间浸润性生长（A）；细胞黏附性差，细胞松散，可见列兵样排列，细胞大小不等，细胞质丰富、呈双嗜性，细胞核大、形状不规则，核膜厚，染色质粗，核仁明显，细胞具有显著多形性及异型性（B、C）

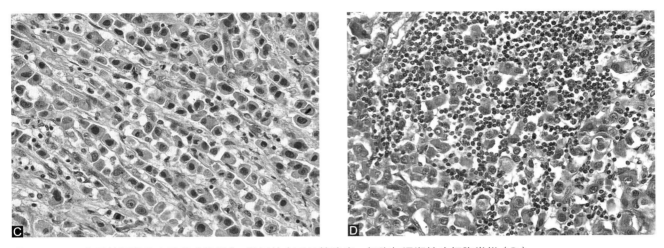

图 15-2-19 多形性浸润性小叶癌（续图）。淋巴结内可见转移癌，细胞与浸润性癌细胞类似（D）

病例 20

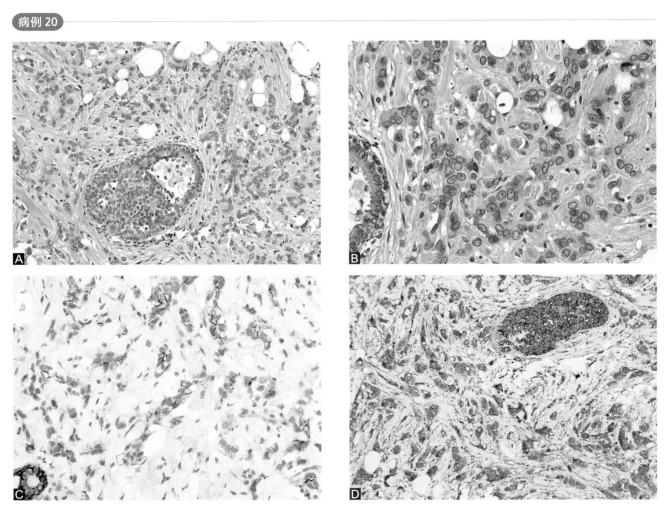

图 15-2-20 多形性浸润性小叶癌。癌细胞呈浸润性生长，细胞分散或呈小簇状分布，局部可见小叶原位癌，浸润的癌细胞与原位癌细胞形态相似，细胞核大，形状不规则，核膜厚，染色质粗，核仁明显，细胞质呈双嗜性，细胞具有明显多形性及异型性（A、B）。免疫组化染色显示：E-cadherin 癌细胞呈阴性（C），p120 细胞质呈阳性（D）

病例 21

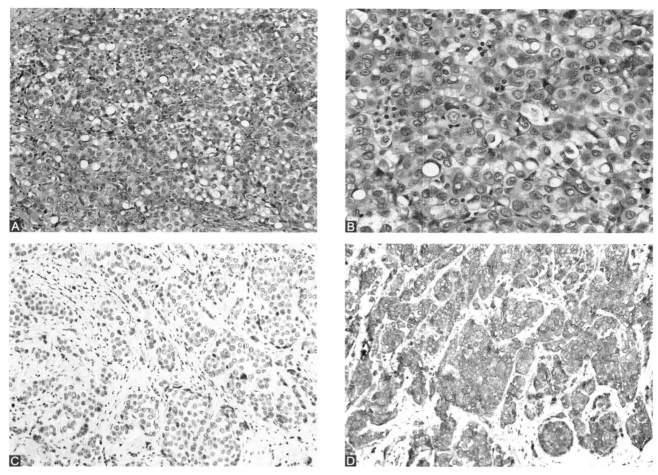

图 15-2-21　多形性浸润性小叶癌。浸润性癌细胞呈实性弥漫分布，细胞核大，形状不规则，核仁明显，部分细胞质内可见大小不等的黏液空泡，细胞呈"印戒"样，少数细胞呈肌细胞样改变，细胞具有明显多形性及异型性（A、B）。免疫组化染色显示：E-cadherin 癌细胞呈阴性（C），p120 细胞质呈弥漫阳性（D）

病例 22

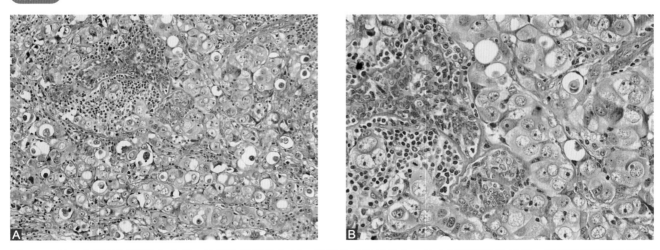

图 15-2-22　多形性浸润性小叶癌。癌细胞浸润性生长，呈梁状或索状分布，其中可见残留的腺管，局部淋巴细胞浸润，细胞核巨大，染色质粗，可见 1 个或多个大核仁，细胞质丰富、淡染，可见胞质内空泡，细胞具有显著多形性及异型性（A、B）

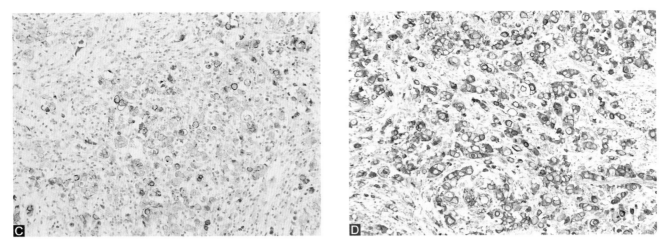

图 15-2-22　多形性浸润性小叶癌（续图）。免疫组化染色显示：E-cadherin 少数癌细胞膜呈间断阳性（C），p120 细胞质呈弥漫阳性（D）

病例 23

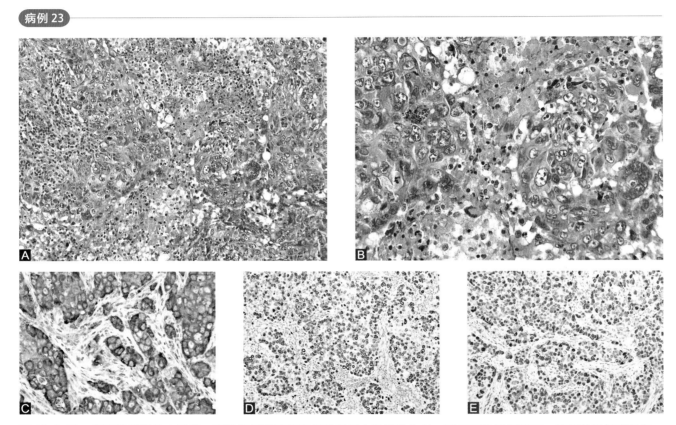

图 15-2-23　多形性浸润性小叶癌。癌细胞呈巢团状在纤维间质中浸润性生长，可见不规则坏死区，局部淋巴细胞浸润，细胞核巨大，有的为多核，核膜厚且粗糙，可见 1 个或多个大核仁，核分裂象易见，可见异常核分裂象，细胞具有显著多形性及异型性（A、B）。免疫组化染色显示：p120 癌细胞胞质呈弥漫阳性（C），Ki67 增殖指数极高（D），p53 呈弥漫阳性（E）。此例 ER、PR 及 HER2 呈阴性

病例 24

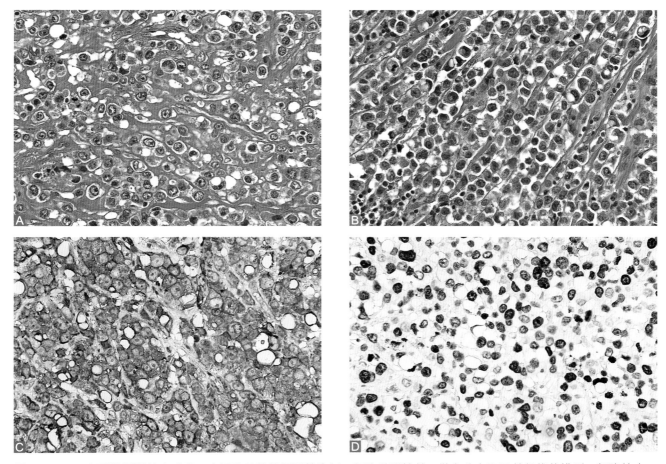

图 15-2-24　多形性浸润性小叶癌。癌细胞呈片状浸润性生长，细胞黏附性差，散在分布和呈单行线状排列，细胞核大，核膜不规则，核仁明显，核分裂象易见，有的胞质有空泡，细胞呈"印戒"样，细胞具有明显异型性（A、B）。免疫组化染色显示：p120 癌细胞胞质呈弥漫阳性（C），Ki67 增殖指数极高（D）。此例 ER、PR 及 HER2 呈阴性

九、淋巴上皮瘤样浸润性小叶癌

乳腺淋巴上皮瘤样浸润性小叶癌（lymphoepithelioma-like invasive lobular carcinoma）以肿瘤组织内大量淋巴细胞浸润为特征，肿瘤细胞散布其中，细胞体积大，细胞核呈空泡状，核仁明显，细胞质呈嗜酸性或空淡，形态类似鼻咽部淋巴上皮瘤样癌。免疫组化染色为小叶癌表型。

病例 25

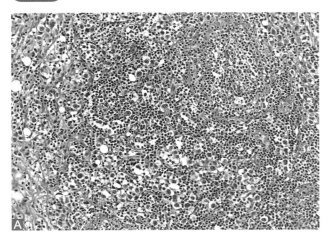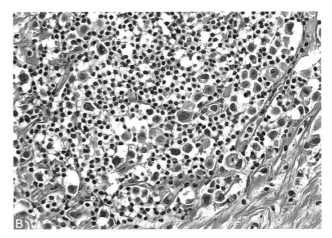

图 15-2-25　淋巴上皮瘤样浸润性小叶癌。肿瘤组织内可见弥漫分布的淋巴细胞，癌细胞黏附性差，散在浸润性生长，细胞体积大，细胞核圆形、呈空泡状，核仁明显，细胞质淡染，细胞具有较明显异型性，呈淋巴上皮瘤样癌形态改变（A~C）

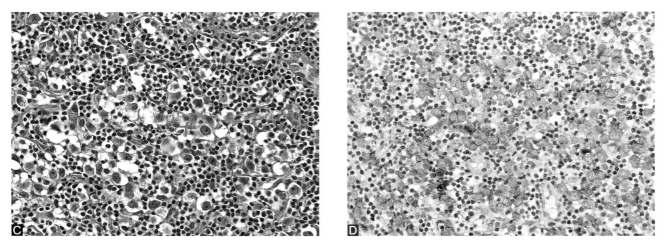

图 15-2-25 淋巴上皮瘤样浸润性小叶癌（续图）。免疫组化染色显示：p120 癌细胞胞质呈弥漫阳性（D）

十、基底样浸润性小叶癌

乳腺基底样浸润性小叶癌（basal-like invasive lobular carcinoma）通常为多形性浸润性小叶癌的一种亚型。形态上具有浸润性小叶癌的特征，免疫组化染色显示 ER、PR 和 HER2 呈阴性，Ki67 增殖指数高，CK5/6 和（或）EGFR 呈阳性。

病例 26

图 15-2-26 基底样浸润性小叶癌。癌细胞在间质内呈浸润性生长，可见残存的腺管，细胞黏附性差，多形性及异型性明显，具有多形性浸润性小叶癌形态特征（A、B）。免疫组化染色显示：E-cadherin 癌细胞膜呈间断阳性，细胞质亦有着色（C），p120 细胞质呈弥漫强阳性（D），CK5/6 呈广泛阳性（E）。此例 ER、PR 及 HER2 呈阴性，Ki67 增殖指数高

病例 27

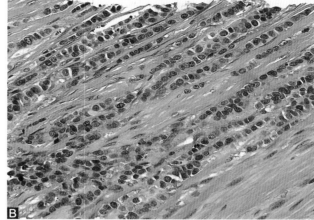

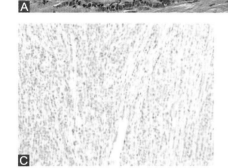
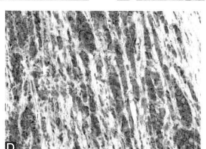
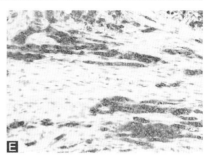

图 15-2-27 基底样浸润性小叶癌。癌细胞在间质内呈浸润性生长，细胞黏附性差，呈单列线样排列，细胞具有较明显多形性及异型性，具有多形性浸润性小叶癌形态特征，间质硬化（A、B）。免疫组化染色显示：E-cadherin 癌细胞呈阴性（C），p120 细胞质呈弥漫阳性（D），EGFR 细胞膜呈阳性（E）。此例 ER、PR 及 HER2 呈阴性，Ki67 增殖指数高

十一、具有神经内分泌特征的浸润性小叶癌

乳腺浸润性小叶癌在少见的情况下可表达 1 种或几种神经内分泌免疫标记物，当神经内分泌免疫标记物呈弥漫强阳性表达时，称为具有神经内分泌特征的浸润性小叶癌（invasive lobular carcinoma with neuroendocrine features）。

病例 28

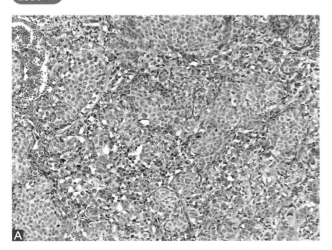
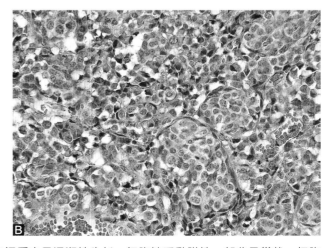

图 15-2-28 具有神经内分泌特征的浸润性小叶癌。癌细胞在间质内呈浸润性生长，细胞缺乏黏附性，部分呈巢状，细胞具有较明显多形性及异型性（A、B）

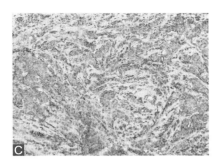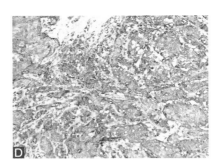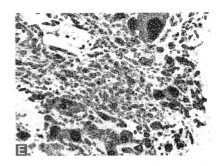

图 15-2-28 具有神经内分泌特征的浸润性小叶癌（续图）。免疫组化染色显示：E-cadherin 癌细胞呈阴性（C），p120 细胞质呈阳性（D），Syn 细胞质呈弥漫强阳性（E）

病例 29

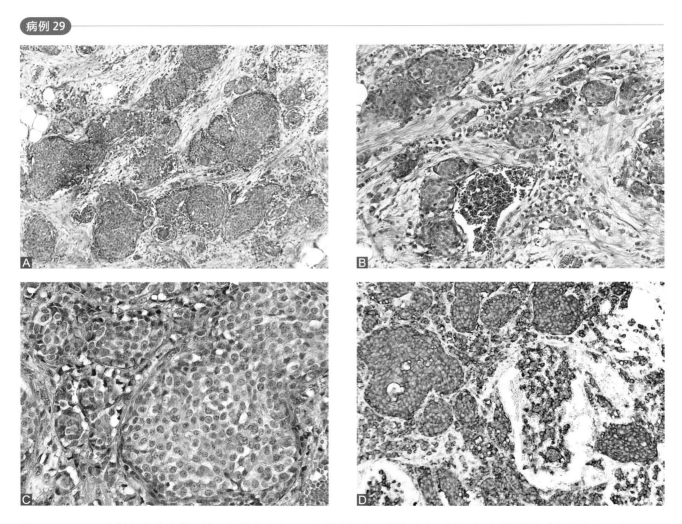

图 15-2-29 具有神经内分泌特征的浸润性小叶癌。浸润的癌细胞呈巢状分布，其间有黏附性差的癌细胞在间质内浸润，细胞较小，细胞核偏位，细胞质红染或呈空泡状，巢内癌细胞中等大小，染色质颗粒状，可见小核仁。细胞质淡染、呈细颗粒状，可见小血管内癌栓（A~C）。免疫组化染色显示：Syn 癌细胞（包括癌栓内细胞）呈弥漫强阳性（D）。此例 E-cadherin 癌细胞呈阴性，p120 细胞质呈弥漫阳性

十二、具有大汗腺特征的浸润性小叶癌

乳腺具有大汗腺特征的浸润性小叶癌（invasive lobular carcinoma with apocrine features），其癌细胞类似于大汗腺细胞，具有大汗腺细胞的免疫组化表型。通常为多形性浸润性小叶癌的一种亚型。

病例 30

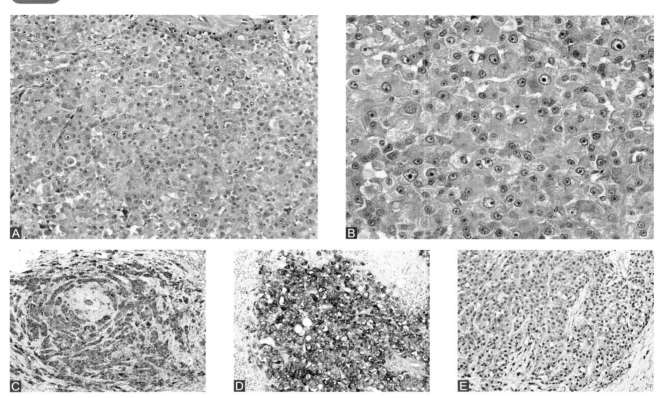

图 15-2-30　具有大汗腺特征的浸润性小叶癌。浸润的癌细胞具有大汗腺细胞特征，细胞核大、呈圆形－卵圆形，核膜厚，染色质粗，核仁显著，细胞质宽、呈嗜酸性颗粒状（A、B）。免疫组化染色显示：p120 癌细胞胞质呈弥漫阳性（C），GCDFP-15 呈弥漫强阳性（D），AR 细胞核呈弥漫阳性（E）

十三、透明细胞型浸润性小叶癌

乳腺透明细胞型浸润性小叶癌（clear cell-type invasive lobular carcinoma）细胞的胞质透明。可能是经典型、腺泡型及多形性浸润性小叶癌的一种变异型。

病例 31

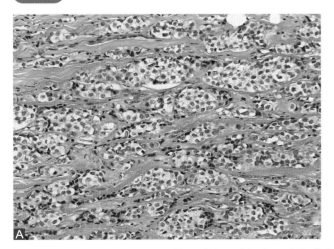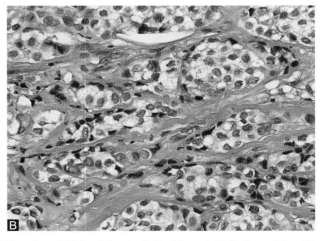

图 15-2-31　透明细胞型浸润性小叶癌。癌细胞呈腺泡或小巢状，在硬化性间质内呈浸润性生长，细胞核大，形状不规则，染色质细，可见小核仁，细胞质丰富透明，细胞具有较明显多形性及异型性（A、B）

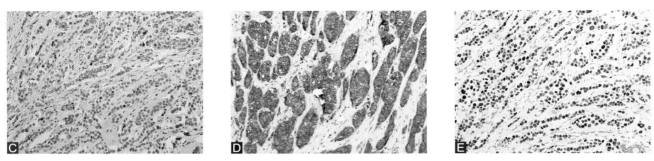

图 15-2-31　透明细胞型浸润性小叶癌（续图）。免疫组化染色显示：E-cadherin 癌细胞呈阴性（C），p120 细胞质呈弥漫阳性（D），ER 呈弥漫强阳性（E）

病例 32

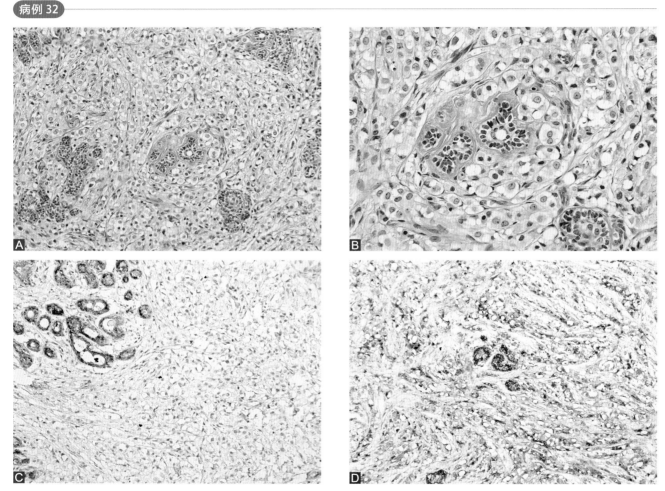

图 15-2-32　透明细胞型浸润性小叶癌。癌细胞在乳腺小叶内外呈浸润性生长，形成小腺泡样结构，部分呈列兵样排列，细胞体积较大，细胞质丰富而透明，有的可见胞质空泡，核染色质细，可见小核仁（A、B）。免疫组化染色显示：E-cadherin 癌细胞呈阴性（C），p120 细胞质呈阳性，残存小腺管细胞膜呈阳性（D）

十四、浸润性小管小叶癌

同时具有小管癌和浸润性小叶癌成分的浸润性乳腺癌称为浸润性小管小叶癌（tubular lobular carcinoma），两种成分的构成比例不一。浸润性小管小叶癌的具体性质目前还不确定，有人认为是小管癌的变异型，也有人认为是小叶癌的变异型。

病例 33

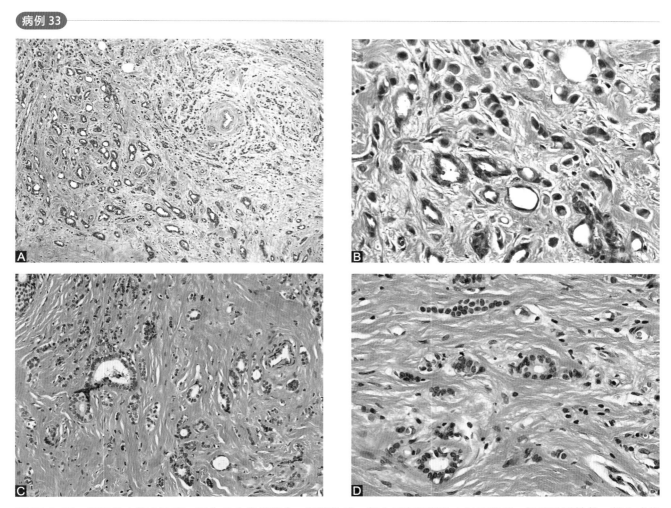

图 15-2-33　浸润性小管小叶癌。图为 2 个病例组合。浸润性癌，部分具有浸润性小叶癌特征，细胞黏附性差，单个或线性排列，部分为浸润性小管癌，小管开放，呈尖角状，无肌上皮（A~D）

第三节　诊断及鉴别诊断

乳腺浸润性小叶癌的诊断及鉴别诊断思路从以下几个方面考虑。

1. **浸润性小叶癌的生长方式**　浸润性小叶癌的生长方式是最具有特征性的形态学改变，是诊断浸润性小叶癌的关键依据。小叶癌与导管癌不同，细胞通常缺乏细胞间的黏附性，细胞散离，像撒石头子样在间质内散在分布，常呈单列线样（列兵样、泪滴状）排列，和（或）围绕腺管呈靶环样浸润。小叶癌细胞缺乏黏附性的分子生物学基础，原因是小叶癌细胞 E-cadherin（*CDH1* 基因的编码蛋白，一种间质钙黏着蛋白，在维持细胞完整性及黏附性方面起重要作用）表达缺失。浸润性小叶癌生长方式的另一个特点是隐匿性和常缺乏促纤维增生性间质反应，而且病变常为多灶性、跳跃式分布，常残留有小叶结构。值得注意的是，炎症细胞（如淋巴细胞、浆细胞、组织细胞）和淋巴造血肿瘤细胞也是缺乏黏附性的细胞，有着与浸润性小叶癌相似的分布方式，亦可呈列兵样排列及靶环样分布，特别是在术中冷冻切片诊断时，容易混淆，导致诊断困难。浸润性小叶癌与导管癌最主要的鉴别点是两者的浸润分布方式不同，浸润性小叶癌的细胞缺乏黏附性，而导管癌的细胞具有黏附性。

2. 浸润性小叶癌的细胞学特征　浸润性小叶癌细胞呈多样性和异质性改变，细胞从小到大，细胞核呈圆形或多形，核分裂从少到多，核级从低到高，细胞质从嗜酸性到空淡和出现胞质空泡，细胞可以比较良善，异型性不明显，也可以多形性、异型性十分显著。经典型浸润性小叶癌的细胞形态相对温和，比较小而一致，可有核沟，核分裂少见，细胞质常为嗜酸性或空淡，细胞质内常出现大小不等的黏液空泡，胞质大空泡中常有嗜酸性小球状物（AB/PAS 染色通常呈阳性）。多形性浸润性小叶癌的细胞有明显多形性和异型性，细胞核是小淋巴细胞的 4 倍以上，细胞质亦常会出现胞质黏液空泡或具有大汗腺细胞的某些特点，类似于导管癌细胞。经典型浸润性小叶癌（特别是在冷冻切片诊断时）需与硬化性腺病鉴别，多形性浸润小叶癌则需与导管癌鉴别。

3. 浸润性小叶癌的组织学类型　浸润性小叶癌有许多变异型，认识这些变异型有助于对浸润性小叶癌有更全面的了解及与其他良、恶性病变进行区别。浸润性小叶癌除经典型外，还有腺泡型、实性弥漫型、多形性、印戒细胞型、硬化型、基底样型、大汗腺型、透明细胞型、黏液型、组织细胞样型、小管小叶型等，上述类型常混合存在。其中，应该更多关注多形性浸润性小叶癌的诊断问题，其组织学及免疫组化表型可具有实性弥漫型、组织细胞样型、印戒细胞型、基底样型等的特征，而且是预后差的独立浸润性小叶癌类型，因此有必要提高警惕，尽量避免漏诊和误诊。浸润性小叶癌在组织学结构上有显著的异质性，但其共同特点是具有典型的浸润方式，少数病例的局部可以出现黏附性强的巢团状结构或呈腺管状排列。

4. 浸润性小叶癌常伴有小叶原位癌　大多数浸润性小叶癌伴有小叶原位癌，原位癌可位于浸润性病变的内部，也可在病变周边，浸润的小叶癌细胞和原位癌细胞形态类似。有 2 个问题值得注意。①如果存在小叶原位癌，一定要仔细寻找在隐匿性间质内浸润、呈散在分布、形态温和的小叶癌细胞（可类似于腺病细胞、间质细胞、组织细胞或血管内皮细胞），有时需要多取材或行免疫组化染色（CK、ER、p63 等）确定诊断。②如果在类似浸润性导管癌的病变中发现有小叶原位癌（特别是多形性或旺炽坏死型），一定要考虑到是否存在多形性浸润性小叶癌的可能性，通过 E-cadherin 及 p120 免疫组化染色进一步区别两者。一般而言，小叶原位癌伴浸润性导管癌或导管原位癌伴浸润性小叶癌的情况极为少见，因此，发现小叶原位癌对诊断浸润性小叶癌有很大帮助。

5. 浸润性小叶癌的组织学分级　大多数的研究均表明：浸润性小叶癌的组织学分级是独立的预后因素，多数（76%）经典型浸润性小叶癌是Ⅰ－Ⅱ级，Ⅲ级更常见于多形性浸润性小叶癌。值得注意的是，人们习惯于浸润性小叶癌（特别是经典型）不用组织学分级的理念，即便是进行了组织学分级，组织学级别也常偏低。主要有以下 3 种原因。①部分浸润小叶癌是混合型，在判定组织学分级时，没有在热点区域进行。②浸润性小叶癌细胞核级别的判断标准不一致，常出现低判倾向。③在日常工作中由于各种原因，浸润性小叶癌细胞的核分裂指数常被低估。有研究指出，在 3 个组织学分级的判断指标中，核分裂指数是最有用的预后因素。应该形成共识，即不管浸润性小叶癌是何种亚型，均应进行认真的组织学分级。

6. 浸润性小叶癌的免疫组化诊断　浸润性小叶癌的免疫组化诊断是建立在仔细观察 HE 切片的基础上。基因谱分析表明，大多数（85% 以上）浸润性小叶癌为管腔 A 型，少数为管腔 B 型，极少数为 HER2 阳性型或基底样亚型。浸润性乳腺癌在常规检查 ER、PR、HER2 及 Ki67 的基础上，亦应常规进行 E-cadherin 及 p120 免疫组化染色，以区分小叶癌和导管癌。导管癌 E-cadherin 及 p120 均在细胞膜呈连续阳性表达；小叶癌 E-cadherin 通常呈阴性，部分病例可在细胞膜上有间断弱着色，p120 在细胞质呈弥漫阳性。约有 15% 的浸润性小叶癌 E-cadherin 可呈膜阳性，如果一个具有典型形态的浸润性小叶癌出现 E-cadherin 膜阳性，仍应首先考虑浸润性小叶癌的诊断。另外，浸润性乳腺癌可同时向导管癌和小叶癌分化，具有两者的某些免疫组化表型特征。当 E-cadherin 及 p120 免疫组化染色出现反常的表达时，应结合常规形态学改变，综合分析，合理判读。

7. *CDH1* 相关乳腺癌　*CDH1* 相关乳腺癌（*CDH1-associated breast cancer*）是一种 *CDH1* 基因突变（编码蛋白为 E-cadherin），且以乳腺浸润性小叶癌为特征的癌症易感综合征。此种浸润性小叶癌可与遗传性弥漫性胃癌伴发，弥漫性胃癌患者发生浸润性小叶癌风险比常人高 42 倍。*CDH1* 相关乳腺癌，可以表现为各种类型的浸润性小叶癌。因此，在诊断乳腺浸润性小叶癌的同时，要想到是否为 *CDH1* 相关乳腺癌，有无弥漫性胃癌的可能。在诊断弥漫性胃癌时，也要想到是否同时伴有浸润性小叶癌。以下 2 种情况应该进行 *CDH1* 基因检测。第一种情况：缺乏胃癌家族史，①双侧性浸润性小叶癌，有或无浸润性小叶癌家族史，患者年龄低于 50 岁；②单侧性浸润性小叶癌，有浸润性小叶癌家族史，患者年龄低于 45 岁。第二种情况：有遗传性弥漫型胃癌病史的个人或家族（一级和二级亲属），其中 1 人年龄低于 50 岁。

（空军军医大学西京医院许秀丽参加了本章编写）